国家卫生健康委员会"十三五"规划教材

全国高等学校教材

供健康服务与管理专业及相关专业用

社区健康服务与管理

Community Health Service and Management

主 编　曾　渝　王中男

副主编　李　伟　丁　宏　任建萍

编　者（以姓氏笔画为序）

丁　宏（安徽医科大学）　　　　　　杨　义（成都中医药大学）

马国芳（新疆医科大学）　　　　　　吴美珍（浙江中医药大学）

王中男（长春中医药大学、　　　　　张　利（蚌埠医学院）
　　　　东北师范大学人文学院）　　钟　丽（海南医学院）

王莉莉（牡丹江医学院）　　　　　　陶太珍（上海健康医学院）

冯棋琴（海南医学院）　　　　　　　黄小玲（海南医学院）

任建萍（杭州师范大学医学院）　　　黄卫东（哈尔滨医科大学）

刘爱萍（北京大学医学部）　　　　　梁春光（锦州医科大学）

关丽征（首都医科大学）　　　　　　曾　渝（海南医学院）

李　伟（潍坊医学院）

学术秘书

钟　丽（兼）　郑雪娇（东北师范大学人文学院）

人民卫生出版社

图书在版编目（CIP）数据

社区健康服务与管理 / 曾渝，王中男主编. —北京：
人民卫生出版社，2020

全国高等学校健康服务与管理专业第一轮规划教材

ISBN 978-7-117-29619-9

Ⅰ.①社… Ⅱ.①曾… ②王… Ⅲ.①社区卫生服务
－高等学校－教材 Ⅳ.①R197.1

中国版本图书馆 CIP 数据核字（2020）第 110022 号

| 人卫智网 | www.ipmph.com | 医学教育、学术、考试、健康，购书智慧智能综合服务平台 |
| 人卫官网 | www.pmph.com | 人卫官方资讯发布平台 |

社区健康服务与管理

主　　编：曾　渝　王中男

出版发行：人民卫生出版社（中继线 010-59780011）

地　　址：北京市朝阳区潘家园南里 19 号

邮　　编：100021

E - mail：pmph @ pmph.com

购书热线：010-59787592　010-59787584　010-65264830

印　　刷：三河市潮河印业有限公司

经　　销：新华书店

开　　本：850×1168　1/16　印张：21

字　　数：592 千字

版　　次：2020 年 8 月第 1 版　2025 年 1 月第 1 版第 8 次印刷

标准书号：ISBN 978-7-117-29619-9

定　　价：72.00 元

打击盗版举报电话：010-59787491　E-mail：WQ @ pmph.com

质量问题联系电话：010-59787234　E-mail：zhiliang @ pmph.com

全国高等学校健康服务与管理专业
第一轮规划教材编写说明

《"健康中国 2030"规划纲要》中指出,健康是促进人的全面发展的必然要求,是经济社会发展的基础条件。实现国民健康长寿,是国家富强、民族振兴的重要标志,也是全国各族人民的共同愿望。推进健康中国建设,是全面建成小康社会、基本实现社会主义现代化的重要基础,是全面提升中华民族健康素质、实现人民健康与经济社会协调发展的国家战略。

要推进落实健康中国战略,大力促进健康服务业发展需要大量专门人才。2016 年,教育部在本科专业目录调整中设立了"健康服务与管理"专业(专业代码 120410T);本专业毕业授予管理学学位,修业年限为四年;目前逐步形成了以医学类院校为主、综合性大学和理工管理类院校为辅、包括不同层次院校共同参与的本科教育体系,各院校分别在不同领域的专业比如中医、老年、运动、管理、旅游等发挥优势,为本专业适应社会发展和市场需求提供了多样化选择的发展模式,充分体现了健康服务业业态发展充满活力和朝阳产业的特色。

我国"健康服务与管理"专业理论和实践教学还处于起步阶段,具有中国特色的健康服务与管理理论体系和实践服务模式还在逐渐完善中。为此,2016 年 4 月和 8 月,人民卫生出版社分别参与"健康服务与管理"专业人才培养模式专家研讨会和"健康服务与管理"专业教材建设会议;2017 年 1 月,人民卫生出版社组织召开了"健康服务与管理"专业规划教材编写论证会议;2018 年 2 月,人民卫生出版社组织召开了"健康服务与管理"专业规划教材评审委员会一届一次会议。在充分调研论证的基础上,根据培养目标、课程设置确定了第一轮规划教材的编写品种,部分编写品种也与《"健康中国 2030"规划纲要》中"要积极促进健康与养老、旅游、互联网、健身休闲、食品融合,催生健康新产业、新业态、新模式,发展基于互联网的健康服务,鼓励发展健康体检、咨询等健康服务,促进个性化健康管理服务发展,培育一批有特色的健康管理服务产业;培育健康文化产业和体育医疗康复产业;制定健康医疗旅游行业标准、规范,打造具有国际竞争力的健康医疗旅游目的地;大力发展中医药健康旅游"相对应。

本套教材编写特点如下:

1. **服务健康中国战略** 本套教材的编撰进一步贯彻党的十九大精神,将"健康中国"战略贯穿教材编写全过程,为学科发展与教学改革、专业人才培养提供有力抓手和契机,为健康中国作出贡献。

2. **紧密围绕培养目标** 健康服务与管理专业人才培养定位是为健康服务业培养既懂业务又懂管理的实用性管理型人才。人才培养应围绕实际操作技能和解决健康服务问题的能力要求,用医学和管理学手段为健康服务业健康、有序、科学发展提供专业支持。本套教材的编撰紧密围绕培养目标,力求在各部教材中得以体现。

3. **作者团队多样** 本套教材的编者不仅包括开设"健康服务与管理"专业院校一线教学专

家,还包括本学科领域行业协会和企业的权威学者,希望能够凝聚全国专家的智慧,充分发挥院校、行业协会及企业合作的优势,打造具有时代特色、体现学科特点、符合教学需要的精品教材。

4. 编写模式创新　为满足教学资源的多样化,教材采用了"融合教材"的编写模式,将纸质教材内容与数字资源内容相结合,教材使用者可以通过移动设备扫描纸质教材中的"二维码"获取更多的教材相关富媒体资料,包括教学课件、思考题解题思路、高清彩图以及视频等。

本套教材共 16 种,均为国家卫生健康委员会"十三五"规划教材,预计 2019 年秋季陆续出版发行,数字内容也将同步上线。希望全国广大院校在使用过程中能够多提供宝贵意见,反馈使用信息,为下一轮教材的修订工作建言献策。

全国高等学校健康服务与管理专业
第一届教材评审委员会

主任委员

郭　姣　广东药科大学

副主任委员

郭　清　浙江中医药大学　　　　　杨　磊　杭州师范大学
曾　渝　海南医学院　　　　　　　杨　晋　人民卫生出版社

委员（按姓氏笔画排序）

于恩彦　浙江省人民医院　　　　　李卫东　广东药科大学
王　锦　华录健康养老发展有限公司　李浴峰　武警后勤学院
王中男　东北师范大学　　　　　　杨　华　浙江中医药大学
王彦杰　新乡医学院三全学院　　　　张会君　锦州医科大学
毛　瑛　西安交通大学　　　　　　张志勇　山东体育学院
毛振华　武汉大学　　　　　　　　张智勇　武汉科技大学
孔军辉　北京中医药大学　　　　　范艳存　内蒙古医科大学
冯毅翀　成都医学院　　　　　　　金荣疆　成都中医药大学
朱卫丰　江西中医药大学　　　　　周尚成　广州中医药大学
向月应　广西师范大学　　　　　　俞　熔　美年大健康产业集团股份有限公司
邬　洁　人民卫生出版社　　　　　钱芝网　上海健康医学院
刘世征　中国健康管理协会　　　　倪达常　湖南医药学院
刘忠民　吉林大学　　　　　　　　曹　熠　贵州医科大学
江启成　安徽医科大学　　　　　　曾　强　中国人民解放军总医院
孙宏伟　潍坊医学院　　　　　　　魏　来　遵义医科大学
杜　清　滨州医学院

秘书

关向东　广东药科大学　　　　　　曹维明　浙江中医药大学
黑启明　海南医学院　　　　　　　肖宛凝　人民卫生出版社

全国高等学校健康服务与管理专业
第一轮教材目录

序号	书名	主编		副主编			
1	健康服务与管理导论	郭 清		景汇泉	刘永贵		
2	健康管理学	郭 姣		王培玉	金 浪	郑国华	杜 清
3	健康经济学	毛振华		江启成	杨 练		
4	健康保障	毛 瑛		高广颖	周尚成		
5	健康信息管理	梅 挺		时松和	牟忠林	曾 柱	蔡永铭
6	健康心理学	孙宏伟	黄雪薇	于恩彦	孔军辉	朱唤清	
7	健康运动学	张志勇	刘忠民	翁锡全	骆红斌	吴 霜	徐峻华
8	健康营养学	李增宁		夏 敏	潘洪志	焦广宇	叶蔚云
9	健康养生学	傅南琳		谢 甦	夏丽娜	程绍民	
10	健康教育与健康促进	李浴峰	马海燕	马 莉	曹春霞	闫连秋	钱国强
11	职业健康服务与管理	杨 磊	李卫东	姚 华	汤乃军	刘 静	
12	老年健康服务与管理	曾 强	陈 垦	李 敏	武 强	谢朝辉	张会君
13	社区健康服务与管理	曾 渝	王中男	李 伟	丁 宏	任建萍	
14	健康服务与管理技能	许亮文	关向东	王淑霞	王 毅	许才明	
15	健康企业管理	杨大光	曹 煜	何 强	曹维明	邱 超	
16	健康旅游学	黑启明	向月应	金荣疆	林增学	吴海波	陈小勇

主 编 简 介

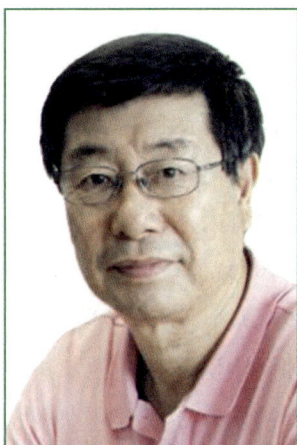

曾 渝

博士，教授，研究员，硕士生导师。卫生部公派留美访问学者。历任海南医学院副院长兼管理学院院长，海南省卫生厅副厅长，海南省食品药品监督管理局局长、党组书记。现任海南南海健康产业研究院院长、海南医学院管理学院教授（返聘、特殊津贴教授），健康管理学科带头人。聘任四川大学、重庆医科大学兼职教授等。

研究方向：健康服务与管理、健康产业发展、药物经济与政策。

近年发表学术论文 30 余篇，出版专著 1 部，主编或编译专著、教材 8 部，承担省级以上卫生经济、药物经济、药事管理、健康服务与管理、健康产业发展等领域纵向和横向科研课题 7 项。

目前主要学术兼职有：中国药学会第二十三届理事会名誉理事、中国执业药师协会第二届理事会理事、中国健康管理协会常务理事、中国老年医学学会院校教育分会副会长、中国中药协会慢病防制药物研究专业委员会主任委员、中国中药协会中药药物经济学专业委员副主任委员、中国药学会药事管理专业委员会委员、中国药学会药物经济学专业委员会委员、中国药物经济学杂志社专家和编委会委员、*Asian Pacific Journal of Tropical Medicine* 编委会主任、海南省医药行业协会荣誉会长、海南省健康管理协会名誉会长、海南省卫生健康行业省级职业技能鉴定指导中心主任、海南省社会保障研究会特聘顾问。

主 编 简 介

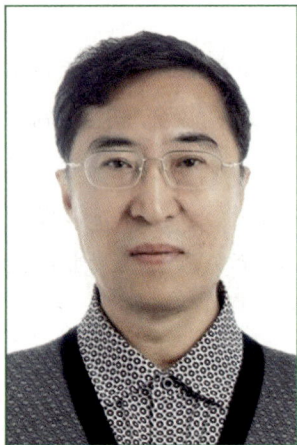

王中男

　　博士，教授，博士生导师。现任东北师范大学人文学院副校长。相关学术兼职及荣誉有：中组部直接掌管专家、国家863项目首席科学家、吉林省中西医结合重点学科带头人、吉林省五一劳动奖章获得者、吉林省第一批拔尖人才、吉林省人才开发资金资助人才、长春市劳动模范、长春市"高校文明杯"优秀个人、长春市职工经济技术创新标兵等。完成了国家科委"八五"重大攻关课题，获科技部重大科技成果、国家中医药管理局中医药科学技术进步一等奖、国家科学技术进步三等奖。主持的国家863课题获得了临床研究批件。主持的国家中医药管理局、教育部重点项目取得了科研成果，从膜通道、分子生物学层面探讨了中药镇痛的机理。参与两项国家973课题。主持教育部高校博士学位专项科研基金课题，主持国家中医药管理局课题2项、科技部课题1项、省科技厅课题3项、教育厅课题4项。以第一人身份取得国家发明专利2项。发表学术论文51篇，作为副主编参与编写国家规划教材2部，撰写《中医内科临床实习手册》《中医急症学》《神针妙手奇方》《中医科研设计与统计学》《健康管理》等多部学术著作。

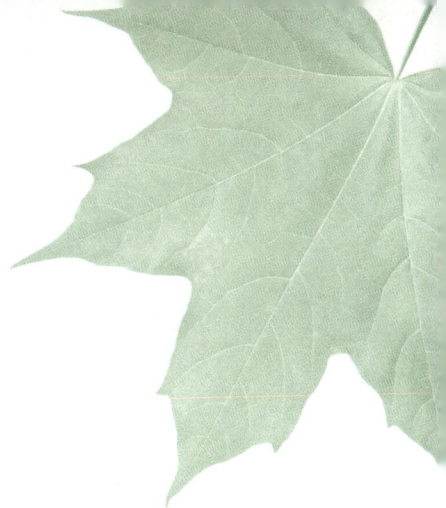

副主编简介

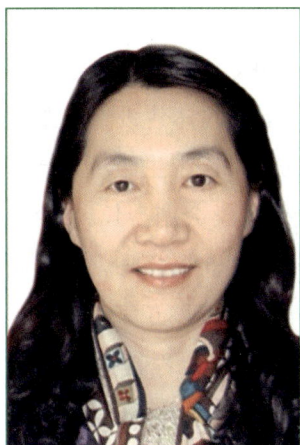

李　伟

　　博士，三级教授，博士生导师。潍坊医学院护理学院院长、国家自然科学基金委员会管理科学部评审专家、教育部学位与研究生教育发展中心学位论文评审专家、中华预防医学会卫生保健分会委员、中国卫生信息学会卫生统计学教育专业委员会常务委员、山东省预防医学会社区健康服务管理分会主任委员、山东省深化医药卫生体制改革调研工作专家组成员等。

　　从事教学工作 34 年。在澳大利亚 La Trobe University 做高级访问学者一年，加拿大多伦多大学访学半年。承担国家自然科学基金项目 2 项，承担和参与其他科研项目 41 项，在国家级刊物上发表学术论文 124 篇，获奖论文 15 篇。共主编和副主编教材 15 部，获奖教材 3 部。获得山东省省级教学成果奖二等奖、山东医学科技奖三等奖等。

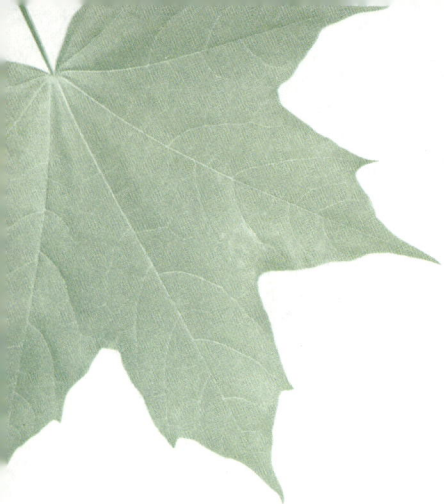

副主编简介

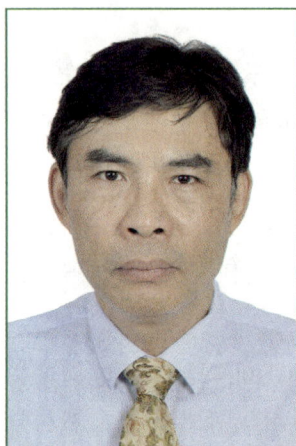

丁　宏

　　博士，三级教授，硕士生导师。安徽医科大学卫生管理学院副院长，国家卫生健康委紧密型县域医疗卫生共同体建设专家组成员，中华预防医学会卫生保健分会常务委员，中国卫生经济学会基层卫生经济专业委员会委员，安徽省健康管理学会副会长。《中华医院管理杂志》《中国卫生资源》《中国农村卫生事业管理》和《安徽医学》等学术性期刊编委，《中国全科医学》杂志审稿专家。

　　从事卫生事业管理学、社区卫生服务管理等课程教学任务 31 年，先后承担"十二五"农村领域国家科技计划课题研究子任务 1 项、省部级课题研究 10 项，《中华医学百科全书》卫生事业管理学分卷编委，《中国医改发展报告（2020）》（医改蓝皮书）编写组成员，参与多部国家规划教材编写，公开发表中英文专业学术论文 100 余篇。

副主编简介

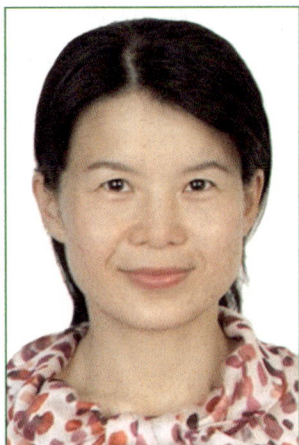

任建萍

　　博士，教授，博士生导师。浙江省高等学校中青年学科带头人，杭州市"131"中青年人才培养计划第三层次培养人选，加州大学旧金山分校高级访问学者，杭州师范大学医学院健康管理系主任。主要从事卫生经济与健康服务评价及政策研究。先后主持完成国家自然科学基金青年项目；国家"十五"科技攻关、"十一五"科技支撑计划子课题研究。现承担国家自然科学基金 1 项，省级、厅局级课题多项，以第一或通讯作者公开发表论文 60 余篇，其中 SCI（SSCI）多篇，作为副主编出版《中国健康服务业发展报告》等多部著作和教材。担任中国卫生经济学会基层卫生经济专业委员会委员；浙江省卫生经济学会委员；浙江省医学会健康管理学分会委员；浙江省公共管理学会委员。先后获得中国卫生经济学会招标课题研究成果二等奖、浙江省医药卫生科技一等奖、浙江省科学技术厅科学技术进步二等奖、浙江省华东农村卫生改革研讨会交流论文优秀论文、杭州市哲学社会科学优秀成果三等奖等。

前　言

　　《社区健康服务与管理》是全国高等学校健康服务与管理专业第一轮规划教材。人民卫生出版社为满足教育部 2016 年新增的健康服务与管理专业教学需要，成立了"全国高等学校健康服务与管理专业第一届教材评审委员会"，在全国范围内遴选了相关专业具有较高理论造诣和丰富教学经验的专家学者，编写"健康服务与管理专业"教材共 16 本，本教材是其中之一。

　　为切实贯彻中共中央、国务院印发的《关于促进健康服务业发展的若干意见》等一系列重要文件精神，有效提高人民群众健康水平和生活质量，推动经济社会持续健康发展，高等学校加快培养健康服务与管理专业的高级人才已成为当前的首要任务。相关专业教育已经在全国不同类型普通高等学校得到长足发展，其作为一门新兴的交叉学科在中国现代医疗健康教学创新体系中开始占有重要地位，以健康管理学为核心内容的教学科研及实践正在得到广泛地推广和应用，本书就是将这一核心教学内容应用于我国城乡社区健康服务领域的一次具体探索与实践。

　　本书在内容上力求突出两个特色：一是，强调健康服务与管理学科体系的科学性与完整性；二是，突出城乡社区不同人群健康服务与管理的特点和需求基础上的实用性。全书共十七章：第一章概论阐述了社区健康服务与管理的基本概念、发展历史沿革以及政策选择；第二章和第三章重点对社区健康服务与管理的基本理论和服务体系及服务模式进行了论述；第四章至第十一章分别重点介绍了健康教育与促进、营养、心理、运动、中医、重点人群及慢性病等各种类别的健康管理技能和方法；第十二章侧重介绍了社区健康风险评估与社区健康服务计划应用；第十三章至十六章分别对社区健康服务的人力资源管理、资金管理、信息管理及绩效管理进行了深入探索；第十七章则单独列入了经济学评价内容作为新的理论和实操探讨。本书为每章纸质教材都有编写配套的数字内容，以提高本教材的可阅读性。

　　本教材的编者是在健康管理学及相关学科领域中具有丰富理论与实践教学经验的专家学者，为本书的编写奉献了智慧与心血。在一年多的编写过程中，本着对教育高度负责的精神和理论从严、技能从新、文字精练的原则，严格遵循人民卫生出版社的编写要求和审稿程序，确保了教材编写的质量。在此，编委会向所有参与和帮助本书编写工作的人员致以诚挚谢意。

　　鉴于健康服务与管理学科尚处于发展阶段，其理论和实践有待进一步完善，本书编者虽努力确保教材质量和特色，但限于能力和水平，难免存在不当和疏漏之处，恳请使用本书的师生和读者提出宝贵建议，以使之日臻完善。

曾　渝　王中男

2019 年 12 月

目　录

|第一章| 概 论

本章要点
1. **掌握** 社区健康服务与管理的概念。
2. **熟悉** 社区健康服务与管理的特点；社区健康服务与管理的策略及政策选择。
3. **了解** 社区健康服务与管理的发展历程。

随着人口结构、生活方式和疾病谱的变化，传统的以"医院"为中心（即以专科医疗和三级医疗为核心）的医疗卫生服务体系已不能适应新的健康危害与挑战。经济合作与发展组织（Organization for Economic Co-operation and Development，OECD）主要国家于 20 世纪 80 年代开始了以"人"为中心的医疗卫生服务体系改革与实践，即以全方位维护和保障社区居民全生命周期的健康为核心的转变。

第一节 社区健康服务与管理概述

一、健康服务与管理概述

（一）健康服务与管理的概念

"以现代健康概念（生理、心理和社会适应能力）和新的医学模式（生理 - 心理 - 社会）以及中医'治未病'为指导，通过采用现代医学和现代管理学的理论、技术、方法和手段，对个体或群体整体健康状况及其影响健康的危险因素进行全面检测、评估、有效干预与连续跟踪服务的医学行为及过程。其目的是以最小投入获取最大的健康效益。"

在实践中，不同的专业视角对健康服务与管理的侧重点不尽相同。例如从公共卫生角度主要侧重于发现、监测和控制健康危险因素；从健康保险角度则侧重于发现慢性病高危人群和个体疾病风险、降低保险赔付率等。

（二）健康服务与管理的内涵

健康服务与管理的本质是在健康管理医学理论指导下所进行的以健康危险因素的监测、干预和管理为重点的医学服务实践。其主体是卫生专业技术人员，其客体是全人群，既包括健康人群，也包括亚健康和疾病人群。

二、社区健康服务与管理概述

（一）社区的概念

社区（community）的定义有许多种，从不同专业和角度定义的社区概念也有一定差异。

根据国内外学者的相关研究，广义的社区在某种程度上等同于社会，而狭义的社区是指在一定的地域内、由一定数量的居民组成、具有人口的同质性特征和特殊的制度结构的社会生活共同体,包括城市社区和农村社区。

社区应具备的四个基本要素:一是,地域空间或地理疆界,即强调社区的空间维度或地区空间;二是,人口构成,即人群构成或人群聚居;三是,社会互动,即人际和群体的互动过程及其产生的社区内人际和人群组织关系结构。四是,人口同质,即同一社区通常具有共同的人口特征,如共同生活、共同文化和共同价值观和认同感等。

(二)社区健康服务与管理的概念及其内涵

1. 社区健康服务与管理的概念　社区健康服务与管理(community health service and management)通常是指在社区范围内,提供以基本医疗服务、疾病预防和健康维护为核心内容的健康服务并对社区全体居民进行健康管理的连续性过程。

社区健康服务与管理的作用主要在于提高居民健康的公平性、保障社区的健康环境及居民的个人健康、提高健康服务的可及性及促进全面健康覆盖的实现等方面。

2. 社区健康服务与管理的内涵

(1)强调以"人"为中心的服务理念:一方面,社区健康服务与管理应注重社区居民在获得健康服务过程中的"感受或体验";另一方面,社区健康服务与管理的服务内容、服务模式和管理方法应围绕社区居民全生命周期的健康服务需求而开展,同时注重其个性化的健康服务需求。

(2)提供综合性和接续性的健康服务:一是,由于人们健康需求的差异性,社区健康服务与管理的服务范围应涵盖健康促进、预防干预、疾病诊断治疗、慢性病的长期居家护理及相关社会服务等;二是,健康服务不仅局限于解决患者就医时的健康问题,而且还应该解决其面临的健康风险或提供后续的随访和跟踪服务。

(3)社区居民的参与与自我管理:一是,随着社会经济的发展以及社区居民健康意识的不断提高,越来越多的社区居民更加关注健康服务的公平性和透明性,对于关乎其生命健康的决策要求行使自己的话语权并参与其中;二是,提高患者的自我管理能力和主动性。

3. 社区健康服务与管理的框架和主要服务内容　社区健康服务与管理的框架分为两个层面:一是,作为社会基本单元的社区内部层面;二是,社区外围的外部层面。内部层面根据社区居民需求提供全科医疗、妇幼保健和健康维护等方面服务,其服务团队主要包括执业医师(含全科医生)、中医执业医师、执业公共卫生医师和护士等卫生专业技术人员以及社会工作者或志愿者等;外部层面是为了满足社区居民健康服务需求而配置的医院和医疗设施、专科服务、急救服务、公共卫生服务及相关的保障措施(如卫生政策、健康保险政策等)(图1-1)。

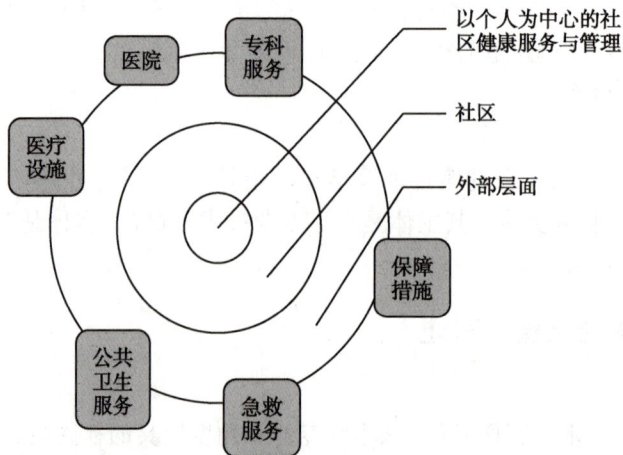

图1-1　社区健康服务与管理的框架和主要服务内容

第二节　社区健康服务与管理发展的历史沿革

一、社区健康服务与管理在国外的发展

（一）萌芽时期（20世纪20—40年代末）

国外社区健康服务与管理的理念与实践可追溯到20世纪20—40年代末，在此阶段，英国、美国等政府和临床医生率先提出了初级卫生保健及心血管疾病危险因素的理念，并进行相关的临床研究与实践。

1. 1920年，英国政府出版《道森报告》（*The Dawson Report*），该报告借鉴教育学中有关初级教育的概念和内容，最早介绍了一级、二级和三级医疗服务模式的理念。其中，一级医疗服务模式，亦称初级卫生保健（primary health service），它是整体医疗卫生体系的基础，主要服务内容为预防保健服务及常见病治疗的门诊服务。该体系成为世界各国医疗服务体系的基础并沿用至今。

2. 美国弗莱明翰前瞻性队列心脏研究项目。该项目始于1948年，且至今仍在延续。研究内容为心血管疾病的流行病学前瞻性队列研究，由Dr. Thomas Royle（Roy）Dawber发起，至今已有70多年的历程，目前已经延续了三代人。其研究对象最初选取美国马萨诸塞州弗莱明翰镇30～60岁的男性和女性，共5 209名（目前在世的参与者最高年龄已达110岁），对其进行定期体检和生活方式调查，随访观察其心血管病的发展过程并发现相关危险因素。随着时间的推移，该研究不断拓展研究对象范围，如1994年开始的多种族人群队列（the omni cohort），主要包括第一批初始研究对象的第二代和第三代子女及其配偶以及其他地区的心血管疾病患者。该研究的意义在于首次提出了心血管疾病危险因素的概念并运用循证医学的方法研究并发现生活方式、环境、遗传等心血管疾病的危险因素，并引起人们对心血管疾病的预防保健意识与行动，有效指导心血管疾病的治疗和防控。

（二）形成时期（20世纪40年代末至70年代末）

在此阶段，一些发展中国家，如苏联、南非、印度等相继开始探索初级卫生保健服务体系并付诸实践。

苏联著名的feldshers and the polyclinics被看作是初级卫生保健的雏形；南非的Pholela健康中心模式（Pholela health center model）于20世纪40年代在社区开展基本治疗和预防相结合的初级卫生保健服务；1943年印度政府Bhore委员会开展人群健康状况调查，并于1946年提交研究报告，建议建立集预防、治疗和康复为一体的初级卫生保健中心。此外，在20世纪50—70年代，中国和乌干达的赤脚医生在其初级卫生保健服务体系中发挥重大作用。

（三）发展时期（1978年至今）

经过50多年的探索与实践，人们对初级卫生保健的概念、内涵及其作用日益清晰，首次提出初级卫生保健的目标是为了提高人群健康水平。

1. 1978年，世界卫生组织和联合国儿童基金会召开国际初级卫生保健会议，地点为哈萨克斯坦的阿拉木图，因此，大会亦称为"阿拉木图会议"。会议发表的《阿拉木图宣言》（*The Declaration of Alma-Ata*）对促进初级卫生保健的发展具有里程碑式重大意义。《阿拉木图宣言》认为初级卫生保健的三大基本原则主要包括健康公平、以人为中心的服务理念以及充分发挥社区的核心功能作用。《阿拉木图宣言》提出了"到2000年人人享有卫生保健"的战略目标。此外，《阿拉木图宣言》所带动的初级卫生保健研究，为初级卫生保健系统在医疗服务的安全、有效、效率、以人为本、及时、公平上所发挥的重要作用提供了循证医学证据。

2. 1987年，Bamako倡议（The Bamako Initiative）提出实施基本药物制度和提高医疗服务可

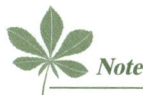

Note

及性的措施。

3.2000年，189个国家联合发布联合国千年发展目标（Millennium Development Goals），旨在提高中低收入国家人民健康和福祉，开启了前所未有的全球健康行动计划，并取得了显著的效果，如2015年，全球5岁以下儿童死亡率、孕产妇死亡率及新增艾滋病感染率均显著下降，下降比率分别为52%、45%和40%，疟疾相关疾病死亡例数减少620万例。

4.2005年，第58届世界卫生大会召开。大会提出了"全民健康覆盖"的概念（universal health coverage，UHC）。大会倡议：联合国所有会员国将"全民健康覆盖"作为本国可持续发展目标的重要部分，争取在2030年前实现"全民健康覆盖"。

5.2008年10月，《阿拉木图宣言》30周年纪念大会在哈萨克斯坦阿拉木图市召开。与会代表审查近30年来初级卫生保健模式对健康带来的贡献、客观分析了当前面临的诸多健康挑战并重申初级卫生保健在完善各国医疗卫生体系中的重要作用并提出相关策略。会议前夕，世界卫生组织发布了《2008年世界卫生报告初级卫生保健：过去重要现在更重要》。

6.2016年，世界卫生大会正式提出了以人为中心的健康服务框架。

7.2018年10月25—26日，世界卫生组织、联合国儿童基金会和哈萨克斯坦卫生部合作，联合主办全球初级卫生保健大会，以纪念《阿拉木图宣言》发表40周年，并发表了《阿斯塔纳宣言》。该宣言指出：初级卫生保健目前仍然存在国家和地区之间发展不平衡等问题，大部分居民仍未能获得便利、安全、基本的医疗卫生服务，涵盖慢性病防治、传染病控防控、妇幼保健、精神卫生、性与生殖健康等方面。因此，《阿斯塔纳宣言》再次强调人人享有健康与健康权的重要性，并重申人人健康的理想、价值观和原则，为实现全民健康覆盖提出了行动方向。

二、社区健康服务与管理在我国的发展

第一阶段（初步形成时期）：20世纪50年代至80年代。我国初级卫生保健体系可以追溯到中华人民共和国成立伊始，特别是农村合作医疗制度下的"赤脚医生"模式，被联合国称为"发展中国家解决卫生经费的唯一典范"。但随着80年代农村承包责任制的推行，该体系于80年代中后期濒临解体，导致农民"因病致贫、因病返贫"的严重后果。

第二阶段（恢复时期）：1997—2009年。在此阶段，中共中央国务院、卫生部、财政部、民政部出台相关政策，积极恢复并发展社区卫生服务（表1-1）。

第三阶段（发展时期）：2009年新医改至今。在此阶段，中共中央国务院、国家卫生计生委、国家发展改革委、教育部、财政部、国家中医药管理局等有关部门高度重视，相继出台全科医生制度、分级诊疗制度、医联体建设以及《健康中国2030规划纲要》等重大政策措施，旨在大力推进社区健康服务与管理的发展，切实提高人民健康水平。相关政策如表1-1所示。

表1-1　我国社区健康服务与管理相关政策列表

部门	时间	文件名称	主要内容
国务院	1997年	《中共中央、国务院关于卫生改革与发展的决定》	（1）积极发展社区卫生服务；（2）逐步形成功能合理、方便群众的卫生服务网络
卫生部、国家中医药管理局	2006年6月	《城市社区卫生服务机构管理办法（试行）》	加强对城市社区卫生服务机构的管理
中央编办、卫生部、财政部、民政部	2006年8月	《城市社区卫生服务机构设置和编制标准指导意见》	建立较为完善的城市社区卫生服务体系

部门	时间	文件名称	主要内容
卫生部	2008 年	《"健康中国 2020"战略研究报告》	(1) 提出"健康中国"战略思想；(2)"三步走"行动计划：第一步是到 2010 年时，基本建成覆盖城乡居民基本卫生保健制度的框架；第二步是到 2015 年时，医疗卫生服务和保健水平进入发展中国家的前列；第三步是到 2020 年，努力实现东部地区的城乡和中西部的部分城乡的医疗卫生服务和保健水平接近或达到中等发达国家的水平
卫生部	2016 年 12 月	《关于推进乡村卫生服务一体化管理的意见》	促进乡村一体化管理
国务院	2011 年 7 月	《关于建立全科医生制度的指导意见》	到 2020 年，全科医生制度初步建立、全科医生培养模式基本形成
国家卫生计生委、国家中医药管理局、国家发展改革委、教育部、财政部	2014 年 6 月	《村卫生室管理办法(试行)》	(1) 进一步加强村卫生室建设与管理；(2) 更好地为农村居民提供基本医疗卫生服务
国务院	2015 年 3 月	《关于进一步加强乡村医生队伍建设的实施意见》	促进乡村医生队伍建设
国务院	2015 年 9 月	《关于推进分级诊疗制度建设的指导意见》	(1) 至 2017 年，不断完善分级诊疗政策体系；促进优质医疗资源下沉；(2) 至 2020 年，逐步形成基层首诊、双向转诊、急慢分治、上下联动的分级诊疗模式
国务院	2016 年 10 月	《"健康中国 2030"规划纲要》	把健康融入所有政策；坚持以人民为中心的发展思想；全方位、全周期维护和保障人民健康
国务院	2017 年 4 月	《关于推进医疗联合体建设和发展的指导意见》	(1) 至 2017 年，医联体制度框架基本搭建；(2) 至 2020 年，较为完善的医联体政策体系形成
国家卫健委	2019 年 2 月	《关于开展社区医院建设试点工作的通知》	开展社区医院建设试点工作；鼓励在条件具备的乡镇卫生院开展试点
国家卫健委	2019 年 3 月	《关于印发乡镇卫生院服务能力评价指南(2019 年版)的通知》	优化服务模式；提升服务能力；提供优质、高效的基层医疗卫生服务
国家卫健委	2019 年 3 月	《全科医生转岗培训大纲(2019 年修订版)》	规范全科医生转岗培训工作；扩大全科医生转岗培训实施范围；提高全科医生转岗培训质量

第三节　社区健康服务与管理的策略及其政策选择

社区健康服务与管理的策略主要包含五个方面：赋予社区居民参与健康服务全过程的机会与权利、加强政府顶层设计、重塑健康服务模式、强化健康服务的协调性、创建有利环境等，并采取相应的政策及干预手段。

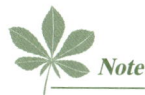

Note

一、赋予社区居民参与健康服务全过程的机会与权利

即提高社区健康服务可及性，为社区居民提供平等获得健康服务的资源与机会。此项策略的目的：一是使居民个人积极参与其健康决策的过程；二是使社区运用各方力量积极营造健康环境；三是保证低收入人群和弱势群体享有公平医疗保健的权利。具体措施如下：

（一）个人和家庭的共同参与

对于慢性非传染性疾病而言，通过对患者本人及其家庭成员的健康教育、参与自我健康管理的评估以及健康计划的制定及实施等方式，使患者能够获得更好的临床效果。

（二）社区参与

主要通过社区健康服务与管理、社区卫生人员管理与组织、改善社区的社会环境及号召全民参与健康服务等手段。

（三）护理人员参与

护理人员在社区健康服务中发挥很重要的作用，可通过护理人员培训、建立护理人员网络、专家提供技术支持等方式解决护理人员短缺等问题。

（四）关注低收入人群和弱势群体的医疗保健需求

一是将健康公平性目标融入各级医疗机构的目标当中；二是扩大服务范围。

二、加强政府顶层设计

一是各级政府制定卫生政策时应贯彻以人为中心的理念；二是对基层医疗卫生机构进一步加强监督和管理；三是推行分级诊疗制度；四是统筹兼顾公立和民营医疗机构。

三、重塑健康服务模式

1. 基于全生命周期的需求界定健康服务的优先选择范围和内容。如运用健康评估技术，正确评估本地区不同人群健康服务的差异性需求。

2. 加强健康促进、预防和公共卫生服务。一是人群健康状况监测；二是对人群健康危险因素进行分层、监测、研究以及有效的预防控制。

3. 建立健全初级卫生保健网络。即构建以社区和家庭为基础的疾病预防和健康促进体系，强调交叉学科团队服务与全科医学的重要性；二是构建初级卫生保健 - 专科门诊服务 - 医院住院服务的分级诊疗模式。

4. 合理运用新技术。如电子病历、远程医疗等。

四、强化健康服务的协调性

强化健康服务的协调性即根据人的健康需求协调有关医疗卫生服务机构、相关组织及其他机构。一是协调居民个人的健康服务，如构建就医绿色通道、双向转诊、疾病管理、团队服务等方式；二是协调医疗卫生服务机构，如构建区域健康服务网络、购买服务等方式；三是跨部门协调，如将健康融入所有政策、卫生健康部门与其他部门的协作、医疗卫生服务机构与医学教育部门协同发展等。

五、创建有利环境

一是强化医疗卫生体制的改革与管理，实现以人为中心的目标；二是加强信息系统的建设；三是保证并提高健康服务质量；四是完善卫生人员队伍建设；五是制定合理的规章制度；六是完善筹资和支付制度等。

思考题

  1. 简述健康服务与管理的概念及内涵。

  2. 简述社区健康服务与管理的起源及其发展历程。

  3. 简述社区健康服务与管理的策略。

（曾　渝　黄小玲）

|第二章| 社区健康服务与管理基本理论

本章要点

1. **掌握** 健康相关行为改变理论概念，熟悉其基本内容及社区实践与应用。
三级预防理论的概念，了解其基本内容、实施及社区实践与应用。
2. **熟悉** 社区服务质量评价的两种理论概念、基本内容等。
3. **了解** 社会网络与社会支持的相关概念、理论背景与发展、相互关系。

社区卫生服务机构已经成为实施健康管理服务的重要场所。学习社区健康服务与管理的基本理论有助于丰富基层健康管理实践、提高基层健康管理的效果。本章介绍了社区健康服务与管理的相关理论，将从社会网络与社会支持、服务质量理论、健康相关行为改变理论和三级预防理论四大部分展开介绍。

第一节 社会网络与社会支持

古希腊哲学家亚里士多德在其著作《尼各马可伦理学》（*Nicomachean Ethics*）中首先阐述了社会联系对人的重要性。他认为"人是政治活动的产物"，即"人类是社会性动物"。此外，亚里士多德认为，个体是不能与社会进行比较的，因为，个体只有在社会背景下才可以实现其功能，个体是整个社会不可或缺的部分。

一、相关概念

（一）社会网络

米切尔（Mitchell）将社会网络（social network）定义为："特定人群中人与人之间联系，而且这种联系的特点可以影响社会网络成员的行为。"简而言之，社会网络就是特定人群中人与人之间的社会关系。现实生活中，我们每个人都同时属于多个社会网络，如家庭网络、校友网络、职业网络、兴趣网络等。不同网络所提供的功能及比重也不相同，即使是同一网络在不同的时期提供的功能也不相同。比如，家庭网络通常提供较多的经济支持和情感支持、职业网络通常提供较多的专业支持和经济支持。当有家庭成员患病入院，治疗初期家庭网络提供较多的是经济支持，而在治疗后期家庭网络需要提供更多的情感支持。

我们每个人均处于各种各样的社会网络之中，而且我们可以从不同的社会网络获取不同的社会功能；也可以从同一个网络中获取不同的社会功能，从而满足我们在社会网络中的需求。社会网络的功能主要包括：

1. **社会影响（social influence）** 指某人的思想和行动受到社会网络中其他人影响的程度。
2. **伙伴关系（companionship）** 指某人与社会网络中的其他人共度休闲时光或相互陪伴的关系。
3. **社会损害（social undermining）** 指社会中有人表达负面的评价或行为，以至于阻碍某人实现目标或受到伤害。

4. **社会资本**（social capital）　指因为社会网络或社会关系的建立而带来的具有互惠和信任特性的"资源"。

5. **社会支持**（social support）　指通过社会网络所建立的联系，成员间互相提供帮助和支持。

社会网络对健康具有双重作用，伙伴关系、社会资本和社会支持对健康具有促进作用，但社会影响和社会损害可能会有负面作用。例如，一个人周围的朋友都是吸烟者，则其吸烟的可能性也会大大增加，这就是社会影响的负面作用。

（二）社会支持

社会支持（social support）是社会网络的一项重要功能，对健康与健康行为具有积极的影响和保护作用。从社会支持的概念"通过社会网络所建立的联系，成员间互相提供帮助和支持"我们可以知道，社会支持包括支持的提供者、支持的接受者以及支持的内容（类型）。由于社会支持具有主观的、亲身经历和自我感受等特点，因而其有别于社会网络的其他功能。社会支持的高低程度，不仅仅取决于支持提供者提供支持的多少和时机，还需要支持接受者的感受和预期。因此，支持提供者提供的社会支持一定要满足接受者的需求。假如支持的接受者希望获得情感支持，我们给予他物质支持对他来说是没用的，甚至还会引起其对支持的反感。社会支持可以分为以下四类。

1. **情感支持**（emotional support）　指在社会网络中，成员与成员之间相互提供或表达同情心、爱心、信任和关怀的情感支持，使人在情感上获得满足。例如，好朋友受到挫折时，给予鼓励及关心。

2. **物质支持**（instrumental support）　指在社会网络中，成员与成员之间相互提供具体的帮助或服务，使个人在物质上或技术上获得满足。例如，亲人生活困难时，提供金钱帮助其渡过难关；朋友需要车，将自己的车借给其使用等。

3. **信息支持**（informational support）　指在社会网络中，成员与成员之间相互提供信息、建议、咨询、忠告等。例如，朋友找工作时，提供招聘信息给他；朋友遇到无法解决的问题时，给他提供建议或忠告，帮助其解决问题。

4. **评价支持**（appraisal support）　指在社会网络中，成员与成员之间相互提供有助于个人提高自我评价的信息，包括肯定其价值、强化其主观感受、正向的社会比较等。例如，当一个人对自己失去信心时，老师告诉他看到了他的优点和潜力，使其得到积极的鼓励和反馈，进而肯定自己、提高自我效能。

二、理论背景与发展

1952 年，人类社会学家巴尼斯（Barnes）在挪威一个小镇调查发现，这里的人们除了属于以辖区为基础的小组和职业为基础的小组外，还有一种以熟人和朋友组成的小组，并首次使用社会网络一词来定义这种小组。小组中的每个人称之为"点"，点与点之间的连线表示彼此间的联系。巴尼斯发现社会网络可以提供各种功能，例如成员关系密切的社会网络除了可以提供许多情感和物质支持外，还可以运用网络形成的社会影响力，使小组成员自发地遵从网络内的各种规范。

1976 年，社会流行病学家卡索（Cassel）根据大量的动物和人类研究结果提出，社会支持是一个重要的社会心理保护因子，它可以降低个体对于紧张刺激的易感性，从而影响健康。而且，卡索认为社会支持的这种保护性作用是非特异性的，因此社会支持可以广泛影响各种健康结局。

1985 年，科恩（Cohen）和威尔士（Wills）提出社会网络主要通过主效应模型和压力缓冲模型影响健康。压力缓冲模型认为社会网络的健康保护性作用只对遭遇应激的个体才起作用，但主

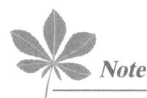

效应模型则认为不论个体是否遭遇应激,社会网络均可影响其健康水平。然而,这两个理论并不是互相排斥的,现在认为:在应激状态下,主效应模型通过动用社会支持来发挥作用。

2000 年,贝克曼(Berkman)和格拉斯(Glass)提出社会网络主要通过社会影响(social influence)、社会参与(social engagement)、社会支持(social support)和获取物质资源(access to material resource)影响健康。

当前研究结果显示:社会网络和社会支持不但与心理健康、吸烟、身体活动、饮食等健康行为有关,而且与全死因死亡率、心血管疾病和肿瘤的发病和生存等健康结局有关。

三、社会网络、社会支持与健康之间的关系

社会网络、社会支持不仅可以直接影响人们的压力、健康行为、身体健康、心理健康和社会健康,而且与影响健康的个人及社区因素有关联,从而形成复杂的相互作用。

1. 社会网络、社会支持与健康的直接联系。由于人都是生活在一定的社会网络之中,需要别人陪伴、想要有归属感或亲密感,也希望确认个人存在的价值,而拥有良好的社会网络及社会支持,有助于人们获得陪伴、归属感和安全感,即使有压力存在,这些支持也可以促进健康。反之,一个拥有健康的人不仅可以维持原有的社会网络,而且可以通过各种活动建立新的社会网络,从而获得更多的社会支持。

2. 社会网络、社会支持与个人资源之间存在联系或互为因果的关系。个人资源主要指人在面临压力事件时所具备的应变能力,包括解决问题的能力、获取信息的能力和自我控制力。通过社会网络和社会支持,成员之间可以提供各种帮助、给予情感支持或评价支持,提高自我效能、解决问题等应变能力,从而减少压力带来的不确定性和不安全感。反之,当一个人具有较强的应变能力时,可通过信息支持回馈给社会网络中的其他成员,并提升社会网络的质量和数量。

3. 社会网络、社会支持与压力存在互为因果的关系。当一个人处于有积极效应的社会网络中,并且可以获得较多社会支持时,可以减少其暴露于压力源的频率,或缩短暴露的时间。反之,当一个人处于压力状态时,可能会减少与网络成员的接触,从而削弱或失去原有社会网络。例如,当一个人失业时,社会网络可提供就业信息,帮助其尽快找到工作,从而缩短失业所致压力的时间。但是,如果一个人长期失业,则也可能导致失去原有社会联系,影响社会网络的数量和质量。

4. 社会网络、社会支持与组织社区资源之间互为因果的关系。当一个组织或社区内的成员彼此之间联系较为紧密,即成员间形成的社会网络密度较高时,彼此间形成的互惠、信任的社会资本也会比较高,从而增加组织或社区的资源,使得组织或社区在面临困难时,拥有充足的能力解决问题。反之,当一个组织或社区拥有较多的资源时,则可帮助巩固现有社会网络,或建立新的社会网络,并且增加网络内成员相互提供社会支持的程度。

个人资源、组织和社区资源可以降低压力源对个人健康带来的负面效应,也就是科恩和威尔士提出社会网络可通过压力缓冲影响健康。当人感受到压力时,若在个人和社区方面同时拥有较多的资源,可使其勇于面对压力,而且有足够的能力和自信心去应对所遭遇的各种困难,从而降低压力对健康带来的影响。

5. 社会网络和社会支持对健康行为具有直接影响。一个人的行为不但受到自我控制力的影响,也常常受到自己所在社会网络的社会影响。例如,某人与其所属的社会网络内的其他成员,不仅互动密切且经常得到他们的支持,则该人所表现的行为包括危害健康的行为(如吸烟、饮酒等)、促进健康的行为(接受预防接种、使用安全带等)或疾病行为(遵医行为、就医行为等),都可能受到正面或负面的社会影响。

四、社会网络和社会支持理论的实践与应用

（一）应用社会网络和社会支持的关键因素

支持性社会网络对健康具有促进作用。美国学者克里斯塔基斯（Christakis）利用弗莱明翰心脏研究（Framingham Heart Study）1983－2003 年的社会网络数据的研究结果显示：如果一个人快乐的概率增加 15%，他朋友快乐的概率也会增加约 10%，他朋友的朋友快乐的概率也会增加约 6%。克里斯塔基斯利用同样的队列数据对肥胖的研究结果显示：如果一个人的朋友变成肥胖，那么其自身变成肥胖的可能性会增加 57%，特别是存在互惠关系的朋友影响更大，可能性会增加 171%。在加利福尼亚州阿拉米达（Alameda）镇一项为期 9 年的研究结果显示：社会联系越差，全死因死亡率越高。要运用社会网络和社会支持理论开展干预性研究，研究者必须首先回答：什么时候、由谁提供、什么样的社会支持（who should provide what to whom and when）。

1. **谁可以提供社会支持（who）**　社会支持可以由各种类型的人来提供，包括非正式网络，如家人、朋友、同事和上级领导，以及正式网络，比如卫生服务专业人员、社区服务提供者等。不同网络提供的支持的类型和数量不尽相同，而且支持的有效性也与支持的来源有关。例如，家庭成员往往可以提供长期支持，而朋友或邻居只能提供短期支持。在医疗环境下，病人往往需要从家人和朋友那里获得情感支持、从卫生服务专业人员那里获得技术支持和信息支持。

有效的社会支持往往来源于社会经历相同或经历过相同压力源、相同处境的人。共同的经历可使支持的提供者为接受者设身处地地着想（移情性理解，empathic understanding），从而使提供的支持更符合接受者的需求和价值观。此外，移情性理解可以帮助支持接受者缓解因为需求帮助而带来的尴尬，移情性理解特别适合情感支持。

长期的关系密切的社会网络在社会支持提供方面具有其独特的优势。但是关系密切的社会网络中，人们往往经历相同的压力源，提供的支持（特别是信息支持）往往也会受到相同压力源的影响。另外，关系密切的支持提供者往往更关注接受者的健康状况，当提供的支持没有被接受者接受或达到预期的效果，提供者也会感到很沮丧。这种情况更容易在信息支持时发生，因此关系密切的支持提供者更适合提供情感支持，其他人更适合提供信息支持。

正式网络的社会支持拥有非正式网络的社会支持无法提供的信息和资源，健康教育干预可将正式和非正式社会网络连接起来，提高干预对象社会支持的可及性。但是，正式网络的社会支持缺乏移情性理解，也不能持久。因此，健康教育干预项目可以从社区招募成员，针对干预的健康问题（自我管理、乳房 X 线检查等）给予知识和技能培训。这些经过培训的社区成员与干预对象有共同的生活经历，可以为干预对象提供信息支持时更具移情性。另外，也可针对某个具体的健康问题，建立以问题为导向的包括正式和非正式网络在内的支持性系统。如由糖尿病病人和卫生服务人员组成糖尿病群组看病团队，为糖尿病病人提供服务。

2. **提供什么支持（what）**　支持接受者对支持的主观感受比客观的支持对支持接受者健康的影响更大，而且主观感受与客观支持之间存在交互作用。因此，确认哪些支持可能会被支持接受者接受非常重要。这些因素可能包括：接受者对提供者以前提供的支持的感受、彼此之间的关系（两者之间是否存在资源竞争关系、两者的权力是否对等等）。此外，还有接受者的预期、对社会支持的类型或数量的偏好等。

干预措施实施前，研究者可以通过和干预对象进行小组讨论的方法确认支持接受者的需要或期望的支持类型、过去成功的社会支持类型。此外，通过这种小组讨论可使干预对象认识到社会支持的存在，而且这种支持是真诚的、平等的，这种支持对帮助其解决问题是有用的等。

3. **什么时候提供支持（when）**　支持接受者在不同的年龄、不同的发展阶段、遭遇应激的不同阶段，所需要的社会支持的类型是不同的，对健康或行为的影响也是不一样的。人在遭遇应激时需要经历一级评估、二级评估、应对策略和再评估四个阶段。一级评估可能需要更多的信息支

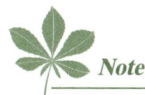

持和情感支持，二级评估和应对策略阶段可能更需要物质支持和评价支持。特别是前两个阶段需要更多的社会支持，而第四个阶段则不需要太多的支持。

（二）社会网络和社会支持的干预策略

根据已有的研究结果，现有五种干预策略可用于社会网络和社会支持的干预：①加强现有社会网络的联系；②发展新的社会网络联系；③通过社区自然助人者和卫生服务人员加强社会网络；④通过社区能力建设和问题解决过程来加强社会网络；⑤综合使用上述 4 种策略进行综合干预。如表 2-1 所示。

表 2-1　社会网络的干预策略及活动

干预措施	干预活动
加强现有的社会网络联系	培训网络成员提供社会支持的技能
	培训核心成员动员和维持社会网络的技能
	系统方法（婚姻咨询、家庭治疗）
发展新的社会网络联系	与"导师"和"顾问"建立新的联系
	建立伙伴系统
	建立互助小组
通过社区自然助人者和卫生服务人员加强社会网络	确认社区内的自然助人者
	分析自然助人者拥有的社会网络
	为自然助人者提供健康和解决问题的技能的培训
通过社区能力建设和问题解决过程来加强社会网络	确认社区中存在交叉或重叠的社会网络
	分析各个社会网络的特点及在拟解决问题中的作用
	建立持续发现和解决社区问题的机制

（资料来源：傅华. 健康教育学. 北京：人民卫生出版社，2017.）

1. 加强现有社会网络的联系　现有社会网络往往具有未被充分利用的社会支持。加强现有社会网络的联系可以改变支持接受者和提供者的态度和行为。干预活动主要包括：有效的社会动员、提供和接受社会支持的技能培训、提高解决某一健康问题的社会网络的品质和通过各种组织机构提供社会支持等。比如，给心血管疾病的病人提供咨询，提高其加强社会网络的技能以提高其应对疾病的能力；邀请朋友或重要的人加入戒烟项目等。

加强现有社会网络联系的关键在于：确认现有社会网络中可以提供支持的成员，确认能提高支持接受者主观感受的态度和行为，保证干预的方式、方法与社会网络已有的规范和互动风格一致。

2. 发展新的社会网络联系　当已有的社会网络过小、负荷过重或不能提供有效的社会支持时，发展新的社会网络联系是更为有效的方法。特别是处于重要的人生转折点或面临巨大的压力时，已有的社会网络可能缺乏必要的知识和实践经验，这时应建立和发展新的社会网络联系。干预活动主要包括：邀请经历过与干预对象面临相同压力，并成功应对的人作为"导师"或"顾问"；邀请面临相同处境的人作为伙伴，建立互助小组，例如，戒烟或体重控制项目中，鼓励干预对象彼此间形成伙伴关系，互相帮助、互相鼓励。

互助小组可以提供一系列新的网络联系。人们能够聚到一起形成互助小组往往面临同样的压力或希望实现某种共同的改变，如戒烟互助小组或慢性病自我管理小组等。互助小组中的成员既是支持的接受者也是支持的提供者，因此互助小组互惠性特别高。互助小组对于那些无法从现有社会网络中获得有效支持的人特别有效。

近年来,随着互联网技术的发展,以互联网为基础的支持性小组越来越受关注。有共同兴趣的人通过互联网相互形成虚拟社区,互相交流经验、分析信息、相互支持。

3. 通过社区自然助人者和卫生服务人员加强社会网络　自然助人者(natural helper)是指在社会网络中,受到其他网络成员尊重和信任,并且可以为其他网络成员提供建议、支持或其他帮助的人。自然助人者不但可以直接为网络成员提供支持,而且可以促进成员间彼此联系和动员外部网络资源。

卫生服务人员可以为社区提供健康服务、社区服务资源及解决问题的策略,同时也可以连接社区内外的其他组织机构。

通过自然助人者加强社会网络的关键是找到社区中存在的自然助人者。最常见的方法是进行调查访问,那些反复被社区居民提及的人即可成为自然助人者。招募到自然助人者后,卫生服务人员可为其提供必要的健康信息、技能培训,并与之建立长期的伙伴关系,为社区提供各种支持。自然助人者干预可以在各种场所中使用,包括城市社区、农村、工作场所等。

4. 通过社区能力建设和问题解决过程来加强社会网络　通过参与式研究方法,邀请社区成员一起发现和解决社区面临的问题,不但可以加强社区中已有的社会网络或建立新的社会网络,而且可以提升社区解决自身问题的能力,提高社区在决定自身社区生活方面的决策力,解决面临的具体问题。如在田德隆区老年人项目中,旧金山田德隆区地区的老年人组成群体和同盟来增加对安全和健康的关注。通过参加这些群体,居民的社会孤独感减少了,开始从彼此那里获得信息、建议和支持。

5. 综合使用上述 4 种策略进行综合干预　综合运用上述策略,不但可以克服单个策略存在的缺陷,而且可以全面解决问题、提高干预效果。比如邀请自然助人者和社区卫生服务人员参与解决社区面临的问题,不但可以解决社区个别居民的问题,而且可以解决整个社区所面临的问题。

五、社区实践应用案例

上海市浦东新区疾病预防控制中心肿瘤伤害防治科选取上海市浦东新区 22 家社区,以 2011 年 1 月 1 日—2013 年 7 月 31 日确诊的乳腺癌患者为研究对象,对其中 12 家干预社区 233 例乳腺癌患者提供为期 9 个月的综合社会支持干预,10 家对照社区的 277 例患者沿用常规随访模式。在基线和终期调查(间隔 9 个月)分别对所有的研究对象进行基本信息调查,应用领悟社会支持评定量表(perceived social support scale,PSSS)、乳腺癌患者生命质量测定量表(functional assessment of cancer therapy-breast cancer,FACT-B)分别进行社会支持感知度和生命质量评估,应用个体前后配对的方法,通过秩和检验、多因素分析了解综合社会支持对于患者生存状况的影响作用。该研究旨在在社区建立一种包括专业支持、家庭支持及同伴支持的综合社会支持乳腺癌患者健康管理模式,满足患者的多方面需求,评估综合社会支持的健康管理对社区新发乳腺癌患者生命质量的影响作用。

1. 干预措施

(1)加强现有的社会网络(家庭支持):①为家庭成员提供相关疾病康复、护理、生活指导等信息,提高家属参与患者康复的技能;②鼓励家属陪同患者一起参与专题讲座、座谈会等活动。

(2)发展新的社会网络联系(同伴支持):①通过与"浦东新区癌症俱乐部"合作,以推荐和自荐结合的方式招募社区乳腺癌康复互助志愿者(主要为癌龄 >5 年的患者);②通过结对子方式开展同伴支持活动,以上门访视、电话聊天、座谈会和娱乐活动等形式对有意愿的患者提供同伴支持,平均 1 次 / 月。

(3)通过社区自然助人者和卫生服务人员加强社会网络(专业支持):①医疗知识专题讲座或现场咨询及社区专题讲座:内容涵盖乳腺癌治疗手段及术后康复指导、乳腺癌的饮食指导、乳

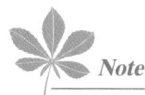

腺癌的自我检查和肿瘤患者的心理调节等，平均 1 次 / 月；②心理康复支持：采用讲座、座谈等形式开展对乳腺癌患者的心理康复支持，平均 1 次 / 月；③编制并发放乳腺癌康复指导手册：内容涵盖乳腺癌简介、乳腺癌治疗和康复指导（包括健康生活方式、康复训练、乳房自查、饮食起居指导及性生活指导等）等；④随访跟踪：督促患者乳房自检并了解情况（1 次 / 月），督促患者至医院进行常规的随访检查（3～6 个月 1 次）。

2. **效果评价**　该研究应用 PSSS 量表对于社会支持度进行评估，该量表是一种强调个体自我理解和自我感受的社会支持量表，分别测定个体领悟到的来自各方面的社会支持度，如家庭、朋友和其他人的支持程度，PSSS 量表强调个体对社会支持的主观体验。本研究结果提示，对照组 PSSS 得分在 9 个月期间平均下降了 5.0 分，而干预组对象经过 9 个月的干预后，其 PSSS 得分平均上升了 1.0 分。提示在常规随访模式下，研究对象的社会支持状况会随着时间的推移出现下降，而综合社会支持干预手段弥补了社会支持状况随时间推移的下降。本研究中对照组研究对象有超过 90% 的患者距离诊断时间超过半年，超过 1 年的比例大于 50%。这提示随着病情的稳定，进入康复期的肿瘤患者，其社会支持的获得感会出现下降。

该研究采用乳腺癌患者 FACT-B 量表对患者生命质量状况进行评估。FACT-B 量表是一个由测量癌症患者生命质量共性部分的一般量表（共性模块）和一些特定癌症的特异量表构成的量表群。本研究结果显示，通过 9 个月的综合社会支持干预后，干预组 FACT-B 量表的社会家庭状况维度、功能状况维度变化差值均明显高于对照组；在对干预对象按照配合程度分组后的分析结果显示，配合干预组生命质量总得分、社会家庭状况维度、功能状况维度以及附加关注维度得分差值均显著高于对照组。该研究提示了综合社会支持手段对改善研究对象生命质量状况具有积极作用。

本案例实际上综合运用了加强现有社会网络的联系、发展新的社会网络联系以及通过社区自然助人者和卫生服务人员加强社会网络三项干预策略，并通过一系列活动将其付诸实践，取得了良好的干预效果。

第二节　服务质量评价理论

社区健康服务质量是社区健康工作的生命线。社区健康服务质量是居民对于社区提供的健康服务效果优劣的评判，主观上反映了居民对于服务质量的感知程度，具体表现为感知质量与预期质量的差值。随着社区健康服务的迅速发展和不断完善，社区健康服务质量评价显得尤为重要，世界各国都在不断探索社区健康服务质量的评价指标与评价方法，以期发挥社区健康服务最大的作用。本节将介绍几种服务质量的评价方法，包括 PDCA 循环和 SERVQUAL 模型。

一、PDCA 循环

（一）PDCA 循环的概念

美国管理学家戴明（Deming）博士根据客观规律总结出来的 PDCA 循环，包括 P（plan）、D（do）、C（check）、A（action）4 个阶段，是广泛应用于质量管理的标准化、科学化的循环体系。这四个阶段循环往复，只有起点，没有终点。一个循环完了，解决一部分问题，尚未解决的或者新出现的问题进入下一个循环。

（二）PDCA 循环的起源与发展

PDCA 循环起源于 Deming 博士 1950 年在日本的讲座。科学哲学的发展以及科学方法的演变，为 PDCA 循环的提出奠定了基础。1939 年，Walter Shewhart 将科学方法应用于他的循环之中。1950 年，Deming 博士修改了 Walter Shewhart 循环，修改之后的方法被日本人称为"戴明轮"。随后，日本人从 Deming 博士在 1950 年和 1951 年讲座中的"戴明轮"的解释中引出了PDCA 循环。

1993 年，Deming 博士提出了一个更简化的 PDSA 循环，即包括 P（plan）、D（do）、S（study）、A（act）四个阶段。1994 年，Langley 和 Nolan 等改进了 PDSA 循环，提出 PDSA 循环伴随着的三个问题，促进了 PDSA 循环的发展。Langley 等在 1996 年和 2009 年的出版物中，将 PDSA 循环扩展到包括开发、测试和实施过程可能产生改进的变化的策略和方法。这个版本被称为"改进模型"，它可以用于支持从非正式到最复杂的全方位改进工作。

PDCA 循环最初应用于企业管理和营销管理，取得了良好的效果，被管理界公认为有效的管理方法之一。20 世纪 90 年代，PDCA 循环这种管理方法开始进入医学领域，并得到推广，逐渐成为被广泛认可的一种管理工具。目前该管理方法已广泛应用到教育、医疗、护理等领域。

（三）PDCA 循环的内容与步骤

质量管理实际上是一个不断的确立标准、贯彻实施、衡量成效、纠正偏差的动态循环过程，而 PDCA 循环反映了服务全面质量管理中的一般规律，是反馈原理在质量管理中的具体应用，因此其在质量管理过程中得到广泛运用。PDCA 循环具体八个步骤如下：

1. **计划阶段（P）** 这一阶段是确定方针、目标和活动计划等内容。包含以下三个步骤：

第一步，提出工作设想，收集有关资料，进行调查和预测，确定方针和目标。

第二步，按规定的方针目标，提出各种决策方案，从中选择一个最理想的方案。

第三步，按照决策方案，编制具体的活动计划下达执行。

2. **执行阶段（D）** 这一阶段是组织力量去执行计划，保证计划的实施。包含一个步骤：

第四步，根据规定的计划任务，具体落实到各部门和有关人员，并按照规定的数量、质量和时间等要求，认真贯彻执行。

3. **检查阶段（C）** 这一阶段是对照计划指标，对计划的执行情况进行检查和控制。包含以下两个步骤：

第五步，检查计划的执行情况，评价工作成绩，在检查中，必须建立和健全原始记录和统计资料，以及有关的信息情报资料。

第六步，及时发现执行过程中的问题，并进行科学分析，找出问题产生的原因。

4. **处理阶段（A）** 这一阶段是根据检查结果总结此次计划的经验教训，并把成功的经验和失败的教训都制定到相应的标准、制度或规定中。包含以下两个步骤：

第七步，对发生的问题应提出解决办法，好的经验要总结推广，错误教训要防止再发生。

第八步，对尚未解决的问题，应转入下一轮 PDCA 循环工作予以解决。

在 PDCA 循环的运转过程中，旧的问题解决了又会产生新的矛盾，随着 PDCA 循环的不停运转，矛盾和问题不断地出现又不断地解决，管理水平也就不断地得以提高，组织也因而不断地发展和壮大。

（四）PDCA 循环的社区实践与应用

健康管理实际上是一个无限循环的持续动态过程，单次的循环中解决了健康相关的问题，连续的循环保证了健康管理朝着以健康为目标的终点前进。由此可知，健康管理与 PDCA 循环的理念一致，所以有学者提出，将健康管理与 PDCA 循环相结合，以社区为依托，构建出 PDCA 社区健康管理模式。

PDCA 社区健康管理模式是利用社区卫生服务机构这一面向全体居民的基层医疗服务平台，将 PDCA 循环的"计划（plan）、执行（do）、检查（check）、处理（action）"4 个过程与健康管理的"健康档案建立、危险因素评估、健康干预、效果评价"4 个环节相结合，针对群体和个体分别制定有针对性的干预措施，解决一项健康问题后进入下一项健康管理循环，进而提升社区健康服务质量，以此全面保障居民健康。随着人口老龄化结构进程加快，慢性病发病率增高等一系列健康问题的出现，社区健康管理显得尤为重要，PDCA 社区健康管理模式利用社区卫生服务机构这一面向全体居民的基层平台，对于全面提升社会和经济价值、提升社区健康服务能力、丰富健康服务

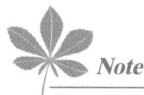

与管理学科内涵方面有着较好的应用前景,但在实践中可能会遇到许多问题,如社会层面的参与积极性不高、各项健康服务收费标准难以确定等问题,应进一步积极探索。

二、SERVQUAL 模型

(一) SERVQUAL 模型的概念

SERVQUAL(service quality,服务质量)评价模型是由 Parasuraman、Zethaml 和 Berry(简称 PZB)在 1988 年提出的,为在计算顾客感知服务质量和顾客期望服务质量之间差值的基础上评价服务质量水平的方法,也是一种基于感受质量的服务质量多指标评价模型。自 PZB 提出该理论以来,许多管理学者在宾馆、银行等服务领域所进行的实证研究证明了 SERVQUAL 模型是评价服务质量的权威性工具,其有效性、可靠性和预测性都得到了广泛支持。

1985 年,PZB 发现服务产品的顾客对服务产品质量的关注集中在十个维度:有形性、可靠性、响应性、沟通性、可信性、安全性、能力、礼貌性、理解顾客性和可获得性。经过验证这十个方面相互之间有重叠的地方,通过归纳与合并,1988 年,PZB 将其归纳为有形性、可靠性、响应性、保证性、移情性 5 个维度共 22 个条目,最终形成 SERVQUAL 模型。

(二) SERVQUAL 模型的内容

PZB 提出服务质量五维度的观点,并根据这 5 个维度设计了包括有 22 个问项的调查表,建立了 SERVQUAL 评价方法。调查表项目、填答方式均相同,只是指导语不同。第一份表的指导语要求被试者在表上确认"提供某种服务的评价对象在多大程度上符合量表项目陈述中所描述的特征",获得服务对象对某行业服务质量的期望水平。第二份表的指导语要求被试者在表上确认"提供该服务的某具体评价对象在多大程度上符合量表项目陈述中所描述的特征",获得服务对象对具体评价对象服务质量的认知。SERVQUAL 模型的五维度如下:

1. **有形性(tangibles)** 有形性是指服务的实体设施、设备、环境、人员外表以及服务中与服务对象的实体接触等有形证据。由于服务是无形的体验,本质上是一种行为过程而不是某种实物,具有不可感知的特性,所以,服务对象在很大程度上借助这些与服务有着密不可分关系的有形设施设备、环境美化与卫生、工作人员的仪容仪表、各种指示符号与标志、价目表等来把握服务质量的高低,从而做出自己的判断和评估。

2. **可靠性(reliability)** 可靠性是指评价对象可靠地、准确地履行服务承诺的能力。可靠的服务是服务对象所希望的,它意味着服务以相同的方式、无差错地准时完成。Lee 在对韩国住院患者的期望进行测量后发现,可靠性是患者最重视的方面。可靠性实际上要求评价对象避免在服务过程中出现差错,因为服务差错给评价对象带来的不仅是直接意义上的经济损失,而且可能意味着失去很多的潜在服务对象。

3. **响应性(responsiveness)** 响应性也叫敏感性,是指帮助服务对象并迅速提供服务的愿望,是服务对象感觉到的评价对象的态度,即评价对象随时准备愿意为服务对象提供快捷、有效的服务。对于服务对象的各种要求,评价对象能否予以及时的满足将表明其服务导向,即是否把服务对象的利益放在第一位。同时,服务传递的效率则从一个侧面反映了评价对象的服务质量。

4. **保证性(assurance)** 保证性是指服务人员所具有的知识、礼节以及表达自信与可信的能力。不同于 Lee 的研究,Lim 和 Tang 在对新加坡医院患者的期望和感知进行测量后发现,保证性是患者最重视的方面。服务人员的友好态度与胜任工作的能力,能够增强服务对象对评价对象服务质量的信心和安全感。友好心态和胜任能力二者是缺一不可的。

5. **移情性(empathy)** 移情性是设身处地为服务对象着想和对服务对象给予特别的关注的能力和愿望。移情性有以下的特点:接近服务对象的能力(可接近性和便捷性),敏感地和有效地理解服务对象需求(甚至是私人方面的特殊要求)并予以满足,做到换位思考,使整个服务过程富于"人情味"。

服务对象主要从以上五个方面将预期的服务和接受到的服务相比较,最终形成自己对服务质量的判断。期望与感知之间的差距是服务质量的量度,既可能是正面的也可能是负面的。

（三）SERVQUAL 模型的评价步骤

1. 进行问卷调查,由服务对象打分 针对 SERVQUAL 模型维度包含的各项指标,被调查者根据其服务体验来回答问题,说明他们的预期服务质量和感知服务质量,由此确定总的感知服务质量的分值,分值越低,表明服务对象服务体验与服务预期距离较近,即服务对象感知到的服务质量越高;分值越高,表明服务对象服务体验与服务预期距离越远,即服务对象感知的服务质量越低。

2. 计算服务质量的分数 评价服务质量实际上就是对所得到的分数进行计算。服务对象的实际感受与期望往往不同,因此,对同一个问题的打分存在差异,这一差异就是这个问题上服务质量的分数,即:

$$SQ = \sum_{i=1}^{n}(P_i - E_i) \qquad \text{式（2-1）}$$

其中,SQ 表示 SERVQUAL 模型中的总的感知服务质量;

P_i 表示第 i 个问题在服务对象感受方面的分数;

E_i 表示第 i 个问题在服务对象期望方面的分数;

n 表示 SERVQUAL 模型量表中题目的个数。

该式表示的是单个服务对象的总的感知质量。所得的总分数再除以 n 就得到了单个服务对象的 SERVQUAL 分数。然后把调查中所有服务对象的 SERVQUAL 分数加总再除以服务对象的数目就得到评价对象平均的 SERVQUAL 分数。

在 SERVQUAL 量表被建立起来以后,许多学者都对它的信度和效度在很多行业进行了多次测量。尽管在很多测量中 SERVQUAL 量表都表现出了较强的信度和效度,但是仍然有不同的呼声存在。Carman 指出,SERVQUAL 的稳定性虽然较好,但是其五个维度并不都是"中性"指标,对不同的行业并不具有完全的适应性。因此,考虑到这种情况,PZB 在量表后增加服务对象对每个属性的权重分数,在评价服务质量时可进行加权平均,计算 SERVQUAL 分数,计算公式如下:

$$SQ = \sum_{j=1}^{5} W_j \sum_{i=1}^{R}(P_i - E_i) \qquad \text{式（2-2）}$$

其中,W_j 表示每个属性的权重;

R 表示每个属性的问题数目。

SERVQUAL 提供了较为科学、实用的服务质量评估方法,通过 SERVQUAL 评价,评价对象可以对同一行业中不同评价对象的服务水平做出比较分析,找出对服务对象感知服务质量影响较大的维度并做出调整,从而更好地了解服务对象的期望与质量感知过程,达到提高服务质量的目的。评价对象还可以根据不同服务对象的 SERVQUAL 评价分数,对服务对象进行分类,从而寻找评价对象的目标服务对象,预测评价对象的发展趋势,还可以找到在不同文化背景下,服务对象感知服务质量方面的差异。

（四）SERVQUAL 模型的实践与应用

服务质量评价理论提出后,在零售、银行、保险、图书馆、医院、高等教育机构等机构中得到广泛应用。在医疗领域,Borges 应用改进的 SERVQUAL 量表对心脏手术后的住院患者进行服务质量问卷调查,结果显示 SERVQUAL 量表在医疗行业运用效果较好,性别在移情性的评价差异有统计学意义,女性患者较男性患者的服务感知更高。Valentín A 用 SERVQUAL 量表调查西班牙南部的大学医院,结果显示性别、受教育程度是患者满意度的影响因素。Bakar C 等修改 SERVQUAL 量表,调查研究巴斯肯特大学医院的 550 名住院患者,结果表示年龄、受教育程度、

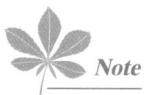

医保类型是影响患者服务质量满意度的因素。

20 世纪 90 年代，服务质量理论引入中国，并迅速运用到各个领域。在医疗领域学者也进行了研究论证，牛宏俐、田常俊、李敏等分别构建出适合我国患者的医疗服务质量的评价量表；在社区卫生服务方面，较多用于社区养老服务质量测评，何素彩以 SERVQUAL 模型为基础构建出杭州市社区老年医疗服务质量评估模型；章晓懿等将 SERVQUAL 模型运用到社区居家养老领域，分析影响社区居家养老服务质量的因素。宋凤轩等运用 SERVQUAL 模型进行研究，研究发现在人口老龄化严重的情况下，被调查社区现有的养老服务质量距离社区居住老年人的期望还存在较大差距，社区养老的服务质量还需进一步完善。刘新鸥运用构建的中医药特色社区健康服务评价量表，进行实证分析发现社区机构人才匮乏、适宜技术种类不足等是中医药特色社区发展的掣肘。

第三节　健康相关行为改变理论

一、"知信行"理论

（一）概念

"知信行"（knowledge，attitude，belief，practice，KABP 或 KAP）理论是一种应用于个体水平的行为改变理论，是西方学者 20 世纪 60 年代所提出的行为理论模式。"知"是知识和学习，"信"是正确的信念和积极的态度，"行"指的是行动。这一理论提出了知识、信念、态度和行为实施之间的递进关系模式。换言之，KAP 理论认为卫生保健知识和信息是建立积极、正确的信念与态度，进而改变健康相关行为的基础，而信念和态度则是行为改变的动力。只有当人们了解了有关的健康知识，建立起积极、正确的信念与态度，才有可能主动地形成有益于健康的行为，转变危害健康的行为。

（二）"知信行"理论的社区实践与应用

由于"知信行"模式简单明了，因此一经提出就受到人们的青睐和应用。以一套有针对性的高温热浪干预措施为例，健康教育工作者通过多种方法和途径把高温热浪带来的危害、热相关疾病患病率等知识传授给群众；群众接受知识，通过思考，加强了对自己的保护意识，形成信念，产生防御高温热浪的念头，在这一信念支配下，逐步建立起主动预防高温热浪的行为模式。

目前 KAP 模式在我国社区层面的运用尤为广泛，多数研究集中在多种慢性病的干预与患者的自我管理方面，研究人群主要集中在老年人与妇女儿童。研究者通过 KAP 模式的调查制定不同疾病健康教育的方向和干预措施，得到的数据结论有利于基层医疗机构有的放矢地开展相关工作。在一项向社区老年高血压患者推广疾病自我管理的项目中，倡导者通过多种方法和途径把疾病相关的饮食、运动、药物等方面的知识传授给老年人，并告知患者如何制订个体化饮食和运动方案的方法，指导患者学习书写每日活动情况和膳食日记。老年人在接受相关知识后，通过思考加强了自身健康意识，形成科学疾病管理、促进健康的信念，在信念支配下，逐步建立超常规的高血压自我管理模式。

二、健康信念模型

（一）概念

健康信念模型（health belief model，HBM）是基于信念可以干预行为的逻辑推理创建的行为转变模式。其核心概念是感知（perception），指对相关疾病的威胁和行为后果的感知。前者依赖于对疾病易感性和疾病严重性的感知，后者包括对行为改变的有效性及实施行动遇到的障碍的感知。它认为人们要接受医生的建议而采取有益于健康的行为或放弃某种危害健康的行为，需要有以下几方面的感知与判断,即健康信念是由对疾病或危险因素的易感性、严重性、采纳某种健康行为的益处和障碍的感知几方面内容组成。

（二）理论框架

健康信念模型的理论框架主要由健康信念、行动线索、自我效能与相关修正因素构成。

1. 健康信念

（1）感知到易感性（perceived susceptibility）：指行为者在对疾病的发病率、流行情况有一定的了解之后,对自己罹患某种疾病或陷入某种疾病状态可能性的判断,其尺度取决于个人对健康和疾病的主观知觉。如何使病人结合实际对疾病或危险因素的易感性做出正确的判断,形成易感性的信念是健康教育成败的关键之一。

（2）感知到严重性（perceived severity）：指行为者对自己患某种疾病、暴露于某种健康危险因素或对已患疾病不进行控制与治疗可导致后果的感知。人们对容易发生的、症状严重的、病死率高的疾病后果往往会更加重视。

（3）感知到益处（perceived benefits）：也称有效性,是指行为者对采纳某种健康行为或放弃某种危害行为后,能否有效降低罹患某种疾病的危险性或减轻疾病后果的判断,包括能否有效预防该疾病或减轻病痛及减少疾病产生的社会影响等。

（4）感知到障碍（perceived barriers）：指行为者在采纳医生或公共卫生人员建议的行为过程中对困难和阻力的感知,包括克服这些困难与阻力的有形成本与心理成本。研究表明,对行为改变过程中存在的困难有足够的认识,才能在思想上和应对策略上做好准备,这样成功才有把握。

2. 行动线索　上述 4 个主要因素的提出只能说明人们准备采取行动的状态,不能说明实际行动,因此,在此基础上,1966 年罗森斯托克指出将感知到威胁与行为评价变量进行组合达到对一件事情具有相当的强度以至于引发个人的行动,即有"扳机"作用的行动线索决定因素被加入到模式中来,标志在建立适当的健康信念下触发健康行为。行动线索（cues to action）也称为行动诱因或提示因素,是指激发或唤起行为者采取行动的"导火线"或"扳机",是健康行为发生的决定因素。在罗森斯托克的原始模式中,它既可以是内在线索,也可以是外在线索。内在线索,如身体疼痛、生理的不适症状等。外在线索,如利用大众传媒的健康宣传教育、医生建议采纳健康行为、家庭成员和团体的帮助和鼓励等。

3. 自我效能　自我效能（self-efficacy）是一个用来描述个人相信自己在某种行为问题上执行能力的术语。1988 年罗森斯托克等人将这个添加到 HBM 框架中来。在这里是指行为者对自己成功实施或放弃某种行为能力的自信,即对自己行为能力有正确的评价和判断,相信自己一定能通过努力成功地采取一个能达到预期结果的行动。

4. 修正因素　许多人口学特征（年龄、性别、种族等）、社会心理因素（人格、社会地位、同事、团体等）及结构因素（对疾病的认识、以前患病的经验等）、行为提示因素（传媒活动、他人忠告、医务人员提醒、亲友的疾病经验、某种标志物等）可能会影响观念,进而能够间接地影响健康相关行为。例如,社会人口学因素,尤其是教育目标,被认为能够通过影响易感性、严重性、益处和障碍的概念来间接地对行为产生影响。

（三）健康信念模式的社区实践与应用

HBM 在实践中多用于健康行为干预,干预模式多以健康教育为主。社区健康教育的主体大多数为慢性病群体和疫苗接种受众等。社区医务人员基于健康信念模式对服务对象进行指导,全面了解服务对象的态度,理解服务对象的行为动机与行为,及时发现服务对象存在的健康问题,帮助服务对象选择正确的行为方式,促进服务对象的健康素养与健康水平的提高。

HBM 在实践过程中需遵循以下步骤来设计相关问题:对疾病或危险因素的严重性和易感性的感知使个体感知到威胁;对实施或放弃行为的有效性（益处）和障碍的感知使个体产生期望,为采取健康行为提供了可能;通过行动线索,在自我效能的基础上产生健康行为。

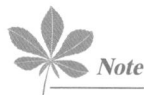

1. 提高对疾病或危险因素的严重性感知，使人们意识到某疾病会极大地影响到日常生活中的人际交往与行为活动。在开展健康教育时应该重视危害意识的普及，提高人们对于某疾病危害性的认识，纠正错误的观念。

2. 提高对实施或放弃行为的益处与障碍的感知，使人们了解并相信放弃某种危害行为或采取某种健康行为能够促进自身的健康水平的提高，同时清楚地了解到行为改变过程中可能要面对的困难。

3. 行动线索在设计时，考虑使用引导性、警觉性或应用性的讯息内容会发挥作用，所以可以在社区内开展专家的咨询活动；定期组织社区卫生服务中心的医务人员对病人进行回访工作，为病人提出个体化的建议；在社区内人群常常聚集的地点悬挂宣传横幅，设立健康宣传栏，鼓励社区居民积极参与体育锻炼，促进个体的自我监管。

因此在以 HBM 模式为主要框架和内容设计的社区综合管理模式中，其设计思路紧扣病人的知识误区、信念误区、行为误区。目的是提高人们的感知水平，树立良好的健康信念，继而提高自我效能。健康教育的重点是通过让群众全面地了解健康知识，树立正确的态度，最终达到行为促进的目标。例如，对社区 65 周岁以上的老人进行定期的体检，对孕产妇进行孕前孕后的检查等。社区医务人员应该为辖区内的服务对象定期提供健康讯息，分析他们的健康信念，了解其切实的服务需求，根据服务对象各自不同的特点，为其提供有用的健康信息。通过传播健康知识，唤醒人们对自身和社会的健康责任感，增强他们的健康信念，使人们能够自觉采纳健康行为与方式，从而提高大众的健康水平。在此基础上，社区医务人员应及时全面地评估社区居民所存在的健康问题及解决问题所拥有的能力，指导服务对象采纳健康行为，提高人群的健康素养与健康水平。例如，一对年轻的夫妇，妻子即将临产，此时护士应该及时了解这对夫妇是否掌握有关分娩的知识及新生儿的喂养、护理方面的知识，以便对其有的放矢地进行产前产后的健康指导。社区医务人员在进行卫生宣传及健康教育时，可以以健康信念模式为指导，从增强人们的健康信念入手，利用宣传手册、健康宣传栏、报刊杂志等媒体宣传促进健康知识的掌握，建立正确的行为方式，也可以利用定期开展家庭访视的方法以达到教育公众、增强他们健康信念的目的，帮助他们采取预防性的措施，以防止疾病的发生，促进整个公众的健康。

三、行为改变阶段理论

（一）概念

行为改变阶段理论（satages of change model，SCM），是由 Prochaska 和 DiClemete 在 20 世纪 80 年代提出的，最初用于对吸烟行为的干预研究，此后涉及更为广泛的领域，包括酒精和物质滥用、饮食行为、久坐的生活方式、艾滋病预防、遵从医嘱等问题的研究，并被证明是有效的。特别是针对一些成瘾行为的矫正和良好的健康习惯养成方面，在实践中具有较强说服力。

行为改变阶段理论旨在通过变化的阶段分析，从干预理论中整合出行为改变的过程和其中的一些主要规则。一方面，该理论认为，人的行为改变不是一蹴而就的，而是必须经过几个阶段，是一个完整的循序渐进的过程。处于不同的行为改变阶段，人们有不同的心理需要，社区健康教育者也应针对其需要提供不同的帮助，这也是"阶段变化理论"名称的由来。另一方面，阶段变化理论源于十多种有关心理治疗和行为变化的理论，对这些主要理论的精华进行了总结和有机地结合，进而形成一个改变行为的完整方法，因此，这一理论模型又可称作"跨理论模型"。

（二）理论框架

行为改变阶段理论的理论框架可分为四大部分，即改变之阶段，改变之过程，衡量做决定和自我效能。

1. **改变之阶段**　这一部分是阶段变化理论的核心内容之一，将行为改变的心理发展过程分为 6 个阶段。

（1）前意向阶段（pre-contemplation）：在这一阶段，人们在未来 6 个月中没有改变行为的意向。之所以处于这一阶段，是由于没有意识到某行为的健康危害，所以根本不可能有要改变这个行为的打算；或者是一个人即使意识到了某种行为的健康危害，但因为各种原因，没有要改变它的想法。

（2）意向阶段（contemplation）：改变行为，但却没有任何行动和准备行动的迹象。处于这一阶段的人已经意识到自己某种行为的严重性，也清楚改变行为所带来的好处，但同时也知道要改变行为所付出的努力和代价。

（3）准备阶段（preparation）：处于这一阶段的人们倾向于在近期采取行动（通常指在未来 1 个月内），并在过去一年中已逐渐付诸了一些行动步骤。如制定行动计划、参加健康教育课程、购买有关资料、寻求咨询、摸索自我改变方法等。

（4）行动阶段（action）：干预对象已采取全面的行为改变的行动，但改变后的行为还没有持续超过 6 个月。如肥胖者已全面开始实施减肥计划，处于这一阶段的人们打算在最近 6 个月内平衡膳食、每天进行有规律的中等强度的运动、每天监测体重变化情况等，但这些行动还没有达到 6 个月以上，还不能认为已经达到了减肥的理想标准。

（5）维持阶段（maintenance）：干预对象已经达到行为改变的目标，并且已经持续 6 个月以上，如肥胖者的体重通过持续半年以上的减肥行动，已使体重开始有规律地下降。减少诱惑和增加信心有利于保持这一状态。如果人们经不住诱惑或没有足够的信心和毅力，他们还可能返回到原来的行为状态。

（6）终止阶段（termination）：一些成瘾性行为可能有这个阶段。在此阶段，人们建立了高度的自信心，能够抵挡住任何诱惑，不再回到过去不健康的习惯上去。研究表明，经过这个阶段，他们就再不会复发。

2. 改变之过程　阶段变化模式还归纳出行为改变中的心理变化过程，这十个方面的心理变化对人们的行为如何从一个阶段转换为另一个阶段提供了重要的指引。社区健康干预者的工作，就是了解个体处在行为变化的第几个阶段，然后运用恰当的方法来推进其行为转变过程。

（1）提高认识（conscious raising）：包括对不良行为及其结果的感知，革除不良行为的意义和有关问题的认识，发现和学习改变行为的新思路和新方法等。应用健康咨询、媒体宣传等方法都有利于达到这一目的。

（2）情感解脱（dramatic relief）：感受到如果采取适当的行动，可减轻伴随不良行为而产生的负面情绪。例如，让干预对象感受到戒烟可减低焦虑、苦恼等感觉。

（3）自我再评价（self-reevaluation）：从认知与情感两方面对自己不健康的行为进行自我形象评价，认识到行为改变的重要性。

（4）环境再评价（environmental reevaluation）：从认识与情感两方面对自己不健康行为对社会环境产生的影响评价，例如评估自己吸烟对其他人及环境的不良影响。

（5）自我决意（self-liberation）：在建立行动信念的基础上做出要改变行为的承诺。

（6）社会改变（social-liberation）：社会改变的目的是为人们营造一种保持健康行为、消除危险行为的机会和条件。合适的政策、社区宣传等都有利于人们的健康促进。如在公共场所设立禁烟区、增加避孕套的可得性等可帮助人们改变行为。

（7）反思习惯（counter-conditioning）：认识到不健康行为习惯的危害，学习一种健康的行为来取代它。

（8）应变管理（contingency management）：增加对健康行为的奖励，对不健康的行为减少奖励，使改变后的健康行为持续得到强化。

（9）控制刺激（stimulus control）：消除诱发不健康行为的因素，增加有利行为向健康方向改变的提示。例如，社交场合吸烟氛围的刺激是戒烟失败的原因之一，因此，处在戒烟初期的人应

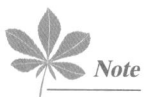

尽量避免去棋牌室、酒吧之类容易诱发吸烟的场所。

（10）助人之人际关系（helping relationship）：在健康行为形成过程中，向社会支持网络寻求支持，如家庭支持、同伴帮助等。

将改变之阶段与改变之过程结合起来分析，可以看到，在行为变化的第一、二阶段，应重点促使人们进行思考，认识到危险行为带来的危害、权衡改变行为带来的利弊，从而产生改变行为的意向、动机。在行为变化的第三阶段，应促使人们做出自我决定，找到替代危险行为的健康行为。在第四、五阶段，应改变环境来消除或减少危险行为的诱惑，通过自我强化、学会信任、寻求支持等方法来实现并维持行为改变。

3. 衡量做决定　指个体对行为改变的利益和代价的权衡。如果能让个体认为实施某种健康行为的利益大于为此付出的代价，就会对行为改变产生正强化作用。通过对 12 种不同问题行为的研究表明，衡量作决定与变化阶段有着强烈的、可预测的相关性。在行为变化阶段的早期，个体对健康行为益处的知觉较低，但会随着行为变化阶段的发展而增长；相反在变化阶段早期，个体对健康行为要付出的代价知觉较高，但会随着变化阶段的发展而降低。

4. 自我效能　指个体采取行为的信心和抵制诱惑的控制力。阶段变化理论认为，当个体成功实现由低级阶段向高一级阶段转换的时候，就会因此增加自我效能感。反之，当个体在原变化阶段徘徊或跌落回前期阶段的时候，自我效能感会因此而下降。

（三）行为改变阶段理论的社区实践与应用

行为改变阶段理论模型已经得到了广泛的应用，其应用的领域包括初级保健、家庭、社区及学校等。行为改变阶段理论认为，不同行为变化阶段对应着不同的心理过程，社区医生的目标就是通过灵活掌握不同阶段的干预策略，增强个体对行为改变的积极性和自信心。下面以改正不良行为为例来说明不同变化阶段的特点及对应的干预策略。

1. 前意向阶段　在这一阶段，期望个体突然明白不良行为是严重的健康问题，并让其改正，是不切合实际的。此时应避免操之过急，需要进行信息沟通，普及不良行为对健康危害的知识，让个体对不良行为感到焦虑、担心等。

2. 意向阶段　在此阶段，个体已经知道不良行为是个问题，也有打算改正的可能，但又有矛盾心理，不愿在近期制定改变计划并付诸行动。对这种矛盾心理，社区医生应予以认同，了解他们对不良行为的看法，并进行适时诱导，刺激人们尽快行动。

3. 准备阶段　在此阶段，以向其提出建议，并要求做出承诺，使其行动得到监督。

4. 行动阶段　在此阶段，个体愿意接受改变不良行为的信息，并听从治疗的建议。社区医生应帮助个体了解改正不良行为有哪些困难和障碍，并讨论克服的方法。

5. 保持阶段　一般认定为保持 6 个月以上不出现不良行为。这一阶段的主要目的是防止反复。社区医生应与个体保持接触以确保及时的帮助和支持，并帮助个体建立社会支持的大环境。

6. 终止较长时间的随访，帮助个体，防止其反复。

在社区应用方面，目前行为改变理论多用于戒烟问题，解决肥胖问题，老年人慢性病干预等。以慢性病干预为例，刘甜等应用跨理论模型探讨了社区家庭访视护理对老年高血压患者服药遵从行为的影响，课题组选择在宁夏银川市某医院下属的社区卫生服务站中，选取符合纳入排除标准的社区老年高血压患者 129 例，分组后实验组患者接受为期 6 个月基于跨理论模型的社区家庭访视护理干预，对照组患者则给予常规家庭访视护理干预。该研究探讨阶段变化理论在帮助高血压老年患者建立良好的服药行为中的作用，研究结果充分说明在行为改变理论模式下，社区家庭访视护理对老年高血压患者服药遵从行为有促进作用，提高其服药依从性，帮助患者有效控制血压。而在探究哮喘患者生活质量干预项目中，尹航应用行为改变理论研究了社区延续护理干预对哮喘患者生活质量影响的效果，将符合纳入标准的哮喘患者，随机分为试验组和对照组各 75 例。该研究采用不同的模式干预患者生活质量，对照组采用常规护理；干预组采用基于跨理论模型的社区延续护理干预。结果显示,干预后干预组与对照组差异显著,可以看出,以行为改变理论为指导对社区哮喘患者生活质量进行干预是可行并有效的。

这些应用提示健康教育干预应该注意从笼统考虑对象的行为过渡到考虑其所处行为变化的阶段;从一般性的健康信息传播过渡到根据参与者的实际情况使项目符合参与者的需要,运用个性化的、相互作用的有力干预措施使参与者知道自己处于哪个行为转变阶段并在有进步时得到强化、鼓励是重要的。

第四节　三级预防理论

疾病的发生、发展和转归(结局)有个自然规律,我们称之为疾病自然史。按照时间顺序、有无临床症状和体征可分为四个阶段:①病理发生期,也称作生物学改变期。机体在致病因素的作用下发生病理变化,但还没有出现临床症状。②临床前期。疾病的病理变化已经到可被检出的阶段,但还没有出现临床症状。③临床期。机体出现形态结构或功能上的明显异常,表现出典型的临床表现。④转归期。疾病可以发展为痊愈、缓解、伤残或死亡等不同结局。早期干预、诊断和治疗可以改变疾病的自然史。一个人从健康到疾病到健康(或死亡)可被认为是一个连续的过程,我们称之其为健康疾病连续带。

根据疾病自然史的四个阶段以及健康疾病连续带的理论,从健康危险因素作用于机体到疾病临床症状的出现,存在一个时间过程。人的健康问题的出现,是一个接触健康危险因素、机体内病理变化从小到大,最后导致临床疾病发生和发展的过程。在疾病自然史的不同阶段,通过有效的早期预防、诊断和治疗措施可以改变疾病的自然史直至向健康转归。

一、相关概念

三级预防(three levels of prevention)是指根据疾病发生发展过程以及健康决定因素的特点,把疾病的预防策略按等级分为三级。三级预防的特点是将预防的概念融入疾病发生发展的全过程、扩大到人生的全过程,把临床医疗工作与预防工作紧密结合,并且导向以“预防为主”的方向。

(一)第一级预防

第一级预防(primary prevention)又称病因预防或根本性预防,是指针对健康人群或处于生物学改变期的病人采取的控制和消除健康危险因素、减少接触有害因素的预防措施。如果在致病因子还没有进入环境之前就采取预防性措施,则称为根本性预防。第一级预防的目标是降低疾病或健康问题的发生率。

(二)第二级预防

第二级预防(secondary prevention)又称临床前期预防或“三早”预防,是针对临床症状或体征不明显的病人采取早期发现、早期诊断、早期治疗的预防措施。对于传染病,还应做到疫情早报告、病人早隔离,即“五早”。第二级预防的目标是控制或延缓疾病发展,促使病变逆转,缩短病程或防止转为慢性及病原携带状态,降低现患率。

(三)第三级预防

第三级预防(tertiary prevention)又称临床预防或发病期预防,是对已患某些疾病的人采取及时、有效的治疗措施,防止病情恶化,预防并发症和伤残;对已丧失劳动力或残疾者,主要促进功能恢复、心理康复,进行家庭护理指导,使患者尽量恢复生活和劳动能力,能参加社会活动并延长寿命。第三级预防的目标是预防疼痛和损害、阻止疾病的恶化和并发症,以及恢复受疾病影响的个人的健康和功能。

二、起源与发展

三级预防的概念来源于传统的公共卫生预防服务模式。在 20 世纪 40 年代,哈佛大学的 Hugh R.Leavell 和哥伦比亚大学公共卫生学院的 E.Gurney Clark 创造了一级预防一词,后来他们又将此扩展到第二级预防和第三级预防,因此三级预防又称为 Leavell 预防级别(Leavell's levels of prevention)。Leavell 和 Clark 根据疾病的自然过程提出疾病预防有五个阶段,并分为三级:促进健康、特殊保护的第一级预防;早发现、早诊断、早治疗的第二级预防;防止恶化、对后遗症进行康复医疗的第三级预防。20 世纪 60 年代,美国人 Lewis Robbins 和 Hall 在主持多年的一项子宫颈癌的控制项目中,发展出了前瞻性医学领域,根据慢性病自然史提出疾病预防的六个阶段,并分为三级:无危险阶段、危险因素出现、致病因素出现的第一级预防;症状出现的第二级预防;体征出现、丧失劳动力阶段的第三级预防。

三级预防目前涉及疾病的治疗和管理。在精神病学中,改善预后、防止复发、减少残疾和功能损害、限制发病率和死亡率以及减少精神疾病的负面影响都是三级预防的形式。精神病学三级预防干预的最佳做法根据所处理的具体精神障碍而不同,但通常包括行为干预的方式,如认知行为治疗或动机访谈,或者是基于生物学的干预。

三、三级预防理论的实践与应用

(一)不同三级预防的比较

不同类型的疾病有不同的三级预防策略。对于多数疾病,无论其致病因子是否明确,都应强调第一级预防。如克山病、大骨节病等,病因尚未确定,但综合性的第一级预防还是有效的。对于病因明确的传染病、职业性疾病、医源性疾病,采取第一级预防较容易见效。有些疾病的病因是多因素的,如心脑血管疾病、代谢性疾病、恶性肿瘤,则要按其特点,通过筛检、及早诊断和治疗会使预后效果更好,在针对其危险因素实施第一级预防的同时,还应兼顾第二级和第三级预防。对于那些病因和危险因素都不明确又难以察觉的疾病,在实施第三级预防的同时,应积极研究早期检测的方法和技术。有些危险因素的控制可以是第一级预防,也可以是第二级、第三级预防。如高血压的控制,对高血压本身而言,是第三级预防,但对脑卒中、冠心病来说,是第一级预防。第一级预防、第二级预防、第三级预防的比较如表 2-2 所示。

表 2-2　第一级预防、第二级预防、第三级预防的比较

疾病阶段	预防的级别	目的	财政负担	日常工作中断情况	采取的措施
无疾病期	第一级预防	通过消除健康危险因素,预防疾病的发生	非常低:主要关注生活方式的改变	低	每天锻炼,健康饮食
临床前期	第二级预防	通过在永久性损伤之前的早期诊断减少疾病的影响	中等:药物干预的数量是可以接受的	中等	生活方式改变,药物治疗
临床期	第三级预防	控制病情恶化,提高预期寿命	高:手术及其他形式	高:医疗干预后需要持续关注	手术

(资料来源:Sachith Paramie Karunathilake,Gamage Upeksha Ganegoda.Secondary Prevention of Cardiovascular Diseases and Application of Technology for Early Diagnosis.BioMed Research International,2018,5(8):1-9.)

(二)高血压的三级预防理论社区实践与应用

在社区内,高血压三级预防是效果较好的高血压预防措施。高血压的三级预防可以视为综合性的保健系统,它将高血压的宣传、预防、诊疗、保健、康复等融合为一体在社区内开展,应用效果明显,同时还可以配合其他预防措施,以提高高血压预防、干预效果。

1. 高血压的第一级预防 高血压的发病因素有很多，目前已经明确的有肥胖、胰岛素抵抗、精神神经因素、遗传因素、钠摄入过多、不健康的生活方式等。针对高血压的发病因素，可在社区人群中进行高血压防病知识的宣传，提高社区人群对高血压的知晓率，使其自愿接受科学防治的措施，进而自觉养成良好的生活方式和遵守健康行为。对于高血压的宣传资料内容可包括①体重控制。对肥胖人群，限制其热量摄入并且增加热量消耗。②合理膳食。合理的饮食应提倡低脂肪、低胆固醇，如慎食肥肉、动物内脏等高脂肪、高胆固醇的食物；限制含糖食物的摄入；高盐也易引起血压的升高，建议成人每人每日盐摄入量应少于 5g。钾、钙的摄入与高血压之间呈显著负相关，补钾补钙对防治高血压有明显的作用，因此最佳饮食方案是多食补钾补钙的食物，如新鲜水果、蔬菜、豆类、蘑菇、木耳、紫菜、海带、牛奶等。③戒烟、限酒。吸烟易引起血管收缩和硬化，导致患高血压的风险增高。④适量运动。每周保持一定的体力劳动和体育锻炼，可有效预防肥胖，锻炼循环系统功能，调整血脂代谢。⑤心理、社会因素的调整。紧张、焦虑、烦恼、愤怒等不良情绪，会导致神经－内分泌系统功能紊乱、血液黏滞度升高、小动脉痉挛、血压升高，因此要学会调整情绪，保持乐观、愉快的心情。

2. 高血压的第二级预防 由于高血压患者没有明显症状，有的直到出现严重的并发症，如脑卒中或心肌梗死才发现血压升高。在筛查中一旦发现有血压正常值偏高或临界高血压，应立即着手进行防治。在社区门诊中应坚持对 35 岁以上的人群进行首诊血压测量和每周多次下社区开展定期血压监测工作以及社区内退休职工每年一次健康体检。通过对 35 岁以上的人群进行血压监测，可以做到早发现、早诊断、早治疗高血压患者。对于处于高血压前期的患者，要进行 3 次的连续监测，同时给予一定的生活方式和健康行为的干预，在保证患者人身安全的情况下，尽可能使血压达标。如果通过干预依然不能使其降到理想的水平，可以辅之以药物治疗以及早控制好血压，预防并发症的发生。

3. 高血压的第三级预防 对于高血压的第三级预防策略主要是进行积极的治疗（包括药物治疗与非药物治疗）、控制血压、控制并发症及并发症的再发生，预防靶器官的损害，减缓高血压及并发症造成的功能障碍，降低致残率、死亡率，提高患者的生活质量。

针对不同的人群，血压目标值也会有变化。针对普通人，血压目标值应 <140/90mmHg，伴有糖尿病、肾病、冠心病的高血压患者，其血压目标值应<130/80mmHg。所采取的治疗程度与年龄、病情的轻重要相适宜，对年龄轻者可尽快达标，对年龄大者不宜过于迅速。如果没有禁忌，可适当采用利尿剂。根据病情，随时调整并保持最合适的方案。如有需要或病情严重，要及时转诊。

针对低危患者，血压目标值在 140～159/99～109mmHg，如果没有任何危险因素，可先采取非药物治疗（如改善生活方式、调整饮食结构、增加锻炼等），监测半年，若血压未恢复正常，开始进行药物治疗，如复方降压胶囊，一般选择一种药物，如果效果不显著，再考虑换药。

针对中危患者，血压目标值在 159～179/99～109mmHg，一般采取两种药物合用，推荐使用长效制剂，如地平类＋沙坦类，每天服药 1 次，提高患者的依从性，使其平稳降压。

针对高危患者，血压目标值可≥180/110mmHg，可采取 3 种以上药物合用，如地平类＋沙坦类＋洛尔类＋阿司匹林。高危患者常伴有靶器官的损害，或者伴糖尿病或伴有其他并发症，要对他们进行严密的血压监测，检测血糖、血脂，预防心脑血管事件的发生。

四、社区实践应用案例

妊娠期糖尿病（gestational diabetes mellitus，GDM）指孕妇妊娠前没有糖尿病，由于怀孕期间胎盘产生多种供给胎儿发育的激素，阻断母体内胰岛素的正常作用，引起血糖升高而形成的糖尿病。该病会导致孕妇流产率升高、羊水过多、孕妇孕期发生糖尿病酮症酸中毒以及胎儿在宫内生长受限或出现畸胎，新生儿呼吸窘迫综合征发生率增加，新生儿低血糖几率增加或死亡等不良结局。孕妇得 GDM 后有很大几率会发展成为Ⅱ型糖尿病患者。近年来,广东省肇庆市端州区某社区通过开展妊娠期糖尿病的社区三级预防与护理,有效控制并大幅降低妊娠期糖尿病的发生。该社区卫生服务中心以辖区内在 2015 年 10 月—2016 年 6 月采用社区三级预防与护理的 580 例孕妇作为研究对象,观察干预前后 GDM 的知识普及率、发病率、治愈率及其并发症发生率。

第一级预防:开展健康教育。了解辖区内孕妇的数量以及孕妇的详细住址,鼓励行动方便的孕妇定期到社区医院进行检查,并对孕妇发放健康教育的手册,进行健康宣教,宣传 GDM 的发病机理、危害和科学预防护理的方法。改变孕妇的行为生活方式,鼓励其合理饮食和适量运动。同时,寻找适合本地孕妇的合理饮食的套餐方案并指导其实行。

第二级预防:早发现、早诊断、早治疗。对孕产妇在孕 28 周开始进行定期的血糖监测、专项检查和卫生保健管理工作,及早发现妊娠期糖尿病患者并引导其早诊断、早治疗,确保母婴的健康。同时指导实施心理、饮食、运动疗法。通过研究适合本地孕产妇的饮食、运动疗法,干预孕产妇的饮食和生活习惯,在保证母体所需营养和胎儿发育需要的基础上,预防控制和降低 GDM 的发生率。

第三级预防:预防和控制急慢性并发症的发生。对已确诊的妊娠期糖尿病患者实施分类指导和综合性治疗方法,确保辖区内的孕产妇在产前、产后都能得到及时护理和有效治疗。对患者开展跟踪服务,进行自我监测、心理治疗、饮食治疗、运动治疗和胰岛素注射管理,并且预防感染。倡导科学运动的治疗方法,改变患者葡萄糖的耐受程度,减少对胰岛素的需求,增加机体对葡萄糖的利用率,消除多余的血糖。有效控制、治愈妊娠期糖尿病和降低其并发症的发病率,可全面提高 GDM 患者的治愈率和健康水平。

本案例通过指导社区孕产妇转变传统观念,改变原来的生活方式、饮食方式和坚持"预防为主、防治结合"的三级预防策略,实现有效预防和大幅降低妊娠期糖尿病的发病率的目标,提高了孕产妇和新生儿的生命质量,降低社会医保费用支出和减轻患者的经济负担,有巨大的社会效益。

思考题

1. 社会网络与社会支持如何影响人的健康?
2. 在社区中如何利用社会网络及社会支持进行健康促进干预?
3. 试述 SERVQUAL 模型中评价服务质量的五个维度?
4. 如何在社区进行糖尿病的三级预防?

(任建萍)

第三章 | 社区健康服务模式及服务体系

本章要点

1. **掌握** 社区健康服务的特征,家庭医生签约服务模式,分级诊疗模式,健康服务机构服务内容。
2. **熟悉** 社区健康服务工作方式,社区健康服务体系框架。
3. **了解** 社区健康服务机构,社区医养结合模式和全社区参与模式。

社区健康服务以健康为中心,以全人群为对象,以家庭为单位,以社区为范围,提供综合性服务,需要适合社区的服务模式和相应的服务体系。本章重点介绍了家庭医生签约服务模式、分级诊疗模式、社区医养结合服务模式和全社区参与模式,并对社区健康服务体系及其框架,社区健康服务机构及其服务内容开展详细介绍。

第一节 社区健康服务模式

一、社区健康服务模式概述

社区健康服务模式是指在一定的历史时期和科学发展水平条件下,依据社区健康服务的基本特征,在社区健康服务提供过程中,形成的在不同社区均可实施的标准形式。

（一）社区健康服务的特征

1. **以健康为中心** 健康不仅仅是没有疾病或虚弱,而是身体上、心理上和社会功能上的完满状态[世界卫生组织(World Health Organization,WHO),1946]。社区健康服务以人的健康为中心,就必须从身体、心理和社会"三维"的角度看待健康问题。因此服务对象不是疾病的载体,而是健康的受益者。在维护健康的过程中,社区健康服务提供者从"整体人"的角度全面考虑服务对象的健康需求,了解病人的病理生理过程、心理过程及其完整的社会背景,有针对性的提供个性化服务(personalized care)。社区健康服务提供者的责任不仅仅在于个体健康的维持,还在于维护服务人群的健康,这就要求提供者有群体观念,实践应着眼于人群,根据服务对象的不同需要提供预防、医疗、保健、康复、健康教育和计划生育技术服务等服务。

2. **以全人群为对象** 社区健康服务的对象涵盖了社区内的所有居民。这些居民可以分为几类:

（1）健康人群:符合 WHO 健康标准的人群,即不仅仅没有疾病或虚弱,而是身体上、心理上和社会功能上的完满状态的人群。

（2）亚健康人群:亚健康状态指人的机体虽然无明显的疾病,但呈现活力降低,适应能力呈不同程度减退的一种生理状态,是由机体各系统的生理功能和代谢过程低下所导致,是介于健康和疾病之间的一种"第三状态"或"灰色状态",例如更年期综合征、疲劳综合征、衰老等。

（3）高危人群:高危人群指容易受疾病侵扰的人群,包括处于高危环境的人群、对环境有高危反应的人群和有高危行为的人群。高危环境包括高危心理环境,如人际关系紧张;高危社会环境,如军事政变、失业;高危自然环境,如地震、泥石流。高危反应是指机体对刺激缺乏适应或耐受,当身心和社会刺激达到一定强度和持续时间后,导致一些疾病,如过敏。高危行为包括吸烟、酗酒、网瘾、药物滥用、高危性行为等。

(4)重点保健人群:妇女、儿童、老年人、慢性病病人、残疾人、低收入居民等由于其自身的生理、心理和社会适应状态,易受各种疾病的侵扰,是社区健康服务的重点,应予以系统保健。

(5)亚临床疾病状态的人群:随着诊断技术的提高,那些没有症状和体征,但是通过实验室检查和影像学检查发现机体出现异常情况的人群。

(6)患有某种疾病的人群:即传统上认为医疗机构提供服务的对象。

3. 以家庭为单位　家庭是以婚姻和血缘关系为基础建立起来的一种社会生活群体,是社区的基本组成单位。家庭通过直接影响心理、生理的途径(如遗传、家族聚集性)和影响行为的途径来影响个人健康和疾病的发生、发展、治疗及转归。疾病不仅对病人本身的生理、心理、社会功能产生影响,对病人的家庭也将产生较大的影响。以家庭为单位的照顾,要求社区健康服务提供者掌握家庭生活周期理论,知道在不同生活周期家庭面临的主要问题及其保健服务重点,把整个家庭作为一个服务对象,进行家庭评估,提供家庭服务、家庭咨询、家庭访问,采取家庭治疗。

4. 以社区为范围　社区健康服务以社区为范围,很多健康问题既不单纯是个人健康问题,也不仅仅是家庭的问题,而是来自于社区,尤其是特有的文化背景和生活方式及认同意识、生活服务设施、一定的生活制度和管理机构,甚至社区成员的社会网络关系都会影响到健康问题。要解决健康问题,需要从社区着手,找到社区独有的特征,以社区为范围开展群体性干预,改善社区居民健康状况。

美国约翰霍普金斯大学公共卫生学院健康、行为和社会系灯塔研究中心深入马里兰州巴尔的摩市黑人社区,通过社会网络分析法,对黑人社区的静脉吸毒者(people who injecting drugs,PWID)和男男性行为者(men who have sex with men,MSM)开展以社区为范围的干预,成功经验被美国疾病预防控制中心(Center for Disease Control,CDC)在全国推广。

5. 提供综合性服务　社区健康服务就服务内容而言,它包括健康教育、预防、保健、康复、计划生育技术服务和一般常见病、多发病的诊疗服务;就服务对象而言,它不分年龄、性别和疾患类型;就服务层面而言,涉及生理、心理、社会各个方面;就服务范围而言,它覆盖个人、家庭和社区;就服务手段而言,主要采用适宜技术,充分调动社区资源,利用一切对服务对象有利的方式与工具;就服务时间而言,包括了人生的各个阶段,从产前咨询开始,经过孕产期、新生儿期、婴幼儿期、儿少期、青春期、中年期、老年期直至濒死期;就疾病发生发展的过程而言,健康—疾病—康复的各个阶段,社区健康服务对其服务对象提供不间断的一、二、三级预防保健,从健康促进、危险因素的监控,到疾病的早、中晚期的长期管理。

(二)社区健康服务工作方式

1. 门急诊服务　基层医疗卫生机构以社区、家庭和居民为服务对象,提供一般常见病、多发病的诊治和慢性病管理,鼓励并逐步规范常见病、多发病和慢性病患者首先到基层医疗卫生机构就诊。

2. 住院服务　住院服务重点在护理、康复病床。

3. 家庭医生签约服务　合理组建家庭医生签约服务团队,明确划分家庭医生服务责任区域,明确签约服务包的内容(包含中医药服务),签订签约服务协议,按照协议提供服务。通过重点人群签约服务覆盖率和签约居民续约率评价家庭医生签约服务的质量。限制每个签约服务团队服务人口数量,每个家庭医生团队都有能够提供中医药服务的医师,以需求为导向,针对不同人群提供相应的个性化服务。

4. 转诊服务　转诊服务是指在接诊患者过程中,发现患者有转诊指征的,可将患者转诊至二、三级医疗机构专科或专家处就诊。诊疗完毕或病情稳定后,由二、三级医疗机构将患者转回基层医疗卫生机构,接受延续性治疗或者健康管理服务。

5. 远程医疗服务　远程医疗服务是优化医疗资源配置、促进优质医疗资源下沉、提高医疗服务质量和水平、建立分级诊疗制度和解决群众看病就医问题的重要手段。到2020年,远程医疗要覆盖医联体内的基层医疗卫生机构。具体而言,需要建立远程医疗协作网络,配备远程医疗的设施设备,能开展远程医疗服务,有专(兼)职人员负责远程医疗服务,不断完善和及时改进设施设备、信息技术,通信网络和诊疗装置维护完好,能接受上级医院提供的远程医疗服务,能开展远程教学、远程培训等服务,相关职能部门定期进行评价,有记录,对存在的问题有改进措施及成效评价。

6. 出诊服务　包括主动出诊服务和被动出诊服务。主动出诊服务一般是根据预防保健工作、随访工作或者保健合同要求,例如产后访视。被动出诊服务是应居民的要求上门,如出诊提供家庭病床和家庭护理。

社区健康卫生服务在实践过程中结合社区健康服务的特征,为完成社区健康服务主要任务,涵盖不同服务内容,探索了适合社区特点的服务模式,如家庭医生签约服务模式、分级诊疗模式、社区医养结合服务模式和全社区参与模式。

二、家庭医生签约服务模式

家庭医生签约服务是基层医疗卫生机构综合改革和全科医生制度建设重要途径。英、美等国已经形成了较为成熟的全科医生服务模式。国内全科医生服务模式经历了"责任制"—"责任管理团队"—"签约服务"的变化。

2011年《国务院关于建立全科医生制度的指导意见》对社区卫生服务的骨干——全科医生的培养以"制度"形式予以确立。为贯彻落实《国务院关于建立全科医生制度的指导意见》(国发〔2011〕23号)和《国务院办公厅关于推进分级诊疗制度建设的指导意见》(国办发〔2015〕70号)要求,2016年5月25日,包括国务院医改办在内的7部委联合发布了《关于印发推进家庭医生签约服务指导意见的通知》(国医改办发〔2016〕1号,下称"通知"),要求加快推进家庭医生签约服务。除基本医疗和公共卫生,通知提出家庭医生团队可提供约定的健康管理服务,"签约服务费,由医保基金、基本公共卫生服务经费和签约居民付费等分担。"通知要求重点在签约服务的方式、内容、收付费、考核、激励机制等方面实现突破,优先覆盖老年人、孕产妇、儿童、残疾人等人群,以及高血压、糖尿病、结核病等慢性疾病和严重精神障碍患者等。

为贯彻落实《国务院办公厅关于推进分级诊疗制度建设的指导意见》(国办发〔2015〕70号)和《关于推进家庭医生签约服务的指导意见》(国医改办发〔2016〕1号)要求,提升家庭医生签约服务规范化管理水平,促进家庭医生签约服务提质增效,国家卫生健康委员会和国家中医药管理局于2018年9月29日联合发布《关于规范家庭医生签约服务管理的指导意见》。

（一）家庭医生

现阶段家庭医生主要包括基层医疗卫生机构注册全科医生(含助理全科医生和中医类别全科医生),具备能力的乡镇卫生院医师、乡村医生和中医类别医师;执业注册为全科医学专业或经全科医生相关培训合格、选择基层医疗卫生机构开展多点执业的在岗临床医师;经全科医生相关培训合格的中级以上职称退休临床医师。原则上每名家庭医生签约人数不超过2 000人。

（二）家庭医生签约服务机构

家庭医生签约服务主要由各类基层医疗卫生机构提供,包括社区卫生服务中心(站)、乡镇卫生院、村卫生室等,鼓励社会办基层医疗机构结合实际开展适宜的签约服务。承担签约服务的医疗机构应当依法取得《医疗机构执业许可证》,并配置与签约服务相适应的人员及设施设备。

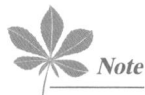

（三）家庭医生签约服务形式

原则上以团队服务形式开展家庭医生签约服务。每个团队至少配备 1 名家庭医生、1 名护理人员，原则上由家庭医生担任团队负责人。家庭医生团队可根据居民健康需求和签约服务内容选配成员，包括但不限于：公共卫生医师（含助理公共卫生医师）、专科医师、药师、健康管理师、中医保健调理师、心理治疗师或心理咨询师、康复治疗师、团队助理、计生专干、社工、义工等。开展家庭医生签约服务的机构要建立健全家庭医生团队管理制度，明确团队工作流程、岗位职责、考核办法、绩效分配办法等。团队负责人负责本团队成员的任务分配、管理和考核。

（四）家庭医生签约服务对象

现阶段，家庭医生签约服务重点人群包括：老年人、孕产妇、儿童、残疾人、贫困人口、计划生育特殊家庭成员以及高血压、糖尿病、结核病和严重精神障碍患者等。签约居民可自愿选择家庭医生团队签约，并对协议签订时提供的证件、资料的合法性和真实性负责。签约居民须履行签约服务协议中约定的各项义务，并按照约定支付相应的签约服务费。原则上每位居民在签约周期内自愿选择 1 个家庭医生团队签约。协议签订前，家庭医生应当充分告知签约居民约定的服务内容、方式、标准、期限和权利义务等信息；协议有效期原则上为 1 年；协议内容应当包括居民基本信息，家庭医生服务团队和所在机构基本信息、服务内容、方式、期限、费用，双方的责任、权利、义务以及协议的解约和续约情况等。签约团队需在签约期满前向签约居民告知续约事宜。服务期满后需续约、解约或更换家庭医生团队的，应当重新办理相应手续。基层医疗卫生机构对持有《母子健康手册》的孕产妇及儿童，在充分告知的基础上，视同与其签订家庭医生服务协议。

（五）家庭医生签约服务内容

家庭医生团队在医疗机构执业登记和工作职责范围内应当根据签约居民的健康需求，依法、依约为其提供基础性和个性化签约服务。基础性签约服务包括基本医疗服务和基本公共卫生服务。个性化签约服务是在基础性签约服务的内容之外，根据居民差异化的健康需求制订针对性的服务内容。家庭医生团队应当结合自身服务能力及医疗卫生资源配置情况，为签约居民提供服务，例如：

1. **基本医疗服务**　涵盖常见病和多发病的中西医诊治、合理用药、就医指导等。

2. **公共卫生服务**　涵盖国家基本公共卫生服务项目和规定的其他公共卫生服务。

3. **健康管理服务**　对签约居民开展健康状况评估，在评估的基础上制订健康管理计划，包括健康管理周期、健康指导内容、健康管理计划成效评估等，并在管理周期内依照计划开展健康指导服务等。

4. **健康教育与咨询服务**　根据签约居民的健康需求、季节特点、疾病流行情况等，通过门诊服务、出诊服务、网络互动平台等途径，采取面对面、社交软件、电话等方式提供个性化健康教育和健康咨询等。

5. **优先预约服务**　通过互联网信息平台预约、现场预约、社交软件预约等方式，家庭医生团队优先为签约居民提供本机构的专科科室预约、定期家庭医生门诊预约、预防接种以及其他健康服务的预约服务等。

6. **优先转诊服务**　家庭医生团队要对接二级及以上医疗机构相关转诊负责人员，为签约居民开通绿色转诊通道，提供预留号源、床位等资源，优先为签约居民提供转诊服务。

7. **出诊服务**　在有条件的地区，针对行动不便、符合条件且有需求的签约居民，家庭医生团队可在服务对象居住场所按规范提供可及的治疗、康复、护理、安宁疗护、健康指导及家庭病床等服务。

8. **药品配送与用药指导服务**　有条件的地区，可为有实际需求的签约居民配送医嘱内药品，并给予用药指导服务。

9. **长期处方服务**　家庭医生在保证用药安全的前提下，可为病情稳定、依从性较好的签约慢性病患者酌情增加单次配药量，延长配药周期，原则上可开具4～8周长期处方，但应当注明理由，并告知患者关于药品储存、用药指导、病情监测、不适随诊等用药安全信息。

10. 中医药"治未病"服务　根据签约居民的健康需求，在中医医师的指导下，提供中医健康教育、健康评估、健康干预等服务。

11. 各地因地制宜开展的其他服务

12. 家庭医生签约服务案例　2016年启动家庭医生签约服务以来，四川省成都市武侯区玉林社区卫生服务中心认为：通过签约服务，可以重新设计服务流程，是管理的有力"抓手"。玉林中心设计了基础服务包、标准服务包和定制服务包，分别提供基本公共卫生服务项目、健康管理服务项目和体现个性化需求项目，以签约服务为切入点，采取分人群、分需求、多层次的方式，引导居民基层首诊，最受欢迎的有偿服务包依次是儿童、孕产妇、中医、心理以及上门服务包。同时尽管作为华西医院"日间社区一体化的项目"成员的社区卫生服务中心，玉林中心并未从华西医院直接获取管理患者的经费，玉林中心将日间手术患者视作签约服务目标人群，提供的术后上门有偿服务包（120元3次上门换药及康复指导服务）受到患者欢迎，并以此作为契机，开展其他项目的签约服务。

三、分级诊疗模式

（一）国外分级诊疗

英国于1948年建立了国家医疗服务体系（National Health System，NHS），由三层级组成：第一层级是以社区为主的初级卫生保健服务网络；第二层级为地区综合医院；第三层级为跨区综合医院、跨区专科医院负责紧急救治和疑难病症诊治并承担科研任务。诊所之间、医院之间、诊所与医院间网络实现互通。英国实行严格的转诊制度，居民需要在初级医疗机构登记，接受一名指定的全科医生，居民所患大部分疾病可在全科医师处得到医治。除急诊外，全科医生只有在确实无法进行诊断和治疗的情况下才开具转诊单，将患者转向地区综合医院或跨区综合医院。据统计，除急诊外，英国90%的患者都在全科医生诊所获得诊疗服务，仅10%经转诊去医院接受住院治疗。

德国医疗服务体系大致分为4部分：一是开业医生，主要负责一般门诊检查、咨询等；二是医院，负责各种形式的住院治疗；三是康复机构，负责经医院治疗后的康复；四是护理机构，负责老年以及残疾者护理。医院服务体系从下至上分别为：社区服务级医院，跨社区服务级医院，中心服务级医院和大学附属医院。医院和门诊服务分开，医院不提供门诊服务，患者首先到开业医生的诊所就医，如果开业医生认为确有必要住院才开具转诊手续。

加拿大的医疗服务体系可以分为初级医疗保健服务（社区医疗服务）和二级医疗服务（专科医院或综合医院服务）。患者就诊需要先到社区诊所看家庭医生。一般只有在初级医疗对患者病情无法诊治的情况下，家庭医生才会将患者推荐到专科医生那里接受进一步治疗。只有患者病情紧急才可以前往任何一家医院的急诊室救治。

（二）我国分级诊疗

1. 分级诊疗的定义　分级诊疗指按照疾病的轻重缓急及治疗的难易程度进行分级，不同级别的医疗机构承担不同疾病的治疗，逐步实现从全科到专业化的医疗过程。

我国目前分级诊疗体系建设存在的障碍包括：一是基层优质医疗资源紧缺。二是社区首诊制刚性不足，只有部分城市开展基层首诊试点，绝大部分地区仍然是患者自由就医。三是体制机制问题，如不同医疗机构的管理主体不同，尤其是在特大型城市，部属、部队属、市属医疗机构并存，属地化管理尚未真正实现，因而难以建立起双向转诊、上下联动制度。四是机构功能定位不清。五是信息系统未实现互联互通。

基层健康服务机构在分级诊疗中应扮演"守门人"的重要作用，要实现这一目标，必须通过

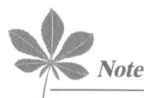

依托信息化手段和区域医疗资源共享,在医保支付制度改革(如慢性病患者按人头打包付费、差异化支付政策、连续计算起付线)推进下,同时加强基层医疗卫生人才队伍建设,大力提高基层医疗卫生服务能力实现。

依据《国务院办公厅关于推进分级诊疗制度建设的指导意见》(国办发〔2015〕70号),到2020年,分级诊疗服务能力全面提升,保障机制逐步健全,布局合理、规模适当、层级优化、职责明晰、功能完善、富有效率的医疗服务体系基本构建,基层首诊、双向转诊、急慢分治、上下联动的分级诊疗模式逐步形成,基本建立符合国情的分级诊疗制度。

2. 分级诊疗目标

(1)基层首诊:坚持群众自愿、政策引导,鼓励并逐步规范常见病、多发病患者首先到基层医疗卫生机构就诊,对于超出基层医疗卫生机构功能定位和服务能力的疾病,由基层医疗卫生机构为患者提供转诊服务。由于服务能力不同,基层医疗卫生机构能够服务的常见病、多发病各有不同。

(2)双向转诊:坚持科学就医、方便群众、提高效率,完善双向转诊程序,建立健全转诊指导目录,重点畅通慢性期、恢复期患者向下转诊渠道,逐步实现不同级别、不同类别医疗机构之间的有序转诊。

(3)急慢分治:明确和落实各级各类医疗机构急慢病诊疗服务功能,完善治疗-康复-长期护理服务链,为患者提供科学、适宜、连续性的诊疗服务。急危重症患者可以直接到二级以上医院就诊。

(4)上下联动:引导不同级别、不同类别医疗机构建立目标明确、权责清晰的分工协作机制,以促进优质医疗资源下沉为重点,推动医疗资源合理配置和纵向流动。

3. 基层健康服务机构在分级诊疗中的定位　基层医疗卫生机构和康复医院、护理院等(以下统称慢性病医疗机构)为诊断明确、病情稳定的慢性病患者、康复期患者、老年病患者等提供治疗、康复、护理服务。

4. 基层健康服务机构实现分级诊疗目标的条件

(1)大力提高基层医疗卫生服务能力:通过政府举办或购买服务等方式,科学布局基层医疗卫生机构,合理划分服务区域,加强标准化建设,实现城乡居民全覆盖。通过组建医疗联合体、对口支援、医师多点执业等方式,鼓励城市二级以上医院医师到基层医疗卫生机构多点执业,或者定期出诊、巡诊,提高基层服务能力。合理确定基层医疗卫生机构配备使用药品品种和数量,加强二级以上医院与基层医疗卫生机构用药衔接,满足患者需求。强化乡镇卫生院基本医疗服务功能,提升急诊抢救、二级以下常规手术、正常分娩、高危孕产妇筛查、儿科等医疗服务能力。大力推进社会办医,简化个体行医准入审批程序,鼓励符合条件的医师开办个体诊所,就地就近为基层群众服务。提升基层医疗卫生机构中医药服务能力和医疗康复服务能力,加强中医药特色诊疗区建设,推广中医药综合服务模式,充分发挥中医药在常见病、多发病和慢性病防治中的作用。要充分发挥少数民族医药在服务各族群众中的特殊作用。整合二级以上医院现有的检查检验、消毒供应中心等资源,向基层医疗卫生机构和慢性病医疗机构开放。

提升远程医疗服务能力,利用信息化手段促进医疗资源纵向流动,提高优质医疗资源可及性和医疗服务整体效率,鼓励二、三级医院向基层医疗卫生机构提供远程会诊、远程病理诊断、远程影像诊断、远程心电图诊断、远程培训等服务,鼓励有条件的地方探索"基层检查、上级诊断"的有效模式。

(2)加强基层医疗卫生人才队伍建设:通过基层在岗医师转岗培训、全科医生定向培养、提升基层在岗医师学历层次等方式,多渠道培养全科医生,逐步向全科医生规范化培养过渡,实现城乡每万名居民有2~3名合格的全科医生。加强全科医生规范化培养基地建设和管理,规范培养内容和方法,提高全科医生的基本医疗和公共卫生服务能力,发挥全科医生的居民健康"守门人"作用。建立全科医生激励机制，在绩效工资分配、岗位设置、教育培训等方面向全科医生倾斜。加强康复治疗师、护理人员等专业人员培养，满足人民群众多层次、多样化健康服务需求。

（3）建立健全基层分级诊疗保障机制：①建立基层签约服务制度。通过政策引导，推进居民或家庭自愿与签约医生团队签订服务协议。签约医生团队由二级以上医院医师与基层医疗卫生机构的医务人员组成，探索个体诊所开展签约服务。根据服务半径和服务人口，合理划分签约医生团队责任区域，实行网格化管理。签约医生团队负责提供约定的基本医疗、公共卫生和健康管理服务。②推进医保支付制度改革。按照分级诊疗工作要求，及时调整完善医保政策。探索基层医疗卫生机构慢性病患者按人头打包付费。完善不同级别医疗机构的医保差异化支付政策，适当提高基层医疗卫生机构医保支付比例，对符合规定的转诊住院患者可以连续计算起付线，促进患者有序流动。将符合条件的基层医疗卫生机构和慢性病医疗机构按规定纳入基本医疗保险定点范围。③建立完善利益分配机制。通过改革医保支付方式、加强费用控制等手段，引导二级以上医院向下转诊诊断明确、病情稳定的慢性病患者，主动承担疑难复杂疾病患者诊疗服务。完善基层医疗卫生机构绩效工资分配机制，向签约服务的医务人员倾斜。④构建医疗卫生机构分工协作机制。以提升基层医疗卫生服务能力为导向，以业务、技术、管理、资产等为纽带，探索建立包括医疗联合体、对口支援在内的多种分工协作模式，完善管理运行机制。上级医院对转诊患者提供优先接诊、优先检查、优先住院等服务。鼓励上级医院出具药物治疗方案，在下级医院或者基层医疗卫生机构实施治疗。基层医疗卫生机构可以与二级以上医院、慢性病医疗机构等协同，为慢性病、老年病等患者提供老年护理、家庭护理、社区护理、互助护理、家庭病床、医疗康复等服务。

四、社区医养结合服务模式

2017 年末，我国 60 岁及以上人口 24 090 万人，占总人口 17.3%，人口老龄化是当前一个重要的社会问题。老年人是慢性非传染性疾病的主要患者，因而除了养老问题外，医疗护理尤为重要。养老服务至少应包括四个方面：生活照料、医疗护理、精神慰藉和社会参与。目前养老方式主要包括家庭养老、机构养老、居家养老和社区养老等。家庭养老模式是我国传统的模式，社区居家养老是指政府和社会力量依托社区，为居家的老年人提供生活照料、家政服务、康复护理和精神慰藉等方面服务的一种服务形式，是家庭养老和机构养老的有机结合。

目前医疗机构和养老机构的常见关系是医疗与基本生活供养之间各自单独运行，医养分离。为有效解决这一问题，2013 年国务院发布了《关于促进健康服务业发展的若干意见》，提出："加快发展健康养老服务，推进医疗机构与养老机构等加强合作。"

（一）医养结合

医养结合是指面向全体老年人提供集合生活照料、精神慰藉、文化娱乐等养老服务，以及具备一定专业水平的健康检查、医疗保健、疾病诊治、临终关怀等的医疗照护服务为一体的新型养老服务模式，满足老年人对于医疗服务的需求，是"整合照料"（integrated care）的子概念，将养老和医疗放在老年人照料中更加突出、重要的位置。

医养结合利于节省医疗费用，利于社会卫生资源的有效配置，有利于提供就业机会，增加居家、社区养老服务业的收入。

不同健康状况（如活力老人、康复性老人、借助老人、半失能老人、完全失能老人、失智老人、植物人、临终关怀老人）的老年人健康服务需求不同，医养结合应提供差异化的服务。医养结合应依据不同老人健康状况，梳理其服务需求差异，进而构建多层次与递进性的专业化服务序列。

普通的社区养老机构服务对象主要为活力老人、无疾病的半失能和生活仍能自理但患有慢性病的普通老人，以生活照料为主，同时依靠医务室或社区卫生服务中心提供健康管理、疾病预防保健、康复等医疗卫生服务，同时与二级医院以上的医疗机构建立双向转诊关系，急性病和慢性病急性发作能及时得到救治，并在基本治愈后转至医养结合的养老机构，以确保能够享受整体性照料与医护服务。专业性强，中长期的医疗护理的服务对象主要为复发的恶性疾病、大病初愈与癌症晚期等失能老人，主要涉及照料、精神慰藉等常规性服务，同时提供康复保健、临终关怀等医疗服务。一般而言，医养结合的综合养老型服务可以依据需要，分类设置照料区、慢性病区、失能护理区、康复区、临终关怀区等区域，依据服务需求评估体系，分类吸纳不同健康类型的老人，形成整合照料服务供给网络。

一直以来，医养结合涉及民政、卫生、医疗保障三条主线，呈分立状态，如普通养老机构由民政部门审批和管理，社区居家养老服务由老龄办组织实施，医疗卫生服务由卫生行政部门认定和管理，医疗报销由医疗保障部门管理。根据老年人的健康需求，整合养老机构、医疗机构等各种资源，分类提供相应的生活照料、医疗护理、疾病治疗等服务，需要构建有助于整合资源的相关机制，包括统一的需求评估机制、精准的资源分配机制、服务质量监控机制、服务转介衔接机制等。

老年人对长期康复护理和基础医疗的需求较为普遍，应得到较为完整的疾病预防、诊疗、慢性病管理以及康复护理等服务。养老机构内设医疗机构以及举办的护理院、康复医院等，符合基本医疗保险定点机构转入条件的，应优先纳入医疗保险定点范围，长期护理保险的需求大、历时长、跨医疗卫生和社会服务两个领域，应建立多途径的老年长期护理保险金的多元筹资渠道。

（二）社区医养结合

在社区范围内开展的医养结合服务。医养结合有利于满足社区老人日益增大的医疗护理需求，同时提升服务水平，有利于缓解社区老年人看病难的问题，有利于社区健康管理和首诊制的建立。相关法律的颁布与计划的实施为社区医养结合奠定了基础，如《中华人民共和国老年人权益保障法》《关于加快发展养老服务业的若干意见》《关于促进健康服务业发展的若干意见》《关于加快推进健康与养老服务工程建设的通知》和《关于鼓励民间资本参与养老服务业发展的实施意见》等。《中共中央关于制定国民经济与社会发展第十三个五年规划的建议》中明确提出要"推进医疗卫生与养老服务相结合"，"孝文化"为居家、社区养老及社区医养结合提供了文化基础。

（三）社区医养结合的方式

将社区卫生服务中心的医疗资源、养老资源和生活服务中心的设施资源有机结合，实现社区养老资源利用效益最大化。在社区卫生服务中心建立老年人特护区，设置了多个功能区域，包括疾病治疗区、康复护理区、健康宣教区、文化休闲区、生活服务区等。强化机构互动，由社区内医疗机构为养老机构提供专业医疗服务，如采取社区卫生服务中心医生上门问诊的服务方式，医生定期巡视养老机构，一旦有老年人患病，随叫随到，及时治疗。社区卫生服务机构为老年人提供日常护理、慢性病管理、康复、健康教育和咨询、中医养生保健等服务。

五、全社区参与模式

被誉为"中国模式"的农村卫生事业三大法宝的乡村医生、合作医疗、三级医疗预防保健网中，乡村医生和合作医疗制度均在践行"全社区参与模式（community based participatory action）"。全社区参与模式要求社区健康服务的主体不仅仅包括服务提供者，还包括服务对象即社区内所有居民。

（一）参与者

社区组织和社区居民。社区组织包括社区政治、经济、教育、文化、卫生等组织，例如社区卫生服务中心、养老院、学校、幼儿园、社区中心等。社区居民为全体社区居民。社区健康服务不仅仅是社区组织为全体社区居民提供的服务，也是全体社区居民通过自己努力能够享受到的服务。

（二）全社区参与的原则

1. **社会公正** 社区内的全体居民无论是否为户籍居民，均能够享受相应的社区健康服务。社区居民无论性别、种族、民族、文化程度、职业、居住条件、医疗保险类型等都能享受到社区健康服务，因此社区健康服务属于公共服务，应实现均等化。

2. **社区参与** 社区组织和社区居民均应该积极努力，参与到社区健康服务中来，如4～6岁的儿童系统管理由社区卫生服务中心提供，幼儿园及小学组织儿童参加，家长予以积极配合。

3. **部门协同** 在社区健康服务的提供过程中，涉及不同部门的利益，如为营造良好的校园周围环境，保障儿童少年的身心健康，根据《互联网上网服务营业场所管理条例》第九条规定中学、小学校园周围200米范围内不得设立互联网上网服务营业场所。

4. **成本效果与效率** 提供给全社区的健康服务应该符合成本-效果、成本-效率和成本-效益原则，即在单位成本内，实现居民最大可能的健康，最高的经济效益和社会效益，同时效率最大。

（三）全社区参与的内容

1. 促进食品和合理的营养、安全水供应的保障，并采取基本的公共卫生措施，如20世纪90年代开始在我国农村地区实行的初级卫生保健，通过农村改水、改厕行动，极大地保障了安全水的供应。

2. 开展妇幼保健工作 解放之初，对接生婆进行新法接生培训，有效降低了孕产妇和新生儿的死亡率。目前，开展孕产妇系统管理和儿童系统管理，通过住院分娩补助等形式降低孕产妇死亡率和消除新生儿破伤风。

3. 主要传染病的预防接种 20世纪70年代中期，我国制定了《全国计划免疫工作条例》，主要内容为"四苗防六病"，即对七周岁及以下儿童进行卡介苗、脊髓灰质炎三价糖丸疫苗、百白破三联疫苗和麻疹疫苗的基础免疫以及及时加强免疫接种，使儿童获得对结核、脊髓灰质炎、百日咳、白喉、破伤风和麻疹的免疫。1986年经国务院批准确定，每年4月25日为"全国儿童预防接种宣传日"。1992年卫生部将乙肝疫苗纳入儿童计划免疫管理，并颁布了《全国乙肝疫苗免疫接种实施方案》；2002年经国务院批准将乙肝疫苗纳入儿童计划免疫。2007年《扩大国家免疫规划实施方案》将预防乙型肝炎、结核病、脊髓灰质炎、百日咳、白喉、破伤风、麻疹、甲型肝炎、流行性脑脊髓膜炎、流行性乙型脑炎、风疹、流行性腮腺炎、流行性出血热、炭疽和钩端螺旋体病共15种传染病疫苗纳入儿童计划免疫。

4. 地方病的预防和控制 地方病是指在某些特定地区内相对稳定并经常发生的一类疾病。分为地球化学性疾病和自然疫源性疾病。地方病的判断标准有三：一是本地居民患此病；二是本地居民离开本地后一段时间不再患此病或者病情减轻；三是外地居民到本地后一段时间患此病。国家重点防治：鼠疫、血吸虫病、布鲁菌病、碘缺乏病、克山病、大骨节病、地方性氟中毒和地方性砷中毒。

5. 常见病和外伤的恰当处理 在不同时期，对常见病和外伤的定义有所不同。恰当处理包含两层含义：一是及时得当的处理；二是不过分医疗，避免诱导需求的出现。

6. 保护精神健康 健康包含精神健康，指有自我控制能力，能正确对待外界影响，处于内心平衡的状态。个体精神健康的获得和保持，除了需要自身努力外，还需要家庭和社区支持，营造良好的社会环境和心理环境。

7. 保证基本药物的供应 药物治疗是疾病治疗的重要手段，保证基本药物的供应是保证人群健康的重要条件，基本药物是适应基本医疗卫生需求、剂型适宜、价格合理、能够保障供应、公众可公平获得的药品，在不同时期"基本药物"有所不同。

8. 就重要的卫生保健问题及其预防控制方法进行健康教育 通过有计划、有组织、有系统的社会教育活动，使人们自觉地采纳有益于健康的行为和生活方式，消除或减轻影响健康的危险因素，预防疾病，促进健康，提高生活质量，并对教育效果作出评价。健康教育的核心是教育人们树立健康意识、促使人们改变不健康的行为生活方式，养成良好的行为生活方式，以减少或消除影响健康的危险因素。通过健康教育，能帮助人们了解哪些行为是影响健康的，并能自觉地选择有益于健康的行为生活方式。在不同时期，健康教育的内容有所不同，如"九亿农民健康教育行动"和《中国公民健康素养——基本知识与技能（试行）》等。

第二节　社区健康服务体系

在我国社区健康服务体系是指城市社区卫生服务体系和农村三级医疗预防保健网。三级医疗预防保健网以县级医院、疾病预防控制中心和妇幼保健等机构为龙头、乡镇卫生院为枢纽、村卫生室为网底。本书中社区健康服务体系指城市社区卫生服务体系。

一、社区健康服务体系及其框架

1997 年 1 月《中共中央、国务院关于卫生改革与发展的决定》明确提出"改革城市卫生服务体系，积极发展社区卫生服务"。社区卫生服务中心服务能力评价指南（2019 年版）指出："社区卫生服务中心是公益性、综合性的基层医疗卫生机构，承担着常见病和多发病诊疗、基本公共卫生服务和健康管理等功能任务，是城乡医疗卫生服务体系的基础。"社区卫生服务中心负责提供基本公共卫生服务，以及常见病和多发病的诊疗、护理、康复等综合服务，并受县级卫生健康行政部门委托，承担辖区内的公共卫生管理工作，负责对社区卫生服务站的综合管理、技术指导等。

（一）我国城市社区健康服务体系

1. 发展社区卫生服务的基本原则　①坚持社区卫生服务的公益性质，注重卫生服务的公平、效率和可及性；②坚持政府主导，鼓励社会参与，多渠道发展社区卫生服务；③坚持实行区域卫生规划，立足于调整现有卫生资源、辅以改扩建和新建，健全社区卫生服务网络；④坚持公共卫生和基本医疗并重，中西医并重，防治结合；⑤坚持以地方为主，因地制宜，探索创新，积极推进。

2. 社区卫生服务机构设置　政府原则上按照 3 万～10 万居民或按照街道办事处所辖范围规划设置 1 所社区卫生服务中心，在人口较多、服务半径较大、社区卫生服务中心难以覆盖的社区，可适当设置社区卫生服务站或增设社区卫生服务中心。人口规模大于 10 万人的街道办事处，应增设社区卫生服务中心。人口规模小于 3 万人的街道办事处，其社区卫生服务机构的设置由区（市、县）政府卫生行政部门确定。新建社区，可由所在街道办事处范围的社区卫生服务中心就近增设社区卫生服务站。具备条件的地区可实行中心、站一体化管理。

3. 社区卫生服务中心的举办形式　社区卫生服务中心主要通过对现有一级、部分二级医院和国有企事业单位所属医疗机构等进行转型或改造设立，也可由综合性医院举办。街道办事处范围内的一级医院和街道卫生院，可按照《城市社区卫生服务机构设置和编制标准指导意见》的标准，直接改造为社区卫生服务中心。人员较多、规模较大的二级医院，可按《城市社区卫生服务机构设置和编制标准指导意见》的标准，选择符合条件的人员，在医院内组建社区卫生服务中心，实行人事、业务、财务的单独管理。社会力量举办的卫生医疗机构，符合资质条件和区域卫生规划的，也可以认定为社区卫生服务中心，提供社区卫生服务。街道办事处范围内没有上述医疗单位的，在做好规划的基础上，政府应当建设社区卫生服务中心，或引进卫生资源举办社区卫生服务中心。

4. 社区卫生服务机构人员编制设置　国家只核定政府举办的社区卫生服务中心的人员编制，社区卫生服务中心和综合性医院、专科医院举办的社区卫生服务站不再核定人员编制。具体数量由各级人事部门核定,财政部门据此数量给予拨款。原则上社区卫生服务中心按每万名居民配备 2～3 名全科医师。每个社区卫生服务中心至少有 1 名公共卫生执业医师,有 1 名副高级以上任职资格的执业医师,有 1 名中级以上任职资格的中医类别执业医师。每名执业医师至少配备 1 名注册护士。卫生技术人员总数不低于单位职工总数的 80%。

5. 社区卫生服务机构标识　为规范社区卫生服务机构管理,统一社区卫生服务机构标识,方便居民识别,卫生部于 2007 年 6 月 13 日起启用社区卫生服务机构专用标识(图 3-1)。该标识以人、房屋和医疗卫生机构标识形状为构成元素——三口之家代表健康家庭,家庭和房屋组成和谐社区,与医疗卫生机构的四心十字组合表示社区卫生服务机构,体现了社区卫生服务以人的健康为中心、家庭为单位、社区为范围的服务内涵及以人为本的服务理念。标识图形中还含有两个向上的箭头,一个代表社区居民健康水平不断提高,一个代表社区卫生服务质量不断改善,展示社区卫生服务永远追求健康的目标。标识的整体颜色为绿色,体现社区的健康与和谐。

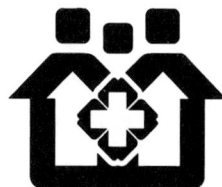

图 3-1　社区卫生服务机构专用标识

经政府卫生行政部门登记注册并取得《医疗机构执业许可证》的社区卫生服务机构使用本标识,其他任何机构不得使用。社区卫生服务机构标识的使用范围包括:社区卫生服务机构牌匾、灯箱、标牌、旗帜、文件、服饰、宣传栏、宣传材料、办公用品、网页等。

经过 20 年的发展,我国已经形成了覆盖全国城市的社区卫生服务网络,2017 年末,全国基层医疗卫生机构 933 024 个,其中社区卫生服务中心(站)34 652 个,乡镇卫生院 36 551 个,诊所和医务室 211 572 个,村卫生室 632 057 个。政府办基层医疗卫生机构 120 444 个。(表 3-1)

表 3-1　全国医疗卫生机构及床位数

	机构数 / 个		床位数 / 张	
	2016	**2017**	**2016**	**2017**
总计	983 394	986 649	7 410 453	7 940 252
医院	29 140	31 056	5 688 875	6 120 484
公立医院	12 708	12 297	4 455 238	4 631 146
民营医院	16 432	18 759	12 33 637	1 489 338
基层医疗卫生机构	926 518	933 024	1 441 940	1 528 528
#社区卫生服务中心(站)	34 327	34 652	202 689	218 358
#政府办	18 031	18 014	144 837	156 855
乡镇卫生院	36 795	36 551	1 223 891	1 292 076
#政府办	36 348	36 083	1 210 942	1 277 665
村卫生室	638 763	632 057	—	—
诊所(医务室)	201 408	211 572	154	167

#:其中

资料来源:2017 年我国卫生健康事业发展统计公报

2017 年末基层医疗卫生机构卫生人员 382.6 万人,占全部人员的 32.6%,每万人口全科医生 2016 年为 1.51 人,2017 年为 1.82 人。卫生技术人数量仅次于公立医院。(表 3-2)

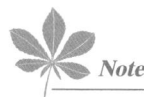

表3-2   全国各类医疗卫生机构人员数 / 万人

	人员数		卫生技术人员	
	2016	2017	2016	2017
总计	1 117.3	1 174.9	845.4	898.8
医院	654.2	697.7	541.5	578.5
公立医院	534.0	554.9	449.1	468.5
民营医院	120.3	142.8	92.4	110.0
基层医疗卫生机构	368.3	382.6	235.4	250.5
#社区卫生服务中心（站）	52.2	55.5	44.6	47.4
乡镇卫生院	132.1	136.0	111.6	115.1

#：其中

资料来源：2017年我国卫生健康事业发展统计公报

2017年乡镇卫生院和社区卫生服务中心（站）门诊量达18.8亿人次，比上年增加0.8亿人次。乡镇卫生院和社区卫生服务中心（站）门诊量占门诊总量的23.0%，所占比重比上年上升0.3个百分点。（表3-3）

表3-3   全国医疗服务工作量

	诊疗人次数 / 亿人次		入院人数 / 万人	
	2016	2017	2016	2017
医疗卫生机构合计	79.3	81.8	22 728	24 436
医院	32.7	34.4	17 528	18 915
公立医院	28.5	29.5	14 750	15 595
民营医院	4.2	4.9	2 777	3 321
医院中：三级医院	16.3	17.3	7 686	8 396
二级医院	12.2	12.7	7 570	8 006
一级医院	2.2	2.2	1 039	1 169
基层医疗卫生机构	43.7	44.3	4 165	4 450

资料来源：2017年我国卫生健康事业发展统计公报

（二）国际社区健康服务发展概况

20世纪20—30年代，西方国家的公共卫生服务逐渐走进社区，开始强调不同社区的自主性与需求，并认识到社区资源在公共卫生服务中的重要作用。有人曾将这部分工作称为社区卫生（community health）。到40—50年代，流行病学、社会医学和预防医学逐渐发展，社区卫生又与这些学科相结合，形成了一门以社区人群的健康为研究和服务对象的医学学科，即社区医学（community medicine）。到60—70年代，社区医学已成为西方国家大部分医学院校正式设立的一门课程，并建立了专门的研究和教学机构。与此同时，又有人将社区医学与基层医疗相结合，建立了一种社区导向的基层医疗（community oriented primary care，COPC）服务模式。COPC的内容涉及个人和社区在生物、心理、社会等方面的情况以及预防、治疗、保健和康复等过程。另外，在60年代末，以美国为代表的北美国家将基层医疗与家庭、社区等要素相结合，形成了一门整合生物医学、行为科学和社会科学等领域的最新研究成果和通科医疗成功经验的综合性的医学学科——全科医学(family medicine)。相比较而言,COPC 虽然将传统的基层医疗服务扩大到社区医学服务,但它忽视了社区中一个重要的中介性因素——家庭的作用,其重心是在社区保健上,而全科医学的重要特征是将家庭这一要素与传统的基层医疗相结合,将个人疾病的诊疗服务扩大到以家庭为单位的服务,同时,也扩大到社区服务,其重心是以家庭为单位的保健,而以社区为范围的保健也是其中十分重要的内容。此外,两者实施的过程、原则和基层医疗单位的组织结构也明显不同。全科医疗的实施使 COPC 的原则更容易贯彻到基层医疗服务的主流之中,COPC 则为以社区为范围的服务提供了理想的参考模式。

19 世纪,英国经济实力已经处于世界绝对领先地位,但到了 20 世纪,其经济发展速度和经济实力渐渐被德国、美国等国家超过。英国的慢性病、精神疾病、老年性疾病、酗酒、吸毒等社会卫生问题突出,其中精神病及精神异常发病率高,病程长,医疗费用高,经济负担重。卫生保健制度是从 1948 年开始实行全民医疗服务制度(national health system,NHS)。60 多年来,虽几经改革,NHS 始终遵循其创立伊始所确定的三项核心基本原则,即满足每一个人的需求,免费提供服务,根据医疗需要而非病人的支付能力提供服务。在 180 个有数据的国家中,2013 年英国人均预期寿命排第 12 位,人均国内生产总值(gross domestic product,GDP)排第 19 位,卫生总费用占 GDP 的比重排第 37 位。

英国社区健康服务管理组织有初级保健集团、初级医疗委托公司、全科医业基金持有者、国家卫生服务委托公司、社区卫生委员会。这些组织主要负责社区健康服务机构的经营管理、监督、评估、协调等事务。英国社区健康服务机构包括①健康中心:其任务是疾病诊治、预防、健康教育、计划生育、护理和建档;②社区医院:提供治疗恢复期病人、老年病人、慢性病病人、产科病人、短期精神病人和开展小型外科手术等;③日间医院:只提供白天服务,如医学检查、护理、心理治疗与咨询、职业治疗和牙科治疗等;④日间中心:是一种精神病专科防治机构,对经过医院治疗的精神病人进行强化和维持治疗;⑤社区之家:分儿童之家和老年之家两类。儿童之家又分长、短期两种,长期为孤儿、弃儿开设;短期之家提供儿童托管服务,类似托儿所、幼儿园。老年之家提供老年人的生活和医疗照顾,老年人可以长居住。

健全的社区健康服务制度及其管理、完善的社区健康服务提供,使英国的社区健康服务形成以下特点①系统性:社区健康服务由国家卫生行政部门统一计划管理,从管理和经营两方面形成了完善的社区健康服务网络,各部门、各种专业人员之间能较好地协调合作;②连续性和责任性:社区健康服务机构和全科医生(general practitioner,GP)与社区居民是一种法定的责任性和连续性的保健关系,有利于疾病的防治和服务质量的提高;③综合性:社区健康服务以健康中心为基地,以社区人群为对象,开展包括全科医疗、预防、康复、保健和社区服务等方面的综合性卫生服务。

（三）我国社区卫生服务发展概况

我国政府对发展社区卫生服务十分重视,在 1997 年 1 月《中共中央、国务院关于卫生改革与发展的决定》就明确提出"改革城市卫生服务体系,积极发展社区卫生服务"。1999 年在颁布的《关于发展城市社区卫生服务的若干意见》明确了社区卫生服务重要意义、总体目标和基本原则,特别是 2002 年出台了《加快发展城市社区卫生服务的意见》,标志着国家发展城市社区卫生服务的宏观政策已经明确。2006 年国务院颁布了《关于发展城市社区卫生服务的指导意见》将社区卫生服务推进到了全面发展阶段,其明确提出了发展社区卫生服务的指导思想、基本原则和工作目标,并对推进社区卫生服务体系建设、完善发展社区卫生服务的政策措施、加强对社区卫生服务工作的领导做出了部署。随后,各相关部委相继出台了《城市社区卫生服务机构管理办法(试行)》《城市社区卫生服务中心、站基本标准》《关于城市社区卫生服务补助政策的意见》《关于加强城市社区卫生人才队伍建设的指导意见》《关于公立医院支援社区卫生服务工作意见》《关于在城市社区卫生服务中充分发挥中医药作用的意见》《关于加强城市社区卫生服务机构医疗服务和药

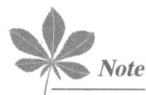

品价格管理意见》《城市社区卫生服务机构设置和编制标准指导意见》8 个配套文件,以加强对城市社区卫生服务机构设置与运行的管理,明确政府对社区卫生服务的补助范围及内容,规范政府补助方式,加强财务管理,加快社区卫生人才队伍建设和人才培养,提高社区卫生人才队伍的整体素质和服务水平,推动城市公立医院支援社区卫生服务工作,在社区卫生服务中突出中医药特色,充分发挥中医药的优势与作用,进一步规范城市社区卫生服务中的医药价格行为,减轻群众医药费用负担,指导社区卫生服务机构合理配置人力资源,保证功能发挥,提高运行效率,加快发展社区卫生服务。为落实城市社区卫生人才培养工作,卫生部 2007 年 3 月制订并印发了《全科医师岗位培训大纲》《全科医师骨干培训大纲》《社区护士岗位培训大纲》。为保证社区卫生服务机构基本用药,规范社区诊疗行为,卫生部和国家中医药管理局 2007 年 9 月制定并下发了《社区卫生服务机构用药参考目录》。2007 年国务院城市社区卫生工作领导小组办公室开展了社区卫生服务体系建设重点联系城市工作,社区卫生服务已经不再单纯是"机构建设",而是层次更高的"体系建设"。

2009 年《中共中央国务院关于深化医药卫生体制改革的意见》指出,要完善以社区卫生服务为基础的新型城市医疗卫生服务体系。加快建设以社区卫生服务中心为主体的城市社区卫生服务网络,完善服务功能,以维护社区居民健康为中心,提供疾病预防控制等公共卫生服务、一般常见病及多发病的初级诊疗服务、慢性病管理和康复服务。转变社区卫生服务模式,不断提高服务水平,坚持主动服务、上门服务,逐步承担起居民健康"守门人"的职责。依据《医药卫生体制改革近期重点实施方案(2009-2011 年)》,国务院重点抓好的 5 项改革中 4 项均与社区卫生服务紧密相连,其中"基本医疗保障制度"规定在基层医疗卫生服务机构报销的比例高于其他医疗卫生服务机构,基层医疗卫生服务机构全部实行"国家基本药物制度",并承担了"促进基本公共卫生服务逐步均等化"大部分工作。而"健全基层医疗卫生服务体系"更是从机构建设、队伍建设、补偿机制和运行机制方面对社区卫生机构建设作出了具体要求。在"加强基层医疗卫生机构建设"中明确指出"三年内新建、改造 3 700 所城市社区卫生服务中心和 1.1 万个社区卫生服务站。中央支持困难地区 2 400 所城市社区卫生服务中心建设。"在"加强基层医疗卫生队伍建设"中明确指出"用三年时间,为城市社区卫生服务机构培训医疗卫生人员 36 万人次、16 万人次"。在"改革基层医疗卫生机构补偿机制"中明确规定"政府负责其举办城市社区卫生服务中心和服务站按国家规定核定的基本建设、设备购置、人员经费及所承担公共卫生服务的业务经费,按定额定项和购买服务等方式补助。医务人员的工资水平,要与当地事业单位工作人员平均工资水平相衔接。基层医疗卫生机构提供的医疗服务价格,按扣除政府补助后的成本制定。实行药品零差率销售后,药品收入不再作为基层医疗卫生机构经费的补偿渠道,不得接受药品折扣。探索对基层医疗卫生机构实行收支两条线等管理方式。"而在"转变基层医疗卫生机构运行机制"中则指出"城市社区卫生服务中心和服务站对行动不便的患者要实行上门服务、主动服务。鼓励地方制定分级诊疗标准,开展社区首诊制试点,建立基层医疗机构与上级医院双向转诊制度。全面实行人员聘用制,建立能进能出的人力资源管理制度。完善收入分配制度,建立以服务质量和服务数量为核心、以岗位责任与绩效为基础的考核和激励制度。"2011 年卫生部开展了创建示范社区卫生服务中心活动,在社区卫生服务中心自评、逐级考核、省级卫生行政部门推荐的基础上,国家卫生和计划生育委员会委托中国社区卫生协会作为第三方组织专家对各省(区、市)推荐的候选示范社区卫生服务中心进行了复核,根据复核结果,2011 年和 2012 年各地共创建 305 个全国示范社区卫生服务中心,2013 年,确定了 183 个机构为全国示范社区卫生服务中心。国家卫生计生委和国家中医药管理局于 2015 年 11 月 17 日颁布了《关于进一步规范社区卫生服务管理和提升服务质量的指导意见》(国卫基层发〔2015〕93 号),2017 年确定了全国 753 个"优质服务示范社区卫生服务中心"。2019 年,社区卫生服务中心服务能力评价指南(2019 年版)为社区健康服务提出了新要求。

二、社区健康服务机构及其服务内容

（一）社区健康服务机构

社区卫生服务机构包括社区卫生服务中心和社区卫生服务站，是公益性、综合性的基层医疗卫生机构，是城乡医疗卫生服务体系的基础。依据《社区卫生服务中心服务能力评价指南（2019年版）》要求：

1. **建筑面积** 依据《社区卫生服务中心、站建设标准》（建标163-2013），社区卫生服务中心的建筑面积根据当地医疗机构设置规划、区域卫生规划，综合考虑辖区内服务人口、经济发展水平、服务半径、交通条件等确定。服务（常住）人口数3万～5万人的社区卫生服务中心的建筑面积为1 400m^2，5万～7万人口为1 700m^2，7万～10万人口为2 000 m^2。1～50张床位，每增设1张床位，建筑面积至少增加25m^2。50张床位以上，每增设1张床位，建筑面积至少增加30m^2。

2. **床位** 社区卫生服务中心的床位规模应根据当地医疗机构设置规划，考虑服务人口数量、当地经济发展水平、服务半径、交通条件等因素合理确定。病床配置应向内科疾病、外科疾病、老年疾病、康复科疾病等倾斜。根据服务范围和人口合理配置，至少设日间观察床5张，为基本标准。根据需要合理设置家庭病床。实际开放床位可达到50张及以上。

3. **科室设置** 社区健康服务中心的科室分为临床科室、医技及其他科室、公共卫生科或预防保健科，以及职能科室。

临床科室基本标准为：设置全科诊室、中医诊室、康复治疗室、抢救室、预检分诊室（台）。有条件的社区卫生服务中心可设置口腔科、康复科、中医综合服务区，甚至设立特色科室，有一定的医疗服务辐射能力。

医技及其他科室基本标准为：设置药房、检验科、放射科、B超室、心电图室（B超与心电图室可合并设立）、健康信息管理室、消毒供应室（可依托有资质的第三方机构）。有条件的社区卫生服务中心可设置中药房，承担教学任务的机构配置操作实训室。

公共卫生科或预防保健科基本标准为：包含预防接种室、预防接种留观室、儿童保健室、妇女保健（计划生育指导）室、健康教育室等。有条件的社区卫生服务中心可设置听力筛查、智力筛查室，预防接种门诊达到当地规范化门诊建设标准甚至数字化门诊建设标准，增设心理咨询室、健康小屋、预防保健特色科室等。

职能科室基本标准为：设有院办、党办、医务、护理、财务、病案管理、信息、院感、医保结算、后勤管理等专（兼）职岗位。有条件的社区卫生服务中心至少设立3个以下职能科室：院办、党办、医务、护理、财务、病案管理、信息、院感、医保结算、后勤管理等。独立设立病案管理科、院感科。

4. **人员配备** 建立一支以全科医生为主体，各类专业人员参与的结构合理、具有良好专业素质的卫生技术队伍，是社区卫生服务机构能力建设的重要方面。

人员配备的基本标准为：至少有6名执业范围为全科医学专业的临床类别、中医类别执业医师，9名注册护士。至少有1名副高级以上任职资格的执业医师。至少有1名中级以上任职资格的中医类别执业医师。至少有1名公共卫生执业医师。每名执业医师至少配备1名注册护士，其中至少具有1名中级以上任职资格的注册护士。设病床的，每5张病床至少增加配备1名执业医师、1名注册护士。人员编制数不低于本省（区、市）出台的编制标准。在本机构注册的医、药、护、技人员数不低于单位职工总数的80%。

有条件的社区卫生服务中心大专及以上学历卫生技术人员比例达到50%甚至80%以上，辖区内每万服务人口注册全科医师数不少于2人甚至3人。执业（助理）医师中本科及以上学历人员比例达到70%以上。中级职称及以上卫生技术人员比例达到35%，至少有1名正高级

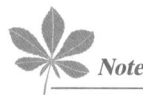

职称医师。

5. 医疗设备配置标准　配备合理、适宜的医疗设备，是开展家庭医生签约服务、提供基本公共卫生服务、建立分级诊疗体系的重要基础，是提供公平可及、系统连续的预防、治疗、康复、健康促进等健康服务的保障。基本标准为《关于印发城市社区卫生服务中心、站基本标准的通知》（卫医发〔2006〕240号）。同时应配备与诊疗科目相匹配的其他设备，包括：DR、彩超、全自动生化分析仪、血凝仪、十二导联心电图机、心电监测仪、远程心电监测。配备一定数量基于信息化的便携式出诊设备和出诊交通工具。例如，空气消毒机、呼吸机、动态心电监测仪、动态血压监测仪等设备仪器。

（二）社区健康服务内容

为贯彻落实《国务院关于发展城市社区卫生服务的指导意见》，加强对城市社区卫生服务机构的管理，根据有关法律、法规，卫生部和国家中医药管理局于2006年6月印发了《城市社区卫生服务机构管理办法（试行）》。根据《城市社区卫生服务机构管理办法（试行）》，社区卫生服务职能包括提供公共卫生服务和基本医疗服务。社区卫生服务中心服务能力评价指南（2019年版）指出："社区卫生服务中心是公益性、综合性的基层医疗卫生机构，承担着常见病和多发病诊疗、基本公共卫生服务和健康管理等功能任务，是城乡医疗卫生服务体系的基础。"

1. 公共卫生服务　2006年十届全国人大四次会议通过的"十一五"规划《纲要》提出"逐步推进基本公共服务均等化"。十六届六中全会以决定的形式把教育、卫生、文化等8个方面列入公共服务范畴。2007年，十七大报告进一步强调"必须注重实现基本公共服务均等化"。2009年《中共中央国务院关于深化医药卫生体制改革的意见》明确提出"促进城乡居民逐步享有均等化的基本公共卫生服务"，国家财政投入不断增大，先后制定了《国家基本公共卫生服务规范（2009年版）》《国家基本公共卫生服务规范（2011年版）》和《国家基本公共卫生服务规范（2017年版）》，服务内容由10个类别扩大到11个和12项，包括居民健康档案管理、健康教育、预防接种、0～6岁儿童健康管理、孕产妇健康管理、老年人健康管理、慢性病患者健康管理（包括高血压患者健康管理和2型糖尿病患者健康管理）、严重精神障碍患者管理、肺结核患者健康管理、中医药健康管理、传染病及突发公共卫生事件报告和处理、卫生计生监督协管。

（1）健康档案管理服务对象为辖区内常住居民（指居住半年以上的户籍及非户籍居民），以0～6岁儿童、孕产妇、老年人、慢性病患者、严重精神障碍患者和肺结核患者等人群为重点。居民健康档案内容包括个人基本信息、健康体检、重点人群健康管理记录和其他医疗卫生服务记录。管理内容包括居民健康档案的建立、使用、终止和保存（图3-2）。

（2）健康教育内容包括宣传普及《中国公民健康素养——基本知识与技能（2015年版）》。配合有关部门开展公民健康素养促进行动。对青少年、妇女、老年人、残疾人、0～6岁儿童家长等人群进行健康教育。开展合理膳食、控制体重、适当运动、心理平衡、改善睡眠、限盐、控烟、限酒、科学就医、合理用药、戒毒等健康生活方式和可干预危险因素的健康教育。开展心脑血管、呼吸系统、内分泌系统、肿瘤、精神疾病等重点慢性非传染性疾病和结核病、肝炎、艾滋病等重点传染性疾病的健康教育。开展食品卫生、职业卫生、放射卫生、环境卫生、饮水卫生、学校卫生和计划生育等公共卫生问题的健康教育。开展突发公共卫生事件应急处理、防灾减灾、家庭急救等健康教育。宣传普及医疗卫生法律法规及相关政策。服务形式包括提供健康教育资料（发放印刷资料和播放音像资料）、设置健康教育宣传栏、开展公众健康咨询活动、举办健康知识讲座和开展个体化健康教育。

（3）预防接种服务对象为辖区内0～6岁儿童和其他重点人群。服务内容包括预防接种管理和根据国家免疫规划疫苗免疫程序，对适龄儿童进行常规接种，以及疑似预防接种异常反应处理（图3-3、表3-4）。

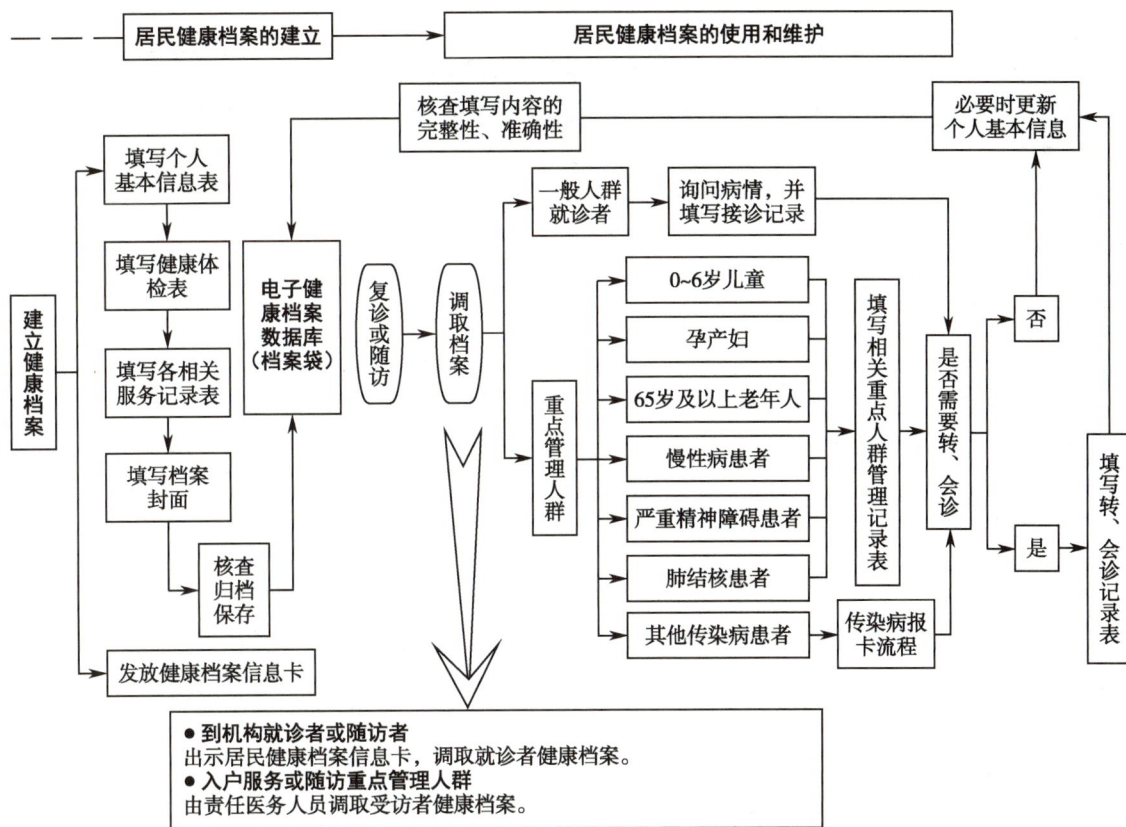

图 3-2 居民健康档案管理流程图

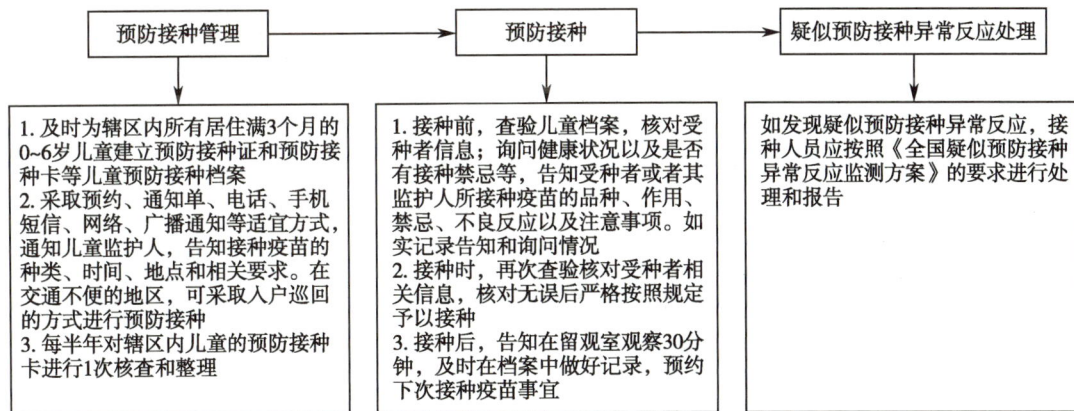

图 3-3 预防接种服务流程图

预防接种管理

1. 及时为辖区内所有居住满3个月的0~6岁儿童建立预防接种证和预防接种卡等儿童预防接种档案
2. 采取预约、通知单、电话、手机短信、网络、广播通知等适宜方式，通知儿童监护人，告知接种疫苗的种类、时间、地点和相关要求。在交通不便的地区，可采取入户巡回的方式进行预防接种
3. 每半年对辖区内儿童的预防接种卡进行1次核查和整理

预防接种

1. 接种前，查验儿童档案，核对受种者信息；询问健康状况以及是否有接种禁忌等，告知受种者或者其监护人所接种疫苗的品种、作用、禁忌、不良反应以及注意事项。如实记录告知和询问情况
2. 接种时，再次查验核对受种者相关信息，核对无误后严格按照规定予以接种
3. 接种后，告知在留观室观察30分钟，及时在档案中做好记录，预约下次接种疫苗事宜

疑似预防接种异常反应处理

如发现疑似预防接种异常反应，接种人员应按照《全国疑似预防接种异常反应监测方案》的要求进行处理和报告

表 3-4 国家免疫规划疫苗儿童免疫程序表

疫苗种类		接种年/月龄														
名称	缩写	出生时	1月	2月	3月	4月	5月	6月	8月	9月	18月	2岁	3岁	4岁	5岁	6岁
乙肝疫苗	HepB	1	2					3								
卡介苗	BCG	1														
灭活脊髓灰质炎病毒疫苗	IPV			1												
脊髓灰质炎减毒活疫苗	OPV				1	2								3		

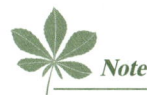

续表

疫苗种类		接种年/月龄															
名称	缩写	出生时	1月	2月	3月	4月	5月	6月	8月	9月	18月	2岁	3岁	4岁	5岁	6岁
百白破疫苗	DTaP				1	2	3				4					
白破疫苗	DT															1
麻-风疫苗	MR								1							
麻腮风疫苗	MMR										1					
乙脑减毒活疫苗	JE-L								1			2				
乙脑灭活疫苗1	JE-I								1、2			3				4
A群流脑多糖疫苗	MPSV-A							1		2						
A群C群流脑多糖疫苗	MPSV-AC												1			2
甲肝减毒活疫苗	HepA-L										1					
甲肝灭活疫苗	HepA-I										1	2				

（4）0～6岁儿童健康管理服务对象为辖区内常住的0～6岁儿童。服务内容包括：新生儿家庭访视、新生儿满月健康管理、婴幼儿健康管理、学龄前儿童健康管理和健康问题处理，服务流程详见图3-4。

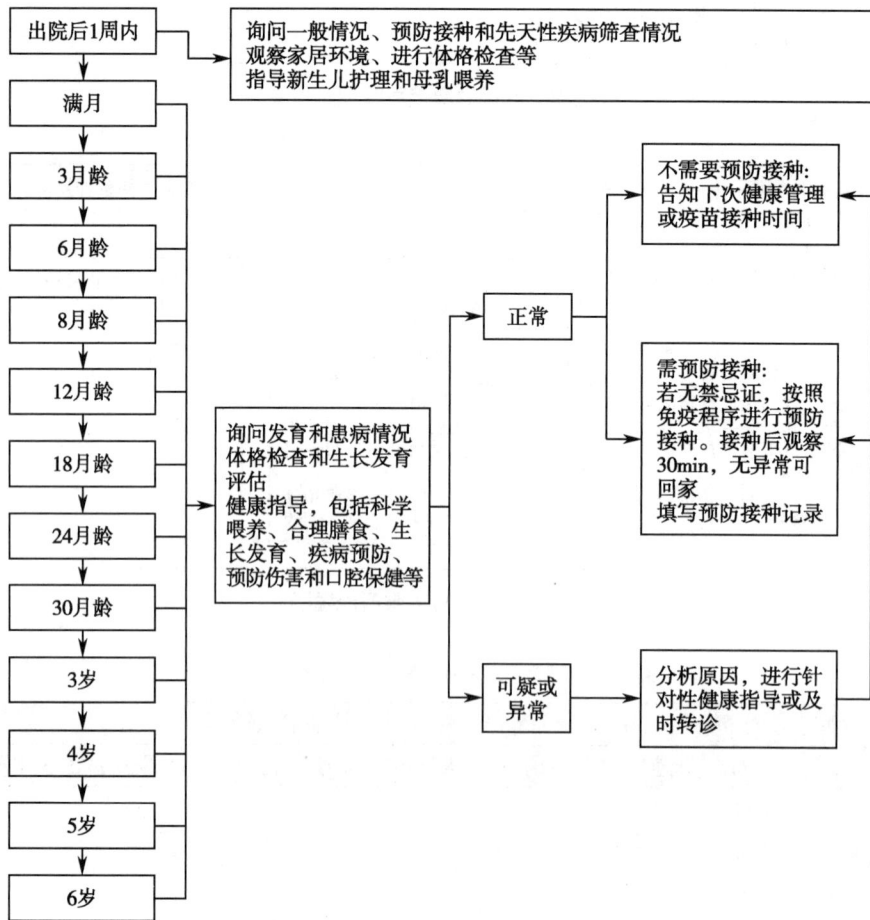

图3-4　0～6岁儿童健康管理服务流程图

（5）孕产妇健康管理服务对象为辖区内常住的孕产妇。服务内容包括孕早、中、晚期管理、产后访视、产后 42d 健康检查。服务流程详见图 3-5。

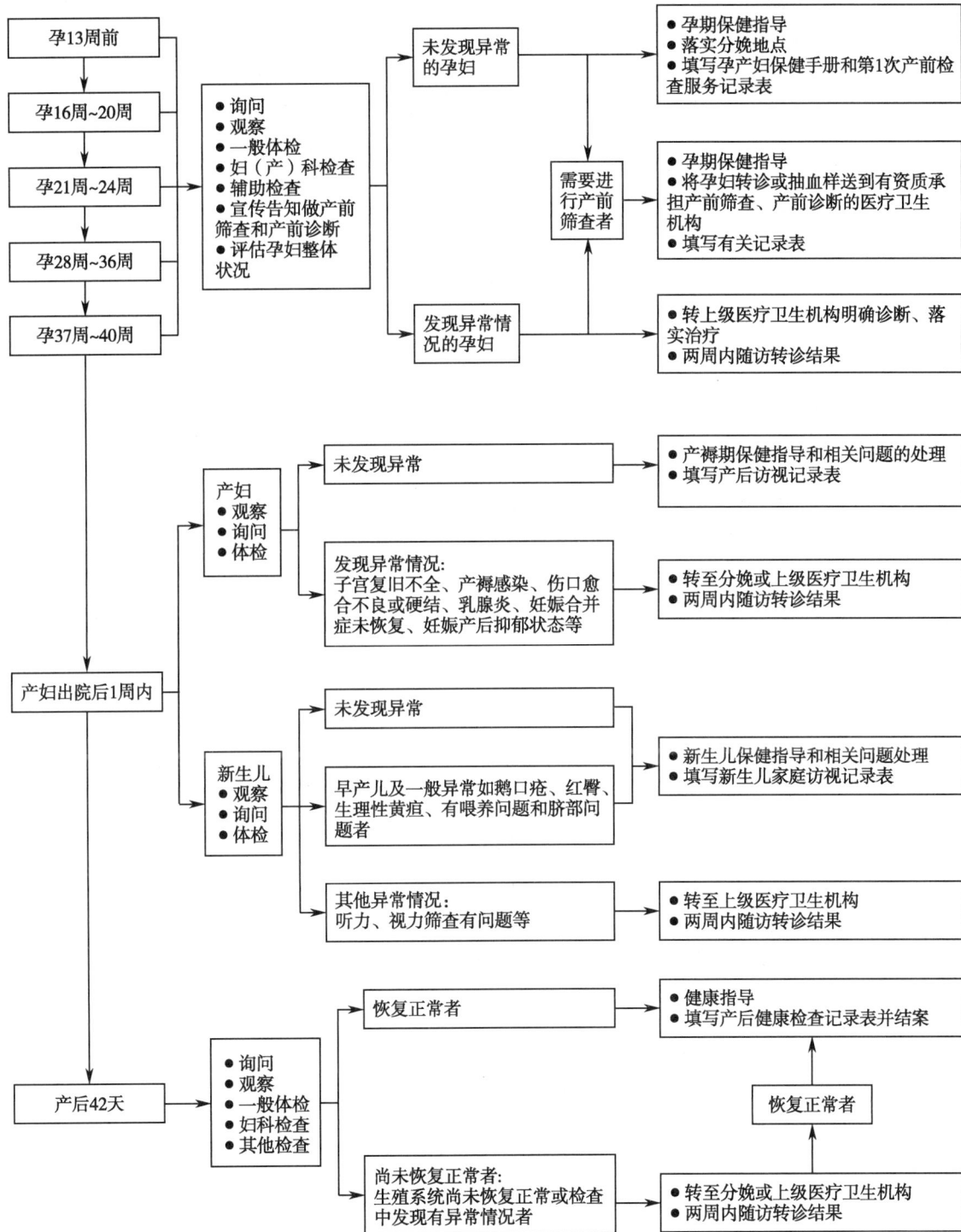

孕13周前 → 孕16周~20周 → 孕21周~24周 → 孕28周~36周 → 孕37周~40周

● 询问
● 观察
● 一般体检
● 妇（产）科检查
● 辅助检查
● 宣传告知做产前筛查和产前诊断
● 评估孕妇整体状况

未发现异常的孕妇 →
● 孕期保健指导
● 落实分娩地点
● 填写孕产妇保健手册和第1次产前检查服务记录表

需要进行产前筛查者 →
● 孕期保健指导
● 将孕妇转诊或抽血样送到有资质承担产前筛查、产前诊断的医疗卫生机构
● 填写有关记录表

发现异常情况的孕妇 →
● 转上级医疗卫生机构明确诊断、落实治疗
● 两周内随访转诊结果

产妇出院后1周内

产妇
● 观察
● 询问
● 体检

未发现异常 →
● 产褥期保健指导和相关问题的处理
● 填写产后访视记录表

发现异常情况：子宫复旧不全、产褥感染、伤口愈合不良或硬结、乳腺炎、妊娠合并症未恢复、妊娠产后抑郁状态等 →
● 转至分娩或上级医疗卫生机构
● 两周内随访转诊结果

新生儿
● 观察
● 询问
● 体检

未发现异常 →
● 新生儿保健指导和相关问题处理
● 填写新生儿家庭访视记录表

早产儿及一般异常如鹅口疮、红臀、生理性黄疸、有喂养问题和脐部问题者 →

其他异常情况：听力、视力筛查有问题等 →
● 转至上级医疗卫生机构
● 两周内随访转诊结果

产后42天
● 询问
● 观察
● 一般体检
● 妇科检查
● 其他检查

恢复正常者 →
● 健康指导
● 填写产后健康检查记录表并结案

尚未恢复正常者：生殖系统尚未恢复正常或检查中发现有异常情况者 →
● 转至分娩或上级医疗卫生机构
● 两周内随访转诊结果 → 恢复正常者

图 3-5　孕产妇健康管理服务流程图

（6）老年人健康管理服务对象为辖区内 65 岁及以上常住居民，服务内容为每年为老年人提供 1 次健康管理服务，包括生活方式和健康状况评估、体格检查、辅助检查和健康指导。服务流程详见图 3-6。

图 3-6　老年人健康管理服务流程图

（7）高血压患者健康管理服务对象为辖区内 35 岁及以上常住居民中原发性高血压患者。服务内容包括筛查（图 3-7）、随访评估（图 3-8）、分类干预和健康体检。

图 3-7　高血压筛查流程图

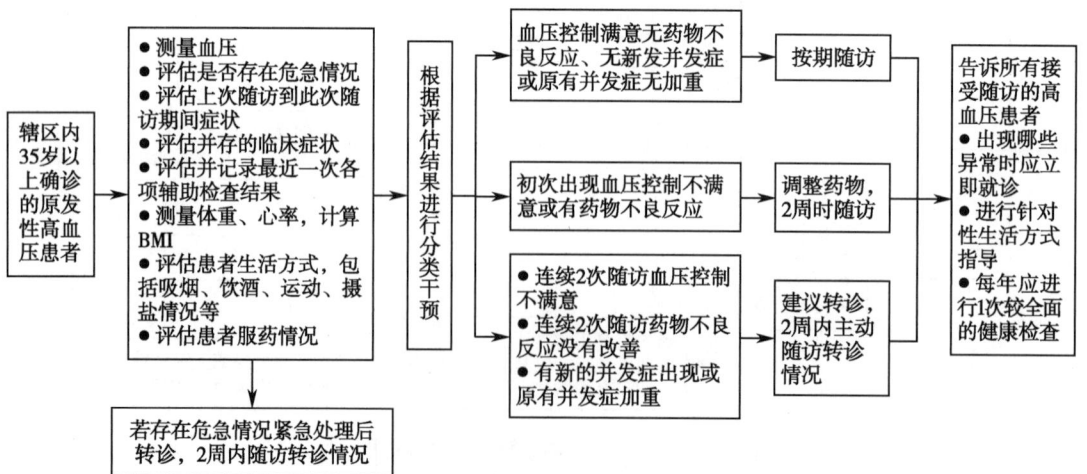

图 3-8　高血压患者随访流程图

（8）2 型糖尿病患者健康管理服务对象为辖区内 35 岁及以上常住居民中 2 型糖尿病患者。服务内容包括筛查、随访评估、分类干预和健康体检，详见图 3-9。

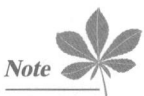

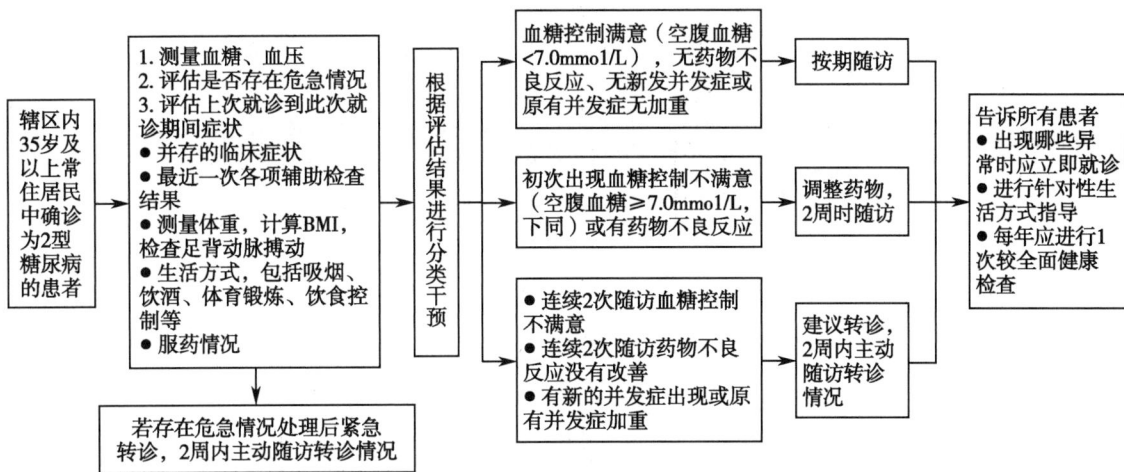

图3-9 2型糖尿病患者服务流程图

（9）严重精神障碍患者管理服务对象为辖区内常住居民中诊断明确、在家居住的严重精神障碍患者。主要包括精神分裂症、分裂情感性障碍、偏执性精神病、双相情感障碍、癫痫所致精神障碍、精神发育迟滞伴发精神障碍。服务内容包括患者信息管理、随访评估、分类干预和健康体检，详见图3-10。

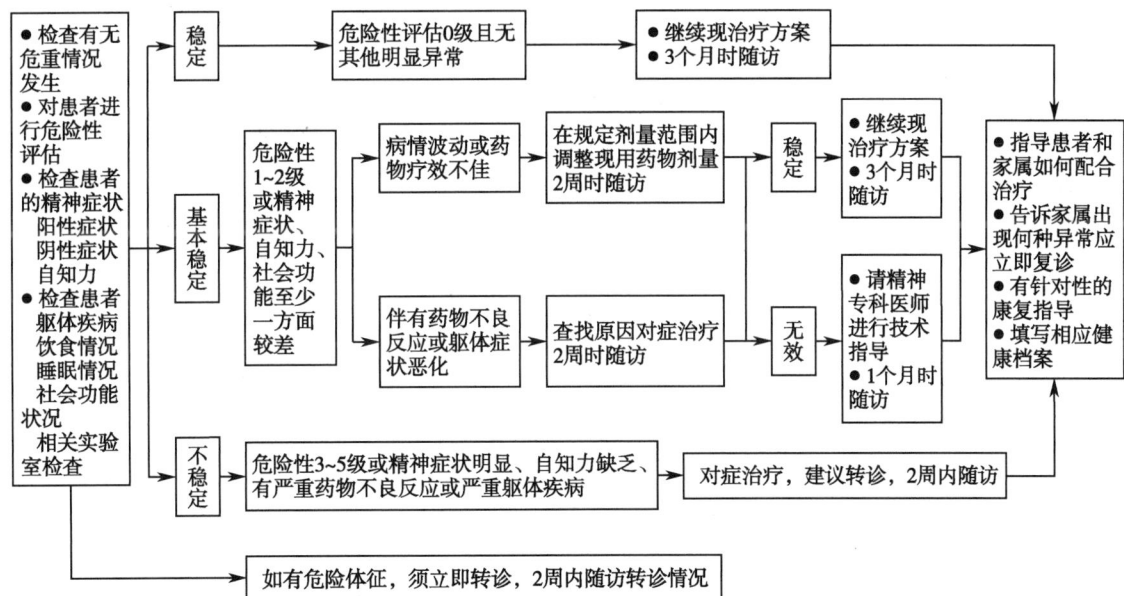

图3-10 严重精神障碍患者服务流程图

（10）肺结核患者健康管理服务对象为辖区内确诊的常住肺结核患者。服务内容包括筛查及推介转诊（图3-11）、第一次入户随访（图3-12）、督导服药和随访管理（图3-13）、结案评估。

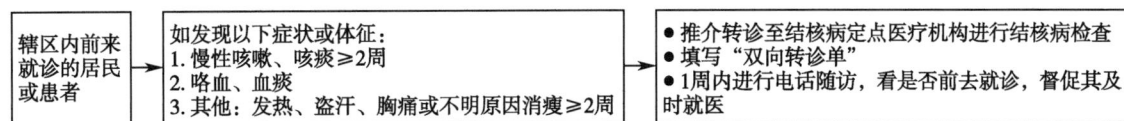

图3-11 肺结核患者筛查与推介转诊流程图

接到上级专业机构管理肺结核患者通知 →

● 72小时内访视患者
1. 确定督导人员，督导人员优先为医务人员，也可为患者家属。若选择家属，则须对家属进行培训。与患者确定服药地点和服药时间，按照化疗方案，告知督导服药人员服药记录卡的填写方法、取药时间和地点，提醒患者按时取药和复诊
2. 对患者的居住环境进行评估，告诉患者及家属做好防护工作，防止传染
3. 对患者及家属进行结核病防治知识宣传教育
4. 告诉患者出现异常时及时就诊
5. 72小时内2次访视均未见到患者，则将访视结果向专业机构报告

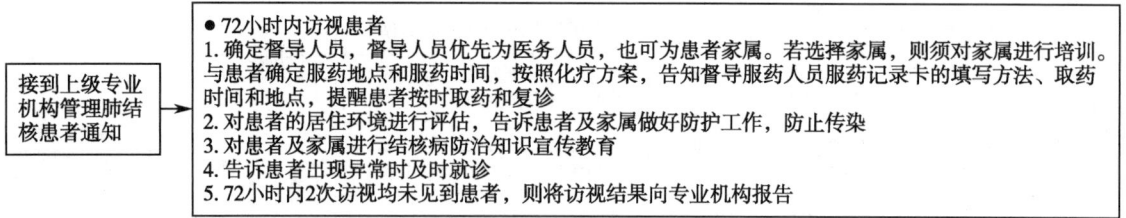

图 3-12　肺结核患者第一次入户随访流程图

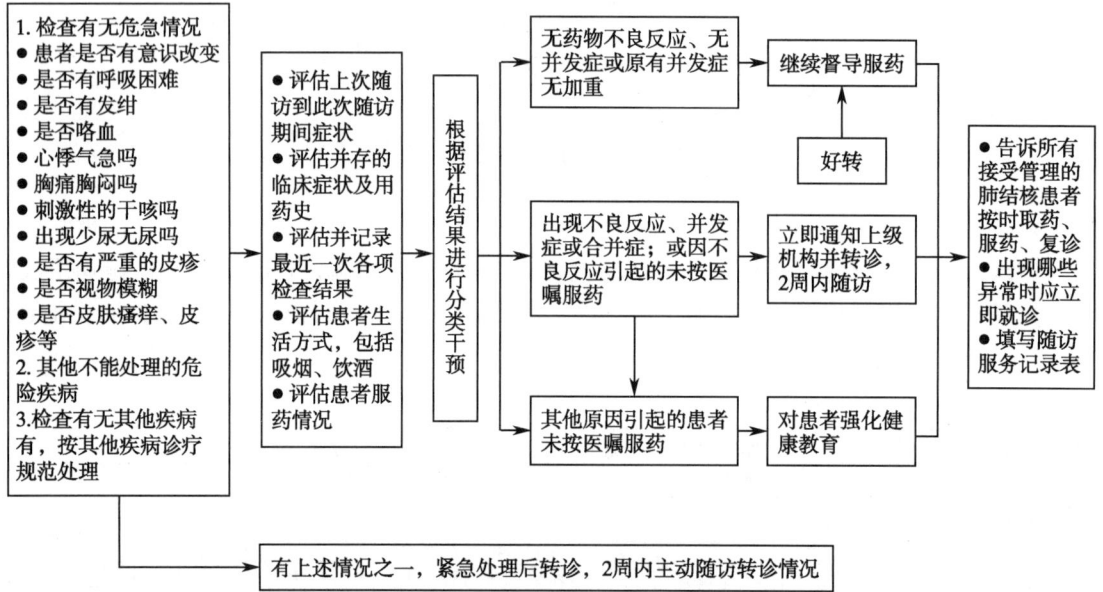

图 3-13　肺结核患者督导服药与随访管理流程图

（11）中医药健康管理包括老年人中医药健康管理服务和 0～36 个月儿童中医药健康管理服务。老年人中医药健康管理服务内容包括中医体质辨识、中医药保健指导（图 3-14）。0～36 个月儿童中医药健康管理服务内容包括向家长提供儿童中医饮食调养、起居活动指导；在儿童 6、12 月龄给家长传授摩腹和捏脊方法；在 18、24 月龄传授按揉迎香穴、足三里穴的方法；在 30、36 月龄传授按揉四神聪穴的方法（图 3-15）。

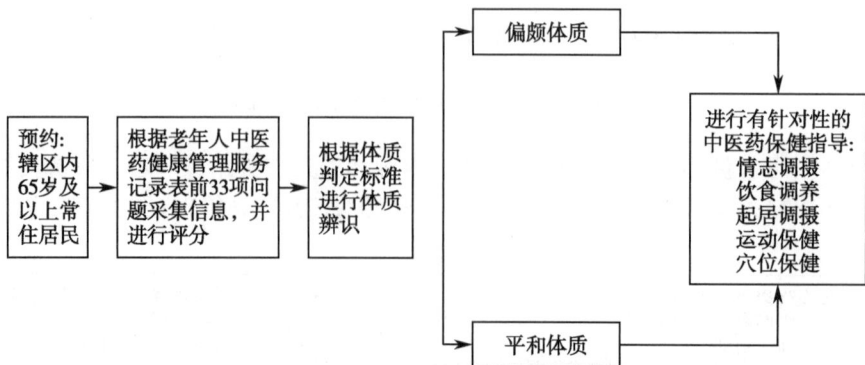

图 3-14　老年人中医药健康管理服务流程图

Note

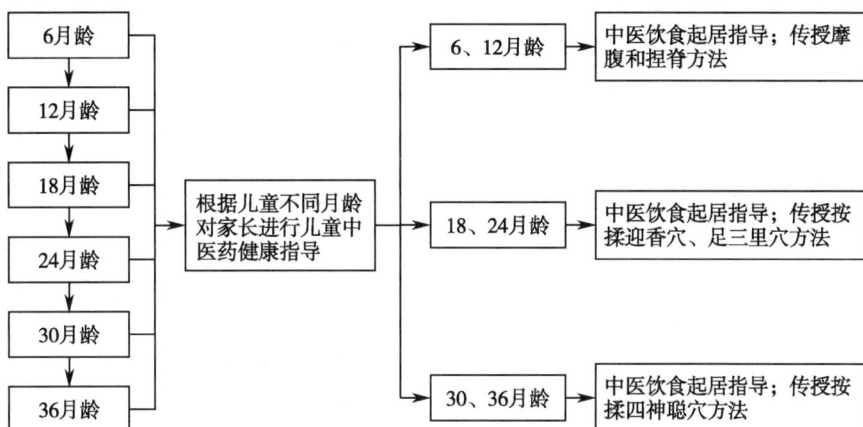

图 3-15　6～36 个月儿童中医药健康管理服务流程图

（12）传染病及突发公共卫生事件报告和处理服务对象为辖区内服务人口，服务内容包括传染病疫情和突发公共卫生事件风险管理，传染病和突发公共卫生事件的发现、登记，传染病和突发公共卫生事件相关信息报告，传染病和突发公共卫生事件的处理，服务流程见图 3-16。

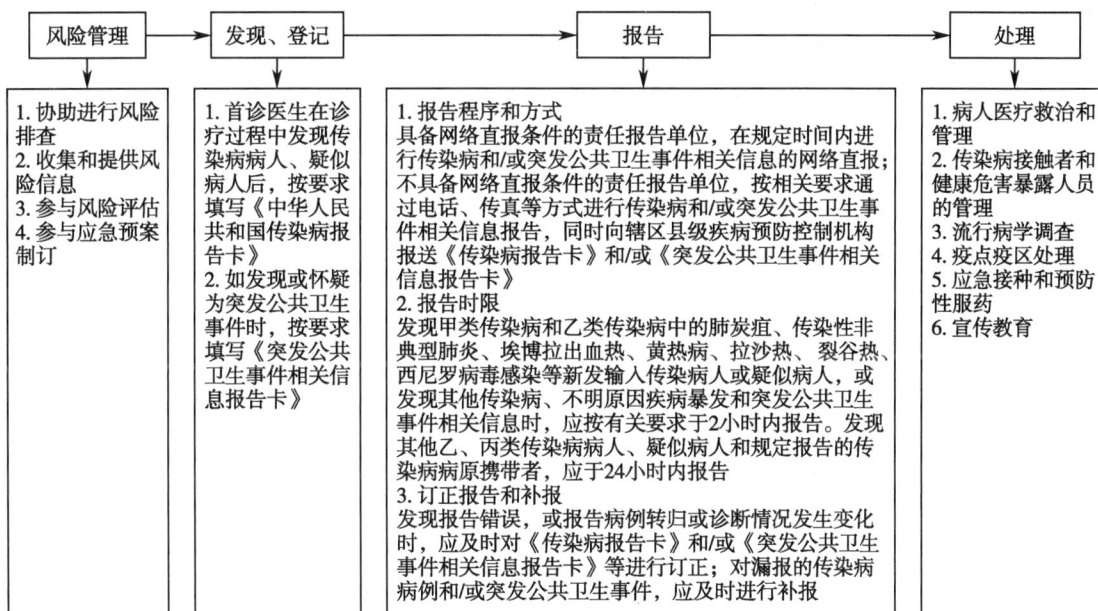

图 3-16　传染病及突发公共卫生事件报告和处理流程图

（13）卫生计生监督协管服务内容包括食源性疾病及相关信息报告、饮用水卫生安全巡查、学校卫生服务、非法行医和非法采供血信息报告和计划生育相关信息报告，详见图 3-17。

2. 基本医疗服务

（1）一般常见病、多发病诊疗、护理和诊断明确的慢性病治疗。

（2）社区现场应急救护。

（3）家庭出诊、家庭护理、家庭病床等家庭医疗服务。

（4）转诊服务。

（5）康复医疗服务。

（6）政府卫生行政部门批准的其他适宜医疗服务。

同时，社区卫生服务机构应根据中医药的特色和优势，提供与上述公共卫生和基本医疗服务内容相关的中医药服务。

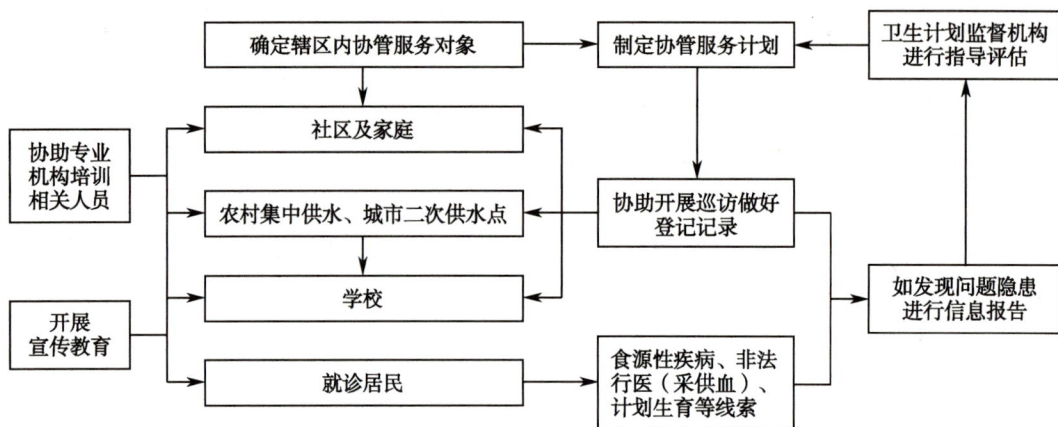

图 3-17　卫生计生监督协管流程图

思考题

1. 社区健康服务的特征有哪些？
2. 社区健康服务工作方法包括哪些？
3. 健康服务机构服务内容包括哪些？
4. 请阐述家庭医生签约服务模式。

（杨　义）

第四章 | 社区健康监测与筛查技能

🍁 **本章要点**

1. **掌握** 社区健康监测与筛查的基本概念。
2. **熟悉** 社区健康监测与筛查的项目与实施。
3. **了解** 社区健康监测与筛查的个性化套餐设置。

随着人们生活水平的提高与保健意识的增强，人们对健康有了更深刻的理解与认识。及时了解个体健康危险因素与健康状况及其动态变化趋势，分析群体健康分布状况和影响因素，采取有利于健康的策略与措施，以达到增进健康，提高生命质量、延长寿命的目的。

第一节 社区健康监测技能

对社区人群进行个体与群体的健康监测，可为制定疾病防制和促进健康策略与措施提供信息依据，同时也可评估疾病防制和促进健康策略和措施的效果。随着疾病谱改变、现代医学模式转变和现代科学技术发展，健康监测的对象与范围不断扩大、监测方法进一步完善、监测数据的收集和分析处理效率、信息反馈速度和应对策略措施都有明显改进。

一、社区健康监测的基本概念

（一）社区健康监测的基本概念

社区健康监测（community health monitoring）是社区健康服务与管理的重要组成部分。健康监测是指对特定人群或人群样本的健康危险因素及健康状况的定期或不定期连续观察和调查，以掌握人群的健康及疾病状况。

根据健康监测范围，可以将健康监测分为个体监测和群体监测。个体健康监测分为日常健康监测、健康调查和专项调查形式。个体健康监测是获取健康信息的主要途径，可为健康风险评价提供基础数据和科学依据；群体健康监测分为疾病监测、行为危险因素监测和其他卫生问题监测。群体健康监测为制订疾病防制策略和措施提供信息依据，同时评价疾病防制策略和措施的效果。

随着医学模式的改变和医学技术的发展，健康监测的项目不断增加，监测方法不断完善，监测时效性更强，特别是计算机和网络技术的应用，使监测数据的分析处理效率、信息反馈速度、应对策略和措施的有效性都有了明显提高。

（二）社区健康监测对象与内容

根据个体和群体健康监测对象，其主要监测内容为：

1. 个体

（1）生活行为方式及相关的生理指标。

（2）健康体检资料。

（3）疾病史。

2. 群体

（1）健康影响因素：环境因素、个人行为、医疗服务与资源等。

（2）健康/疾病状况：发病率、死亡率、病死率等。

（三）健康监测的目的

健康监测的目的主要是收集疾病健康相关信息及动态变化、了解疾病发生特征、确定公共卫生问题、确定危险因素和高危人群、采取干预措施和评价干预效果等。

1. 收集健康相关信息及动态变化，为健康风险评估提供依据　通过系统、连续地收集健康相关信息，可建立个体和群体健康档案，及时更新资料，分析资料，可以了解人群健康状况的动态变化，为分析健康相关危险因素和健康风险评估提供依据。

2. 了解人群疾病发生状况，确定主要的公共卫生问题　通过系统、连续地收集公共卫生问题的资料，并对资料进行分析，可以了解影响人类健康的主要疾病或卫生问题的发生情况、分布特征及发展趋势，确定当前的主要公共卫生问题，有针对性地开展预防干预工作。

3. 发现异常情况，查明原因，采取干预措施　在监测过程中可以及时发现异常变化的疾病或事件，并进一步开展流行病学调查分析，找出其发生的原因，以便及时采取干预措施，控制疾病或事件的进一步发展。

4. 确定高危人群，预测疾病流行，估计卫生服务需求　通过对疾病监测获得的连续、动态的数据进行比较分析，可以确定高危人群，预测疾病流行趋势，既有助于对疾病或卫生事件进行有效预防和控制，同时可以预估卫生服务需求。

5. 评价干预措施效果，制定科学、有效的公共卫生策略和措施　疾病监测可以了解疾病和其他卫生事件的动态变化趋势，通过比较不同时期、采取干预措施前后的疾病或卫生事件的变化情况，评价干预措施效果，并为制订有效的公共卫生策略和措施提供可靠的依据。

（四）健康监测的发展趋势

1. 智能化　智能化即测量技术是计算机技术、微电子技术与传感技术结合的产物。具有自动处理数据、判断、报警和自动传输功能。

2. 可穿戴化　可穿戴化是指作为可穿戴设备的一种，穿戴式人体监测系统是可通过直接穿戴于人体上的传感装置，对人体生理、生化指标进行检测与监测。

3. 融合化　近年监测技术融合主要有两种形式：多指标融合和多技术融合。

（1）多指标融合：是指对人体多种生理、生化等参数指标综合分析，全面监测。如心肺疾病与心电、血压、血氧饱和度有关，也与运动、心理等因素相关。

（2）多技术融合：将生物、理化检测技术与计算机技术相结合，可动态监测患者多个器官功能变化。

4. 无创化　对监测的机体不造成创伤或微创伤。由于无创监测对监测对象不造成伤害或伤害很小，易为监测对象接受，可长期对监测对象的生理生化过程进行监测，实时获得监测对象机体生理状况，广泛用于健康促进、临床诊断、康复和重症监测等领域。

5. 网络化　随着物联网（传感网络、传输网络和应用网络）的快速发展，健康监测与疾病诊治网络化发展是一个重要的发展方向。

二、健康监测的项目

（一）个体健康监测

1. 个体健康监测的主要指标

（1）生理健康监测指标：身高体重（体重指数）、血压、脉搏、心率、体温、肺活量、血糖、血脂、肝功能、肾功能、红细胞计数、白细胞计数、尿液分析、大便分析、骨密度等。

（2）心理健康测量指标：环境适应能力、心理耐受力、心理自控力、心理自信力、心理恢复力、心理创造力、反应力、思维的品质、注意力集中度等。

（3）社会健康监测指标：交往能力、合作能力、竞争能力、决策能力、沟通能力。

（4）行为健康测量指标：体能活动、蔬菜与水果摄入量、饮酒和吸烟等。

2. 个体健康监测基本内容

（1）建立健康档案：个人健康档案的建立应该符合卫生行政主管部门的规范要求，应包括个人信息、个人基本健康信息，疾病家族史（如有可能包含个人或家族的疾病基因组和疾病易感性信息）、个人疾病相关信息（就诊、检查、诊断等）、生活方式（膳食、运动、饮酒、吸烟等）等内容。

（2）动态健康监测：通过健康体检和健康咨询等多种健康管理服务形式或通过在健康管理服务机构指导下的健康自我管理，对健康状态进行动态监测，并保证健康管理服务机构和管理对象之间健康相关信息及疾病相关信息的及时、有效沟通，做到全面掌握健康状况，及时干预健康危险因素和控制疾病进展。

（3）干预效果评价：健康管理的健康监测、风险评估和健康干预是一个周而复始的动态连续过程，上一个周期的健康管理过程中的干预措施及健康指导计划的实际效果如何，可以通过健康监测的相关数据来验证，使健康指导计划不断得到改善。

（4）专项健康管理和疾病管理服务的健康监测：健康监测也可用于专项健康管理和疾病管理服务，与常规健康监测有所不同的是监测对象是特殊群体或病人群体，监测指标依据专项内容或特定疾病的特点来设计，监测频率和形式也应根据管理需要决定。除了健康管理机构提供的管理服务外，自我管理、群组管理和管理手册也是有益的健康监测和健康管理手段。

（二）群体健康监测

1. 群体监测的主要指标

（1）单一指标：群体健康测量的单一指标主要分为疾病统计指标和死亡统计指标。

1）疾病统计指标：发病率、患病率、病死率及其标化率等。

2）死亡统计指标：死亡率（包括用于不同特征人群或不同疾病的死亡专率、标化死亡率）、死因构成和死因顺位、平均预期寿命等。

（2）复合型健康评价指标：复合型健康评价指标包括潜在减寿年数（potential years of life lost，PYLL）、伤残调整生命年（disability adjusted life year，DALY）、健康期望寿命（active life expectancy，ALE）等。

（3）生命质量：生命质量（quality of life，QOL）是指个人处于自己的生存环境中，对本身生存的一种自我感受，涉及人们在生存中的文化和价值体系所反映出与其生存目的、期望、标准及其关注的关系，强调的是个体对生存的幸福感和满足感。生命质量包括两个中心内容①生命质量是一个多维的概念，包括身体功能、心理功能、社会功能等广泛领域；②生命质量评价必须包括主观的评价指标（主观体验），且由被测者自己评价。

生命质量广泛用于人群健康状况、癌症及其他慢性病、特殊人群生命质量测评等，为治疗方法或干预措施筛选、卫生资源分配的决策等提供依据。

2. 群体监测的内容

（1）疾病监测

1）传染病监测：传染病是由各种病原体引起的能在人与人、动物与动物或人与动物之间相互传播的一类疾病。传染病监测是疾病监测的起源，也是疾病监测最重要的内容。中国目前的法定报告传染病分为甲、乙、丙3类，共39种。此外，还包括国家卫生健康委员会决定列入乙类、丙类传染病管理的其他传染病和按照甲类管理开展应急监测报告的其他传染病。

传染病监测的主要内容包括：人口学资料；传染病发病和死亡及其分布；病原体型别、毒力、抗药性变异情况；人群免疫水平的测定；动物宿主和媒介昆虫种群分布及病原体携带状况；传播

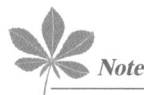

动力学及其影响因素的调查;防制措施效果的评价;疫情预测。

2)非传染病监测:随着疾病谱的改变,近年来许多国家疾病监测的范围已扩大到非传染病。其监测范围广、监测内容因目的而异。包括心脑血管疾病、恶性肿瘤、糖尿病、精神病、职业病、出生缺陷、伤害等。

非传染性疾病监测的主要内容包括:人口学资料;非传染病发病和死亡及其分布;人群生活方式和行为危险因素监测;地理、环境和社会人文(包括经济)因素的监测;饮食、营养因素的调查;基因型及遗传背景因素的监测;高危人群的确定;预防和干预措施效果的评价。

(2)行为危险因素监测:行为危险因素是指在疾病的发生和发展过程中,起着很大的作用的个人不健康行为。例如,吸烟,高脂、高盐和低蛋白质的饮食方式,缺少体力活动,以及缺乏防护措施(如不佩戴安全带)等,是发生慢性病、交通事故等的危险因素。

(3)其他健康相关监测:包括药品不良反应监测、环境监测、症状监测、学校卫生监测、生产环境监测、营养和食品安全监测、突发公共卫生事件监测和计划生育监测等。

三、社区健康监测的实施

(一)健康监测的技术与程序

1. 个体健康监测的技术与程序

(1)个体健康监测方式

1)主动监测:是指受检者对自身健康状况进行主动积极监测。包括自我测量(如血糖、血压等指标)、主动到健康管理中心或其他医疗机构、社区卫生服务中心(站)等进行检测,并将检测结果及时主动反馈到健康管理中心。

2)被动监测:指通过健康机构管理者对所管辖的受检者进行的测量与检测,收集监测指标及变化。

(2)个体健康监测主要方法

1)传统随访监测:根据随访路径与频率,随访人员利用传统随访方式,对被随访人员进行随访。随访方式包括上门、电话、短信平台、微信平台等。随访内容包括健康教育、定期健康监测、监测指标和生活方式改善等。

2)功能社区健康监测:功能社区是个体和群体结合的载体,有共同的文化和背景及可利用资源。以社区为背景进行健康监测,充分利用社区资源,便于对社区共同的健康危险因素进行综合干预。例如,"健康小屋"就是功能性社区医疗数字化健康监测的典型代表,是将信息系统与自助健康监测设备、网络技术进行整合为一体的健康管理服务系统,具有普遍性、规范性、专业性、公益性和便民性原则。服务内容主要有动态电子健康档案、远程监测、健康评估和健康干预,居民可以通过自我健康监测和管理来达到保持健康、疾病治疗与康复的目的。实现发现问题、及时指导和实时追踪的主要功能。

3)居家健康监测:是以人体生理与医学参数采集及分析为切入点,面向家庭开展远程医疗服务。居家健康监测系统包括:智能家居健康监测服务器、健康监护中心工作站、微功率无线便携式多参数监护仪、非接触床垫式心电呼吸监测仪、微功率无线呼吸报警器、多功能有线/无线通讯转化数据通等。系统特点:实时动态监测心电、血氧、血压、呼吸、心率、脉搏等生理数据;异常生理参数自动报警;设计紧急呼救点、具有信息存储、回放及报告打印功能;可按设置要求,向使用者或家属发送监测报警信息;可为使用者提供定时测量计划,提高健康测量效果。服务内容包括健康信息采集、健康评估、健康咨询、紧急医疗救助。

4)互联网的慢性病监测系统:基于互联网的各类慢性病监测系统由病例管理软件、临床信息系统、网络为基础的宣教资料、数据安全设备、网络设备及远程医疗组成。主要功能为医生与患者通过电话网络进行同步视频咨询,将指尖血糖及血压水平等慢性病监测指标通过网络传送给医生，医生可随时从网络得到临床数据。同时患者可通过网络得到疾病治疗的相关意见。这样便于医生及时了解健康干预效果，决定继续执行原定健康干预方案还是及时修订健康方案，如网络血糖监测系统等。

（3）常见健康监测技术

1）常见健康监测技术分类：常见健康监测技术可分为间断性健康监测技术和持续性健康测量技术。间断性健康监测是指健康监测指标单次测量或检测，测量数据不连续，不利于动态健康数据库管理与建设，也不利于健康管理效果评价。间断性健康监测的适宜技术主要为传统的家用测量设备；持续性健康监测是指健康监测指标连续动态测量或检测，具有健康监测的时效性、连续性和便捷性，可连续观察监测指标的动态变化趋势或走向，有利于健康管理效果评价。持续性健康监测适宜技术主要为移动健康监测，包括健康监测 APP，可穿戴式健康监测终端，如智能化手环、手表等连接电子秤、血压计、血糖仪等终端设备。

2）常见健康测量技术：①传统健康监测技术。包含传统测量设备和移动体检车。传统测量设备一般采用简单的电子电路来转换测量数据，用直观的直读模式显示或读出测试数据，数据存储和处理功能较弱，无智能化评估功能，如便携式电子血压计、体重秤、血糖仪等。移动体检车又称流动体检车，是为医疗行业设计的可以满足常规体检、应急医疗救援等功能的车辆。一般采用大客车盘底改装。移动体检车可以实现问卷采集、躯体数据（身高、体重、血压等）采集、影像学资料（数字摄影、超声等）采集、血生化数据（血脂、血尿酸等）采集及数据储存等功能。②基于物流网健康监测。包括可穿戴式健康监测系统（wearable health monitoring system，WHMS）、移动 APP 和微信网络平台。可穿戴式健康监测系统技术是指穿戴或佩戴在人体上，能长时间动态监测人的生理、物理和环境信息的生物医学监测装置。利用穿戴生物传感器采集人体运动和生理参数，在不影响人的正常活动情况下，实现对人体非介入、连续无创的人的身体状况近距和远程监测。移动医疗 APP 是基于移动终端的医疗类应用软件，其特点为精确、准时、互动性强、可信度高。目前移动 APP 应用繁多，主要有医药产品电商应用、满足专业人士了解专业信息和查询医学参考资料应用、预约挂号及导医、咨询和点评服务平台及细分功能产品。微信网络平台能实时捕获解析健康信息、图文音像并茂，具有速度快、个性化强的特点。方便使用者在线分享、交流健康心得体会。

2. 群体健康监测的技术与程序 开展健康监测首先需建立监测组织和监测系统，在此基础上，有组织、有计划地进行资料收集、分析和解释，并进行信息反馈和信息利用。

（1）建立监测组织和监测系统：监测组织是负责设计、制订、管理和评估全球或国家疾病监测系统的专门机构。中国疾病预防控制中心是负责管理全国疾病监测系统的机构。

监测系统是在监测组织机构管理下的有组织、有计划地执行监测工作的操作系统。疾病监测系统可以分为 4 种。

1）以人群为基础的监测系统：此类系统以人群为对象开展工作。例如，我国的法定传染病报告系统、疾病监测点监测系统。法定传染病报告系统是在传染病防治法的保障下，从宏观上监测主要传染病病种的动态变化，是我国最基本、最重要的传染病监测系统。

2）以医院为基础的监测系统：此类系统以医院为现场开展工作，例如，我国的医院感染监测系统、出生缺陷监测系统、性传播疾病监测系统。

3）以实验室为基础的监测系统：此类系统主要利用实验室方法对病原体或其他致病因素开展监测，例如，我国的流行性感冒监测系统，不但开展常规的流感病毒分离工作，还有信息上报、流通和反馈制度。

4）以高危人群为对象的哨点监测系统：如我国的艾滋病哨点监测系统，是根据流行特点由设在全国各地的上千个监测哨点对高危人群进行定点、定时、定量的艾滋病抗体检测，由此可以大致了解我国艾滋病的感染状况和变化趋势。

（2）健康监测的基本过程：健康监测的工作过程包括以下4个基本环节：

1）收集资料：根据监测的特定目标来收集资料，保证资料的完整性、代表性、准确性、及时性。资料包括①人口学资料；②疾病发病或死亡登记资料；③实验室检测资料（如血清抗体测定、水质检验、空气质量检测等）；④危险因素调查资料（如吸烟、酗酒、高盐饮食、职业暴露等）；⑤各种干预措施记录资料（如疫苗发放、食盐加碘、戒烟、运动等）；⑥专题调查报告（如暴发调查、个案调查、漏报调查等）；⑦其他有关资料（如社会学、生物学、地理学、气象学等）。

2）分析资料：分析资料是对收集到的监测资料进行加工整理、分析和结果解释，使其成为有价值信息的过程，主要步骤为：①资料核实。资料分析前需了解资料来源和收集方法，将收集到的原始资料认真核对、整理，同时剔除错误资料或无法补救的不完整的资料，保证资料的真实性、完整性。②整理资料。对资料进行必要的归纳、分类，为下一步的统计分析作好准备。③资料分析。采用合理的统计学方法进行数据分析，计算相关指标并进行比较分析。④结果解释。解释资料分析结果的意义及内涵，从而得到健康监测结论。

3）反馈信息：监测系统应及时将资料分析结果与解释反馈给所有应该了解健康监测信息的单位和个人。信息反馈分为纵向反馈和横向反馈，纵向反馈包括向上反馈给上级卫生行政部门及领导，向下反馈给下级监测机构及工作人员；横向反馈包括反馈给有关的医疗卫生机构、科研单位，社区，专家及居民。信息反馈形式可以是定期以公报形式发放，也可以采用电话、互联网形式反馈。

4）利用信息：制定公共卫生策略和措施，预防和控制疾病或健康问题发生和发展是疾病监测的最终目的。因此，应充分利用监测获得的信息及分析结果，可以了解健康问题的分布特征、确定主要健康问题、预测疾病或健康问题的发生发展和流行、为制定预防控制疾病的策略和措施提供依据、评价干预效果。

（二）健康监测的方法

1. 常规报告与哨点监测

（1）常规报告（regular report）：指国家和地方的常规报告系统。如我国的法定传染病报告系统，由法定报告人上报传染病病例。由于其要求报告的病种多，报告的范围覆盖面广，因此作为一种很普遍的监测技术，能够获得一些重要的、有价值的信息，但是要注意控制漏报率，提高监测质量。

（2）哨点监测（sentinel surveillance）：是指为了达到特定目的，在经过选择一定地域范围的人群中设立哨点，在特定时间内，用标准、统一的方法开展的监测。它具有耗费低、效率高、报告质量有保证的特点。如果哨点布局合理，则能较好地解决代表性问题。如我国的艾滋病哨点监测系统是根据艾滋病的流行特点对高危人群进行定点、定时、定量的 HIV 抗体检测和行为监测，可以大致了解我国艾滋病的感染状况和变化趋势。

2. 被动监测与主动监测

（1）被动监测（passive surveillance）：是指由下级单位常规上报监测资料和数据，而上级单位被动接受的一种监测方法。各国常规法定传染病报告属于被动监测的范畴。

（2）主动监测（active surveillance）：是指根据某些特殊需要，由上级单位组织进行专题调查或要求下级单位严格按照规定收集资料的监测。如传染病漏报调查，可以评估各下级单位法定传染病报告质量，并对报告的传染病数据和资料进行校正。

3. 病例为基础的监测与事件为基础的监测

（1）病例为基础的监测（case-based surveillance）：是指监测目标疾病的发病和死亡情况，收集每一例病例的信息。如严重急性呼吸综合征（severe acute respiratory syndrome，SARS）监测。

（2）事件为基础的监测（event-based surveillance）：就指收集与疾病有关事件的信息，对疾病进行监测。如突发公共卫生事件监测。

（三）监测系统的评价

为了提高健康监测系统的质量，完善监测体系，充分利用监测获得的数据资料信息及分析结果，达到监测目的，需对疾病监测系统进行评价。常用的评价监测系统的指标如下：

1. **敏感性**　是指监测系统识别健康问题的能力。它主要包括两个方面：①监测系统报告的病例占实际病例的比例；②监测系统判断疾病或其他健康事件暴发或流行的能力。

2. **及时性**　是指监测系统从发现健康问题到将信息反馈给有关部门的时间。它反映了监测系统的信息反馈速度。在急性传染病监测中这个指标尤其重要，因为能否及时了解急性传染病的数据资料信息并进行干预，决定了疫情控制效果。

3. **代表性**　是指监测系统发现的健康问题在多大程度上能够代表目标人群的实际情况。通过对监测点收集的数据特征与该病的流行特征进行比较分析，对监测系统的代表性进行评价。缺乏代表性的监测资料可能导致决策失误和资源浪费。

4. **简便性**　是指监测系统的收集资料、监测方法和系统运作程序简便易行的程度。包括监测目的的可实现程度、病例定义的判定难易度及可操作性、数据收集的数量、种类和方法、数据管理、分析反馈、系统的维护及人员培训等方面的简便性评价。

5. **灵活性**　是指监测系统能针对新的健康问题进行及时的改变或调整的能力。主要包括病例定义是否能根据不同的监测目的进行修改、是否可以调整或增加监测数据的种类和数量、改变数据收集的来源和方法等。

6. **可接受性**　是指监测系统参与者对监测工作的参与意愿。通过参与者能否及时、持续提供完整准确的资料来评价。

7. **阳性预测值**　是指监测系统报告的病例中真正的病例所占的比例。阳性预测值低时，假阳性高，对假阳性结果进行进一步调查或干预，不能得到较好收益，会造成人力、物力、时间等资源浪费。

四、社区健康监测的个性化套餐设置

社区健康监测项目，是以资料收集 - 风险评估 - 随访与干预 - 效果评价为主线，通过健康监测评估与物联网技术，对疾病及危险因素监测与管理。

（一）监测系统

1. 传染病监测系统

（1）网络直报系统：网络直报系统是指由医疗卫生机构和基于互联网虚拟专用网络（virtual private network，VPN）系统等组成的对疾病监测个案信息物理上集中、逻辑上分级管理，实时地进行信息收集、审核、储存、加工、维护和使用的信息系统。传染病网络直报是综合利用计算机技术、网络技术和通信技术，构建一个信息平台，实现了传染病个案从基层到国家的实时报告、动态监测和实时统计，提高了传染病报告的及时性和准确性。能动态监测各地疫情发生、发展情况，并对监测的结果实行个案化管理与分析，从全局出发辅助防制决策，利用监测信息制定防制措施，帮助疾病预防控制机构实现疾病控制目标。

（2）症状监测系统：症状监测系统可以主动监测公共卫生事件的萌芽状态，为采取有效的防制措施提供依据。目前主要应用于公共危机应对（如生物恐怖事件早期发现、自然灾害和传染病应急监测）、早期探测新发传染病、掌握疾病发病水平与流行趋势，以及大型政治集会、体育活动和节日庆典等大规模人群聚集活动的公共卫生保障。我国症状监测包括：流感样病例监测系统、不明原因肺炎监测系统、发热出疹性疾病监测系统和感染性腹泻监测系统。

2. 慢性病监测系统

社区慢性病健康监测分为以下四个流程：

（1）建立健康档案：个人健康档案的建立应该符合卫生行政主管部门的规范要求，应包括个人基本信息、个人健康信息，疾病家族史（如有可能包含个人或家族的疾病基因组和疾病易感性

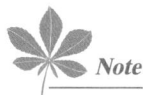

信息)、个人疾病相关信息(就诊、检查、诊断等)、生活方式(膳食、运动、饮酒、吸烟等)等内容。

(2)动态健康监测:通过健康体检和健康咨询等多种健康管理服务形式或通过在健康服务机构指导下的健康自我管理,对健康状态进行动态监测,并保证健康管理服务机构和管理对象之间健康相关信息及疾病相关信息的及时、有效沟通;做到全面掌握健康状况,及时干预健康危险因素和控制疾病进展。

(3)干预效果评价:健康管理的健康监测、风险评估和健康干预是一个周而复始的动态连续过程,上一个周期的健康管理过程中的干预措施及健康指导计划的实际效果如何,可以通过健康监测的相关数据来验证,使健康指导计划不断得到改善。

(4)专项健康管理和疾病管理服务的健康监测:健康监测也可用于专项健康管理和疾病管理服务,与常规健康监测有一点不同的是监测对象是特殊群体或病人群体,监测指标依据专项内容或特定疾病的特点来设计,监测频率和形式也应根据管理需要决定。除了健康管理机构提供的管理服务外,自我管理、群组管理和管理手册也是有益的健康监测和健康管理手段。

3. 其他监测系统　全国疾病监测系统死因监测是通过连续、系统地收集人群死亡资料进行综合分析、研究死亡水平、死亡原因及其变化趋势,为医学、人口学、社会学开展相关研究提供基础资料,为政府相关部门决策提供科学依据;伤害监测是指持续、系统收集分析、解释和发布相关信息,通过阐明伤害类型、分布特征和趋势,为制订和评估伤害干预策略和措施提供依据。

(二)社区健康监测个性化套餐设置

以慢性病中的高血压监测为例,说明社区慢性病监测及管理过程。

1. 高血压患者随访路径(表4-1)

表4-1　高血压病分级健康管理随访路径

管理对象分类		高血压病低危和中危	高血压病高危和极高危
管理级别		二级	三级
血压监测频率	血压不达标或不稳定	2周1次	1周1次
	血压达标稳定后	2个月1次	1个月1次
追踪筛查项目	心血管专科医师咨询	3个月1次	2个月1次
	随访(电话或上门随访)	2个月1次	1个月1次
	治疗性生活方式干预	2个月1次	1个月1次
	体重、腰围	2个月1次	1个月1次
	血糖、血脂、血肌酐	半年1次 (异常者3个月1次)	半年1次 (异常者3个月2次)
治疗原则		生活方式干预和/或药物治疗	生活方式干预和药物治疗,必要时选择多药物联合降压

根据《中国高血压防治指南(2018年修订版)》要求,应将高血压防治纳入地方医疗系统并制定相应政策,包括监督考核制度、资源分配和人事安排方案;社区高血压防治应采取"全人群"和"高危人群"相结合策略;高血压需要终生管理,有条件的地方应采取现代信息技术(互联网及电子数字技术)辅助疾病管理及专家咨询。

2. 高血压患者随访主要内容

(1)建立高血压分级管理随访信息档案:采用统一调查表,采集高血压患者个人基本信息、生活方式及高血压相关情况,建立信息化电子信息档案。

(2)设立健康管理顾问:健康管理顾问负责对高血压患者的生活方式教育、监督与随访、核实用药情况、随时掌握动态追踪干预过程中出现的问题及影响因素,并及时解决或与相关医疗机构联系。

（3）高血压危险分级和健康管理分级：以《中国高血压防治指南》为依据，将高血压患者进行危险因素分层，高血压前期纳入第一级管理，低危和中危患者纳入二级管理，高危和极高危患者纳入三级管理。

（4）制定个性化健康管理方案：根据高血压患者级别管理与当前体检档案，对管理对象制定详尽的个性化健康管理方案，内容包括行为生活方式改变和药物治疗等医疗建议，以一年为周期，在管理周期末依据评估指标进行综合评定，决定下一个管理周期的管理级别并进行规范化管理。

（5）治疗性生活方式干预：依据《中国高血压防治指南》，采用治疗性生活方式干预，干预内容包括减少钠盐摄入、增加钾摄入、合理膳食、规律运动、控制体重、戒烟限酒、减轻精神压力保持心理平衡等。干预方式主要有心血管专家的健康咨询、健康指导与随访、高血压病专题知识讲座、健康沙龙、高血压俱乐部等。

（6）药物干预：对确诊高血压且需药物治疗者，应根据血压水平和心血管风险及人群类型和合并症，进行个体化药物治疗。

（7）随访记录：随访记录的系统性、连续性、完整性、动态性和可扩展性决定了慢性病管理中信息收集的质量。随访记录方式可采用人工或信息系统记录。随访记录内容主要包括：

1）人员基本信息：包括患者和随访人员的基本信息。

2）操作信息：随访类别、频率和方式。

3）监测信息：血压、体重、肾功能、尿蛋白等监测指标，生活方式改变、药物治疗情况、医疗机构门诊住院治疗等。

4）效果评价及方案调整等。

第二节　社区健康筛查技能

疾病的发生、发展、致残甚至致死是疾病危险因素长期作用于机体的结果。根据疾病的自然史，疾病大致可分为易感期、临床前期、临床期和结局（残疾或死亡）4 个阶段。疾病在临床前期可能出现一些可以识别的异常特征，如肿瘤的早期标识物、血糖升高、血脂升高、血压升高等，如果在疾病的早期或无症状期通过一些检测手段将其检测出来，并对异常结果或可疑异常结果的筛检对象采取进一步的措施来终止或在一定程度上减缓疾病的发展，即为疾病的筛检筛查（disease screening），筛检属第二级预防范畴。

一、社区健康筛查的基本概念

（一）筛检的概念

筛检（screening）是运用快速、简便的检验、检查或其他措施在健康人群中将那些可能有病或有缺陷但表面健康的人同那些真正无病的人区别开来。筛检所用的各种手段和方法称为筛检试验，包括常规体格检查、问卷调查、物理学检查、实验室检验和分子标志物检测等（图4-1）。

诊断试验（diagnostic test）是指医务人员通过详尽的检查及调查等方法收集信息，经过整理加工后对患者病情的基本认识和判断，诊断是把病人与可疑有病但实际无病者区别开来。用于诊断的各种检查方法称为诊断试验（diagnostic test），包括病史、体检所获得的临床资料、实验室检查、影像学检查和病理学检查等公认的诊断方法。诊断时利用这些资料和技术标准对检查对象患病和未患病作出确切结论。筛检和诊断是有区别的，是疾病防制过程的不同环节。筛检是在无症状的"健康"人群中将表面健康的临床前期病人同真正无病的人区别开来。对于筛检结果阳性即"有病"的人，需进一步诊断来确诊。诊断一般是对临床期的可疑患者（当然也包括筛检阳性的对象）进行检查，目的是为了疾病确诊。筛检与诊断试验的区别见表4-2。

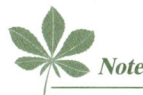

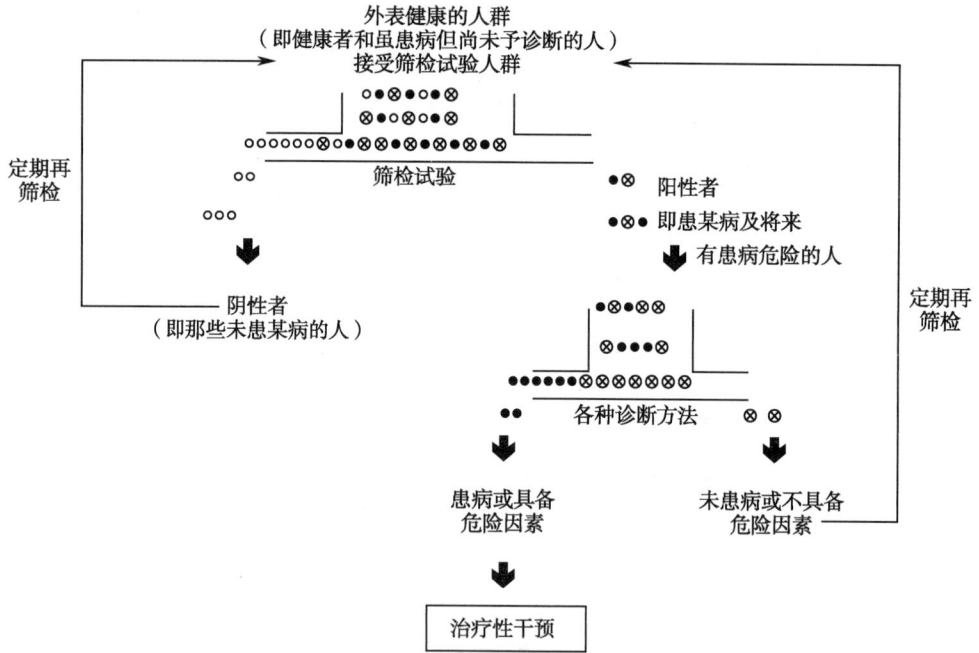

图 4-1　筛查试验流程图

表 4-2　筛检试验和诊断试验的比较

项目	筛检试验	诊断试验
目的	区别无症状的可疑病人、病人和无病者	区别病人和实际无病的可疑病人
对象	无症状的健康人、病人、可疑病人	病人和可疑病人
要求	快速、简便、灵敏度高	准确、灵敏度和特异度高
费用	通常是简便、廉价的方法	一般是价格较高的方法
处理	结果阳性者需进一步诊断试验以确诊	诊断试验阳性者需进一步观察和治疗

（二）筛检的分类

1. 根据筛检内容分

（1）危险因素筛检：筛检已有科学证据确认的生物学方面的危险因素，如异常的血脂和血压水平，从而起到干预和治疗疾病的作用。

（2）疾病筛检：直接把疾病筛检出来，随后采取有效的治疗，从而在典型临床症状表现之前就治愈或预防疾病的最终出现。

2. 根据筛检的对象范围分

（1）整群筛检（mass screening）：指用一定的筛检方法对一定范围的人群进行筛检，找出其中可疑患某病的人，然后对其进一步进行诊断及治疗。

（2）目标筛检（targeted screening）：对有某种暴露的人群或高危人群等进行定期健康检查，以早期发现病人，及时给予治疗。

3. 根据所用的筛检项目数量分

（1）单项筛检（single screening）：指用一种筛检试验筛检一种疾病。

（2）多项筛选（multiple screening）：在筛检中同时应用多种方法进行筛检，可以同时筛检多种疾病。

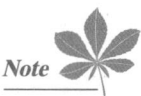

（三）筛查和诊断的目的

1. 筛检的目的

（1）发现和识别高危个体：筛检可发现高危个体，以便实施相应的干预，阻断疾病发生，降低人群的发病率，实现疾病的一级预防。

（2）早期发现可疑患者：通过筛检可早期发现可疑患者，做到早诊断、早治疗，提高治愈率，实现疾病的二级预防。

对高危个体和早期患者采取有效的一级预防和二级预防措施，有较好的健康效益和社会经济效益。

2. 诊断的目的 诊断的主要目的是确认可疑患者是否真正患病，是对患者病情做出及时、正确的判断。诊断对指导治疗有决定性意义。及时正确的临床诊断，是有针对性地选择治疗与预防措施的前提。

（四）筛检试验和诊断试验的评价

在社区健康管理的疾病筛查的目的是发现与识别高危个体、早期发现与诊断患者，以便采取相应一级预防与二级预防措施，以延缓疾病的发生或发展，改善预后。因此对筛查效果的评价可从生物学效果和社会经济学效益等方面进行评价，其主要内容有筛检试验和诊断试验的真实性、可靠性、收益、检出患者的预后、卫生经济学评价等。

1. 确定金标准 金标准（gold standard）也称标准诊断，是指目前被公认的最可靠、最权威的、可以反映有病或无病实际情况的诊断方法。常用的"金标准"有活检、肿瘤的病理学检查、外科手术证实、特殊影像诊断、微生物培养以及临床长期随访的结果等。

2. 整理分析资料 由金标准确定病例组与非病例组，金标准与诊断试验的检测结果的比较通常用四格表（表4-3）加以说明。

表4-3 诊断试验检测结果与金标准诊断结果的关系

诊断试验	"金标准"		合计
	患某病	非患某病	
阳性	a 真阳性	b 假阳性	a+b
阴性	c 假阴性	d 真阴性	c+d
合计	a+c	b+d	N

3. 真实性评价 真实性又称为有效性、效度、准确性，是指筛检或诊断试验所获得的测量值与实际值的符合程度。实际值往往用"金标准"的结果表示。评价诊断试验真实性的指标包括灵敏度（sensitivity，Se）、特异度（specificity，Sp）、漏诊率、误诊率及正确诊断指数等。

4. 可靠性评价 可靠性又称信度、精确性、可重复性和稳定性。可靠性是指在相同条件下，筛检或诊断试验对同一研究对象重复检测获得相同结果的稳定程度。评价可靠性的指标包括变异系数和符合率。

5. 收益 收益也称收获量，指经筛查后能使多少原来未发现的患者得到诊断和治疗。主要包括预测值的估算、诊断出的新病例及其预后状况、卫生经济学的评价等。

（1）预测值：预测值（predictive value，PV）是指用试验结果来估计受检对象实际患病与不患病可能性大小的指标。根据试验的阳性和阴性结果，预测值也可分为阳性预测值和阴性预测值。

（2）检出新病例数/高危个体数：为了提高收益，应尽可能多地从人群中发现无症状的患者/高危个体数。通过在高危人群中开展选择性筛查和选用高灵敏度的试验，或选用并联试验，可尽可能发现患者/高危个体。

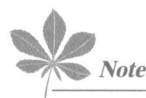

（3）生物学效果（预后）的评价

通过比较分析筛查与未筛查人群的发病率、病死率和生存率，对筛查的生物学效果进行评价。

（4）卫生经济学效果的评价

1）成本效益分析：指分析试验投入的费用与获得的经济效益的比值。投入的费用和经济效益均以货币单位衡量。

2）成本效果分析：指分析试验投入的费用与获得的生物学效果。通常可估计每个病例的平均筛查成本（直接与间接成本），及在健康改善方面所取得的效果（如健康指标的改善和生存期的延长等），并以此计算成本效果的比率（即每延长一年生存期所消耗的成本）。

3）成本效用分析：指分析实施筛查计划投入的费用与获得的生命质量的改善。

二、社区健康筛查的主要项目

（一）确定社区健康筛查主要项目的依据

对社区人群进行健康筛查的主要项目的确定，主要依据疾病方面/危险因素方面、筛查试验方面、医疗保健系统和伦理学方面的考虑而确定。

1. 疾病方面/危险因素方面

（1）所筛检的疾病或状态必须是严重的（即有较高的死亡率或发病率）。在患病率高的人群中筛检，可增加阳性预测值。

（2）对所筛检的疾病或状态的预防效果及其副作用有清楚的认识。

（3）对所筛检疾病或状态的自然史有比较清楚的了解，所筛检疾病应有可识别的早期临床症状或体征，且有足够长的领先时间。

（4）导致疾病发生的危险因素在人群中的流行情况和危险因素对疾病的影响大小来确定选择危险因素。危险因素在人群中的流行广且对疾病发生影响大的应优先考虑。然而，一个流行范围广但相对弱的危险因素，比一个相对强但流行范围小的危险因素更值得考虑。

2. 筛检试验方面

（1）筛检试验的灵敏度和特异度：提高筛检方法的灵敏度，可降低假阴性，提高筛检方法的特异度，可降低假阳性。

筛检方法的不同灵敏度和特异度将会带来一些不良的结果：①假阳性结果的后果。假阳性结果会对个人、医疗卫生系统产生影响，被错判为阳性的个体将承受很大心灵创伤；卫生系统要额外提供足够的设施和人力以确诊真正患有该疾病者；个人、单位或保险公司要为这些服务花费埋单等。②假阴性结果的后果。假阴性结果给受筛检者错误的安全感，且疾病有可能进展至无法治愈的阶段从而导致患者死亡，由此有可能引起医疗法律纠纷和不良的公众效应，对筛检计划造成负面影响。

（2）筛检方法的可接受性：筛检方法必须是快速、简便、廉价和安全，以避免在时间、人力和金钱方面的成本过高，便于为受检者所接受，同时也不能给受检者带来任何的伤害，如筛检方法能否迅速实施、筛检费用对受筛检者而言是否能够接受等。

3. 医疗保健系统方面

（1）对筛检阳性者能实行有效地追踪，以确定是否患病。即使随后的诊断试验可能花费更多的经费、时间，并可能造成创伤等风险。对于某些筛检项目，人力和经费大多数花费在随访阶段，而不是开始的筛检阶段。

（2）在开展一项特殊疾病的筛检计划前，患病者应该已经得到有效治疗。若因为资源有限，让已有疾病症状者不接受治疗，而仍在表面上健康的人群中筛检同一疾病，这不符合伦理学，也不符合成本-效益原则。

（3）必须治疗筛检和诊断过程中发现的疑难病症者，否则筛检过程不符合伦理学原则，亦无医学意义。

（4）干预措施应该易于被筛检人群接受。

（5）应该明确定义筛检的目标人群。

（6）应该清楚如何使筛检结果成为受检者常用医疗保健场所的医学记录。

4. 伦理学问题

（1）不论是医疗实践还是医学研究，筛检对受检者的影响均具有不确定性，受检者都可能面临一定程度的风险。因此在实施时，必须遵守尊重个人意愿、有益无害、公正等一般伦理学原则。

（2）筛检的宗旨是给受检者带来好处，但作为筛检计划的受检者，有权利对将要参与的计划所涉及的问题"知情"。受检者应知晓足够的信息，理解参与这项计划的利益与风险，并据此作出理性的选择，自主决定是否同意参加筛检。

（3）有益无害原则在筛检实施的标准中有明确体现。如筛检试验必须安全可靠，无创伤性、易于被群众接受，不会给被检者带来身体和精神上的伤害。对筛检试验阳性者，有进一步的诊断、治疗的方法，不会给他们带来不必要的心理负担，对健康产生负面影响。筛检获得的是受检者个人的健康资料，个人的隐私权应受到尊重。除非得到本人允许，不得向外泄露。

（4）个体的预期寿命是否长于无症状患者早期筛检的获益时间？如一位超过75岁的老年男性用前列腺癌前列腺特异性抗原（prostate-specific antigen，PSA）筛检前列腺癌，但这位无症状老年男性在无症状前列腺癌发展到致命性阶段前可能就死于其他原因了，因此告诉一个更有可能死于其他原因的老年男性他还有一个小前列腺癌病灶是不合乎伦理的。

（5）公正原则要求公平、合理地对待每一个社会成员。如果筛检的价值和安全性已确定，并将用于医疗实践，给群众带来益处时，无论受检者的年龄、性别、职务、经济地位及与医务人员的关系如何，均应受到平等的对待。

（二）社区健康筛查的主要项目

社区健康筛查的项目除了上述四个重点考虑的要素外，还需考虑社区人群的基本情况、循证的支持等。美国预防医学工作组（U.S. Preventive Services Task Force，USPSTF）定期发布总结报告（《XXXX年临床预防服务指南》）。USPSTF根据项目实施获得利益与危害给出四个等级："A"级或"B"级为推荐的项目，是指USPSTF认为该项目的潜在利益大于潜在危害；"C"级指可根据个人情况向选定的患者提供服务。但对于大多数没有症状或体征的人来说该项目可能只有很小的益处；"D"级是不建议的项目，是危害大于益处的项目。表4-4列举了美国临床预防服务工作组推荐（等级：A和B）的主要疾病筛检项目。

表4-4 美国临床预防服务工作组推荐（等级：A和B）的主要疾病筛检项目

项目	对象	说明
肿瘤		
乳腺癌筛检	成年女性	50～74岁的妇女进行每两年一次的乳房摄影筛检
乳腺癌和卵巢癌的敏感性及遗传风险评估，BRCA突变检测	成年女性	推荐如果家族史中存在BRCA1或BRCA2基因突变高危风险的妇女可进行BRCA基因遗传咨询和评估测试
子宫颈癌筛检	成年女性	21～65岁性活跃的女性
大肠癌筛检	成年男女性	50～75岁的成人使用粪便潜血试验，乙状结肠镜或结肠镜检查

项目	对象	说明
心血管疾病		
高血压的筛检	成年男女性	
成人血脂异常的筛检	成年男女性	有冠状动脉性心脏疾病的患病风险的 20～35 岁的男性和 20 岁以上女性；所有 35 岁以上的男性，以及有冠心病风险增加的 45 岁以上女性
腹主动脉瘤的筛检	成年男性	对于 65～75 岁曾经吸烟的男性进行一次超声筛检
代谢和营养异常		
成年肥胖的筛检	成年男女性	对于成年人肥胖进行强化咨询和行为干预以促进持续减肥
儿童和青少年肥胖的筛检	儿童	筛检 6 岁及以上肥胖的儿童，为他们提供或转介他们进行全面强化的行为干预，促进体重状况的改善
成人 2 型糖尿病的筛查	成年男女性	无症状的血压持续大于 135/80mmHg 的成年人
先天性甲状腺功能低下的筛检	新生儿	
缺铁性贫血的筛检	孕妇	在无症状的孕妇例行检查
感染性疾病		
成人无症状性菌尿的筛检	孕妇	孕妇在妊娠 12～16 周，或在第一次产前检查
衣原体感染的筛检	成年女性，孕妇	24 岁及以下年轻的性行为活跃的女性和无症状有感染高危风险的女性。无症状的 24 岁及以下年轻的孕妇以及其他高危风险的个体
淋病的筛检	成年女性	性行为活跃的女性，包括 25 岁及以下年轻的孕妇，或有感染的风险的女性
乙型肝炎病毒感染的筛检	孕妇	第一次产前检查的孕妇
HIV 的筛检	成年男女性，孕妇，儿童	所有可能有艾滋病病毒感染风险的青少年和成人以及所有孕妇
梅毒感染的筛检	成年男女性，孕妇	高风险人群和孕妇
精神障碍		
抑郁症（成人）的筛检	成年男女性	
儿童和青少年重度抑郁症筛检	儿童	青少年（12～18 岁），如果有体系能确保可以有准确的诊断，心理治疗和随访
肌肉和骨骼系统疾病		
骨质疏松症的筛检	成年女性	65 岁及以上女性和超过 60 岁但有骨质疏松性骨折的风险增加的女性
听觉和视觉障碍		
新生儿听力筛检	新生儿	
5 岁以下儿童视力障碍的筛检	儿童	发现弱视、斜视等视力缺陷

续表

项目	对象	说明
围产期疾病		
苯丙酮尿症的筛检	新生儿	
RH(D)不兼容的筛检	孕妇	在第一次产检时进行血型和抗体检测。除非亲生父亲是 Rh(D)阴性,否则对于 Rh(D)阴性的妇女在妊娠24～28 周重复进行抗体检测
镰状细胞病的筛检	新生儿	

三、社区健康筛查的实施

（一）确定筛检的频率

对于被筛查者而言,如果筛检或诊断试验的结果是阴性,并不能高枕无忧,阴性结果可能是身体确实未患所筛检的疾病,也可能是该筛查的疾病还没有发展到可以检测到的程度,或是由于筛检的方法的灵敏度不够,未能发现已经存在的疾病,即筛检结果为假阴性(漏诊)。因此,在确定所要筛检的疾病/危险因素后,还要考虑筛检的频率。

1. 决定筛检频率的因素

（1）疾病的病理特点和进展速度:不同疾病病理特点不同,所处的病理时期有不同的进展速度。如肿瘤细胞从基因突变开始,演变成肿瘤细胞,再以几何速度发展成为可以用筛检手段发现的肿瘤,不同的病理时期其进展速度是不一样的,对应的不同时期的筛检频率也不相同。

（2）筛检试验的灵敏度:如果某一筛检方法的灵敏度高,一次筛检就把大部分的病例发现出来,而在第二次筛检时能发现第一次不能发现的病例就很少。这样,筛检的频率就可以根据疾病的病理发展的速度来决定,而不必考虑通过采取增加频次的方法把漏诊的病例发现出来。反之,如果筛检方法的灵敏度过低,则可能需要增加筛检的频次。

2. 确定筛检频率需注意的问题

（1）疾病的危险度在决定筛检频率的作用:疾病的危险度并不是决定筛检频率的因素,决定某一疾病筛检的频率是由筛检试验的灵敏度和疾病进展的速度决定的。如果疾病的进展速度与筛检的灵敏度不变的话,不管病人患病的危险度怎样,同样比例的病例都能被检出。所以不能因该疾病有更高的危险度而简单地建议增加筛检的频率。所以,危险度更多的是决定是否要做这项筛检,而不是筛查的频率。

（2）首次筛检和以后重复实施筛检频次:从社区人群健康管理角度观察,首次筛检发现的是累积了很多年的现患病例,筛检收益较大。但是间隔短时间的重复筛检发现的是从上次筛检后新出现的新发病例,因此第二次筛检发现的病例数较少。另外,一个人被筛检的次数越多,检查越频繁,越容易出现假阳性结果。专家不建议这些假阳性者高频次重复检查,从而引起受检者严重的经济负担和焦虑情绪。

太长的筛检间隔将增加重要疾病漏诊的危险,但筛检频率过高会增加产生假阳性结果和不必要工作的可能性,增加费用支出。

（3）主要疾病筛检的频率:根据受检对象特点、疾病/危险因素特征和筛检试验项目,社区主要疾病和危险因素的筛检频率的范围部分列举如下:①定期测量血压。建议 18 岁以上人群既往血压(收缩压/舒张压)<130/85mmHg 者,每 2 年测 1 次血压;在 130～139/85～89mmHg 之间者,每年测 1 次;≥140/90mmHg 并确诊为高血压者纳入规范化管理。其他原因就诊者应常规测血压。②称量体重。建议成年人每 2 年至少测量 1 次身高、体重和腰围。体重指数(body mass index,BMI)≥24 的超重者,应进行减肥。超重并且腰围≥90cm 的男性或腰围≥80cm 的女性,发

生相关并发症的危险性增加。③胆固醇测定。建议 35～65 岁的男性和 45～65 岁的女性每 3～5 年测定一次血胆固醇。④视敏度筛检。建议对 3～4 岁幼儿进行 1 次弱视和斜视检查，对 65 岁以上老年人进行青光眼筛检，具体筛检间隔由临床预防专业人员决定。⑤听力测试。定期询问和监测老年人听力以发现听力损害，具体筛检间隔由临床预防专业人员决定。⑥牙科检查。建议每年进行 1 次牙科检查和保洁，以减少牙病的发生。⑦子宫颈癌筛检。建议有性生活的妇女每 1～3 年进行 1 次宫颈脱落细胞涂片检查(Pap smear，又称巴氏涂片)，如果筛查结果正常，可以到 65 岁停止检查。⑧乳腺癌筛检。建议 40 岁以上妇女每年接受 1 次乳房临床物理检查；有条件时 50～75 岁妇女每 1～2 年进行 1 次乳腺钼靶摄影检查；若直系亲属中有绝经前患乳腺癌史，建议在 40 岁前应接受乳房临床物理检查。⑨结肠直肠癌筛检。建议所有 50 岁以上人群每年进行 1 次大便隐血试验或每 5 年 1 次乙状结肠镜检查。

（二）确定一次筛检所包括的项目

1. 一次筛检所包括的项目 要根据筛检对象的特点确定一次筛检包括的合适的项目，而不是一次筛检包括的项目越多越好。多项筛检产生较多的假阳性结果，从而使很多受检者花费更多的经费和更多时间进行后续检查。

2. 定期健康体检 定期健康检查取代年度全面体格检查已取得共识。年度全面体检是指每年一次为服务对象进行全面的身体健康检查，目的是早发现疾病进行早治疗。全面而没有目的性的检查，不仅会产生更多的假阳性，还增加受检者和社会的经济和精神负担。那些本不该体检但接受体检人无辜受到了一些由于体检带来的伤害，同时这些人也占用了其他应该接受体检的人的资源（包括费用和医务人员的时间等）。而定期健康检查就是按照确定疾病筛检项目和筛检频率的原则，根据筛检对象的性别和年龄，科学地制订出个性化疾病筛检方案，形成一个针对特定疾病应间隔多长时间检查一次的健康维护计划。

（三）筛检实施的基本原则与步骤

1. 筛检前准备

（1）遵循筛检原则：按照确定筛检的原则，根据筛检对象的实际情况，严格选定合适的筛检项目和筛检频率。

（2）检查准备：不同的检查项目对受检者有不同的要求，指导医生一是要核对所要开展检查的各个环节是否符合要求，二是要仔细告诉受检者按照检查的要求做好检查前的准备。

（3）筛检的不良作用：了解并向受检者介绍筛检可能带来的不良后果，包括心理和生理上的。

（4）了解筛检的目的：筛检可能使受检者产生一些顾虑或增加其对患某种疾病的焦虑感。要向受检者解释检查的目的与意义，最好发给受检者一些宣传资料供受检者阅读了解。

2. 筛检中注意事项

（1）检查方法：遵循筛检试验的规范，掌握该项检查技术的实施方法和要点。

（2）筛检方法的正确性和可靠性：对一种疾病可能有几种筛检的方法，得出的结果可能也不完全一致，选择真实性和可靠性高的筛检方法。掌握各种筛检方法的判断依据，并向受检者解释清楚。

3. 筛检后处理

（1）提供健康咨询：无论有无阳性筛检结果，均应向受检者提供第一级和第二级预防的健康咨询，提供相关预防疾病和复查的建议。

（2）筛检异常的处理原则：①专业判断并报告异常的筛检结果；②根据需要，选择进一步的检查，以排除筛检的假阳性结果或作鉴别诊断；③根据检查结果和相应的诊断，提供健康教育和治疗方案；④当遇到难以解决的问题时，提供转诊、专家咨询和会诊服务；⑤对确诊患者安排随访；⑥健康教育服务，提供筛查疾病的相关健康教育资料，使受检者了解异常筛检结果意义及处理原则，提供包括生物、心理和社会适应能力方面的全面咨询和支持（表4-5）。

表 4-5　成人常见筛查项目与频率

	年龄/岁	18~	25~	30~	35~	40~	45~	50~	55~	60~	65~	70~	75~
测试与检查	血压	每2年1次											
	身高体重	经常性测定											
	胆固醇				每5年1次								
	听力										经常性测定		
	乳房X线摄片							每1~2年1次（女性）					
	巴氏涂片	每1~3年1次（女性）											
	前列腺特殊抗体								每年1次（男性）				
	乙状结肠镜检查							每3~5年1次					
	大便隐血试验							每年1次					
	尿检										经常性测定		
	牙齿检查	每年1次											
	视力检查					每2~4年1次				每2年1次			
	乳房检查	每1~3年1次				每年1次（女性）							
	肿瘤检查	每3年1次				每年1次							
	甲状腺、口腔、皮肤、卵巢、睾丸、淋巴结、直肠（≥40岁）、前列腺（男≥50岁）												

四、社区健康筛查的个性化套餐设置

近年我国广泛开展了的社区健康筛查项目，以个体为单位的筛查和以疾病/健康危险因素为对象的群体筛查均取得较好的收益。

（一）社区健康筛查原则

1. 以健康为导向　制订个性化的健康筛查，其目的是及早发现疾病/健康危险因素，保护与促进个体健康。

2. 个性化原则　不同个体的遗传与生理特征、行为生活方式、经济水平等不尽相同。应针对不同特征的个体制订筛查计划。

3. 动态性原则　个体的健康状况不是静止的，是在不断变化的，生命的每个阶段的健康状况及可能罹患的疾病/健康危险因素是不一样的，因此个体筛查计划也应该是动态的，要根据健康危险因素和健康状态的变化进行相应的调整。

（二）社区健康筛查的个性化套餐设置

社区健康筛查是社区健康服务与管理的重要课题。随着我国医学发展和不断增长的居民健康需求，如何针对不同特征的筛查对象，通过有效的筛查技术方法与手段，防控疾病及健康危险因素，是社区健康服务与管理的紧迫任务。现仅以乳腺癌早期筛查流程为例，说明社区健康筛查的个性化套餐设置。

乳腺癌是女性常见的恶性肿瘤之一，在世界范围内发病率呈上升趋势，乳腺癌的早期发现早诊断对疾病治疗预后意义重大。乳腺癌筛查尤其是高危人群的乳腺癌筛查，是早发现、早诊断、早治疗乳腺癌的重要手段。

1. 乳腺癌的危险因素　乳腺癌的危险因素主要有：高MBI（modified Barthel index，改良巴氏指数）、乳腺癌良性疾病史、月经初潮过早、绝经过晚、生存压力过大、乳腺癌家族史和肿瘤家族史是我国女性乳腺癌危险因素；未生育或无活胎史，未哺乳或哺乳时间过短与乳腺癌发病危险

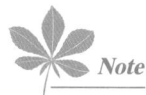

性增加有关。此外,有学者认为服用避孕药也可能增加乳腺癌发病危险性。

2. 乳腺癌筛查手段 临床乳腺检查、乳腺超声检查、乳腺钼靶 X 线检查、MRI。

3. 乳腺癌高危人群确定

(1) 有明显乳腺癌遗传易感性人群。

1) 具有血缘关系的亲属中有 BRCA1/BRCA2 基因突变的携带者。

2) 符合以下 1 个或多个条件的乳腺癌患者:①发病年龄≤45 岁;②发病年龄≤50 岁并且有 1 个及以上具有血缘关系的近亲也为发病年龄≤50 岁的乳腺癌患者,和 / 或 1 个及以上的近亲为任何年龄的卵巢上皮癌、输卵管癌、原发性腹膜癌患者;③单个个体患 2 个原发性乳腺癌,并且首次发病年龄≤50 岁;④发病年龄不限,同时 2 个或 2 个以上具有血缘关系的近亲患有任何发病年龄的乳腺癌和 / 或卵巢上皮癌、输卵管癌、原发性腹膜癌;⑤具有血缘关系的男性近亲患有乳腺癌;⑥合并有卵巢上皮癌、输卵管癌、原发性腹膜癌的既往史。

3) 卵巢上皮癌、输卵管癌、原发性腹膜癌患者。

4) 男性乳腺癌患者。

5) 具有以下家族史:①具有血缘关系的一级或二级亲属中符合以上任何条件;②具有血缘关系的三级亲属中有 2 个或 2 个以上乳腺癌患者(至少有 1 个发病年龄≤50 岁)和 / 或卵巢上皮癌、输卵管癌、原发性腹膜癌患者。

(2) 既往有乳腺导管或小叶中、重度不典型增生或小叶原位癌(lobular carcinoma in situ,LCIS)的患者。

(3) 既往行胸部放疗者。

4. 乳腺癌筛查流程

(1) 高危人群筛查:筛查年龄提前到 20 岁,推荐每年 1 次临床体检、超声和乳腺 X 线检查,和应用磁共振成像(magnetic resonance imaging,MRI)等影像检查。

(2) 一般人群筛查:① 20～39 岁女性,不推荐对该年龄段人群进行乳腺筛查;② 40～49 岁女性,适合机会性筛查,每年进行 1 次乳腺钼靶检查,结合临床体检,对致密型乳腺推荐与 B 超检查联合;③ 50～69 岁女性,适合机会性筛查和群体普查,每 1～2 年 1 次乳腺 X 线钼靶检查,结合临床体检,对致密型乳腺推荐与 B 超检查联合;④ 70 岁或以上女性,适合机会性筛查,每 2 年 1 次乳腺 X 线钼靶检查,结合临床体检,对致密型乳腺推荐与 B 超检查联合。

乳腺癌筛查流程详见图 4-2。

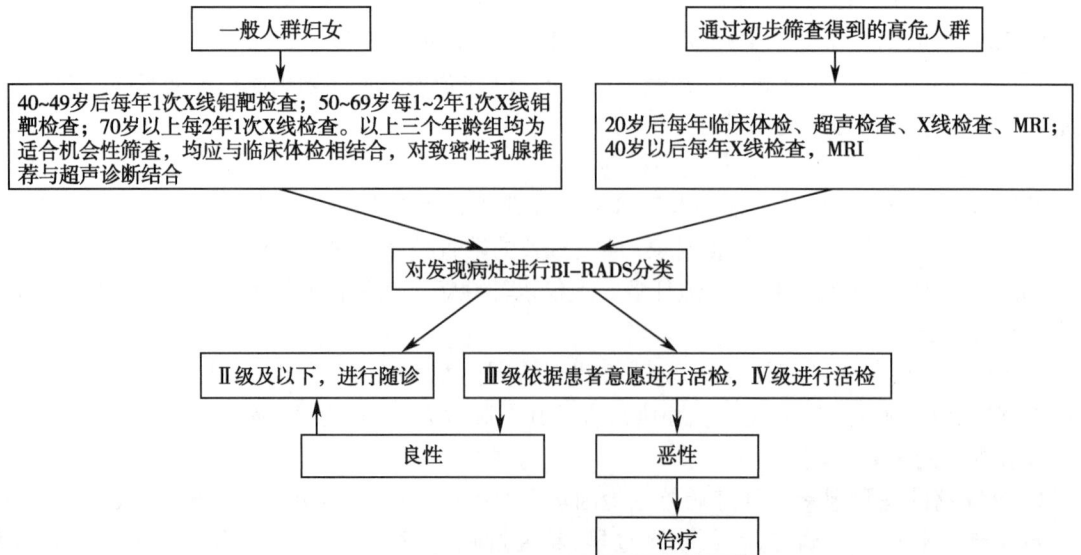

图 4-2 乳腺癌筛查流程图

思考题

1. 如何合理制订高血压病社区监测个性化套餐？
2. 如果筛检试验结果阳性，应给受检者什么建议？
3. 异常筛检结果的处理原则？

（陶太珍）

| 第五章 | 社区健康教育与健康促进技能

🍁 **本章要点**

1. **掌握** 社区健康教育与健康促进的含义及联系。
2. **熟悉** 社区健康教育与健康促进的任务及意义；社区健康教育与健康促进的基本内容；社区健康教育与健康促进的实施。
3. **了解** 社区健康教育与健康促进的主要技能。

社区健康教育与健康促进是社区卫生事业和社区卫生服务的重要组成部分，是健康教育与健康促进发展的重要策略之一。健康教育与健康促进工作只有真正落实到社区层次，才能针对各种目标人群，发挥促进居民身心健康的作用。而在实际工作中，合理运用沟通咨询、策划健康教育活动、制作与使用健康传播材料、举办健康教育讲座等环节中的相关技能，能够更加有效地开展社区健康教育与健康促进工作。

第一节　概　　述

一、社区健康教育与健康促进的含义及联系

（一）社区健康教育

社区健康教育（community health education）是指以社区为单位，以社区人群为对象，以促进社区健康为目标，有组织、有计划、有评价的健康教育活动与过程。其目的是发动和引导社区居民树立健康意识，关心自身、家庭、社区和社会的健康问题，积极参与社区健康教育与健康促进规划的制定和实施，养成良好的行为习惯和健康生活方式，以提高自我保健能力和群体健康水平，改善社区健康环境。

健康教育的着眼点是促进个人或群体改变不良的行为与生活方式。行为的改变以知识、信念、健康观的改变为基础，因此首先要使个体或群体掌握卫生保健知识，提高认知水平和技能，建立起追求健康的理念，并为此自觉自愿的而不是勉强的来改善自己的行为与生活方式。

世界各国的健康教育实践经验表明，行为改变是长期的复杂的过程，许多不良行为生活方式仅凭个人的主观愿望仍无法改变，要改变行为必须依赖于支持性的健康政策、环境、卫生服务等相关因素。单纯的健康教育理论在许多方面已无能为力，已经满足不了社会进步与健康发展的新需要，在这种情况下，健康促进开始迅速发展。

（二）社区健康促进

社区健康促进（community health promotion）是指通过健康教育和政策、法律法规、经济、组织等支持，改变个体和群体健康相关行为、生活方式和社会影响，降低本社区的发病率和死亡率，提高人民的健康素质、文明素质和生活质量。

社区健康促进是广泛协调和动员一切能促进健康相关行为和社区环境有益于健康改变的社

会支持系统的宏观战略。各级行政部门要采取行政措施，从组织、政策、制度、经济和法律等多方面对健康需求提供支持，不断完善社区卫生服务，并建立各有关部门参与的健康教育社会大联盟，各部门通力合作，为开展健康教育活动提供条件和支持，为群众创造健康的生活条件、工作条件等生活环境。

（三）健康教育与健康促进的联系

健康促进是一个综合的调动教育、社会、经济和政治的广泛力量，改善人群健康的活动过程，它不仅包括一些旨在直接增强个体和群体知识技能的健康教育活动，更包括那些直接改变社会、经济和环境条件的活动，以减少它们对个体和大众健康的不利影响。健康教育是健康促进的基础和先导，一方面健康教育在促进行为改变中起重要作用，另一方面健康教育对激发领导者拓展健康教育的政治意愿，促进群众的积极参与，促成健康促进的氛围的行为有着重要的作用。因此离开了健康教育，健康促进就会是无源之水，无本之木。同时，政府的承诺、政策、法律、组织等社会支持条件和社会、自然环境的改善对健康教育是强有力的支撑，而健康教育如不向健康促进发展，其作用就会受到极大限制。

二、社区健康教育与健康促进的任务

1. 通过开展各种形式的健康教育活动，普及卫生知识，提倡文明、健康、科学的生活方式，摒弃封建迷信和陈规陋习，提高社区居民的健康水平与文明素质。

2. 提高个人和群众对预防疾病和促进健康的责任感，促进个人和群体明智地选择有益于健康的行为，并为居民提供具体的行为指导和示范，帮助居民提高自我保健能力。

3. 促进全社会关心社区卫生和居民健康，创造有益于健康的社区环境。有效地倡导各级政府领导和有关部门，制定各项卫生政策，完善社区卫生服务，协调非卫生部门和社会组织支持和参与社区健康教育工作。

4. 加强社区行动，挖掘和利用社区资源，动员和组织社区居民参与社区健康规划及各项活动，增强居民解决自我健康问题的能力。

三、社区健康教育与健康促进的意义

1. **社区疾病预防控制干预的需要**　随着社会进步和经济的发展，人民生活水平发生了很大变化，疾病谱也随之发生了改变，单纯的生物医学模式在解决人民的健康问题上有时成效不大。目前老传染病继续存在，新发传染病突发，慢性病增多，健康问题单靠卫生部门难以奏效，只有发动全社会共同参与，以社区为基础，大力开展社区健康教育才能做好疾病预防控制工作。

2. **社区居民健康素质提高的需要**　目前我国居民基本卫生知识较为缺乏，自我保健意识淡薄，落后的生活习俗和不健康的生活方式还比较普遍，因病致贫、因病返贫、贫病交加的现象在很多社区存在，这与全面建设小康社会相适应的健康素质要求很不相称，迫切需要开展健康教育，引导居民崇尚科学、破除迷信，建立科学文明的生活方式，不断提高健康水平和卫生文明素质。

3. **社区卫生服务的需要**　随着老龄化程度的加深和城乡居民生活水平的提高，人们更加追求健康的生活质量。发展社区卫生服务是满足群众日益增长的健康需求，落实初级卫生保健各项任务的集中体现。社区健康教育贯穿于三级预防的始终，社区医生把健康教育和预防、治疗、保健和康复结合起来，让居民学习健康、保健、医疗、预防知识，提高自我保健、自我预防、自我护理的意识和技能，针对患者所患疾病的病因、康复、预防多方面问题进行针对性的健康教育，主要形式是健康咨询、疾病防治、行为指导等，使群众的大部分健康问题有效地在基层社区得到解决。

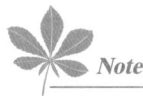

Note

四、社区健康教育与健康促进的基本内容

社区健康教育与健康促进的内容以健康观念、健康知识、健康行为的宣传教育为主，要求因地制宜，以人为本，以健康为中心，以家庭为重点，结合社区的自然环境、风土人情、文化背景、生活方式等特点，根据社区不同年龄、职业、文化程度的人群对卫生保健的需求，采取多种形式进行社区健康教育与健康促进活动。

（一）慢性非传染性疾病防治教育

慢性非传染性疾病如冠心病、脑血管病、癌症、糖尿病等，已成为我国城乡居民重要的致死、致残原因，严重威胁着人们的健康与生命。从世界各国预防与控制慢性非传染性疾病经验来看，最有效、最实用、最经济的方法是开展以慢性病危险因素控制为主的社区健康教育与健康促进工作。

在慢性非传染病防控中，健康教育的主要内容有：①普及慢性病防治知识，提高自我保健能力，包括引起疾病的主要病因、早期症状及表现，早期发现和早期治疗的意义，家庭用药及护理知识，心脑血管意外的家庭急救等。②增强从医行为，提高对社区卫生服务的利用。如积极参加健康教育，定期体检，疾病普查普治，遵医嘱坚持药物和非药物治疗等，做慢性病社区三级预防的积极参与者和接受者。③提倡健康的生活方式，改掉不良的行为习惯，控制行为危险因素。④提供初级保健技能训练。教会社区居民自测血压、测尿糖、使用盐勺（限盐摄入）、自查乳房等。

（二）一般传染病预防教育

一般传染病在我国已经得到有效的控制，有的基本消灭，但是，由于国际交往快速增加，省际间和城乡间人流、物流和交通流加快，膳食行为的改变，抗生素的滥用等原因，一些传染病及人兽共患病在局部地区暴发或散发，影响群众的生产、生活和学习。

消灭或控制传染源，切断传播途径，保护易感人群，为控制传染病在社区的发生和流行，健康教育的内容应该针对以上三个重要环节，包括计划免疫、法定传染病疫情报告、疫情信息传递、隔离方法与政策、消毒知识、杀虫灭鼠知识、人兽共患病的防范、传染病治疗与家庭护理知识、传染病的社区防控、出入公共场所与旅行的安全事项、改变陈旧陋习、卫生公德教育。

（三）心理健康教育

家庭的发展经过创立期、生育期、学龄期、创业期、空巢期等不同阶段，家庭成员在每一阶段都有其特定的角色和责任，会产生不同的心理问题，在失业、下岗、夫妻不和、离婚、亲人亡故、重病、洪涝灾害、车祸、"非典"病人出院后等特殊事件下，还有特别的心理问题，如果社区关注不够，家庭成员不适应或处理不当，便会产生相应的健康问题。

针对家庭生活周期和特殊事件，社区心理健康教育内容有：不同家庭生活周期的心理问题、各种人际关系的维护与处理、心理紧张的调适、促进家庭心理健康的方法、特殊事件的心理调适方法等。

（四）环境卫生与环境保护教育

随着我国全面建设小康社会的推进，人们对健康环境的需求日益增强，城乡环境卫生与环境保护已成为社会普遍关注的问题，开展这方面的教育非常有必要，主要内容有创建卫生城镇、住宅建设卫生、安全卫生饮用水、粪便垃圾处理、禽畜舍的卫生、环境卫生与寄生虫、消灭四害、村落卫生、保护环境、控制环境污染等方面的健康教育。

（五）日常生活健康教育

1. 饮食卫生与膳食营养教育　普及饮食卫生和膳食营养知识，指导居民科学地安排膳食，合理地摄取营养，建立有益于健康的膳食行为，包括合理的膳食搭配，均衡饮食，合理的食物烹调，有规律的定时、定量饮食；炊具、食具的消毒方法，食品的冷藏与储藏方法；暴饮暴食、偏食、无规律饮食的危害；常见食物中毒的预防知识，以及高血压、糖尿病、肥胖者等特殊人群的膳食知识。如对社区肥胖患者可以进行膳食教育，内容包括调整饮食结构，减少高热、高脂成分，多

吃富含纤维素的水果和蔬菜,保持膳食均衡摄入。

2. 居室卫生知识教育 包括居室的合理布局,居室的外观卫生需求,居室的装修卫生要求,居室健康微小气候的维护,居室的朝向与采光需求,煤气中毒的预防,烟尘污染的防治等。

3. 婚姻与生育健康教育 婚前健康教育,使育龄妇女懂得孕前应考虑的优生问题;孕产期健康教育,使孕妇了解孕期劳动、休息、营养和性生活常识以及分娩和新生儿保健的知识等;科学育儿健康教育,使母亲们懂得儿童营养、卫生、保健等知识。

4. 控烟健康教育 吸烟是心脑血管病、呼吸道疾病及肺癌的重要危险因素,吸烟不仅危害自己,还污染环境,对家庭成员和社会人群带来危害,还会造成火灾,是影响社会经济的重要因素。控烟教育重点包括:吸烟对个人、家庭和社会危害,吸烟对妇女和婴幼儿的影响,介绍戒烟的新方法、控烟的政策与法规等。

5. 预防意外伤害与家庭急救健康教育 意外伤害是城乡居民致残和死亡的一个重要原因,也给社会经济带来极大危害,但可以教育居民在日常生活和工作中,提高自我防护意识,加强防护措施,防止意外伤害的发生,教育的内容包括:意外事故的应急处理,自救与他救方法,意外伤害的防范等。家庭急救包括:烧、烫伤、触电、跌伤、刀伤、溺水、有害气体、农药中毒和心脑血管病发作等意外事故的简易急救方法和处理原则,人工呼吸操作方法,家庭中常用药物、小型医疗器械的保存与使用方法等。

6. 卫生法规健康教育 提倡良好的卫生道德观念和有益于健康的生活方式,使社区居民自觉维护社区形象,与破坏社区卫生与文明的不良现象作斗争,要求社区居民学习和掌握有关城乡卫生管理的法规,提高居民的法制意识,主要包括:与疾病相关的《传染病防治法》;与公共卫生相关的《突发公共卫生事件应急条例》《公共场所卫生管理条例》;与饮食卫生有关的《食品卫生法》;与妇女儿童保健相关的《母婴保健法》;与城乡环境卫生相关的《环境保护法》《公共场所环境卫生管理条例》等。

（六）预防艾滋病健康教育

艾滋病的严重流行已经给人民群众的健康和生命带来巨大威胁,也直接阻碍了国民经济的发展和社会的进步。目前,在没有特效药物和预防用疫苗的情况下,健康教育被认为是最有效的预防方法。开展社区健康教育,动员社区力量,营造社区氛围,增强居民自我保护意识,采纳有益于健康的生活方式,减少和改变艾滋病传播的高危行为,最大限度降低艾滋病对个人,家庭和社会的影响和危害,既是当前艾滋病健康教育的目标,也是中国预防艾滋病的基本策略。

艾滋病健康教育的内容包括:①艾滋病的严重性和危害性教育;②艾滋病高危人群和重点人群认识教育;③艾滋病是可以预防的行为性疾病教育;④主要传播途径教育;⑤消除艾滋病社会歧视教育;⑥艾滋病预防与控制法律法规教育等。

五、社区健康教育与健康促进的实施

社区健康教育与健康促进的推动与实施,需在政府领导下,各有关部门协调工作,设立社区健康促进委员会或领导小组。建立健全组织网络,加强各部门间的合作。开发利用社区资源,开展多种形式的健康教育活动,提高居民健康意识和技能。调整与改善社区健康服务,使健康教育真正发挥在社区卫生服务中的基础与先导作用。同样,要加强社区健康教育与健康促进计划设计、监测管理与评价。

1. 明确政府职能,制定社区健康教育与健康促进政策 WHO 在其《组织法》中明确提出,"政府对其人民的健康负有责任,只有通过提供适当的卫生保健和社会措施才能履行其职责。"社区健康是与社区经济和社区发展不可分割的部分,不可能由卫生部门单独解决,必须在当地政府领导下,社区各有关部门共同对社区群众的健康承担责任。

（1）开发领导,争取社区领导的理解和支持:我国实践表明,搞好社区健康教育与健康促进

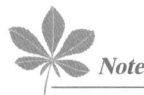

的关键不是经济和技术问题，而是社区领导思想观念的转变。通过加强沟通，促进领导树立大卫生观念，以事实和业绩争取领导的关注和支持，是社区动员的首要任务。

（2）建立社区健康教育与健康促进机构：社区健康教育与健康促进决策机构应有政府牵头，由卫生、教育、宣传、企事业、群众团体等各有关部门共同组成社区健康促进委员会，或社区健康促进领导小组，统筹社区健康教育与健康促进工作的开展，形成以政府负责、部门配合、群众参与为特点的健康教育运行体制。

（3）制定政策，强化政府行为：制定规章制度和地方法规是行政干预的有效形式，它不仅为社区健康教育与健康促进的实施提供了依据，而且可以促进社会对健康承担责任，规范群体和个人的行为，保证社区健康环境的形成。

2. **建立健全社区健康教育与健康促进组织网络**　建立健全"双轨（向）管理，条块结合"的社区健康教育与健康促进组织网络，是加强各部门间合作，协调开展社区健康教育与健康促进必要的组织保证。

双轨（向）管理是近年来适合我国国情而发展形成的行之有效的社区健康教育管理体制。它是指开展健康教育工作，一靠各级政府和卫生行政部门的组织领导，二有各级专业机构的业务指导，两条渠道，对口管理，逐级负责，交互融汇。将其列入政府工作目标，予以统筹规划，组织实施。

条块结合一是指以社区卫生服务机构和医护人员为主体，以专兼职健康教育人员为骨干形成社区健康教育纵向网络；二是以社区为单位，形成社区主管领导牵头，社区内各单位协同参加，由街道、文化、教育、卫生、财政、环保、群众团体等共同组成的健康教育横向网络，把健康教育与各自业务结合起来，发挥各自的优势，共同搞好健康教育工作。街道办事处（乡镇）健康教育领导小组和居（村）委会社区保健（初保）工作站是条块结合的两个融汇点。需强调的是，各级健康教育专业机构在社区健康教育中应发挥其不可低估的政策倡导、组织协调、业务指导作用。

3. **开发利用社区资源，动员群众广泛参与**　社区资源是指社区赖以生存和发展的物质和非物质资源。社区资源是开展社区健康教育与健康促进的能源和基础。除积极筹集资金，争取外援性技术、人力、经费、设施外，应以社区发展为动力，立足于挖掘社区内部的资源潜力。

4. **开展多种形式的健康教育活动，提高居民健康意识和技能**　由于社区居民存在着性别、年龄、职业、文化程度、生活习惯、健康状况等多方面的差异。因此，开展社区健康教育活动必须以多部门联合，多层次干预和多种手段并用的综合策略，采取多种健康教育形式和方法，满足教育对象的不同需求。

5. **调整与改善社区健康服务**　大力加强社区卫生服务，培养全科医师和社区护士，为社区居民提供以健康为中心的全程、全面、一体化的优质服务，将社区健康教育有机地融入社区卫生服务机构的预防、保健、医疗、康复等各项职能之中，使健康教育真正发挥在社区卫生服务中的基础与先导作用。

6. **加强社区健康教育与健康促进计划设计、监测管理与评价**　为使有效的人力、物力、财力得到高效的利用，必须在社区需求评估的基础上，提出该社区要优先解决的主要健康问题或行为问题，确定目标和干预策略，制订社区健康教育与健康促进规划。为保证社区健康教育与健康促进规划项目的实施和落实，评价规划目标是否达到，还必须建立经常性的监测体系，逐步实现社区健康信息管理的微机化、动态化，步入规范化、科学化管理的轨道。

第二节　社区健康教育与健康促进的主要技能

社区健康教育与健康促进在实际工作中的主要技能，包括沟通与咨询技巧、健康教育活动策划、健康传播材料制作与使用和健康教育讲座技能等。

一、沟通与咨询技巧

人际沟通是健康信息传播最快捷、最常用的方法。健康教育工作者只要与人接触，就有进行信息交流的机会。学习和掌握人际基本沟通与咨询技巧是健康教育工作者应具备的基本素质。

（一）建立关系技巧

建立关系需要掌握一定的技巧。良好的人际关系是人际交流的必要前提，特征是交往双方建立起相互接纳、信任、了解和支持的关系。在健康教育活动中，这种良好的人际关系还表现为共同参与。

1. 建立良好的"第一印象"　良好的第一印象可以促进交谈双方信任关系的建立，起到事半功倍的作用。健康服务人员应以诚待人，可以用恰当的称谓称呼对方，如"您好，请坐"，并主动做自我介绍，消除紧张、焦虑心理。

2. 以微笑待人　微笑是人际关系的润滑剂，是解除生疏紧张感的第一要诀。

3. 寻找"共同语言"　寻找与对方交流的共同基础，扩大共同经验范围。在内容上，注意对方的文化水平、知识结构和理解能力；在态度上，积极、主动获得对方认可或好感，争取成为教育对象的"自己人"。

4. 树立自身良好形象　健康传播学研究表明，传播者的信誉和威望越高，传播效果会越好。健康传播者的信誉主要来自其工作态度、专业知识水平、信息的可信度和准确度。良好的自身形象还包括仪表、服饰、语言、态度等方面。

5. 尊重对方隐私　在交谈中，注意对教育对象隐私的保护，表达出充分的尊重，客观、公正地看待人和事。站在当事人的角度去看待问题，理解和接受对方的情感与行为，尽量保持中立。

（二）交谈技巧

"交谈"是通过语言和非语言交流来影响或改变教育对象知识结构、态度和行为的过程。交谈是一个双向交流的过程，包括说的技巧、倾听技巧、提问技巧、反馈技巧和非语言传播技巧。

1. 说的技巧　掌握谈话的技巧，就是要使用对方能够理解的语言和能够接受的方式，进行健康传播。要注意：①内容明确，重点突出；②语调平稳，语速适中；③语言通俗，把握深度；④适当重复；⑤注意观察，及时反馈；⑥恰当结束。

应避免下列情况出现：①过分表述自己的意见，在交谈中唱"独角戏"；②连珠炮式提问；③交谈中突然改变话题；④不适当的保证和不负责任的承诺；⑤对交谈对象的问题答非所问；⑥表现出不耐烦、轻蔑的态度；⑦使用生硬、命令、教训式的语言；⑧过早下结论。

2. 倾听技巧　倾听是通过有意识地听清每一个字句，观察和了解每一个字句的表达方式，借以洞察说话人的真正含义和感情。通过认真倾听，了解教育对象存在的问题及问题产生的根源，才能有效地进行健康教育工作。要做到①主动参与，积极反馈；②集中精力，克服干扰；③充分听取对方的讲话。

3. 提问技巧　提问是沟通与咨询中获取信息，加深了解的重要手段。一个问题如何问，常常比问什么更重要。提问的方式可分为五种类型：封闭式提问、开放式提问、探索式提问、偏向式提问和复合式提问。

4. 反馈技巧　反馈是指对对方表达出来的情感或言行做出恰当的反应，可使谈话进一步深入，也可使对方得到激励和指导。常用的反馈方法有：肯定性反馈、否定性反馈、模糊性反馈和鞭策性反馈。

5. 非语言传播技巧　非语言传播是指以动作、姿态等非语言形式传递信息的过程。非语言传播，常常是人的心理活动的自然反应，是无意识的，因此，表情、眼神、语音语调等都有着丰富真实的信息内涵。非语言传播形式融会贯通在说话、倾听、反馈、提问等技巧之中。交谈过程中应注意的非语言传播技巧包括动态体语、仪表形象、类语言、时空场景等。

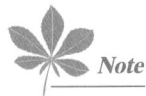

6. 强化与自我开放技巧　在健康咨询中,常常使用强化与自我开放技巧。积极性强化是通过语言和非语言反应来表扬、激励他人的过程。在咨询对象认识到问题所在,选择行为决策时,积极性强化是巩固咨询成果的重要手段。自我开放亦称自我暴露,即向他人揭示自我内心世界,使他人了解自己的愿望、感受和行为。自我开放是激发更深层次交流的必要手段。在人际交流过程中,相互了解在很大程度上取决于双方的自我开放程度。

二、健康教育活动策划

随着社会经济的快速发展,各种以传播健康信息、倡导健康生活方式、营造良好社会氛围为主要目的的义诊、健康咨询、科普讲座和健康展览等活动逐渐引起社会各界的关注,各种群体性健康教育活动也越来越多地出现在健康管理领域,并逐渐显示出其重要作用。

（一）健康教育活动策划的定义

健康教育活动是指有目的、有计划、有步骤地组织众多机构和人员参与的健康教育活动,更加注重群体效应和创设舆论导向,它紧紧围绕提高群体保健知识水平、确立健康观念、养成健康行为、促进健康社会环境和政策而进行。策划是健康教育活动成功的关键,也是开展一项活动必须有的过程。活动策划是指有关人员根据活动的目的要求,在历史及现状调查基础上,根据掌握的各种信息,分析现有条件,设计切实可行的行动方案的过程,属于活动的设计阶段。策划内容主要包括:活动名称、举办机构、举办地点、举办时间、活动规模、活动定位,请专家事宜、活动进度计划、现场管理计划和相关活动计划等。

（二）健康教育活动策划的特点

活动策划是一项综合性工作,是发现问题、分析问题、解决问题的过程。健康教育活动具有一定的目的性,是基于对现实情况的了解进行研究和分析的过程,同时也是制订行动方案的过程。

（三）健康教育活动策划的原则

1. 社会性原则　强调全社会参与、多部门协调。社区健康教育活动也需要各部门合作,吸引更多居民参与。

2. 创新性与可操作性相结合的原则　创新性的策划才具有生命力。尤其是周期性活动,创新性显得格外重要。在注重创新性的同时,还要考虑可操作性。社区健康教育活动结合社区实际,充分开发社区资源,将创新性和可操作性融合。

3. 可持续原则　活动的策划还必须考虑健康教育的后续影响。

（四）健康教育活动策划的步骤

1. 调查了解需求　调查是指社区系统地搜集、分析和报告有关活动信息的过程,是做好策划活动的第一项工作。调查的内容可包括法律法规和相关政策、历史资料、社会热点、市场调查、时间、场地、目标人群健康需求等。活动调查,了解的内容可根据具体策划方案有所不同,但最终的目的是为策划者提供大量的一手资料,为与上级沟通和策划方案的起草做准备。

2. 可行性分析　可行性分析是为了取得最佳效果,策划者要对策划的可靠性、实施的可操作性和活动的综合效益进行全面、系统的分析和科学论证,并为决策者提供决策参考意见。可行性分析包括以下几方面内容:①环境分析。主要是针对社会因素(包括政策法律)适应性、目标人群心理适应性、区域文化适应性和时间适应性的分析。最常用的方法有"SWOT 分析法"和"PEST 分析法"。②财力可行性分析。主要包括资金来源、费用流向及最佳的资金使用方法。③物力可行性分析。主要包括场地、设备物资和道具等。④效益分析。当一个基本构想确立,各项询查分析完成时,就应该安排对所要策划活动的效益进行研究。⑤应急预案及措施。应纳入策划案中,对方案实施中各环节可能出现的变故因素要全面预测并提出对策。

3. 协调沟通　在调查和论证的基础上,策划者对整项活动有了初步的掌握,为了使活动成功策划与实施，还需积极地与各级领导和相关部门事先进行沟通，争取政策、空间、人力、物力等来源的支持。

4. 撰写方案　在取得上级领导和相关部门的支持后，策划者就要着重进行策划方案的设计与撰写环节：设计主题 - 列提纲 - 论证具体内容 - 撰写。

5. 方案论证及报批　经过上述步骤，活动的策划方案已基本成形，但此时的方案还只是一个初稿，要经过各方论证才能进行申报审批。最后根据多方建议及领导的批示意见修改定稿。

三、健康传播材料制作与使用

（一）健康传播材料的概念

健康传播材料是指为配合健康教育活动而制作和使用的辅助材料，它是健康教育信息的有效载体，合理使用健康传播材料不仅可以丰富传播活动的内容与形式，也能增加受众对健康传播活动的兴趣，更能增强受众对传播信息的理解，深化健康传播的效果。优秀的健康传播材料必须致力于倡导健康的生活方式，改变目标人群不良的行为和习惯。因此，要求健康教育工作者在健康传播过程中，要以受众为中心，加强受众研究，制定适宜的传播策略，从而研制适用的传播材料。

（二）健康传播材料的分类

在日常生活中，传播材料多种多样，报纸、杂志、橱窗海报、电视节目、广播、电影等都是常见的传播材料形式。常见的分类方式有以下几种：根据传播关系，可分为人际传播材料、组织传播材料、大众传播材料和分众传播材料；根据健康信息载体，可分为纸制材料（书籍、报纸、杂志、折页、小册子、海报、传单等）、声像材料（录音带、录像带、VCD/DVD 等）及电子类材料；根据健康信息表现形式，可分为文字图片类、声音类、影像类、电子技术类和新媒体类等。

虽然上述不同健康传播材料表现形式各有不同，但无论哪种形式，都应具备传播速度快、作用范围广、针对性强、信息影响力强，同时内容遵循医学规律等特点。

（三）健康保健信息的获取

健康知识必须经过具有相关医学背景的专业人员作为"把关人"进行把关，不可"断章取义，以偏概全"。健康信息的科学性很重要。

互联网高速发展，为我们提供了海量的、良莠不齐的有关健康的信息和材料，但是要从中选取较为可靠、科学、实用的健康传播材料，却并非易事。目前最为有效的方式是通过鉴别健康传播材料制作者 / 机构进行筛选。我国健康传播材料资源平台建设方面已经起步，业内比较权威的平台有：中国健康教育网的"国家基本公共卫生服务健康教育信息平台"、中国疾病预防控制中心网站上的健康主题栏目、中国公众健康网、权威医学科普传播网络平台。国外的一些网站也可以参考，例如：WHO 官方网站、美国疾病控制与预防中心（Centers for Disease Control and Prevention，CDC）官方网站、美国医学图书馆的 MedlinePlus 网站等。此外，报刊也是获取健康知识和健康传播材料的途径。经过长期考察与应用，比较好的健康科普报刊有：《健康报》《健康时报》《健康文摘报》《大众医生》《大众医学》《家庭医学》《健康世界》等。有关健康科普书籍的选择原则与报刊类似，要考察作者和出版社。健康教育工作者同样要做好"把关人"的角色。

（四）健康传播材料的制作

健康传播材料一定要满足特定的需求，若无现成材料可用，就得花时间、下功夫自己制作。健康传播材料制作要遵循一定的制作原则和程序。

1. 健康传播材料的制作原则　较好的传播材料是取得预期传播效果的重要保证。在制作健康传播材料时，除了要遵循思想性、科学性、针对性、实用性、通俗性、趣味性、经常性 7 项原则以外，还应考虑以下原则：

（1）可及性原则：根据传播者的能力，受众的使用习惯和对媒介的拥有情况来选择传播材

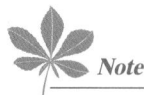

料。从传播者角度考虑，如果材料开发团队只具备开发平面材料的实力，就不要超越能力范围，强求开发视频、动漫作品；从媒介拥有角度考虑，应尽量选择受众方便使用的材料形式，如偏远农村，条件较为艰苦，无法使用电视、投影等现代设备，因此要尽量避免视频传播材料的使用。

（2）及时性原则：力求将健康信息以最快、最通畅的渠道传递给目标人群。一般情况下，电视，手机是新闻传递最快的渠道。

（3）经济性原则：传播材料制作要注意在选择传播材料之初便要考虑可支配经费情况。如可支配经费较少，则尽量选择板报、墙报，发掘社区内部力量，以评比形式开展活动；有一定活动经费可选择以宣传折页、手册、健康简报、杂志等形式；经费充足，可考虑开发动漫或视频 DV 作品。

2. 健康传播材料的制作程序

（1）了解分析实际需求：核对收集受众的主观知识需求与形式喜好，依此分析结果初步确定传播材料的内容与形式。

（2）收集筛选信息，提出制作计划：根据传播目的、传播主题、传播对象的特点等对所收集的内容进行筛选，对不同内容的信息进行认真分析，从而确定传播的核心信息和纲目。然后根据传播者（机构）自身条件，将传播受众的需求与现有制作条件相结合，提出详细的制作计划。制作计划应考虑使用传播材料的目标人群、材料种类、使用范围、使用方法、发放渠道、如何进行预试验、确定数量、如何评价和经费使用等。

（3）信息加工，制作初稿：由于医学信息专业性很强，原始信息较难被非医学专业人群所接受。因此，所有医学知识制作为健康传播材料时都要进行科普化的信息加工。信息加工技巧：①专业术语转换；②避免说教，不能用"高对低"的姿态针对受众，要基本保持中立，客观分析，讲清道理；③使用一些通俗、生动的加工技巧；④要有艺术设计。

（4）编排和设计：不管是哪一类传播材料，都要考虑设计和编排。以印刷品为例，一个内容最好呈现在一页纸中，并且要留有 10%～35% 的留白。适当地使用文本框和项目符号，增加可读性。

（5）预试验：健康传播材料预试验是指在传播材料还没有正式制作之前，应用设计初稿在一定数量的目标人群中进行传播，结合相应指标对目标人群进行调查，了解目标人群对信息的理解程度和表达方式的满意程度。主要目的是了解传播材料是否满足受众的需要，其针对性与适应性如何，受众有什么要求，材料中还存在哪些不足等，为传播材料的进一步完善提供依据。传播材料预实验也可以借助于一些工具，如材料适用性量表（suitability assessment of materials，SAM）评估工具。

（6）修改设计稿：在对传播材料初稿进行预试验后，设计者根据预试验中发现的问题以及受众的意见对初稿进行修改。在修改时不仅要解决初稿中的突出问题，还应认真分析受众意见，在反复权衡的基础上进行全面修改。设计稿的修改包括内容与形式两个方面：对内容的修改要以科学性和实用性为前提；对形式的修改可以多参考受众的建议，以受众的喜爱为前提。初稿要经过多次修改后才能最后定稿，进入正式制作阶段。

（7）制作成品：当健康传播材料的设计稿经过多次修改，受众满意后，就可以正式制作了。在制作过程中，要注意把好质量关。对于印刷类材料，要注意纸张的选择、油墨与颜料的使用、压膜与塑封的挑选等；声像类材料要注意信息载体（磁盘，磁带，CD 盘，U 盘，移动硬盘等）的质量，声音与画面的清晰度，以及健康信息传播中人物表演的准确性等。同时，注意在大批量制作成品时，要进行抽样检查，以保证成品的质量。

四、健康教育讲座技能

健康教育讲座是健康信息传播最常用的方法，是一种科学也是一种艺术。健康教育讲座对讲座者的要求很高,除了具备丰富的健康教育专业知识(临床医学、预防医学、健康教育学、心理学、教育学、健康教育学相关学科等)和较强的综合能力(开发领导、组织协调、现场组织和实践工作等)外,还需懂得人际传播和演讲技巧,并具备良好的心理和身体素质。不管现代教育怎么发展,健康教育讲座都是最有效的健康信息传播方法。"讲"的能力是健康教育的基本功,可以利用现代教育技术使讲座效果更好,但条件不具备时同样要讲出效果。因此,健康教育和健康管理工作者必须要练好"讲"的基本功。

(一)健康教育讲座的定位

健康教育讲座既不同于专业的理论授课,也不同于极具感染性的演讲,它是以科普的方式将健康领域的科学技术知识、科学方法、科学思想和科学精神传播给公众,从而达到培养公众健康素养和提高公众自我健康管理水平的目的。健康教育科普讲座属于语言传播,是一种高效的健康传播方法,注重知识传播的同时,更加关注受众的技能操作、传播过程中的互动及效果的反馈。

(二)健康教育讲座技能

就讲座过程而言,一般可分为三个阶段:准备阶段,讲座阶段和答疑阶段。每一阶段的具体内容及原则概述如下:

1. 准备阶段　主要解决"讲什么"的问题,包括讲稿和 PowerPoint(PPT)课件两方面的准备。

(1)讲稿准备:讲稿是讲座的依据,要准备一份好的讲稿,主要是围绕"讲什么"进行内容的选择和加工,而内容选择的核心就是受众需求的针对性。对受众了解得越详细、越深刻,讲座就越有针对性。当然,健康教育讲座的讲稿也服从一般文稿的要求,如简明扼要、条理清晰、逻辑性强等。一般来讲,讲稿包括前言、主体和结论三个部分。

(2)PPT 课件准备:健康教育科普讲座多借助于 PPT 图文并茂的演示文稿,更形象、生动地表达主题内容,让受众用多种感官去接受信息,以增强讲座效果。PPT 制作时,应选择明亮的模板,有利于内容表达;色彩对比鲜明,制作时应考虑投影仪播放效果;字体选择粗体类,标题字号不小于 48 号,正文字号不小于 28 号;单张幻灯片最好控制到 5～6 行,每行 10～15 字,字数不宜过多过密;加图恰当,不能喧宾夺主;幻灯片适当留白。

2. 讲座阶段　主要解决"怎么讲"的问题。讲座阶段是观点、知识点的表达,是一种语言展示。主要核心是表达技巧和控场技巧,通过合适的语言和体语表达来实现。

(1)入场:讲座者进入讲座现场,如受众已经就位,讲座者应把握的三个要点是"扫""笑""招"。"扫"即扫视全场,目光要从场地的一边到另一边,之后稳稳回到中间的位置,通过扫视可以大致了解场地大小、受众人数,做到心中有数。"笑"和"招",即微笑和招手,表现出一定的亲和力,可以给受众一个良好的初步印象。

(2)讲座开场:好的开始是成功的一半,开场设计是关键。讲座的开场从形式到内容都要有新意,要有独创性。讲座开场有很多形式,如正统式、自我介绍式、轻松幽默式、聊天式、调查式、问题式、展览式、视频式、游戏式、明星式、悬念式、神秘式等。一般 1～2min 即可。

(3)语言表达技巧:对于一场好的健康教育科普讲座,其效果 93% 取决于声音和表情两个要素。语言表达技巧主要包括三个方面:语言规范、得体;表达生动、通俗;适当互动和反馈。讲座的台风也直接影响讲座效果,应当符合四项基本要求:语言通俗易懂、风格幽默风趣、站姿落落大方、走动平稳有力。

(4)控场技巧:科普讲座的控场技巧包括临场技巧、约束技巧、调动技巧和应对技巧四大类,常见的需要适当控制的场景有怯场、乱场、冷场和闹场,不管是哪种情况,都应沉着、积极应对。另外,还要注意讲座时间的把握。健康教育科普讲座一般为 1～1.5h,根据需要可适当调整。讲座者应对讲座内容非常熟悉,根据具体时间灵活调整讲座的设计,做到胸有成竹,游刃有余。一般来讲,一张健康教育科普类的幻灯片可讲 1～2min。

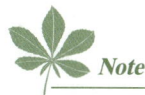

（5）结尾：成功的结尾可以加深认识，揭示题旨。结尾部分的关键在于进一步总结自己的观点，再一次强调讲座的重点，使受众进一步加深对讲座主题的理解。结尾要简明扼要，不宜过多、过泛，要起到画龙点睛的作用。

3. 答疑阶段 讲座之后，讲座的内容若能引起听众的兴趣，答疑则是必不可少的一部分，但需结合现场实际情况进行。一般来讲，受众人数较多（超过100人）时不宜进行。

总之，将按照原则、信息加工的知识、技能通过语言更有感染力地传播给听众是健康教育工作者的基本能力。

思考题

1. 试论述社区健康教育与健康促进的关系。
2. 试详细论述在社区进行艾滋病健康教育的具体内容。
3. 联系实际思考，在进行健康教育交谈时，可注意运用哪些技巧？
4. 试制作一份有关社区肥胖患者膳食健康教育传播材料。

（刘爱萍）

第六章 | 社区营养健康管理技能

本章要点

1. **掌握** 社区营养调查及评价,营养健康信息收集及管理的方法。
2. **熟悉** 社区保健及营养干预,营养咨询及教育的方法和步骤。
3. **了解** 社区营养健康管理的现状及发展趋势。

社区营养健康管理工作主要是运用营养与健康管理等领域的知识、技术及措施,研究和解决社区人群的营养与健康管理问题,包括食物供给、膳食结构、饮食行为、社会经济、营养政策、营养教育、营养相关疾病预防、人群健康状况及健康危险因素的监测、分析、评估、预测、预防等。目的是调动个人、群体及社会的积极性,有效地利用有限的资源来最大程度地改善社区居民的营养状况,增进和维护居民健康,提高居民生活质量;同时为国家或当地政府制定食物营养及健康管理政策、经济政策及卫生保健政策提供科学依据。社区营养健康管理工作的主要内容包括:

1. 社区人群营养调查与监测 开展社区人群营养调查与监测是社区营养健康管理工作的重要内容。营养调查与监测的目的是全面了解和掌握被调查社区人群的食物消费情况、能量和营养素摄入情况、营养状况等及其变化趋势,从而评价膳食结构是否合理,能量和营养素摄入是否充足、平衡,分析营养状况的影响因素,为制定有针对性的干预措施提供科学依据。

2. 营养与健康信息收集 收集社区人群的营养与健康相关资料和数据是一项非常重要的工作。营养与健康信息收集包括:社区人群的年龄、性别、职业、文化程度、家庭收入、饮食行为、生活习惯等基本信息资料,营养缺乏引起的营养缺乏病(如缺铁性贫血、夜盲症、骨质疏松症等)及营养不均衡引起的慢性疾病(如冠心病、糖尿病、肥胖、肿瘤等)等健康信息资料。

3. 保健和营养干预 指向社区一些重点人群(如婴幼儿、孕妇、乳母和老年人等)提供保健服务,并配合上级医疗部门开展相应的保健工作;针对人群中存在的营养问题,选择和采取相应的营养干预措施。例如,针对缺铁性贫血患者,建议增加富铁食物的摄入,如动物肝脏、动物血等;或采用铁强化食品、铁补充剂,以改善由于膳食铁供给不足引起的营养不良。

4. 营养咨询和教育服务 通过讲座、培训、咨询等形式,向社区居民宣传国家的营养政策及营养知识,如《中国食物与营养发展纲要》《国民营养计划》《中国居民膳食指南》等,通过营养教育活动,提高社区居民对营养与健康的认识,促进居民健康生活方式的形成,纠正营养不良和不均衡,提高居民的健康水平和生活质量。

第一节 营养调查与评价

营养调查(nutrition survey)是指运用各种手段准确地了解某一人群或个体各种营养指标的水平,以判断其营养和健康状况。营养调查工作一般包括四部分内容:①膳食调查;②人体测量;③人体营养水平的生化检验;④营养相关疾病的临床检查。上述四部分内容互相联系、相互验证,一般同时进行,从而对人体营养状况进行综合评价。

一、膳食调查

膳食调查（dietary survey）是指通过某种方法获得调查对象一定时间内通过膳食所摄取能量和营养素的数量及质量，据此来评价被调查对象能量和营养素需要得到满足的程度。膳食调查是进行营养状况评估的第一步，只有首先了解调查对象的膳食状况，才能给出合适的营养状况判断。

（一）膳食调查方法

膳食调查通常采用的方法有称重法、24h 回顾法、记账法、食物频率法及化学分析法等。应根据需要选择一种能正确反映群体或个体某时期食物摄入情况的适宜方法，必要时可将几种方法联合使用。

1. **称重法**　是指调查期间对某一伙食单位（集体食堂或家庭）或个人每日所摄入各种食物（包括零食）进行称重，折算出每人每日摄入的生食物重量，再通过《食物成分表》计算出每人每日能量和营养素的摄入量并进行评价的方法。调查时间一般为 3～7 天，最好每个季节调查 1 次（一年 4 次），至少春冬和夏秋各 1 次。其具体步骤如下：

（1）工作准备：准备食物称量器具（如电子秤）、记录表（表 6-1）、就餐人数登记表（表 6-2）、笔等。

（2）记录各种食物重量：按早餐、中餐、晚餐的时间顺序，准确称量每餐所用食物的生重、烹调后的熟重、用餐结束时剩余食物重量，详细记录食物名称、重量、烹调方法等；三餐之外所摄入的零食包括水果、点心、糖果、坚果等亦需称重记录。

（3）计算实际消耗食物熟重：实际消耗食物熟重＝烹调后食物熟重 - 剩余食物熟重。

（4）计算生熟比：生熟比＝食物生重 ÷ 食物熟重。例如，100g 大米（粳米）煮熟后重量为 250g，则其生熟比为 100÷250＝0.4。

（5）计算实际消耗食物生重：实际消耗食物生重＝实际消耗食物熟重 × 生熟比。

（6）统计每餐就餐人数，计算出总人日数：如果调查的是伙食单位，则需要统计每餐就餐人数，计算出总人日数；人日数是指以调查对象用一日三餐为标准折算的用餐天数，1 个人吃了早、中、晚三餐为 1 个人日数。根据我国饮食习惯和平衡膳食要求，早、中、晚三餐提供能量的适宜比例（即餐次比）为：25%～30%、30%～40%、30%～35%。例如，某家庭某日早、中、晚的就餐人数分别是 2 人、4 人、3 人，餐次比设为早餐占 30%、中餐占 40%、晚餐占 30%，则该日就餐的总人日数为 2×30%＋ 4×40% + 3×30%＝3.1（人日）。

（7）计算出每人每日平均摄入的食物生重：平均摄入某食物生重＝某食物的实际消耗生重 ÷ 总人日数。

（8）记录调味品、食用油消耗量：调味品及食用油的消耗量通常采用准备早餐前称一次，晚餐结束后称一次，二者之差为一日消耗量。

（9）计算每人每日能量和营养素的摄入量：根据《食物成分表》计算每人每日能量和营养素的摄入量。

称重法可应用于集体食堂、家庭以及个人的膳食调查。其优点是能准确反映调查对象一定时间内的各种食物的摄入情况，也能看出一日三餐食物的分配情况。缺点是环节多、工作量大，需要较多的人力和经费，用于群体调查只能得到平均每人每日食物消费量，不能反映某一个体的实际摄入水平和个体间的差异，而且调查对象的依从性相对较差。一般用于比较严格的调查研究中。需要注意的是在集体单位、家庭应用称量法调查时，如果被调查人员的劳动强度、性别、年龄等组成差异较大时，就餐人数需进行详细登记，此时，不能以人日数的平均值作为每人每日营养素摄入水平，必须折算成相应"标准人（以健康成年男性从事轻体力劳动者为标准人，其能量需要量为 2250kcal/d）"的每人每日能量和营养素的摄入量，便于作出较为合理、准确的评价。

表6-1　称重法记录表

日期	餐别	食物名称	生重/g	熟重/g	生熟比值	熟食剩余量/g	实际摄入量		备注
							熟重/g	生重/g	
×月×日	早餐								
	午餐								
	晚餐								
×月×日	早餐								
	午餐								
	晚餐								
×月×日	早餐								
	午餐								
	晚餐								

表6-2　调查期间某家庭一日就餐人数登记表

姓名	年龄	性别	体力活动水平	在家吃饭情况								
				×月×日			×月×日			×月×日		
				早	中	晚	早	中	晚	早	中	晚

2. **回顾法**　又称"询问法"，是根据询问调查对象所获得的膳食情况，对其摄入能量和营养素进行计算和评价的一种方法。而成人在24h内对所摄入的食物有较好的记忆，一般认为24h膳食回顾调查最易获得可靠的资料，因此最常用。24h膳食回顾调查法简称为24h回顾法，即通过询问并记录调查对象在过去24h内各种主副食（包括零食）的摄入量，根据《食物成分表》计算出能量和营养素的摄入量并进行评价的一种方法。一般采用3天连续调查法，包括2个工作日和1个休息日；最典型的方法是使用开放式调查表进行面对面的询问。其具体步骤如下：

（1）工作准备：调查表（表6-3）、食物模型、食物图谱、标准容器等。

（2）调查和记录：调查者一般是从询问调查对象前一天所吃或喝的第一种食物开始向后推24h，询问调查对象24h内摄入所有食物（包括零食）的种类和数量，包括在外（餐馆、单位或学校食堂等）用餐的食物种类和数量，食物数量通常参照家用量具、食物模型或食物图谱进行估计，并将结果详细登记在调查表中。回顾结束可用一份包含各类食物的食物清单进行核对，完善回忆内容，避免遗漏。

（3）个人人日数计算：采用24h回顾法在入户调查中对所有家庭成员食物摄入情况进行调查时，需登记家庭成员每人每日用餐情况，计算个人人日数。

（4）计算能量和营养素摄入量：根据调查获得个人每口各种食物的摄入量，根据《食物成分表》计算出能量和营养素的摄入量。

24h回顾法是目前获得个人膳食摄入资料最常用的一种调查方法。无论是大型的全国膳食调查，还是小型的研究课题，都可以采用这种方法来评估个体的膳食摄入情况。近年来，我国全国性的住户调查中个体食物摄入情况的调查均采用此方法，即采用24h回顾法对所有家

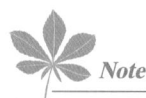

庭成员进行连续 3 天个人食物摄入量调查,记录消费的所有食物种类和数量,由于对调味品和油的回顾误差较大,一般采用称重法获得,分别在调查第一天和调查结束时进行称量,二者之差为调查期间的食用量;据此分析调查对象的膳食结构、能量与营养素的摄入量及其与营养状况的关系。

该方法的主要优点是所用时间短,通常 15～40min 内完成调查,对应答者文化要求不高,摄入的食物可以量化,能得到个体的膳食营养素摄入情况,便于与其他相关因素进行比较,这种调查结果对于人群营养状况的原因分析也非常有价值。缺点是应答者的回顾依赖于短期记忆,对调查者要严格培训,不然调查者之间的差异很难标准化,不适合于 7 岁以下的儿童和 75 岁以上的老人。

表6-3　24h 膳食回顾法调查表

姓名:		性别:	职业:	地址:			电话:
餐次	食物名称	原料名称	原料编码	原料重量/g	进餐地点	备注	
早餐							
午餐							
晚餐							

3. 记账法　多用于建有伙食账目的集体食堂等单位,通过查阅或记录被调查单位一定时期内各种食物消耗总量和用餐人日数,计算出平均每人每日各种食物的消耗量,再根据《食物成分表》计算出每人每日能量和营养素的摄入量。具体步骤如下:

(1) 工作准备:食物消耗量记录表(表 6-4)、就餐人数登记表、笔等。

(2) 登记食物结存:分类别称重、查账或询问被调查单位在调查开始时结存食物,登记各种食物结存量。

(3) 登记调查期间新购进的和废弃的食物:对调查期间新采购的和废弃的各种食物的种类和数量进行登记。

(4) 登记食物剩余量:调查结束时,登记各种食物的剩余量。

(5) 计算各种食物实际消耗总量:调查期间某种食物的实际消耗总量 =(该食物结存量 + 调查期间新采购量)-(调查期间废弃量 + 调查结束时剩余量),注意同一类食物不同制品之间不能直接相加,应分别进行登记并折算。例如,计算奶及奶制品时,鲜奶和奶粉的消耗量不能直接相加,可按蛋白质含量将奶粉折算成鲜奶再相加,折算公式为:相当于鲜奶消耗量 = 奶粉消耗量 × 奶粉蛋白质含量 ÷ 鲜奶蛋白质含量(按 3% 计),即将 10g 奶粉(蛋白质含量为 21%)折算为鲜奶的计算公式为:10×21%÷3%=70(g)。同样,豆腐和豆浆之间不能直接相加,可根据蛋白质含量全部折算成干大豆再相加。

(6) 计算总人日数:方法同称重法所述。

(7) 计算平均每人每日食物消耗量:每人每日食物消耗量 = 调查期间食物实际消耗总量 ÷ 调查期间总人日数。

(8) 计算平均每人每日能量和营养素的摄入量:根据《食物成分表》计算平均每人每日能量和营养素的摄入量。同样需要注意的是,如果调查对象中性别、年龄、劳动强度及生理状况等差异较大时,需折算成相应"标准人"的每人每日能量和营养素的摄入量。

记账法多用于有详细账目记录的集体单位如托幼机构、学校、工厂和部队等。其优点是操作较简单容易掌握，费用低，所需人力少，可以得到长时间的食物消耗资料，减少时间和季节间的误差。缺点是只能得到集体中人均的食物摄入量，没有个人数据，不能反映某一个体的实际摄入水平和个体间的差异，不能对出现营养问题的个体进行评估和解释。

表6-4　食物消耗量记录表

单位：

食物名称		小麦	大米	红薯	猪肉	鱼	生菜	西蓝花	…
结存量									
购入食物量	×月×日								
	×月×日								
	×月×日								
剩余量									
废弃量									
实际总消费量									
备注									

4. 食物频率法　是指收集调查对象过去较长时间（数周、数月或数年）内各种食物消耗频率和消耗量的方法。在实际应用中，食物频率法可分为定性和定量两类。①定性食物频率法：只收集调查对象在特定时期内各种食物的食用频率，而不需收集食物的摄入量；②定量食物频率法：需收集调查对象在特定时期内各种食物的食用频率及摄入量。

该法的主要优点是可快速得到调查对象日常各种食物摄入种类和数量，反映长期膳食结构；且该方法操作简单，费用少，应答率较高。近年来常被用来研究既往膳食习惯和某些慢性病的关系，也可用作膳食咨询指导。缺点是需要对过去较长时间摄入的食物进行回忆，与其他方法相比，对食物份额大小的量化不够准确。

5. 化学分析法　是收集调查对象一日膳食中所摄入的所有主副食品，通过实验室化学分析方法来测定其能量和营养素的量。根据样品的收集方法不同分为双份饭法和双份原料法两种，常用双份饭法，即制作出两份完全相同的饭菜，一份供调查对象食用，另一份则作为分析样品。此法优点是样品容易收集，结果准确，能够准确得出能量和营养素的摄入量。缺点是操作复杂，需配备必要的仪器设备及有一定技术水平的专业人员，费用高，一般不采用，在有必要进行精确测定时才使用，适用于小规模调查和特殊研究需要（如营养代谢研究），不适合于一般膳食调查。

（二）膳食调查结果的计算与评价

将调查对象每日摄入食物的种类和数量与"中国居民平衡膳食宝塔"（简称"平衡膳食宝塔"）比较，将调查对象每日摄入的能量和营养素与《中国居民膳食营养素参考摄入量》（简称"膳食营养素参考摄入量"）（dietary reference intakes，DRIs）进行比较，据此判断调查对象摄入的食物、能量和营养素是否达到平衡膳食、合理营养的要求。通常从调查对象的膳食结构是否合理，能量和营养素是否充足，能量和营养素的来源、比例是否合适等方面进行判断。

1. 膳食结构分析与评价　膳食结构（dietary pattern）是指膳食中各类食物的数量及其在膳食中所占的比重。膳食结构评价的依据是"平衡膳食宝塔"，其将食物分为10类，即谷薯类、蔬菜类、水果类、蛋类、水产品、畜禽肉类、大豆及坚果类、奶及奶制品、烹调油、食盐。评价的方法是将调查对象摄入的各种食物按"平衡膳食宝塔"进行归类，统计各类食物的摄入总量，再与"平衡

膳食宝塔"建议摄入量进行比较,分析判断各类食物的摄入量是否满足调查对象的需要。具体操作如下:

(1) 食物归类并计算摄入量:通过膳食调查获得调查对象一日摄入食物的种类和数量,按"平衡膳食宝塔"分类方法归为 10 类,并计算每类食物总的摄入量。注意在计算同类食物总摄入量时,不同制品之间不能直接相加,要进行折算后再相加,如"记账法"中所述。常用表格形式将食物归类并统计摄入量,见表 6-5。

(2) 膳食结构评价:将调查对象一日各类食物的摄入量和"平衡膳食宝塔"中相应食物的推荐摄入量进行比较、评价,一方面评价摄入食物的种类是否齐全,是否达到食物多样化;另一方面评价各类食物的摄入量是否充足,见表 6-5。

表 6-5　各类食物的摄入量与"平衡膳食宝塔"比较

食物类别	谷薯类	蔬菜类	水果类	畜禽肉	水产品	蛋类	大豆及坚果类	奶及奶制品	烹调油	食盐
摄入量 /g										
"平衡膳食宝塔"推荐摄入量(按 1 800kcal 能量水平)	225	400	200	50	50	40	25	300	25	<6

(3) 建议:根据膳食结构分析结果,给调查对象提出相应的膳食建议。

2. 膳食能量摄入量计算与评价　食物中所含营养素可分为碳水化合物、脂类、蛋白质、矿物质和维生素五大类,其中碳水化合物、脂肪、蛋白质能在体内代谢后产生能量,称为"三大产能营养素"。每克碳水化合物、脂肪、蛋白质在体内氧化分解时所产生的能量值称为能量系数,碳水化合物、脂肪、蛋白质的能量系数分别为 4kcal/g、9kcal/g、4kcal/g。各产能营养素摄入量乘以相应的能量系数之和即为膳食总能量;可从膳食总能量、三大产能营养素供能比、三餐供能比等方面进行评价。具体操作如下:

(1) 计算三大产能营养素摄入量:根据《食物成分表》,分别计算一日各种食物提供的三大产能营养素即碳水化合物、脂肪、蛋白质的量,分别相加,即得一日碳水化合物、脂肪、蛋白质的摄入量。

(2) 计算膳食总能量:膳食总能量 = 膳食碳水化合物摄入量 ×4+ 膳食脂肪摄入量 ×9+ 膳食蛋白质摄入量 ×4,例如:王某(25 岁,轻体力劳动者,体型正常),一天摄入的蛋白质为 55g(早、中、晚分别为:15g、25g、15g),脂肪为 70g(早、中、晚分别为:15g、30g、25g),碳水化合物为 250g(早、中、晚分别为:75g、100g、75g),则她一天的膳食总能量为:55×4+70×9+250×4=1 850(kcal)

(3) 计算三大产能营养素供能比:某种产能营养素供能比 = 某种产能营养素摄入量 × 能量系数 ÷ 膳食总能量 ×100%。如上例,蛋白质供能比 =55×4÷1 850×100%=11.9%;脂肪供能比 =70×9÷1 850×100%=34.1%;碳水化合物供能比 =250×4÷1 850×100%=54.0%。

(4) 计算三餐供能比:各餐次供能比 = 各餐次产能营养素提供能量 ÷ 一日膳食总能量 ×100%。如上例,早餐供能比 =(15×4+15×9+75×4)÷1 850=26.8%;中餐供能比 =(25×4+30×9+100×4)÷1 850=41.6%;晚餐供能比 =(15×4+25×9+75×4)÷1 850=31.6%。

(5) 膳食能量评价与建议:①膳食总能量评价与建议。膳食总能量评价主要依据是 DRIs,将调查对象一日膳食总能量与 DRIs 中相应的估计能量需要量(estimated energy requirement,EER)进行比较,即可判断调查对象膳食总能量是否达到了标准要求。DRIs 中成年女性轻体力劳动者的 EER 为 1 800kcal/d(±10% 范围内为达到要求),如上例,王某一天的膳食总能量为 1 850kcal,符合推荐标准。②三大产能营养素供能比的评价与建议。DRIs 中推荐的三大产能营养素供能比分别为蛋白质占 10%～15%，脂肪占 20%～30%，碳水化合物占 50%～65%。如上例，王某一日膳食总能量中，蛋白质、脂肪、碳水化合物供能比分别为 11.9%、34.1%、54.0%，可见，蛋白质和碳水化合物供能比符合要求，脂肪供能比明显高于推荐标准。因此，王某应减少脂肪摄入量，蛋白质和碳水化合物摄入量可根据需要适当增加。③三餐供能比的评价与建议。根据我国饮食习惯和平衡膳食要求，早、中、晚三餐适宜的供能比分别为 25%～30%、30%～40%、30%～35%。如上例，王某早、中、晚三餐的供能比分别为 26.8%、41.6%、31.6%，比例基本符合要求；如做调整可适当增加早餐食物摄入量，减少中餐食物摄入量。

3. 膳食营养素计算与评价 根据《食物成分表》计算出调查对象摄入各种食物所提供的主要营养素，将各种食物提供的主要营养素分别相加，即得到主要膳食营养素的总摄入量。将结果与 DRIs 中的推荐摄入量（recommended nutrient intake，RNI）或适宜摄入量（adequate intake，AI）进行比较，分析调查对象一日膳食营养素是否达到了推荐水平。具体操作如下：

（1）计算一日主要营养素摄入量：先计算出调查对象一日各种食物摄入量，再通过《食物成分表》计算出各种食物所提供主要营养素的量，各种食物中主要营养素的量分别相加即为调查对象一日主要营养素的摄入量。实际工作中，常通过表格形式来统计主要营养素的摄入情况，见表 6-6。

表6-6　营养素统计分析表格

食物类别	原料名称	质量/g	蛋白质/g	脂肪/g	碳水化合物/g	VA/μg RAE	VB₁/mg	VB₂/mg	VC/mg	钙/mg	铁/mg	锌/mg
谷薯类	粳米											
	红薯											
小计												
畜禽肉	鸡肉											
	牛肉											
小计												
蔬菜类	菠菜											
小计												
…												
合计												

（2）膳食营养素评价与建议：膳食营养素摄入量评价的依据是 DRIs。将调查对象一日主要营养素摄入量与 DRIs 中相应的 RNI 或 AI 进行比较，评价调查对象通过膳食摄入的主要营养素是否达到建议水平，如上例，王某一日膳食中主要营养素的摄入量及评价结果如表 6-7。

表6-7　营养素摄入量与 DRIs 比较

营养素	蛋白质/g	脂肪/g	碳水化合物/g	VA/μg RAE	VB1/mg	VB2/mg	VC/mg	钙/mg	铁/mg	锌/mg
摄入量	55	70	250	750	1.3	1.2	80	500	15	8
RNI 或 AI	55	40～60	225～293	700	1.2	1.2	100	800	20	7.5
占 RNI 或 AI 百分比（%）	100	高出范围	范围内	107	108	100	80	63	75	107

由表 6-7 可知，王某通过膳食摄入的营养素中脂肪高于推荐值，VC、钙、铁均低于推荐值，其他营养素均在合理范围内（在 RNI 的 ±10% 范围内为合理范围）。建议王某减少膳食脂肪（烹调油等）摄入量，增加富含 VC、钙、铁食物（如新鲜蔬菜水果、奶及奶制品、动物肝脏等）的摄入量。

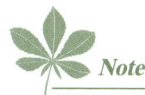

Note

（3）不同食物来源蛋白质的计算与评价：合理膳食要求优质蛋白质应占膳食总蛋白质的30%～50%。大豆蛋白质和动物性食物蛋白质属于优质蛋白质，故需计算调查对象一日膳食中大豆类食物和动物性食物提供的蛋白质占膳食总蛋白质的比例，并进行评价是否在推荐范围内。

（4）其他：还应分析调查对象膳食中是否存在方便食品、快餐食品等摄取过多；评价食物来源、储存条件、烹调方法等与膳食营养状况的关系。

（三）膳食调查报告的撰写

膳食调查及其结果计算分析完成后，还需进行膳食调查报告的撰写，主要目的是分析和发现调查对象的膳食营养问题或变化趋势。主要内容包括：题目、报告撰写者姓名和单位、前言、主体（对象、材料、方法、结果）、讨论、结语、参考文献、致谢等。膳食调查报告的撰写具体如下：

1. **设计标题**　标题是文章中心，要起到一目了然的作用，如《海口市某社区孕妇膳食营养状况调查与分析》，从中能了解到地点、人群性质、内容三个主要方面。有时还可以设定副标题，一般是正标题揭示主题，副标题写出调查的事件或范围，如《膳食调查报告——海口市某社区孕妇膳食营养状况调查与分析》等。

2. **撰写提纲**　提纲内容包括背景、目标、方法、结果、结论等几个部分，其中结果的描述是重点内容，主要包括调查对象的基本信息、食物消耗或膳食结构分析、能量和营养素摄入分析、膳食能量和蛋白质等的来源分析、各餐次供能比例分析等。

3. **撰写背景和目标**　该部分要描述开展本调查的依据、目的、意义。一般情况下要对大环境（全国情况、政策等）和小环境（调查地点）等进行描述，再扼要说明本调查的目的、时间、地点、对象或范围、做了哪些调查以及本文将要报告的主要内容。

4. **描述调查方法**　描述调查方法是为了更好地理解结果的来源，也是数据获得和分析正确性和可靠性的依据。如介绍调查表的设计和内容，具体的调查方法，使用的仪器种类及型号，数据处理分析软件类型等。

5. **描述调查对象的基本情况**　结果分析中首先要明确调查了"谁"，调查对象的基本情况包括地区、年龄、性别、民族、收入水平、文化程度及职业分布等。一般采用占调查对象总量的百分比表示分布情况。

6. **描述食物摄入状况**　按谷薯类、蔬菜水果类、动物性食物、大豆及坚果类、奶及奶制品、烹调油、食盐等食物的摄入情况进行分类描述。有时也把上述几类食物进一步细分，如把谷薯类分为谷类、薯类，谷类又分为米面类和其他谷类等；把动物性食物分为畜禽肉类、水产品和蛋类，畜禽肉类又分为畜肉类和禽肉类。为了进行不同年龄、不同性别、不同劳动强度调查对象之间的比较，一般把不同调查对象摄入的食物量转化为标准人每人日摄入量来进行比较。通过分析调查对象食物的摄入状况，除了可以了解其各类食物的摄入水平，还可以了解调查对象食物摄入的构成比，以及调查对象中不同性别、不同地区、不同年龄段人群各类食物的摄入量、食物构成等。

7. **调查对象膳食结构与"平衡膳食宝塔"比较**　比较调查对象的膳食结构是否达到"平衡膳食宝塔"五层中建议的食物种类和数量。①谷、薯、杂豆类。平衡膳食宝塔推荐每人每天摄入的谷、薯、杂豆类应在250～400g之间，其中全谷物（包括杂豆类）50～150g，新鲜薯类50～100g。②蔬菜、水果类。推荐每人每天摄入的蔬菜应在300～500g，深色蔬菜占一半以上；水果摄入量应在200～350g，建议摄入新鲜的水果。③鱼、禽、肉、蛋等动物性食物。推荐每人每天鱼、禽、肉、蛋摄入量共计120～200g。首选鱼类、禽类、蛋类，其次畜肉中的瘦肉；少食用烟熏和腌制肉类。④奶类、大豆及坚果。鼓励多摄入奶类、大豆类及制品，推荐每人每天摄入相当于鲜奶300g的奶及奶制品；大豆和坚果类摄入25～35g，其中，坚果10g左右。⑤烹调油和食盐。推荐每天烹调油摄入量为25～30g，食盐不超过6g。

8. 描述调查对象膳食能量和营养素摄入状况　①对能量的描述。对能量的描述包括不同地区、性别、年龄、收入水平等调查对象能量的摄入状况分析,调查对象能量的摄入量与 DRIs 推荐值的比较分析以及能量的来源分析等。②对蛋白质、脂肪、碳水化合物的描述。对蛋白质、脂肪、碳水化合物的描述包括不同地区、性别、年龄、收入水平等调查对象的摄入量状况分析,调查对象蛋白质、脂肪、碳水化合物的摄入量分别与 DRIs 推荐值进行比较分析以及蛋白质的食物来源分析等。③对维生素、矿物质的描述。对维生素、矿物质的描述包括不同地区、性别、年龄、收入水平等调查对象维生素、矿物质的摄入状况分析,调查对象维生素、矿物质摄入量分别与 DRIs 推荐值进行比较分析。

9. 结论和建议　结论是对主要结果的重点描述,常常起到画龙点睛的作用,简短精练,一目了然。建议则是通过对结果的分析判断,提出改善措施。

二、人体测量

人体测量资料可以较好的反映调查对象的营养状况,是评价群体或个体营养状况的有效指标。成年人常用的人体测量指标有身高、体重、上臂围、腰围、臀围及皮褶厚度等。其中,身高和体重是最重要、最常用的评价指标,它综合反映了蛋白质、能量及其他一些营养素的摄入、利用和储备情况,反映了机体、肌肉、内脏的发育和潜在能力。儿童常用的测量指标有体重、身高(3岁以下测身长)、坐高(3 岁以下测顶臀长)、头围、胸围、上臂围等,其中身高(或身长)、体重、头围和胸围是儿童体格测量的主要指标。

1. 体重和身高　体重和身高是人体测量资料中最基础的数据,在反映人体营养状况上比较确切。体重可以反映一定时间内营养状况的变化,身高可反映较长时期的营养状况。

(1) 理想体重(ideal weight):又称标准体重,一般用来衡量成年人实际测量的体重是否在适宜范围内。常用计算公式如下:

$$理想体重(kg)=身高(cm)-105(Broca 改良公式)$$
$$理想体重(kg)=[身高(cm)-100]×0.9(平田公式)$$

我国多采用 Broca 改良公式。实际体重与理想体重差值在理想体重的 $-10\%\sim10\%$ 为正常;$-20\%\sim-10\%$ 为消瘦;$<-20\%$ 为重度消瘦;$10\%\sim20\%$ 为超重;$>20\%$ 为肥胖,其中 $20\%\sim30\%$ 为轻度肥胖,$30\%\sim50\%$ 为中度肥胖,$>50\%$ 为重度肥胖。

(2) 体质指数(body mass index,BMI):是目前筛查超重、肥胖和营养不良最常用的指标,计算公式为:$BMI=体重(kg)/[身高(m)]^2$。适用于中国成人的 BMI 评价标准为:$BMI<18.5$ 为消瘦;$18.5\sim23.9$ 为正常值;$24.0\sim27.9$ 为超重;$\geqslant28.0$ 为肥胖。WHO 建议成人的评价标准:$BMI<18.5$ 消瘦;$18.5\sim24.9$ 为正常值;$25.0\sim29.9$ 为超重;$\geqslant30.0$ 为肥胖。亚洲成人的标准为:$BMI<18.5$ 为消瘦;$18.5\sim22.9$ 为正常值;$23.0\sim24.9$ 为超重;$\geqslant25.0$ 为肥胖。

(3) 年龄别体重(weight for age)、年龄别身高(height for age)和身高别体重(weight for height):这组指标主要用于评价儿童生长发育与营养状况。年龄别体重主要适用于婴幼儿。年龄别身高反映长期的营养状况,长期慢性营养不良可导致儿童生长发育迟缓,表现为身高较相同年龄儿童矮小。身高别体重反映近期营养状况,如果体重达不到相同身高儿童应有的标准,表示为消瘦。一般先用年龄别身高筛查生长迟缓者,再用身高别体重筛查消瘦者。

2. 皮褶厚度(skinfold thickness)　皮褶厚度是通过测量皮下脂肪厚度来估计体脂含量,WHO 推荐选用肩胛下角、肱三头肌和脐旁三个测量点。常采用肩胛下角和上臂肱三头肌肌腹处的皮褶厚度之和,来判断营养状况。成年男性:$<10mm$ 为消瘦,$10mm\sim40mm$ 为正常,$>40mm$ 为肥胖;成年女性:$<20mm$ 为消瘦,$20mm\sim50mm$ 为正常,$>50mm$ 为肥胖。

3. 上臂围(upper arm circumference)和上臂肌围(upper arm muscle circumference)　上臂围测量时一般量取左上臂肩峰至鹰嘴连线中点的臂围长。我国 1~5 岁儿童的上臂围<12.5cm

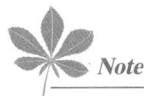

为营养不良，12.5～13.5cm 为营养中等，>13.5cm 为营养良好。上臂肌围 = 上臂围－3.14× 肱三头肌皮褶厚度，我国成年人上臂肌围正常参考值男性为 25.3cm，女性为 23.2cm；实测值占正常值比例，>90% 为营养正常，80%～90% 为轻度营养不良，60%～79% 为中度营养不良，<60% 为重度营养不良。

4. 腰围（waist circumference）、臀围（hip circumference）及腰臀比（waist-to-hip ratio，WHR）　腰围、臀围及腰臀比也是评价人体营养状况的重要指标。腰围是用来衡量腹部脂肪蓄积程度最简单和实用的指标，测量腰围时被测者应空腹直立、双臂自然下垂、双脚分开 30～40cm，测量时平稳呼吸、不收腹或屏气，测量者在肚脐以上 1cm，以腋中线肋弓下缘和髂嵴连线中点的水平位置为测量点进行测量；《中国成人超重和肥胖症预防与控制指南》推荐成人中心肥胖的判断标准为：男性≥85cm、女性≥80cm。臀围是耻骨联合和背后臀大肌最凸处的水平周径，反映髋部骨骼和肌肉的发育情况。腰臀比是腰围（cm）和臀围（cm）的比值，腰臀比判断标准：男性≥0.9，女性≥0.85 可判断为向心性肥胖。其中，腰围作为判断向心性肥胖的优先指标。

5. 其他测量指标　深入调查时还可选用胸围、头围、骨盆径、小腿围、背高、坐高等指标，均需选定标准值作比较进行评价。

三、人体营养水平的生化检验

人体营养水平的生化检验是指借助生化、生理实验手段，了解机体的营养状况（营养不足、营养储备水平低下或营养过剩），以便于较早掌握营养失调征兆和变化动态，及时采取必要的干预措施。

评价人体营养水平生化检验的内容主要包括：①测定血液中营养成分或其标志物的水平；②测定尿中营养成分或其代谢产物的排出量；③测定与营养成分吸收和代谢有关的各种酶的活性；④测定血、尿中因营养素不足而出现的异物；⑤进行负荷、饱和及同位素实验；⑥头发、指甲中营养素含量测定等。

实验室检测具有客观、灵敏的优点，对于人体营养水平的鉴定、营养素缺乏症的早期发现与预防治疗等具有重要价值。我国常用的人体营养水平生化检验的参考指标及正常参考值范围见表 6-8。

表6-8　人体营养状况的生化检验参考指标

营养素	检查项目及正常参考值范围
蛋白质	① 血清总蛋白：60～80g/L
	② 血清白蛋白：30～50g/L
	③ 血清球蛋白：20～30g/L
	④ 白 / 球（A/G）：1.5～2.5：1
	⑤ 空腹血中氨基酸总量 / 必需氨基酸量：>2
	⑥ 血液比重：>1.015
	⑦ 尿羟脯氨酸系数：>2.0～2.5mmol/L 尿肌酐系数
	⑧ 游离氨基酸：40～60mg/L（血浆），65～90mg/L（红细胞）
	⑨ 每日必要氮损失：男 58mg/kg，女 55mg/kg
血脂	①总血脂：4.5～7.0g/L
	② 甘油三酯：0.2～1.1g/L
	③ α- 脂蛋白：30%～40%
	④ β- 脂蛋白：60%～70%
	⑤ 胆固醇（其中胆固醇酯：1.1～2.0g/L（70%～75%）
	⑥ 游离脂肪酸：0.2～0.6mmol/L
	⑦ 血酮：<20mg/L

营养素	检查项目及正常参考值范围
钙、磷	① 血清钙（其中游离钙）：90～110mg/L（45～55mg/L） ② 血清无机磷：儿童 40～60mg/L，成人 30～50mg/L ③ 血清钙磷乘积：>30～40 ④ 血清碱性磷酸酶活性：成人 1.5～4.0 菩氏单位，儿童 5～15 菩氏单位
铁	① 全血血红蛋白浓度：成人男>130g/L，成人女>120g/L，6 岁及以上儿童>120g/L，6 岁以下儿童及孕妇>110g/L ② 血清运铁蛋白饱和度：成人>16%；儿童>7%～10% ③ 血清铁蛋白：>10～12mg/L ④ 红细胞游离原卟啉：<70mg/L RBC ⑤ 血清铁：500～1 840μg/L ⑥ 血液红细胞比容（HCT）：男 40%～50%，女 37%～48% ⑦ 平均红细胞体积（MCV）：80～90μm^3 ⑧ 平均红细胞血红蛋白量（MCH）：26～32pg ⑨ 平均红细胞血红蛋白浓度（MCHC）：32%～36%（320～360g/L）
锌	① 血清锌：750～1 200μg/L ② 血浆锌：800～1 100μg/L ③ 发锌：125～250μg/g（各地暂用：临界缺乏<110μg/g，绝对缺乏<70μg/g） ④ 尿锌：138～722μg/24h ⑤ 红细胞锌：12～14mg/L ⑥ 血清碱性磷酸酶活性：成人 1.5～4.0，儿童 5～15 菩氏单位
碘	① 血清总甲状腺素（TT$_4$）：65～180nmol/L ② 血清总三碘甲状腺原氨酸（TT$_3$）：1.3～3.1nmol/L ③ 血清游离甲状腺素（FT$_4$）：12.0～22.0 pmol/L ④ 游离三碘甲状腺原氨酸（FT$_3$）：3.1～6.8pmol/L ⑤ 血清促甲状腺激素（TSH）：0.27～4.20mU/L ⑥ 尿碘：育龄妇女>150μg/L，孕产妇>200μg/L，学龄前儿童及其他人群 100μg/L
维生素 A	① 血清视黄醇：儿童>300μg/L，成人>400μg/L ② 血清胡萝卜素：>800μg/L
维生素 D	① 血浆 25-OH-D$_3$：36～150nmol/L ② 血浆 1, 25-(OH)$_2$-D$_3$：62～156pmol/L
维生素 B$_1$	① 24h 尿：>100μg ② 4h 负荷尿：>200μg（5mg 负荷） ③ 任意 1 次尿（/g 肌酐）：>66μg ④ RBC 转羟乙醛酶活力 TPP 效应：<16%
维生素 B$_2$	① 24h 尿：>120μg ② 4h 负荷尿：>800μg（5mg 负荷） ③ 任意 1 次尿（/g 肌酐）：>80μg ④ RBC 内谷胱甘肽还原酶活力系数：≤1.2
烟酸	① 24h 尿：>1.5mg ② 4h 负荷尿：>3.5～3.9mg（50mg 负荷） ③ 任意 1 次尿（/g 肌酐）：>1.6mg
维生素 C	① 24h 尿：>10mg ② 4h 负荷尿：5～13mg（500mg 负荷） ③ 任意 1 次尿（/g 肌酐）：男>9mg，女>15mg ④ 血浆抗坏血酸含量：>4mg/L ⑤ 白细胞中抗坏血酸含量：20～30μg/10^{9}WBC

Note

续表

营养素	检查项目及正常参考值范围
叶酸	① 血浆叶酸：3～16μg/L ② 红细胞叶酸：130～628μg/L
其他	① 尿糖：(-) ② 尿蛋白：(-) ③ 尿肌酐：0.7～1.5g/24h 尿 ④ 尿肌酐系数：男 23mg/(kg·bw)，女 17mg/(kg·bw) ⑤ 全血丙酮酸：4～12.3mg/L

注：RBC:（Red blood cell, 红细胞）；HCT: hematocrit；MCV: mean corpusular volume；MCH: mean corpusular hemoglobin；MCHC: mean corpusular hemoglobin concerntration；TSH: thyroid stimulating hormone；TPP: thiamine pyrophosphate；WBC:（white blood cell, 白细胞）

四、营养相关疾病的临床检查

临床检查是检查人员运用自己的感官或借助检查仪器来了解调查对象与营养状况相关的症状、体征。其目的是根据症状和体征判断是否存在营养不足或过剩所致营养相关疾病、明确其严重程度。由于各种营养相关疾病的症状和体征会因其发展阶段的不同而异，从群体角度看，每一种营养素若长期摄入不足或过剩都会引起相应的特征性改变，但具体到个体，可能同时存在多种营养素摄入不足或过剩，所引起的症状和体征有时并不典型。常见临床症状和体征与营养素的关系见表6-9。

表6-9   常见临床症状和体征与营养素的关系

部位	症状和体征	相关营养素
全身	消瘦或水肿，发育不良	能量、蛋白质、锌
	贫血	蛋白质、铁、叶酸、维生素 B_{12}、维生素 B_6、维生素 B_2、维生素 C
皮肤	干燥，毛囊角化	维生素 A
	毛囊四周出血点	维生素 C
	癞皮病皮炎	烟酸
	阴囊炎、溢脂性皮炎	维生素 B_2
头发	稀少，失去光泽	蛋白质、维生素 A、锌
眼睛	毕脱氏斑，角膜干燥，夜盲	维生素 A
唇	口角炎，唇炎	维生素 B_2
口腔	齿龈炎，齿龈出血，齿龈松肿	维生素 C
	舌炎，舌猩红，舌肉红	烟酸、维生素 B_2
	地图舌	维生素 B_2、烟酸、锌
指甲	舟状甲	铁
骨骼	颅骨软化，方颅，鸡胸，O 型腿，X 型腿，串珠肋	维生素 D、钙
	骨膜下出血	维生素 C
神经	肌肉无力，四肢末端蚁走感，下肢肌肉疼痛	维生素 B_1
其他	肥胖、高血压、多饮、多尿、多食等	能量和多种营养素失衡

第二节　膳食指导和食谱编制

通过对不同人群的食谱进行科学的膳食评估,可及时发现人们的膳食结构不合理、能量和营养素不平衡,从而对人群进行合理、科学的膳食指导,以满足不同人群对营养的需求。

营养食谱编制是对群体或个体进行科学膳食指导的重要方式,可根据食谱编制对象对能量和营养素的需要量、食物中能量和营养素的含量、饮食习惯、食物供应等情况,为对象设计一餐、一天、一周或一个月的食谱,其中包括各餐主副食的食物原料品种、数量、烹饪方法、进餐时间等信息,常以表格的形式呈现,使对象达到平衡膳食、合理营养的要求。

一、食谱编制的理论依据和基本原则

（一）食谱编制的理论依据

食谱编制与设计是一项实践性很强的工作,要使编制的食谱科学合理,需要以一系列的营养理论作指导。食谱编制的理论依据主要有 DRIs、"中国居民膳食指南"(简称"膳食指南")、"平衡膳食宝塔""食物成分表"和"膳食平衡理论"。

1. DRIs 是为了保证机体合理摄入营养素而制定的每日平均膳食营养素摄入量的一组参考值,包括 7 个指标:平均需要量(estimated average requirement,EAR)、推荐摄入量(recommended nutrient intake,RNI)、适宜摄入量(adequate intake,AI)、可耐受最高摄入量(tolerable upper intake level,UL)、宏量营养素可接受范围(acceptable macronutrient distribution ranges,AMDR)、预防非传染性慢性病的建议摄入量(proposed intakes for preventing non-communicable chronic diseases,PI-NCD,简称建议摄入量,PI)、特定建议值(specific proposed levels,SPL)。

食谱编制中,DRIs 是对象能量和营养素需要量确定的依据和目标。DRIs 中的 EER 是健康个体膳食摄入能量的目标值,RNI 和 AI 是健康个体膳食摄入营养素的目标值。编制食谱时,通常以对象的 EER 为基础进行食谱编制。初步编制的食谱需进行评价调整,DRIs 又是评价食谱提供的能量和营养素是否适宜的标准。用对象的 EER 评价食谱提供的能量是否适宜,用对象各营养素的 RNI 或 AI 评价食谱提供的各营养素是否合适,允许在 ±10% 的范围内浮动。

2. 膳食指南和平衡膳食宝塔　膳食指南的原则就是食谱设计的原则,食谱的制订是根据膳食指南的要求进行食物种类、数量、比例的合理搭配。平衡膳食宝塔是根据膳食指南的核心内容和推荐,结合我国居民膳食的实际情况,把膳食指南的原则转化为各类食物的数量和比例的图形化表示。需注意平衡膳食宝塔建议的每人每日各类食物摄入量是指各类食物可食部分的生重,建议的各类食物摄入量适用于 EER 在 1 600～2 400kcal 范围的一般健康人群。在实际使用时要根据个人年龄、性别、身高、体重、劳动强度、季节等进行适当调整。

3. 食物成分表　《食物成分表》是食谱编制工作必不可少的重要工具书。通过食物成分表,在编制食谱时才能将营养素的需要量转化为食物的需要量,从而确定食物的品种、数量和比例。目前常用的版本有《中国食物成分表(标准版)》(第 6 版　第二册)、《中国食物成分表(2009)》及《中国食物成分表(2004)》,编制食谱时,要认真按其中的食物编码和分类,查询食物的成分。需注意食物成分表中没有的食物,可以用相似食物替代,需要注明;有些食物有科学名称和地方俗名之分,要认真区分和查询,避免混淆;尽量使用食物原料查询其营养素的含量,因为食物的加工方法的不同,所含营养素差异很大,例如煮稀饭时,加水量不同,营养素的含量会相差很大。

4. 膳食平衡理论　①三大产能营养素的供能比。膳食中三大产能营养素(蛋白质、脂肪、碳水化合物)的供能比需要保持一定平衡,即蛋白质供能占膳食总能量的 10%～15%,脂肪占 20%～30%,碳水化合物占 50%～65%。②三餐供能比。早、中、晚三餐适宜的供能比

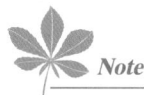

例为25%～30%、30%～40%、30%～35%。③膳食蛋白质来源。在膳食构成中要注意将动物性蛋白质、一般植物性蛋白质和大豆蛋白质进行适当的搭配，保证优质蛋白质占膳食总蛋白质的30%～50%。④饱和脂肪酸、单不饱和脂肪酸和多不饱和脂肪酸之间的平衡比例应接近1∶1∶1。

（二）食谱编制的基本原则

通常，食谱编制过程就是将平衡膳食原则和要求落实到日常膳食的过程，按照对象的生理需要和健康要求，合理地选择、搭配、加工烹调食物，使对象能够获得适宜的能量和营养素，做到平衡膳食、合理营养。因此食谱编制基本原则是必须根据对象的生理状况和营养需要来编制食谱，同时遵循食物多样，能量、营养充足和平衡，安全卫生，饭菜适口和经济合理等原则。

1. **食物多样化**　食物多样化是营养食谱编制的重要原则，也是实现合理营养的前提和基础。一般人群膳食指南建议每天的膳食应包括谷薯类、蔬菜水果类、动物性食物、大豆类和坚果等食物，平均每天摄入12种以上，每周25种以上。

2. **能量、营养素充足和平衡**　食谱的编制首先要保证能量、营养素充足和平衡，根据对象的年龄、性别、劳动强度、生理特点、健康需要等要求，确定合理的能量和营养素摄入量，使摄入的能量和营养素既能满足生理需要，更能促进健康。同时，还应考虑各营养素在吸收、利用时相互间的关系，使各营养素之间的比例适宜。如钙、铁、锌等离子间存在相互协同、拮抗的作用，维生素E与硒及维生素C间有联合抗氧化作用，维生素D能促进钙的吸收，维生素C能促进铁的吸收等。

3. **注意食物安全卫生**　选择新鲜、清洁、卫生的食物，保证食物的安全性是食谱编制的最基本要求。购买新鲜食物、不使用腐烂和有问题的食物原料，保证存储安全，是防止食源性疾病发生的根本措施，严防"病从口入"。

4. **饭菜适口、合理烹调**　饭菜的适口性与饮食习惯、爱好有关，"好吃"是"吃好"的基础，也是食谱编制的重要原则；因为食物"好吃"才会引起食欲，才会吃进足够的量并吸收，才有可能达到预期的营养效果。同时，需注意食物的烹调搭配要符合营养原则，符合季节特点，科学加工，粗细搭配，荤素兼备，少用盐，烹调油适量；去除干扰营养素吸收的不利因素，尽量保存食物中的营养素，减少损失。

5. **考虑食物价格**　食物消费必须与生活水平相适应。编制食谱时，应掌握对象当地的食物供应情况、对象的经济承受能力、食物烹调加工者的烹调技术、烹调设备等，使编制的食谱既符合营养要求，又使进餐对象在经济上能承受。在满足就餐对象营养需求，特别是满足能量和蛋白质供给量的前提下，尽量节约成本，用价格低、营养相近的食物相互替换，如果在口味上有欠缺，可在烹饪方法上给予弥补。

二、食谱编制方法

食谱编制方法常用的有三种，即计算法、食物交换份法和营养软件编制法。以下以成年个体食谱编制为例进行阐述。

（一）计算法编制食谱

1. **计算法编制一日食谱的一般程序**

（1）确定对象一日能量需要量

（2）确定对象一日三大产能营养素提供的能量

（3）确定对象一日三大产能营养素的需要量

（4）确定对象每餐三大产能营养素的需要量

（5）确定对象每餐主、副食（富含蛋白质）种类和数量

（6）确定对象每餐其他副食（蔬菜、水果）种类和数量

（7）确定对象一日烹调油和食盐等主要调味品的数量

（8）初步确定对象一日食谱

（9）对食谱进行评价和调整，形成完整的一日食谱

2. 计算法编制个体食谱实例　王某，女，25岁，轻体力劳动者，身高165cm，体重53kg；请采用计算法为王某设计一日食谱。计算中营养素的量保留一位小数，食物的量取整数。

（1）确定对象一日能量需要量：由题干可知，王某体型正常（BMI=19.5），为轻体力劳动者，其一日能量需要量通过查DRIs可知为1 800kcal。

（2）确定对象一日膳食三大产能营养素提供的能量：本例中蛋白质、脂肪、碳水化合物的供能比分别设为15%、25%、60%，则王某一日膳食中三大产能营养素提供的能量为：

蛋白质：1 800×15%=270（kcal）

脂肪：1 800×25%=450（kcal）

碳水化合物：1 800×60%=1 080（kcal）

（3）确定对象一日三大产能营养素的需要量：蛋白质、脂肪、碳水化合物的能量系数分别为4kcal/g、9kcal/g、4kcal/g。则王某一日膳食中三大产能营养素的需要量为：

蛋白质：270÷4=67.5（g）

脂肪：450÷9=50.0（g）

碳水化合物：1 080÷4=270.0（g）

（4）确定对象每餐三大产能营养素的需要量：设王某早、中、晚的餐次比为30%、40%、30%，则王某每餐三大产能营养素的需要量为：

早、晚餐：

蛋白质：67.5×30%≈20.3（g）

脂肪：50.0×30%=15.0（g）

碳水化合物：270.0×30%=81.0（g）

中餐：

蛋白质：67.5×40%=27.0（g）

脂肪：50.0×40%=20.0（g）

碳水化合物：270.0×40%=108.0（g）

（5）确定对象每餐主、副食（富含蛋白质）种类和数量：一般主食和副食的确定是根据日常饮食习惯和营养知识的要求来确定，主要注意以下几个方面：①所提供食物的品种要多样化，最好每天达到12种以上的食物。②最好主食每天达到2种以上，蔬菜达到4种以上，其中深色蔬菜占一半以上；最好水果每天达到2种以上。③有适当比例的动物性食物和大豆类食物，动物蛋白与大豆蛋白的供给量应占总膳食蛋白质的30%～50%。

1）确定主食的量：一般膳食碳水化合物中80%由主食提供，20%由蔬菜水果等其他食物提供。各餐分别用主食提供碳水化合物的量确定主食量，计算公式为：主食提供碳水化合物的量×各种主食碳水化合物供应比例÷碳水化合物含量，其中"各种主食碳水化合物供应比例"根据饮食习惯人为确定，各种主食中"碳水化合物含量"通过查《食物成分表》获得。

设王某早餐主食原料为小米和小麦标准粉，分别提供早餐主食20%和80%的碳水化合物；查《食物成分表》小米中碳水化合物含量为75.1%，蛋白质含量为9.0%，脂肪含量为3.1%；小麦标准粉中碳水化合物含量为73.6%，蛋白质含量为11.2%，脂肪含量为1.5%。早餐碳水化合物需要量为81.0g，设主食提供碳水化合物占80%，即提供碳水化合物64.8g。则需要小米和小麦标准粉的量分别为：

小米：64.8×20%÷75.1%≈17.0（g），提供蛋白质：17×9.0%≈1.5（g），脂肪：17×3.1%≈0.5（g）

小麦标准粉：64.8×80%÷73.6%≈70.0（g），提供蛋白质：70×11.2%≈7.8（g），脂肪：

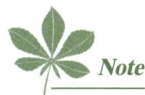

$70×1.5\%≈1.1(g)$

午餐主食原料为粳米和鲜玉米，各提供午餐主食 50% 的碳水化合物；查《食物成分表》可知粳米中碳水化合物含量为 77.4%，蛋白质含量为 7.7%，脂肪含量为 0.6%；鲜玉米中碳水化合物含量为 22.8%，蛋白质含量为 4.0%，脂肪含量为 1.2%。午餐碳水化合物需要量为 108.0g，设主食提供碳水化合物占 80%，即提供碳水化合物 86.4g。则需要粳米和鲜玉米的量分别为：

粳米：$86.4×50\%÷77.4\%≈56.0(g)$，提供蛋白质：$56×7.7\%≈4.3(g)$，脂肪：$56×0.6\%=0.3(g)$

鲜玉米：$86.4×50\%÷22.8\%≈190.0(g)$，提供蛋白质：$190×4.0\%=7.6(g)$，脂肪：$190×1.2\%≈2.3(g)$

晚餐主食原料为粳米和黑米，各提供晚餐主食 50% 的碳水化合物。查《食物成分表》可知黑米中碳水化合物含量为 72.2%，蛋白质含量为 9.4%，脂肪含量为 2.5%。晚餐碳水化合物需要量为 81.0g，设主食提供碳水化合物占 80%，即提供碳水化合物 64.8g。则需要黑米和粳米的量分别为：

黑米：$64.8×50\%÷72.2\%≈45.0(g)$，提供蛋白质：$45×9.4\%≈4.2(g)$，脂肪：$45×2.5\%≈1.1(g)$

粳米：$64.8×50\%÷77.4\%≈42.0(g)$，提供蛋白质：$42×7.7\%≈3.2(g)$，脂肪：$42×0.6\%≈0.3(g)$

2）确定副食（富含蛋白质）的量：一般按各餐副食提供蛋白质的量确定副食（富含蛋白质）的量。各餐所需副食重量的计算公式为：副食提供蛋白质的量 × 各种副食供应比例 ÷ 蛋白质含量，其中"副食提供蛋白质的量＝蛋白质需要量－主食提供蛋白的量"，"各种副食供应比例"按饮食习惯人为设定，"蛋白质含量"查《食物成分表》获得。

设王某早餐副食原料为鸡蛋和酸奶，各提供副食 50% 的蛋白质，查《食物成分表》可知鸡蛋和酸奶中蛋白质含量分别为 13.3%、2.5%，脂肪含量分别为 8.8%、2.7%。则早餐需要鸡蛋和牛奶的量为：

鸡蛋：$[20.3-(1.5+7.8)]×50\%÷13.3\%≈41.0(g)$，提供脂肪：$41×8.8\%≈3.6(g)$

酸奶：$[20.3-(1.5+7.8)]×50\%÷2.5\%≈220.0(g)$，提供脂肪：$220×2.7\%≈5.9(g)$

设王某午餐副食原料为草鱼和南豆腐，各提供副食 50% 的蛋白质，查《食物成分表》可知草鱼和南豆腐中蛋白质含量分别为 16.6%、6.2%，脂肪含量分别为 2.0%、5.2%。则午餐需要草鱼和南豆腐的量为：

草鱼：$[27-(4.3+7.6)]×50\%÷16.6\%≈45.0(g)$，提供脂肪：$45×2.0\%=0.9(g)$

南豆腐：$[27-(4.3+7.6)]×50\%÷6.2\%≈122.0(g)$，提供脂肪：$122×5.2\%≈6.3(g)$

设王某晚餐副食原料为鸡胸脯肉和豆腐丝，各提供副食 50% 的蛋白质，查《食物成分表》可知鸡胸脯肉和豆腐丝中蛋白质含量分别为 19.4%、21.5%，脂肪含量分别为 5.0%、10.5%。则晚餐需要鸡胸脯肉和豆腐丝的量为：

鸡胸脯肉：$[20.3-(4.2+3.2)]×50\%÷19.4\%≈33.0(g)$，提供脂肪：$33×5.0\%≈1.7(g)$

豆腐丝：$[20.3-(4.2+3.2)]×50\%÷21.5\%≈30.0(g)$，提供脂肪：$30×10.5\%≈3.2(g)$

（6）确定对象每餐其他副食（蔬菜、水果）种类和数量：蔬菜、水果的品种和数量由市场的供应情况、配菜的需要、膳食指南和平衡膳食宝塔的要求等确定。平衡膳食宝塔推荐每天摄入 300～500g 蔬菜和 200～350g 水果，其中深色蔬菜占一半以上。设餐次比早、中、晚为 30%、40%、30%，故早、中、晚餐应分别有 90～150g、120～200g、90～150g 蔬菜，水果可以安排在上午和下午两餐之间。

早餐蔬菜选择西红柿 100g，午餐蔬菜选择生菜 180g、小葱 20g，晚餐蔬菜选择小白菜 100g、莴笋 50g。

上午水果选择苹果 200g，下午水果选择橙 100g。

（7）确定对象一日烹调油和食盐用量：烹调油选择植物油，烹调油计算公式为烹调油的量＝总脂肪量－食物中的脂肪量，其中蔬菜、水果中脂肪含量很低，忽略不计。

$$50.0-(0.5+1.1+0.3+2.3+1.1+0.3)-(3.6+5.9+0.9+6.3+1.7+3.2)\approx22.0(\mathrm{g})$$

一天食盐用量小于6g。

（8）初步确定对象一日食谱

初步确定王某的一日食谱见表6-10。

表6-10　对象一日三餐食谱

餐次	食物名称	原料名称	可食部生重/g	烹饪方式	备注
早餐	小米粥	小米	17	煮	盐<6g/d
	馒头	小麦粉	70	蒸	
	西红柿炒蛋	西红柿	100	炒	
		鸡蛋	41		
		花生油	4		
	酸奶	酸奶	100		
	苹果	苹果	200		可在加餐食用
午餐	大米饭	粳米（标一）	56	煮	
	蒸玉米	鲜玉米	190	蒸	
	草鱼炖豆腐	草鱼	45	炖	
		南豆腐	122		
		小葱	20		
		花生油	4		
	素炒生菜	生菜	180	急火快炒	
		花生油	5.5		
	橙	橙	100		可在加餐食用
晚餐	二米饭	黑米	45	煮	
		粳米	42		
	炒三丝	鸡胸脯肉	33	炒	
		豆腐丝	30		
		莴笋	50		
		花生油	4		
	素炒小白菜	小白菜	100	急火快炒	
		花生油	4.5		
	酸奶	酸奶	120		

（9）对食谱进行评价和调整，形成完整的一日食谱

参照膳食指南、平衡膳食宝塔及DRIs对初步编制食谱进行分析、评价，结果见表6-11。

表6-11　初定食谱的食物结构和营养素供给量评价

食物类别	推荐量/g	原料名称	可食部生重/g	能量/kcal	蛋白质/g	脂肪/g	碳水化合物/g	维生素 A_1/μg RAE	维生素 B_1/mg	维生素 B_2/mg	维生素 C/mg	钙/mg	铁/mg
谷薯类	250~400	小米	17	61.4	1.5	0.5	12.8	1.4	0.1	0.0	0.0	7.0	0.9
		小麦粉	70	244.3	7.8	1.1	51.5	0.0	0.2	0.1	0.0	21.7	2.5
		粳米	98	338.1	7.5	0.5	75.8	0.0	0.2	0.1	0.0	10.9	1.1
		鲜玉米	190	212.8	7.6	2.3	43.3	0.0	0.3	0.2	30.4	0.0	2.1
		黑米	45	153.5	4.3	1.2	32.5	0.0	0.2	0.1	0.0	5.4	0.7
小计			420	1 010.1									
蔬菜类	300~500	西红柿	100	15.0	0.6	0.1	3.2	44.0	0.1	0.1	8.0	15.0	0.4
		小葱	20	5.4	0.3	0.1	1.0	14.0	0.0	0.0	4.3	14.4	0.3
		生菜	180	27.0	2.3	0.5	3.6	268.2	0.1	0.1	23.4	61.2	1.6
		莴笋	50	7.5	0.5	0.1	1.4	6.3	0.0	0.0	2.0	11.5	0.5
		小白菜	100	17.0	1.5	0.3	2.7	140.0	0.0	0.0	28.0	90.0	1.9
小计			450										
水果类	200~350	苹果	200	108.0	0.4	0.4	27.0	3.0	0.1	0.0	8.0	8.0	1.2
		橙	100	48.0	0.8	0.2	11.1	27.0	0.1	0.0	33.0	20.0	0.4
小计			300										
动物性食物	120~200	鸡蛋	41	59.0	5.5	3.6	1.1	95.9	0.1	0.1	0.0	23.0	0.8
		草鱼	45	50.9	7.5	2.3	0.0	5.0	0.0	0.0	0.0	17.1	0.4
		鸡胸脯肉	33	43.9	6.4	1.7	0.9	5.3	0.0	0.0	0.0	1.0	0.2
小计			119										
大豆及坚果类	25~35	南豆腐（折算为大豆）	22	69.5	7.6	3.1	3.2	0.0	0.1	0.1	0.0	141.5	1.8
		豆腐丝（折算为大豆）	17	54.8	5.8	2.8	1.7	0.7	0.0	0.0	0.0	55.1	2.5
小计			39										
奶及奶制品	300	酸奶	220	158.4	5.5	5.9	20.5	57.2	0.1	0.3	2.2	259.6	0.9
油	25~30	花生油	22	198.0	0.0	24.3	0.0	0.0	0.0	0.0	0.0	2.9	0.7
合计				1 872.4	73.4	50.9	293.3	668.0	1.4	1.3	139.3	765.2	20.9
推荐量				1 800.0	45~67.5	40~60	225~293	700.0	1.2	1.2	100.0	800.0	20.0
占推荐量比例/%				104.0	超出范围	在范围内	基本在范围内	95.4	114.1	107.0	139.3	95.7	104.4

与平衡膳食宝塔比较，对初步确定的食谱提供的食物种类和数量进行评价。由表6-11可见，给对象（王某）初步制订的食谱包括了平衡膳食宝塔推荐的所有食物类别，谷薯类为420g，高于推荐摄入量（250～400g），谷薯类中全谷物杂粮为252g，高于推荐摄入量（50～150g）；但缺薯类；蔬菜类450g，水果类300g，均在适宜范围内；动物性食物119g，略低于推荐摄入量（120～200g）；大豆及坚果类摄入量为39g，高于推荐摄入量（25～35g）；奶及奶制品220g，低于推荐摄入量300g；烹调油为22g，略低于推荐摄入量（25～30g），但脂肪供能比例在适宜范围，可不进行调整。

与DRIs比较，对初步确定食谱提供的营养素进行评价。由表6-11可知，除了蛋白质、硫胺素、维生素C高于推荐摄入量，其余营养素和能量的供给量跟推荐量相比，差距小于10%，属于合理范围。需注意的是维生素C摄入量达到RNI（100mg/d）可满足对象的生理需要，但达到其PI（200mg/d）时可降低非传染性慢性病发生的风险。故编制食谱中维生素C的量不用减少。

初步编制食谱早、中、晚提供能量分别为31.8%、37%、31.2%，与推荐比例（25%～30%、30%～40%、30%～35%）相差不大。

根据上述评价结果对初步编制的食谱进行调整，得到最终食谱，见表6-12。

表6-12　最终确定的对象一日三餐食谱

餐次	食物名称	原料名称	可食部生重/g	烹饪方式	备注
早餐	小米粥	小米	20	煮	盐<6g/d
	馒头	小麦粉	70	蒸	
	西红柿炒蛋	西红柿	100	炒	
		鸡蛋	50		
		花生油	4		
	酸奶	酸奶	100		
	苹果	苹果	100		可在加餐食用
午餐	大米饭	粳米（标一）	70	煮或蒸	
	蒸玉米	鲜玉米	100	蒸	
	草鱼炖豆腐	草鱼	45	炖	
		南豆腐	122		
		小葱	20		
		花生油	4		
	素炒生菜	生菜	180	急火快炒	
		花生油	5.5		
	橙	橙	100		可在加餐食用
晚餐	红薯饭	红薯	100	煮或蒸	
		粳米（标一）	40		
	莴笋丝炒里脊肉	猪里脊肉	35	炒	
		莴笋	50		
		花生油	4		
	素炒小白菜	小白菜	100	急火快炒	
		花生油	4.5		
	酸奶	酸奶	150		
	番石榴	番石榴	100		

调整后的食谱所提供的食物种类和数量均在平衡膳食宝塔推荐范围内，提供的能量和营养素均在 EER 或 RNI 的 ±10% 范围内，且早、中、晚提供能量比例在 25%～30%、30%～40%、30%～35% 范围内，蛋白质、脂肪、碳水化合物提供的能量比例在 10%～15%，20%～30%，50%～65% 范围内，优质蛋白含量在 1/3～1/2 范围。因此，该食谱合理可用。

（二）食物交换份法编制食谱

食物交换份法是将食物按照来源、特点进行分类，同类食物在一定重量时，所含能量、蛋白质、脂肪、碳水化合物相近，可任意交换的一种方法。食物通常被分为四大组（谷薯组、蔬果组、肉蛋组、油脂组）、八小类（谷薯类、蔬菜类、水果类、大豆类、奶类、肉蛋类、坚果类、油脂类）。相比计算法食谱编制，食物交换法简便易学，实用性强。

食物交换份法编制食谱的核心是食物交换份，通常将能提供 90kcal 能量的食物重量作为一个交换份，如：25g 大米和 200g 苹果均能产生 90kcal 能量，记作一个交换份。

1. 食物交换份法编制一日食谱的一般程序

（1）确定对象一日能量需要量

（2）确定对象一日需要食物交换份数

（3）确定三大产能营养素的交换份数

（4）确定各类食物的交换份数

（5）确定对象早、中、晚三餐的食物交换份数

（6）将各餐食物交换份数换算为具体食物重量

（7）初步确定对象一日食谱

（8）调整食谱，形成最终食谱

2. 食物交换份法编制个体食谱实例　李某，男，50 岁，轻体力劳动者，身高 175cm，体重 88kg，无其他疾病。请采用食物交换份法为其编制一日食谱。

（1）确定对象一日能量需要量：由题干可知，李某体型为肥胖（BMI=28.7），轻体力劳动者，其一日能量需要量可通过计算获得，计算公式为：一日能量需要量 = 理想体重（kg）× 每日每千克体重所需能量，其中"理想体重（kg）= 实际身高 -105"，"每日每千克体重所需能量"可查表 6-13 获知。

表6-13　成人每日每千克体重所需能量 /（kcal/kg·d）

体型	极轻体力	轻体力	中体力	重体力
肥胖	15～20	20～25	30	35
超重	20～25	30	35	40
正常	25～30	35	40	45
消瘦	35	40	45	45～50

李某体型肥胖，为轻体力劳动者，按所需能量为 23kcal/kg·d 计算，则李某一日能量需要量 =（175-105）×23=1 610（kcal）

（2）确定对象一日需要食物交换份数：一日食物交换份数 = 一日能量需要量 ÷90=1 610÷90≈18（份）

（3）确定三大产能营养素的交换份数：设三大产能营养素的供能比为：蛋白质 15%、脂肪 25%、碳水化合物 60%，则三大产能营养素的交换份数为：

碳水化合物：18×60%≈11 份

蛋白质：18×15%≈2.5 份

脂肪：18×25%=4.5 份

（4）确定各类食物的交换份数　①碳水化合物主要由谷薯类、蔬菜类、水果类提供，参考

谷薯类等值交换表 6-14、蔬菜类等值交换表 6-15、水果类等值交换表 6-16，设蔬菜类交换份数为 1 份，水果类交换份数为 1 份，则谷薯类交换份数 = 碳水化合物交换份数 - 蔬菜类交换份数 - 水果类交换份数 =9（份）；②蛋白质主要由大豆类、奶类、肉蛋类食物提供，参考肉蛋类等值交换表 6-17、大豆类、奶类等值交换表 6-18，设大豆和奶类交换份数为 2 份，则肉蛋类交换份数 = 蛋白质交换份数 - 大豆和奶类交换份数 =0.5（份）；③脂肪主要由油脂类、坚果类、肉蛋类提供，参考油脂类、坚果类等值交换表 6-19，设油脂和坚果类交换份数为 2.5 份，则肉蛋类交换份数 = 脂肪交换份数 - 油脂和坚果类交换份数 =2（份）。故肉蛋类总交换份数 =0.5+2=2.5（份）

表 6-14　谷薯类等值交换表

食物		重量/g
糕点	饼干、蛋糕、麻花、桃酥、油饼等	20
米	大米、小米、糯米、米粉等	25
面	面粉、各种干挂面、龙须面等	25
杂粮	玉米、高粱、燕麦、荞麦、莜麦等	25
杂豆	绿豆、红豆、干豇豆、干豌豆、干蚕豆、芸豆等	25
面食	馒头、花卷、窝头、面包、烧饼、烙饼、生面条等	35
薯类	马铃薯、红薯、白薯、芋头等	100
鲜谷类	鲜玉米（带棒心）	200

表 6-15　蔬菜类等值交换表

食物		重量/g
含碳水化合物3%	大白菜、圆白菜、菠菜、韭菜、芹菜、油菜、生菜、芥蓝、苋菜、花菜、葫芦、西红柿、冬瓜、黄瓜、苦瓜、丝瓜、茄子、豆芽、鲜蘑菇、水发海带等	500
含碳水化合物 4%及以上	白萝卜、青椒、茭白、冬笋	400
	南瓜、倭瓜	350
	豇豆、扁豆、四季豆等鲜豆	250
	胡萝卜	200
	山药、荸荠、藕	150
	毛豆、鲜豌豆（均为食部）	70

表 6-16　水果类等值交换表

食物	重量/g
苹果、梨、桃、橙子、橘子、柚子、猕猴桃、葡萄、李子、杏等	200
柿子、香蕉、鲜荔枝等	150
草莓	300
西瓜	500

表6-17　肉蛋类等值交换表

食物		重量/g
水产类	鱼、虾	75
禽肉类	鸭肉、鹅肉、鸡肉	50
畜肉类	瘦猪、牛、羊肉	50
	肥瘦猪肉	25
蛋类	鸡蛋、鹌鹑蛋、鸭蛋、松花蛋（均为带壳）	60

表6-18　大豆类、奶类等值交换表

食物		重量/g
大豆类	豆浆	400
	南豆腐	150
	北豆腐	100
	豆腐丝、豆腐干	50
	大豆、大豆粉	25
	腐竹	20
奶类	牛奶、羊奶	160
	无糖酸奶	130
	奶酪、脱脂奶粉	25
	全脂奶粉	20

表6-19　油脂类、坚果类等值交换表

食物		重量/g
油脂类	花生油、玉米油、菜子油、大豆油、油茶籽油、香油等	10
	猪油、牛油、羊油、黄油	10
坚果类	核桃仁、花生仁、杏仁、南瓜子、葵花子、西瓜子等	15

（5）确定对象早、中、晚三餐的交换份数：设早、中、晚三餐的餐次比为30%、40%、30%，则李某一日三餐的食物份数为：

早餐份数：18×30%≈5.5 份

午餐份数：18×40%≈7 份

晚餐份数：18×30%≈5.5 份

（6）将各餐食物交换份数换算为具体食物重量，初步确定对象一日食谱：根据各类食物等值交换表6-14～表6-19，同时考虑每餐营养均衡搭配，每餐应包含谷薯组、蔬果组、肉蛋组、油脂组四大组食物。则李某一日食谱如表6-20。

（7）调整食谱，形成最终食谱

根据对象具体需要，参照食物等值交换份表进行食物调整，制得最终食谱。一般是在同类食物间进行交换，跨类交换会影响平衡膳食原则。

表6-20 对象一日食谱

餐次	餐次份数	食物种类	食物份数	具体食物	每份重量/g	食物量/g
早餐	5.5	谷类	2	馒头	35	70
			0.5	鲜玉米	200	100
		大豆、奶类	1	牛奶	160	160
		肉蛋类	1	鸡蛋	60	60
		水果类	0.5	苹果	200	100
			0.5	葡萄	200	100
中餐	7	谷类	2	大米	25	50
			1.5	小米	25	37.5
		蔬菜类	0.5	菠菜	500	250
		大豆、奶类	1	北豆腐	100	100
		肉蛋类	0.5	鱼	75	37.5
		油脂类	1.5	植物油	10	15
晚餐	5.5	谷类	3	荞麦面	25	75
		蔬菜类	0.25	胡萝卜	200	50
			0.25	油菜	500	125
		肉蛋类	1	瘦猪肉	50	50
		油脂类	1	植物油	10	10

需注意本节中是以能提供90kcal的食物重量作为一个食物交换份，在实际操作中，可根据配餐对象具体情况，把一个食物交换份的能量单位设定为45kcal、180kcal等，一般能量单位越大，可选择的食物种类越少，反之可选择的食物种类越多。可根据实际需要自行调整。

（三）计算机软件法食谱编制

计算机软件法是借助计算机和配餐软件进行食谱编制的方法，该法方便、高效、准确。本章不做详细介绍。

第三节 社区营养宣教和管理

社区营养宣教和管理是指向社区居民宣传营养政策、营养健康知识与技能，以提高社区广大群众的营养健康知识水平，培养科学饮食习惯及健康生活方式，改善居民营养健康状况，同时收集社区居民的营养状况与健康信息，进行存档管理。

一、营养咨询和教育

营养咨询和教育是通过营养信息的交流，帮助个体和群体获得食物与营养知识，了解相关政策，培养科学饮食习惯及健康生活方式的活动和过程。其目的是提高人群对营养与健康的认识，消除或减少不利于健康的膳食因素，改善营养状况，预防营养性疾病的发生，提高人们的健康水平和生活质量。

从事营养咨询和教育的工作者不仅要具备营养与食品安全的理论知识、操作技能，了解经济、社会与文化因素对膳食营养状况的影响，还应具备传播营养与食品安全知识和技能以及现场组织与协调的能力。

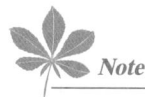

（一）营养咨询

咨询（consultation）是指商量、征求意见的磋商行为，是咨询者与被咨询者之间需求与被需求的行为，也是双向交流的过程。

营养咨询（nutrition consultation）是指通过营养信息交流，帮助群体或个体获得营养知识，培养健康生活方式的活动与过程。

1. 营养咨询的形式 营养咨询的形式按照咨询的途径可以分为：面对面咨询、电话咨询、书信咨询、网络咨询等。

（1）面对面咨询：指营养咨询工作者与咨询对象面对面地进行交流，给予指导和帮助的活动。是营养咨询中常见的形式，具有较强的针对性。优点是可获得详细信息，有利于双方沟通；缺点是速度较慢，覆盖面小。

（2）电话咨询：指通过专门设置的热线电话或办公室电话进行的咨询活动。优点是方便、快捷；缺点由于时间关系，咨询过程显得仓促、不够全面、系统，效果较差。

（3）书信咨询：多用于因空间距离或其他条件限制使咨询双方无法进行面谈的情况，包括普通书信和电子邮件。优点是简便易行、成本低；缺点是完整性、可靠性和真实性较差。

（4）网络咨询：以网络为载体进行咨询的方式。优点是经济、快捷、实时；缺点是保密性较差。但随着网络技术的不断提高和互联网的迅速普及，网络咨询将应用得越来越普遍。

2. 营养咨询的内容 营养咨询所提出的问题可能涉及多个方面，因而营养咨询的内容很广泛。归纳起来，主要包括以下几个方面：

（1）各种营养不良（包括营养缺乏和营养过剩）。

（2）各种与营养相关的慢性疾病。

（3）疾病的营养治疗。

（4）疾病的营养支持。

（5）健康者的营养保健。

3. 营养咨询的方法 营养咨询的方法主要包括 SOAP 法、DMAIC 法等。

（1）SOAP 营养咨询法：SOAP 是主观询问（subjective）、客观检查（objective）、评价（assessment）和营养治疗计划（plan）英文首字母的缩写。

主观询问：主要是通过膳食调查询问咨询者的膳食结构、膳食营养状况、饮食习惯、嗜好以及食物烹调加工的方法等。

客观检查：主要包括人体测量、人体营养水平的生化检验、营养相关疾病的临床体征及症状检查，详见本章第一节内容。

评价：是指参照"膳食指南""平衡膳食宝塔""DRIs"进行膳食调查结果的评价，了解咨询者膳食结构是否合理，能量和各种营养素是否能满足机体需要。再结合人体测量、人体营养水平的生化检验和营养相关疾病临床检查的结果对咨询对象当前的营养状况进行综合评价。

计划：根据咨询对象的营养问题，结合饮食习惯、经济条件，给予平衡膳食指导，包括提供参考食谱等。

SOAP 营养咨询法方便、简单、易行，是目前主要应用的营养咨询方法，SOAP 营养咨询法的步骤包括：①准备材料。②了解咨询对象存在的主要营养问题。通过询问收集病史（了解与营养有关的病史）、膳食史，同时进行人体测量、人体营养水平的生化检验，对结果进行综合评价，了解咨询对象存在的主要营养问题。③制订相应的干预计划。④根据干预实施效果调整干预方案。⑤达到预期干预效果。

（2）DMAIC 营养咨询法：DMAIC 法将营养咨询活动分为定义（define）、测量（measure）、分析（analyze）、改进（improve）、控制（control）五个阶段。

定义阶段：就是明确咨询对象主要咨询的问题，或者咨询对象的主要问题所在。

测量阶段：对咨询对象存在问题的主要影响因素进行测量，收集测量的数据资料。

分析阶段：该阶段是对所测量的内容进行分析，找出存在问题的根本原因。

改进阶段：目的是要确保提出的解决方案能够达到或超过预期目标，同时确定该解决方案全面成功执行所必需的资源。

控制阶段：控制阶段就是针对改进阶段的情况提出控制的范畴，超过一定范畴就需要调整。

例如，某居民因为肥胖问题进行咨询，首先需要定义其体型是否属于肥胖，如果定义为肥胖，就需要进行测量，主要测量其肥胖造成的原因，包括遗传性、饮食性、运动性、病理性等方面，针对测量结果进行分析，找出最大可能性的原因，再针对原因提出改善意见，如对测量结果进行分析发现，该咨询者的肥胖是由于膳食能量摄入量过多，运动不足所造成，则可建议采取控制饮食，增加运动的措施，并鼓励长期坚持防止体重反弹。

4. 营养咨询的原则与技巧 面对面咨询是营养咨询中常见的形式，因此会谈是咨询的第一步，也是贯穿于咨询过程始终的内容。掌握一定的会谈技巧，才会使营养咨询活动向自己的主导方向发展。

（1）营养咨询的原则：营养咨询要取得好的效果，营养咨询工作者须遵守几项原则：①耐心倾听，鼓励疏泄。营养咨询工作者必须以咨询对象为中心，同情、理解地倾听咨询对象述说，不要随意打断咨询对象的陈述，这有利于减轻咨询对象的紧张情绪，详细描述自身存在问题及需求。咨询者详细的诉说可以帮助营养工作者更好地了解情况。②解释得当，应对审慎。营养咨询工作者在问题性质尚未弄清楚之前，决不要轻易回答问题。应根据科学知识，善于引导咨询对象自己寻求答案。解释要言之有理、分寸恰当，切忌发表模棱两可、没有根据的咨询意见，也不要简单地敷衍咨询对象。一时难以解答时，可要求咨询对象进一步提供材料，或进行必要的检查，预约下次诊断和咨询。③尊重患者，严守医秘。营养咨询常涉及咨询者的个人隐私，营养咨询工作者应严格保守，不得随便谈论。

（2）营养咨询的技巧：①善于引导咨询者交谈。营养工作者要适时地激发咨询者对谈话内容的兴趣，特别是在引导性格内向、心情不佳的咨询者时，营养工作者需注意谈话时的方式和方法，积极探寻咨询者感兴趣的话题，激发其兴趣，引导咨询者主动谈话。在交谈过程中，营养工作者应集中注意力倾听对方谈话内容，甚至要听出谈话的弦外之音，交谈过程中要使用双方都能理解的词语，避免使用专业术语和方言。②重视反馈信息。及时反馈信息是交谈得以顺利进行的重要条件。当咨询者讲述内容混乱、零散、表达不清时，就需要营养工作者及时发问，将所理解的内容或需要澄清和进一步说明的问题及时反馈给咨询者，使咨询者的本意得以澄清、扩展或改变，帮助营养工作者获得有效信息。③注意在交谈中的态度。营养师的态度决定了双方交谈是否顺利。营养咨询工作者对咨询者是否有亲切感和同情心，是咨询者是否愿意和营养工作者交谈的重要条件。需注意交谈时，平等对待咨询对象，尊重其人格，实事求是，以增强咨询对象的信任感和安全感；宽容待人，使咨询者信任自己，说出自己的内心想法。

5. 营养咨询的步骤 通常分为准备、谈话、记录整理三个步骤。

（1）准备：①明确谈话目的；②制订谈话提纲；③准备好与交谈有关的资料；④确定交谈时间；⑤确定谈话地点；⑥做好心理准备，如集中注意力、镇静、稳定情绪。

（2）交谈：①探究咨询者的咨询目的。要集中注意力倾听，并对咨询者的讲述及时作出反应。学会捕捉非语言信息，姿势、声调、表情、距离、手势都可真实地反映咨询对象的内心情绪和态度，营养工作者可通过察言观色了解真正信息，避免为咨询者语言表达的假信息所误导而作出错误的判断。②理解。营养工作者可使用简短的语言和明确的词汇，并随时沟通双方意向，帮助咨询者理解自己的观点；还可将需要强调的主要信息归类后再反馈给咨询者。

（3）记录整理：重要谈话需要进行多次才能解决问题，就需要有完整的记录（表6-21）。

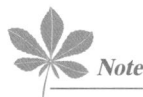

表6-21　某咨询者营养咨询档案

咨询者档案号：　　　　　咨询者姓名：　　　　　咨询者联系方式：

资料编号	资料名称	备注
01	基本信息	全
02	健康信息	全
03	疾病史	部分
04	膳食史	全
05	客观检查	部分
06	营养干预措施	全
07	随访记录	部分
08	效果反馈	部分

营养师：　　　　　记录人：　　　　　记录时间：

（二）营养教育

营养教育（nutrition education）是通过改变人们的饮食行为而达到改善营养状况目的的一种有计划的活动。其目的是通过营养知识和技能传播和普及，提高人们对营养与健康的认识，促进健康行为和良好生活方式的养成，学会合理利用当地食物资源，纠正营养缺乏和不平衡，改善营养健康状况，减少各种营养相关疾病的发生，提高生活质量。

1. 营养教育的主要内容　①营养与食品安全知识；②良好膳食行为和生活方式；③平衡膳食技能，如"膳食指南""平衡膳食宝塔"在实践中的应用；④我国人群的营养及膳食营养相关疾病的状况和变化趋势；⑤膳食营养相关疾病的防控措施；⑥营养与食品安全相关的法律、法规及政策。

2. 营养教育的基本方法和形式　人际传播是营养教育最基本和最重要的途径之一。人际传播活动的成功与否是营养教育活动能否取得成功的关键。营养教育中常用的人际传播形式包括以下几种：

（1）讲座（lecture）：讲座是开展营养教育工作常用的一种传播方式，属公众传播范畴，是传播者根据受教育对象的某种需要，针对某一专题有组织、有准备地面对目标人群进行的营养教育活动。其优点是受众面广，信息传递直接、迅速，通过口头传播，影响人们的观念、思想。缺点是受教育对象通常比较被动，缺乏充分反馈。

（2）小组活动（group discussion）：小组活动是以目标人群组成的小组为单位开展营养教育活动，属于小群体传播范畴，由于受教育对象置身于群体中，受群体意识、群体规范、群体压力、群体支持的影响，而更容易摒弃旧观念，接受新观念，发生知、信、行的改变。

（3）个别劝导（persuade）：针对某一个干预对象的特殊不健康行为和具体情况向其传授营养健康知识和技能，激发其健康信念，说服其改变不良态度和行为。

（4）培训（training）：针对干预对象的需求进行培训。这种培训是培训者和受训者面对面进行的，交流充分、反馈及时，培训者可以运用讲解、演示等方法逐步使受训者理解和掌握所需的营养知识和技能。这种培训具有目标明确、针对性强、现学现用的特点，是营养教育中非常重要的一种方式，也是促进受训者建立良好膳食行为和生活方式的重要环节。

（5）咨询（consultation）：从传播的角度讲，面对面的咨询活动是一种典型的人际交流。这种方式简便易行、机动灵活、针对性强。

3. 开展营养教育的步骤　营养教育的主要步骤包括设计营养教育计划、选择教育途径和材料、准备营养教育材料和预试验、实施营养教育计划、营养教育评价等步骤。

（1）设计营养教育计划：为确保某项营养教育活动有依据、有针对性、有目标地进行，首先必须制订一个好的营养教育计划。可通过召开座谈会、咨询专家、分析文献资料、民意调查等方式，了解被教育对象的需要和接受能力，有针对性地设计营养教育计划。主要步骤：①评估被教育对象的需求（对象存在的主要营养问题）；②寻找营养问题的原因；③分析可用的资源（包括人力、财力、物力、政策、信息等资源）；④确定优先教育的项目（遵循重要性、有效性、可行性等原则）；⑤制订干预目标（包括宏观、笼统、长远的总体目标和明确、具体、可以测量的具体目标）；⑥制订教育活动的方案（确定教育内容、方法、资料、日程等）；⑦制订教育的评价计划（评价方法、指标、实施机构、人员等）；⑧教育活动经费的预算。

（2）选择教育途径和材料：根据制订的营养教育计划，在调研的基础上，明确教育目标，根据教育对象的特点，选择适宜的交流途径和有效的教育材料。需要考虑：①是否有现成的、可选用的营养宣教材料，如果收集不到，可以自行设计制作；②应根据营养教育内容和教育对象特点选择恰当的教育途径，如采用讲座、培训、咨询、小组活动、发放宣传册、播放视频资料等途径。

（3）准备营养教育材料和预试验：准备的营养教育材料，要求科学实用、通俗易懂、图文并茂，需将准备好的材料进行预试验，根据反馈意见，进行修改完善。

（4）实施营养教育计划：制定任务表和活动时间表，明确分工，并通过确定的传播途径有序地把计划宣传的内容传播给教育对象。在教育过程中，要观察教育对象对宣传材料的反应及他们对培训内容的接受程度。

（5）营养教育效果评价：可通过近期、中期和远期的效果评价说明营养教育的效果：①近期效果即目标人群的知识、态度等的变化；②中期效果主要指行为和相关危险因素的变化；③远期效果指人们营养健康状况（身高、体重等）和生活质量的变化（劳动生产力、智力、寿命、精神面貌及医疗费用等）。

（三）食品营养标签指导

预包装食品（prepackaged food）是预先定量包装或者制作在包装材料和容器中的食品，包括预先定量包装以及预先定量制作在包装材料和容器中并且在一定量限范围内具有统一的质量或体积标识的食品。

食品标签（food label）是指食品包装上的文字、图形、符号及一切说明物。

营养标签（nutrition label）是预包装食品标签上向消费者提供食品营养信息和特性的说明。营养标签是预包装食品标签的一部分。

食品营养标签是消费者了解食品的营养信息、获取营养知识最简单、最直接的途径。消费者通过营养标签可以了解预包装食品的营养特征，根据自身需要进行选择，还能通过营养标签计算出摄入一定量的预包装食品所提供的能量和营养素占一日需要量的比例，从而有利于引导消费者平衡膳食，实现合理营养，促进身体健康。

为指导和规范我国食品营养标签的标示，卫生部于 2011 年发布了《食品安全国家标准 预包装食品营养标签通则》（GB28050-2011），并于 2013 年 1 月 1 日起实施。其中要求预包装食品营养标签标示的任何营养信息应真实、客观，不得标示虚假信息，不得夸大产品的营养作用或其他作用；各项内容应使用中文标示，若同时使用外文，内容应与中文相对应，字号不得大于中文字号。

通常食品营养标签由营养成分表、营养声称和营养成分功能声称三部分构成。其中营养成分表是最基本的信息，以数字形式显示预包装食品的营养成分含量；营养声称和营养成分功能声称是以文字形式对食品的营养特性作出的描述、建议或暗示。营养声称和营养成分功能声称必须建立在营养成分表的基础之上，即某种营养成分必须在满足了"量"的要求下才可以建立与之相应的"声称"。

（1）营养成分表：营养成分表标有食品营养成分名称、含量和占营养素参考值（nutrient reference values，NRV）百分比的规范性表格。NRV 专用于食品营养标签，用于比较食品营养成

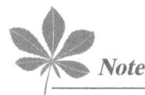

分含量的参考值。GB28050-2011中强制标示的内容包括：①能量和核心营养素（蛋白质、脂肪、碳水化合物和钠）的含量值及其占 NRV 的百分比；②营养声称或营养成分功能声称的其他营养成分的含量及其占 NRV 的百分比；③营养强化后食品中该营养成分的含量值及其占 NRV 的百分比；④使用了氢化和 / 或部分氢化油脂时，反式脂肪（酸）的含量。除强制标示的内容外，营养成分表中还可选择标示其他营养成分。需要注意，当营养成分表中标示其他营养成分时，强制标示内容可采取加粗、黑体等形式使标示更加醒目（表 6-22）；营养成分的标示名称和顺序、单位等应符合 GB28050-2011 规定，当不标示某一营养成分时，依序上移。

表6-22　营养成分表

项目	每 100g 或 100ml 或每份	营养素参考值 % 或 NRV%
能量		
蛋白质		
脂肪		
碳水化合物		
膳食纤维		
钠		
钙		

（2）营养声称：营养声称是对食品营养特性的描述和声明，如能量水平、蛋白质含量水平。营养声称包括含量声称和比较声称。对除能量和核心营养素外的其他营养成分进行营养声称时，必须同时在营养成分表中标示该营养成分的含量及占 NRV 的百分比。其中，含量声称是描述食品中能量或营养成分含量水平的声称，声称用语包括"含有""高""低"或"无"等，如含有膳食纤维、高钙、低钠、不含反式脂肪酸等。比较声称是与消费者熟知的同类食品的营养成分含量或能量值进行比较以后的声称，声称用语包括"增加"或"减少"等，如增加蛋白质、减少糖、减少脂肪等。

（3）营养成分功能声称：营养成分功能声称是指某营养成分可以维持人体正常生长、发育和正常生理功能等作用的声称。对除能量和核心营养素外的其他营养成分进行营养成分功能声称时，必须同时在营养成分表中标示该营养成分的含量及占 NRV 的百分比，并满足营养声称的条件和要求。同一产品可以同时对两个及以上符合要求的成分进行功能声称。当能量或营养成分含量符合营养声称的要求和条件时，可根据食品的营养特性选用相应的一条或多条能量和营养成分功能声称标准用语；营养声称、营养成分功能声称可以在标签的任意位置。但其字号不得大于食品名称和商标，具体参照 GB28050-2011。附有营养声称和 / 或营养成分功能声称的营养标签见表 6-23。

表6-23　营养成分表

项目	每 100g 或 100ml 或每份	营养素参考值 % 或 NRV%
能量		
蛋白质		
脂肪		
碳水化合物		
膳食纤维		
钠		

Note

营养声称如：高膳食纤维××。

营养成分功能声称如：膳食纤维有助于维持正常的肠道功能。

二、社区营养与健康信息的收集及管理

营养与健康信息是开展社区营养工作的基础，只有通过科学、准确、完整的信息收集和管理才能保障后续社区营养干预工作的正常开展。

（一）调查表的编制

营养与健康信息收集包括专项调查、综合信息调查等，调查形式根据目标而定，相应的营养与健康调查表分为专项调查表、综合信息调查表等。专项营养与健康调查表可以是基本信息调查表，基本信息包括姓名、性别、出生年月、民族、文化程度、职业、工作单位、现住址等；也可以是为了某一目的而设立的单项调查，如"某社区居民水果摄入情况调查""某社区婴儿辅食添加情况调查"等。其特点是信息单一、内容简单、目的性强。综合信息调查是相对单一目标信息调查而言的，可了解到更多方面的内容，包括社区人群膳食、行为、健康史、家族遗传史等。调查表的合理设计是保障信息收集的最关键步骤。

调查的形式主要包括问卷调查、访问调查、电话调查、文案调查、日记调查等，其中问卷调查和访问调查是基本调查形式。

1. 调查表编制的基本原则

（1）相关性：调查表中的所有问题都应与调查研究的主题有关，以免产生大量无效信息干扰调查结果。

（2）客观性：所有的题都不允许带有调查者的某种主观倾向和暗示。

（3）适宜性：所设计问题的内容、用语要通俗易懂，能被调查对象接受和理解。

（4）全面性：问题的设计应完全对应于研究框架，各个变量的选择准确且无缺失，所有需要在调查中了解的信息都要在调查表中反映出来；在封闭性问题中，给出的答案选项应包括所有的可能回答，如"不知道"等答案选项。

（5）设计合理性：调查表中的问题应注意逻辑关系，设计的问题应从一般到个别、从容易到困难；综合性调查每类问题要少而精，同类问题放在一起，各类问题不能混排。

（6）可比性：需将本调查与其他调查结果进行比较时，应该考虑在其他调查中提出的问题是否与本调查表中的问题相呼应。

2. 调查表的分类　根据调查内容和需要调查表可分为一览表和单一表两种。一览表是将许多调查对象（如一户、一栋楼、一个小区）同时列在一个表上，适用于调查项目较少的调查。单一表是每个调查对象填写一份调查表，这种表可容纳较多的调查项目，可由若干张表组成一份单一表。单一表的优点是便于整理，不易出差错，是专题调查研究常用的一种调查表。根据调查表填写方式不同，调查表又可分为询问调查表和自填调查表两种。

3. 调查表的内容　一般调查表包括调查表名称、封面信、指导语、调查对象基本情况、主体问题、答案、编码等部分。

（1）封面信：是指写给调查对象的短信，用于向调查对象介绍调查者身份、调查内容、目的和意义等。

（2）指导语：是指用来指导调查对象填写问卷的一组说明，包括填表的方法、要求、注意事项等，如"请将每个问题的答案序号写在右边的圆圈中"。

（3）主体问题：按形式分，调查问卷中的问题可分为开放式问题、封闭式问题和量表应答式问题等，按内容分，问卷中的问题可分为有关行为或事实的问题，有关态度、意见、看法方面的问题及有关调查对象个人背景资料的问题等。

（4）答案：答案应与问题一致，还要具有穷尽性和互斥性。穷尽性指答案要包括所有可能的

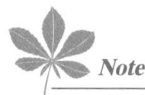

情况,如无法列举所有答案时,可在主要答案后加上"其他"选项。答案的互斥性是指答案相互之间不能交叉重叠或相包含。

4. 调查表的修改　任何调查问卷都不可能一次设计成功,往往要经过多次修改。应在正式调查前先进行预调查,发现问卷存在的缺陷和遗漏,及时进行纠正和弥补。

5. 调查问卷编制的步骤

（1）工作准备:确定调查主题,确定变量,摸底了解调查对象的基本情况、对调查问题的反应等。

（2）设计表头:要求突出主题,使调查内容一目了然。

（3）设计封面信:介绍调查员身份、调查内容、目的等,篇幅简短、措辞委婉。

（4）设计调查表初稿:根据调查表的编制原则和需要包括的内容设计调查表初稿。

（5）调查表初稿检验:通过预调查发现调查问卷初稿存在的问题,再进行修改和完善。

（6）编码和设计小样:调查表内容定稿后,再设计调查表的表现形式,如字体、字号、行距等,使问卷清晰明了。

（7）检查并印刷:调查表设计完成,检查无误后,按需要量印刷。

（二）营养与健康档案的建立和管理

社区居民个人健康档案是记录有关社区居民健康资料的系统文件,包括疾病史记录、健康检查记录、保健卡以及个人和家庭的一般情况记录等。建立科学、完整、系统的个人健康档案,是掌握社区居民健康状况的基础工作,可为居民享受连续、综合、协调的高质量卫生保健服务提供重要的依据。因此,建立健全社区居民健康档案,科学管理、有效使用健康档案是社区的一项重要工作。

1. 个人健康档案的主要内容　包括以问题为中心的个人健康问题记录和以预防为导向的周期性健康检查记录。前者由基本资料、问题目录、问题描述、病情流程表等组成;后者是指运用格式化的健康体检表针对不同年龄、性别进行的周期性健康检查结果记录。

（1）基本资料:一般包括人口学资料(如年龄、性别、民族、文化程度、职业、婚姻状况、家庭关系、经济状况、宗教信仰、身份证号码及家庭住址等),健康行为资料(如吸烟、酗酒、滥用药物、饮食习惯、运动、精神状态评价等),生物学基础资料(包括身高、体重、血压、血型等),临床资料(如主诉、现病史、既往史、家族史、个人史、各种检查结果及心理评估等资料)等。

（2）问题目录:所记录的问题是指过去影响过、现在正在影响或将来还要影响病人健康的异常情况。可以是明确的或不明确的诊断,可以是无法解释的症状、体征或实验室检查结果,也可以是社会、经济、心理、行为问题(如失业、丧偶等)。问题目录常以表格形式记录,将确认后的问题按发生的时间顺序逐一编号记入表中。分主要问题目录和暂时性问题目录,前者多指慢性问题和长期未解决的问题(如高血压、糖尿病等),后者只列出暂时性问题(如扭伤、发热等)。问题目录常置于健康档案之首,以便医生对病人的情况一目了然。

（3）问题描述:将问题表中的每一问题依序号顺序逐一以"S-O-A-P"的形式进行描述,S代表病人的主观资料(subjective data),如病人主诉、症状、病史等;O代表客观资料(objective data),如实验室检查等;A代表评估(assessment),如诊断、问题的轻重程度等;P代表计划(plan),是针对问题提出的,每个问题都有相应的计划,包括诊断计划、治疗计划等。

（4）病情流程表:以列表的形式描述病情(或其他问题)在一段时间内的变化情况,包括症状、体征、检验、用药、行为等的动态观察。

2. 个人健康档案建立的方法

（1）健康数据的收集:利用现存资料(保健卡、体检表等)、经常性工作记录(医院的病历记录等)、社区调查、健康筛查。

（2）资料的核查和录入:首先对原始资料的内容进行复查,其次对数据的完整性和准确性进行复核，检查有无漏项和编码错误等，核查无误方可保持文本档案或录入计算机。

（3）资料的管理：采用科学的方法管理好健康档案，使其脉络清楚、库藏有数、排列合理，以便于核对、检查和提供使用。文本档案需要装上封面，进行编号，给每一份卷内的档案文件以固定的位置；电子档案可按社区分类或按疾病分类建立数据库。

（4）资料的保存：文本档案要按顺序存放在档案柜内，保证安全完好，注意对室内温湿度的调节，防虫蛀，防损毁，最大限度地延长档案的使用寿命；电子数据资料应有备份。

3. 个人健康档案的建立步骤

（1）工作准备：准备计算机、个人健康信息调查表和信息数据等。

（2）收集社区人群的健康信息并进行整理：可采用健康调查表收集社区人群的健康信息，并据此录入数据。

（3）文本档案建立：文本档案填写、文件排列和编号、档案文件装订。

（4）档案目录的编制：即将已经排列完毕并编好号的档案登记到档案目录的工作。

（5）档案保存：社区健康档案一般以家庭为单位，一个家庭建有一个档案，里面装有一家所有成员的个人健康档案，并标明家庭档案编号。所有档案袋按顺序存放在档案柜内，保证安全完好。

（6）电子档案的建立：将文本档案数据录入到计算机转为电子档案，便于保存、使用，注意做好数据备份工作，并定期对计算机进行杀毒。

（7）建立健康档案的查询方法：文件档案一般是在建立档案时给居民发放有健康档案编号的健康卡，后期可凭卡查询；电子档案按照健康档案编号、姓名、身份证号等搜索查询即可。

（三）营养干预方案的设计和实施

营养干预是社区营养工作人员的重要工作内容之一。目的是提高社区人群的营养状况、预防和控制营养不良、增进健康、提高生活质量，同时为国家或当地政府制定食物营养政策、经济政策及卫生保健政策提供科学依据。

营养干预内容和方式很多，如营养配餐、营养强化、营养教育、营养政策等，常针对某一营养问题的不同危险因素而选择不同的干预方式。通常，在进行社区营养干预前，先要进行现状调查，发现社区的主要营养问题，并针对这些问题设计出切实可行的干预活动。干预方案的设计不仅包括干预方案的制订，还包括实施和效果评价的设计。

1. 营养干预试验设计的类型　营养干预试验设计的类型在研究层面上常采取随机对照试验和类实验。

（1）随机对照试验：如果一个人群能随机分成两部分，则可采取平行随机对照设计方案，即把干预人群随机分成两组，一组实施干预措施，另一组进行对照，然后追踪观察两组人群的结局。此种试验如严格遵循盲法、随机、对照的设计原则，可得到较真实可信的结果，但设计和操作比较复杂，花费较多。

（2）类实验：如果人群不能随机分配，不能开展平行随机对照试验，或者在实施干预措施期间未设同期对照，则把此类实验设计称为类实验。当研究结束后，可将干预后的研究结果与干预前（基线）的结果或国内外同类研究结果进行比较。此种实验设计简单，但有时结果评价时可比性较差。但它适合于实际工作中应用。

2. 干预对象的选择　营养干预对象的选择取决于干预措施实施的条件和干预活动的目的，干预对象的选择应考虑以下几个方面：

（1）选择预期发病率高的人群：干预疾病的发病率越高，试验所需的样本人群就越小，而且样本人群也容易获得。

（2）选取高危人群：可通过筛查或社区诊断来获取高危人群。

（3）选择能从干预试验中获得最大利益的人群：通常是疾病受累最严重的人群。

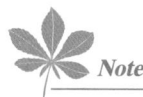

（4）选择稳定的人群：进行干预试验时，应选择相对稳定、流动性较小的人群，避免因人口流动而影响干预措施的效果。

3. 社区营养干预的步骤与方法 社区营养干预是指在社区内有计划、有组织地开展一系列活动，营造一个有利的健康环境，使社区居民认识到自己不合理的饮食习惯，并予以纠正，以达到合理营养、促进健康、提高生活质量的目的。社区营养干预计划是在社区诊断的基础上拟订的总体计划，包括人员培训、活动开展、信息收集、总结评价等。

（1）社区诊断：通过社区咨询、收集现有资料、专题小组讨论和深度访谈等定性研究方法以及问卷调查等收集社区资料并进行分析，了解需要优先解决的营养问题、健康问题等，了解干预的可行性和障碍、主要策略以及如何开展等。

（2）制定目标：包括总目标（即总的长期目标）和分目标（通过一定时间干预能达到的可测的目标）；分目标应包括5个方面，即何时、何地、对谁、达到什么变化、变化多少。

（3）确定目标人群：一级目标人群指建议健康行为改变的实施对象，即受影响最大或处于该营养问题的高危人群；二级目标人群指对一级目标人群有重要影响的人，如卫生保健人员、家庭成员等；三级目标人群包括决策者、领导、提供资助者等。

（4）营养干预计划及选择：选择合适的干预措施是解决营养问题的先决条件，应针对社区不同的营养问题，采取不同的营养干预措施。因受人力、物力等诸多条件的限制，选择的干预措施不宜过多，一般只需选择主要的干预措施。

1）选择社区营养干预措施的基本原则：①目标人群存在的该营养问题的程度、性质和原因；②干预项目涉及的范围、可利用的资源以及社区参与等因素；③干预措施的意义、有效性、可行性、成本效益、干预效果评估的难易程度和可持续性。

2）确定干预策略：选择干预策略时，应先对社区营养问题的原因进行全面分析，确定最有意义的干预策略，如营养教育、食物营养干预等。

3）确定营养干预方案：初选的干预方法在纳入项目前，应按照标准要求仔细分析其可行性，参考有关文献，并向有关专家和目标人群代表咨询，在此基础上确定营养干预的最终方案或措施。

如为某社区学龄儿童缺铁性贫血设计干预方案，步骤和方法如下：

步骤一，工作准备。

准备方案设计所需的工具器材、文件等材料，并进行现况调查，了解目标人群的基本情况（所处社区的经济状况、食物资源情况、家庭收入、家长文化水平、职业等）、缺铁性贫血知识知晓情况、富含铁食物或铁强化食物摄入情况、贫血严重程度等。

步骤二，制定总体方案。

一般包括背景、项目目标、营养干预内容和计划、技术路线和活动内容、项目评价、时间、预算、负责和参加人员。

步骤三，制定项目目标。

远期目标：降低学龄儿童缺铁性贫血患病率。

分目标：①提高居民（学生、家长、教师和一般人群）营养知识的知晓率；②增加富铁食物（动物肝脏、动物血、红肉）的摄入量；③提高铁强化酱油的覆盖率；④建立学龄儿童缺铁性贫血监测系统；⑤提高缺铁性贫血儿童的就诊率。

步骤四，确定目标人群。

一级目标人群为缺铁性贫血儿童，二级目标人群为学龄儿童及家长和老师，三级目标人群为其他人群（决策者、领导、提供资助者等）。

步骤五，制定营养干预措施。

根据实际情况，家长、教师采用营养教育为主的方式，提高对贫血危害的认识，加强预防和改善方法知识的学习。儿童主要采用富铁食物营养干预。

步骤六，确定主要活动。

社区营养干预应针对不同的场所和干预对象，根据干预策略制定相应的干预活动。如①学校方面，争取市及所在区教育部门的支持，将营养健康信息在学校传播给儿童，把缺铁性贫血的防治列入学校健康教育内容和学校卫生防病工作技术规范中；②家庭方面，由于家长在儿童食物选择上起着决定性的作用，可对学生家长进行营养教育，提高其改善儿童膳食结构的技能；③其他方面，可采取防治腹泻、寄生虫感染等途径控制病因，建议相关部门将血红蛋白测定纳入学生常规体检。

步骤七，项目评价。

主要评价指标应与目标相呼应，如①调查学生营养知识、态度、行为的变化情况（营养知识知晓情况、富铁食物摄入量情况等）；②调查学龄儿童缺铁性贫血患病率变化情况。

步骤八，制定执行时间表。

按照起始时间到结束时间制定工作计划时间表。常见方式包括表格式和线型式。

步骤九，制定经费预算。

按照每个活动的支出预算经费，包括消耗性材料费用、业务经费（如会议、印刷费、差旅等）、协作费等。

步骤十，写明参加单位和人员。

写明主持单位、参加单位，一般主持单位是执行者，参加单位常为配合单位，如当地卫生部门、学校等，参加人员包括双方主要工作人员。

思考题

1. 采用称重法和24h回顾法调查个体的食物消耗状况各有什么优缺点？
2. 什么是营养教育？怎么实施营养教育？
3. 个人健康档案的内容包括哪些？
4. 请为维生素D缺乏的学龄儿童设计营养干预方案。

（冯棋琴）

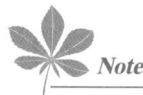

|第七章| 社区心理健康管理技能

🍁 **本章要点** ─────────────────────────

1. **掌握** 社区心理健康评估的方法,心理健康咨询的程序与技术,掌握社区常见心理健康问题及干预方法。

2. **熟悉** 社区心理健康咨询的对象与任务,心理健康干预的概念及三个层次,社区心理健康干预方法。

3. **了解** 社区心理健康评估的工具,心理测验方法的分类,心理健康咨询的特点。

心理健康是现代人健康不可分割的重要方面。第三届国际心理卫生大会(1946年)将心理健康(psychological health)定义为:在身体、智能以及情感上与他人的心理健康不相矛盾的范围内,将个人心境发展成最佳的状态。并具体指出心理健康的标志为:身体、智力、情绪调和、适应环境,人际关系中彼此能谦让、有幸福感、在工作和职业中,能充分发挥自己的能力,过着有效率的生活。可见,心理健康并不仅仅是指没有心理疾病,更重要的是指一种积极的、适应良好的、能充分发展其身心潜能的丰富状态。在现实生活中,心理健康和生理健康两者密切相关,缺一不可,相互联系、互相作用,心理健康每时每刻都在影响人的生理健康。因此,促进社区人群心理健康,为有心理健康问题的对象提供咨询与帮助,是每一位社区健康服务人员的责任。

第一节 社区心理健康评估

一、心理健康评估的概述

(一)心理评估的概念

心理评估(psychological assessment)是依据心理学的理论、技术和方法,对个体的心理状态、行为等心理现象作全面、系统的客观描述、分类、鉴别与诊断的过程。

(二)心理健康评估的一般过程

1. **确定评估的内容** 心理健康评估的第一步是要弄清所需评估的是什么心理问题,性质如何以及问题产生的原因是什么,评估对象有怎样的优势及能力,这些优势与能力在咨询和干预中有什么帮助。

2. **确定评估的目的** 了解病人首要的问题是什么,确定评估的目的,通过诊断、筛查、预测等手段评估病人有无心理障碍,或是判断病人有无异常行为,如自杀、自伤行为等。

3. **确定评估方法** 评估对象的问题与年龄不同,评估者采用的评估方法也应不同。成人评估一般是实施会谈与测验,而儿童的评估则应从其密切相关的人(如父母、老师等)那里获得有关儿童行为的信息。

4. **资料的整理、分析与判断** 对已获得的资料进行系统的分析和总结,写出评估报告,得出初步结论,对病人或家属及相关人员进行信息解释交流,确定进一步的问题处理。

二、社区心理健康评估的方法

（一）观察法

观察法（observational method）通过对被评估者的行为表现，如动作、姿态、言语、表情、睡眠等进行有目的、有计划的观察而进行心理评估的一种方法。观察法可分为自然观察法和控制观察法两种形式。前者是在日常生活中进行观察，优点是真实自然，不足之处是有偶然性，不易重复；后者是在预先设置的环境中进行观察，优点是有一定规律性、可重复，缺点是不够自然。

1. 观察法的内容　心理健康评估中的行为观察内容因目的而异，必须根据评估目的明确设计观察的目标行为，一般包括仪表、外观、表情动作、言谈举止、注意力、兴趣爱好、人际沟通风格、困难情境下的应对行为等。比如一位大学生穿着一件好几天没洗的衣服，皱巴巴而且衣衫不整。这反映出该来访者心中的困扰已经干扰了他的正常生活，致使他没有时间、没有精力去料理自己的生活，而且他对此也不在乎。或者反映了他的一贯生活风格，即随随便便，缺乏料理自己、管理自己的能力。在实际观察中，对准备进行观察的目标行为要给予明确的操作性定义，以便准确地观察和记录。

2. 观察技巧

（1）观察情境：行为观察既可以在自然环境下进行，也可以在实验室情境或特殊环境下进行。自然情境下的观察是对被观察对象自然表现进行观察，被观察对象不会受到外界的影响。如观察一个存在注意缺陷的学生时，发现该学生在自己比较感兴趣的科目上可以集中注意力听讲，在看自己喜欢的动画片时也可以长时间集中注意力，因此，观察结果不支持该学生存在注意缺陷。实验室情境或特殊情境主要是控制被观察者的条件，如在回避行为测试中，为避免被观察者发现自己被人观察而受到干扰，常常使用单向玻璃设计的观察室。

（2）观察时间：包括直接观察时间、观察次数、间隔时间及观察持续时间。直接观察的时间一般每次持续10～30min，避免因观察者疲劳对观察结果有影响；观察次数一般根据实际情况确定，如一天内进行多次观察，则应分布在不同时段，以便较全面观察病人在不同时段、不同情境的行为表现及规律；如观察期跨越若干天，则每天数次观察的时间应保持一致。

（3）观察资料记录：可采用录音、录像、笔记或联合使用的方法进行客观记录，也可按观察时间做记录，记录在观察期间目标行为或事件的发生频率。对于在观察过程中出现的特殊事件也应详细记录，并分析这些特殊事件对目标行为产生的影响。

3. 观察法的注意事项　评估者在观察过程中要采取不偏不倚的态度，即不带有任何看法或偏见进行观察；应注意选择最合适的观察情境，尽量使观察环境保持平常自然的状态；应尽量避免只观察表面的现象。

（二）会谈法

会谈法（interview method）又称访谈法或晤谈法，是评估者与来访者通过面对面的、有目的的语言交流，了解来访者的心理行为特点，可能存在的心理异常表现的性质、产生原因及生活习惯、经历遭遇等，从而达到心理评估的目的。

会谈法是心理评估中最常用的一种基本方法，其形式一般可分为自由式会谈和结构式会谈两种。前者的会谈是开放式的，通过自由交谈，让被评估者自然而然地说出想说的话语；后者先由主谈者根据评估的目的，预先编制出会谈的提纲或问卷，然后以比较固定的方式和程序进行的会谈。一般说来，应根据被试者的具体情况选择会谈方式，也可将两种方式结合起来交替运用。

1. 会谈的内容

（1）一般资料：咨询者可以按照自己的需要设计一个半定式的访谈检查表，按照规律逐一访谈。主要围绕以下内容进行①来访者的基本情况：包括姓名、年龄、职业、文化和经济状况等；②婚姻及家庭情况：如婚姻状况、家庭成员及家庭关系等；③个人习惯：有无特殊嗜好，如烟酒

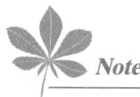

等；④健康情况：既往和现在的健康状况，有无遗传病史、外伤等；⑤日常活动情况：如饮食、睡眠、疲劳及精神状况等；⑥生活事件：是否发生有意义的生活事件，如经济状况、工作状况的突然变化等；⑦人际关系和社会支持：与家人、同事、朋友之间的关系如何。

（2）心理评估资料：在一般问题和病史访谈后，常常要对来访者心理状况进行检查，这是更加特殊和专业化的心理诊断性访谈。访谈主要围绕病史采集和精神状况检查的内容及诊断需要的资料进行。访谈者可根据实际情况设计提出问题：①你现在存在哪些主要问题和麻烦？②你能描述一下这些问题最重要的方面吗？③你的这些困难是什么时候开始出现的？④它经常发生吗？⑤这些问题发生后还经常变化吗？⑥出现这些问题后还有别的方面的相继改变吗？

2. 会谈的技巧

（1）建立良好的信任与合作关系：访谈者要创造一个可接受且温暖的氛围，打消来访者的顾虑，使来访者感到安全、被人理解且不担心受到评判。访谈者应保持自然、放松和积极关注的姿势，维持适当的目光接触，说话的声调平静、温和、富有感染力，不轻易中断来访者的谈话，并对来访者的语言和非语言行为做出适当的反应。

（2）注意倾听的技巧：耐心、专注、诚恳地倾听来访者的表述是访谈取得成效的关键。倾听时应把握四个要点：距离、姿态、举止和应答。适宜的角度和距离、身体稍前倾的姿势、适当的点头微笑、注视，适度赞许和肯定性语言等，体现出访谈者对来访者的接纳、肯定、关注和鼓励等感情。优秀的倾听者不但在访谈中注意到来访者说了"什么"，而且还通过他们的声音、表情和姿势注意到来访者"如何"说，通过来访者所讲出来的内容察觉到他们尚未说出的感受和问题。访谈中访谈者要不断反省自己，调整思维、感觉和行为，使访谈过程轻松融洽。

（3）会谈应注意的问题：会谈既是一种技术，也是一种艺术。在会谈中要掌握沟通的注意事项。艾肯（Aiken）提出的临床会谈的建议包括：①向来访者承诺会谈的保密性；②表达兴趣与温暖；③努力使来访者放松下来；④试图体会来访者的感受；⑤表现得礼貌、耐心和接纳；⑥鼓励来访者自由地表达自己的想法和感受；⑦根据来访者的文化和教育背景调整提问的方式；⑧避免使用精神病学或心理学的专业术语；⑨避免使用引导性的问题；⑩在适当的时机和来访者分享个人的信息和经验；⑪少量使用幽默，要恰当而不要冒犯对方；⑫倾听，同时不要有过度的情绪反应。

（三）心理测验法

心理测验（psychological test）是用心理学的理论和技术对人们的心理状态和行为表现进行客观的标准化的测量。它用数字或范围对人的心理及行为活动进行描述，是测量心理现象的数量化手段。此法可以对心理现象的某些特定方面进行系统评定，并采用标准化数量化的方法，所得结果与常模进行比较，故可避免一些主观因素的影响。心理测验与其他心理评估方法相比，具有标准化、客观化等优点，是心理评估中最常用的，且较科学的测试方法。

心理测验法按照测验的目的、材料的性质、方法以及方式可以分为能力测验、人格测验、诊断测验、症状评定、文字测验、非文字测验、问卷法、作业法、投射法、个体测验和团体测验等类别，在工作中可根据来访者的心理健康问题选择心理测验方法。

三、社区常用心理健康评估工具

目前，在我国运用较多的有智力测验、人格测验以及心理评定量表三类心理健康评估工具。临床常用的评估软件为成人心理测验综合系统，它包括了智力类、个性人格类、心理健康综合筛查类、情绪类、精神科常用量表类、老年及其他评定量表类、亚健康状况类、应激及相关类、婚姻及生活满意度九个类别。

（一）人格测验

人格测验是心理测验中数量最多的一类测验，也是使用最广泛的测验。

1. 艾森克人格问卷　艾森克人格问卷（Eysenck personality questionnaire，EPQ）由英国伦敦大学 H.J.Eysenck 等根据人格结构三个维度的理论共同编制，在国际上被广泛采用。在我国也被广泛应用于医学、教育、司法等领域。艾森克人格问卷有成人（16 岁以上）和儿童（7～15 岁）两种问卷，由 3 个人格维度量表和 1 个效度量表组成，P 量表为精神病倾向量表，E 量表为外内向量表，N 量表为神经质量表。P、E、N 三个量表代表人格结构的 3 种维度，它们是彼此独立的。L 量表为掩饰性量表，是一个效度量表，测试受试者的掩饰或自我掩蔽，它反映被试者的社会成熟度。

2. 明尼苏达多相人格调查表　明尼苏达多相人格调查表（Minnesota multiphasic personality inventory，MMPI）1943 年由美国明尼苏达大学 S.R.Hathaway 等编制的，1980 年，中国科学院心理研究所宋维真等进行了修订并制定了全国常模。MMPI 应用十分广泛，主要用于病理心理的研究，也广泛用于人类行为、社会学及司法等领域。MMPI 包含 14 个分量表，其中 4 个为效度量表，10 个为临床量表，适用于 16 岁以上具有小学以上文化水平者的人格测试。

MMPI 共有 566 个自我陈述形式的题目，题目内容包括身体各方面的情况、精神状态、家庭、婚姻、宗教、政治、法律、社会等方面的态度和看法。受试者根据自己的实际情况对每个题目做出"是"与"否"的回答，若确实不能判定则不作答。然后，根据受试者的答案计算分数并进行分析，每位受试者均可从各量表的得分而获得一个人格剖面图。

各量表结果采用 T 分形式，可在 MMPI 剖析图上标出。一般某量表 T 分高于 70 则认为该量表存在所反映的精神病理症状。但在具体分析时应综合各量表 T 分高低来解释。

3. 卡特尔 16 项人格因素问卷　卡特尔 16 项人格因素（Cattell's 16 personality factor，16PF）又称卡特尔 16PF 测验，是世界上最完善的心理测量工具之一。16 项人格因素问卷是美国伊利诺州立大学人格及能力测验研究所卡特尔教授编制的用于人格检测的一项问卷，它用以测量人们基本的性格特质，这 16 项特质是影响人们学习生活的基本因素。16PF 适用于 16 岁以上的青年和成人。

16PF 从乐群、聪慧、自律、独立、敏感、冒险、怀疑等 16 个相对独立的人格特点对人进行描绘，可以了解应试者在环境适应、专业成就和心理健康等方面的表现。结果采用标准分（Z 分），通常认为<4 分为低分（1～3 分），>7 分为高分（8～10 分），高低分结果均有相应的人格特征说明，详见表 7-1。

表 7-1　16PF 因素简介

因素	名称	高分特征	低分特征
A	乐群性	外向、热情、乐群	缄默、孤独、内向
B	聪慧性	聪明、富有才识	迟钝、学识浅薄
C	稳定性	情绪稳定而成熟	情绪激动不稳定
E	恃强性	好强、固执、支配攻击	谦虚顺从、通融、恭顺
F	兴奋性	轻松兴奋、逍遥放纵	严肃审慎、沉默寡言
G	有恒性	有恒负责、做事尽责、重良心	权宜敷衍、原则性差
H	敢为性	冒险敢为，少有顾忌，主动性强	害羞、畏缩、退却
I	敏感性	细心、敏感、好感情用事	粗心、理智、着重实际
L	怀疑性	怀疑、刚愎、固执己见	真诚、合作、宽容、信赖
M	幻想性	富于想象、狂放不羁	现实、脚踏实地、合乎成规
N	世故性	精明、圆滑、世故、善于处世	坦诚、直率、天真
O	忧虑性	忧虑抑郁、沮丧悲观、缺乏自信	安详沉着、有自信心

续表

因素	名称	高分特征	低分特征
Q1	实验性	自由开放、批评激进	保守、循规蹈矩、尊重传统
Q2	独立性	自主、当机立断	依赖、随群附众
Q3	自律性	知己知彼、自律谨严	不能自制、不守纪律、随心所欲
Q4	紧张性	紧张、有挫折感、缺乏耐心、心神不定	心平气和、镇静自若、知足常乐

（二）智力测验

1. **斯坦福 – 比奈测验**　1905 年比奈和西蒙编制的比奈测验（Binet-Simon intelligience scale，B-S），是世界上第一个智力测验。1916 年美国斯坦福大学特曼对 B-S 进行了修订，同年发表了比奈测验的斯坦福版本，通常被称为斯坦福比奈量表（Sanford Binet scale，S-B）。该量表不但对每个测试题的实施程序及评分方法做出了详细的说明和规定，而且把智商概念运用到智力测验中，使智力分数能在不同年龄间比较，从而进一步发展和完善了比奈以智龄评定智力的方法。最新的斯坦福 - 比奈测验共有 15 个分测验组成四个领域，即词语推理、数量推理、抽象 / 视觉推理及短时记忆。它对正常人群、发育迟滞和天才人群都提供了准确的 IQ 估计。

我国陆志韦于 1937 年修订了 S-B 的 1916 年版本，1981 年吴天敏根据陆氏修订版再做修改，编制了《中国比奈测验》，测验对象扩大到 2～18 岁。中国比奈测验使用简便，易于操作学习，但该测验不能具体地诊断儿童智力发展的各个方面。

2. **韦克斯勒智力量表**　韦克斯勒于 1939 年编制了 Wechsler-Bellevue 量表（W-BI），1995 年 W-BI 经修订后成为目前使用的韦克斯勒成人智力量表（Wechsler sdult intelligence scale，WAIS）。1949 年和 1967 年韦克斯勒又先后编制了韦克斯勒儿童智力量表（Wechsler intelligence acale for children，WISC）和韦克斯勒学龄前儿童智力量表（Wechsler preschooland primary scaleof intelligence，WPPSI）。这三个量表相互衔接，可以对一个人从幼年到老年的智力进行测量，便于前后比较。该量表是目前世界上应用最广泛的智力测验量表。1981 年以后，我国龚耀先、林传鼎、张厚粲等先后对上述三个量表进行了修订，产生了适用于我国文化背景的韦克斯勒量表。

韦克斯勒智力量表与比奈量表一样也是一种个别测验，测验程序比较复杂，但因量表的分类较细，较好地反映了一个人智力全貌和各个侧面，包括言语和操作两个分量表，而每个分量表又含 5～6 个分测验，每一分测验集中测量一种智力功能。这与比奈量表将测查不同智力功能的混合排列是不同的。临床上对于鉴别脑器质性障碍与功能性障碍的病人也有一定作用。此外，一些分测验（如数字广度、数字符号、木块图等）成绩随衰老而降低，可作为脑功能退化的参数。

（三）评定量表

1. **90 项症状自评量表**　90 项症状自评量表（symptom check list 90，SCL-90），由 Parloff 等编制，由上海铁道医学院的吴文源引进修订，因有 90 题而命名。SCL-90 具有容量大，反映症状丰富、真实等特点，能较好地反映病人的病情及程度，是目前应用较多的一种自评量表。该量表既可以用于他评，也可以用于自评。

该量表共包括 10 个因子，即躯体化、强迫症状、人际关系敏感、忧郁、焦虑、敌对、恐怖、偏执、精神质。还有一个附加因子，用于反映有无各种心理症状及严重程度 。每个项目均采用 5 级评分制，由受试者根据自己的情况和体会对各项目选择评分。其统计指标主要有两项，即总分与因子分。总分为 90 个项目的各个单项得分之和，以了解被试者自我感觉症状的范围及表现；因子分＝组成某一因子的各项目总分 / 组成某一因子的项目数。通过因子分可以了解被试者的症状分布特点以及病人病情的具体演变过程。

2. **健康调查简表**　健康调查简表（the MOS item short from health survey，SF-36）是在 1988

年 Stewartse 研制的医疗结局研究量表（medical outcomes study-short from，MOS-SF）的基础上，由美国波士顿健康研究发展而来。1991 年浙江大学医学院社会医学教研室翻译了中文版。

SF-36 是一个多条目的简短形式的调查表，测试时间一般只需 5～10min。其测量模型包括 36 个条目、8 个领域和 2 个综合测量。36 个条目中，第 2 个条目是自我对健康状况改变的评价，其余 35 个条目分别归属躯体功能（physical functioning，PF）、躯体功能引起的角色受限（role-physical，RP）、机体疼痛（bodily paln，BP）、总体健康评价（general health，GH）、活力（vitality，VT）、社会功能（social functioning，SF）、情感原因引起的角色受限（role- emotional，RE）、心理健康（mental health，MH）8 个不同领域。这 8 个领域又形成了两个不同的测量，即生理内容综合测量（hysical component summary，PCS）和心理内容综合测量（mental component summary，MCS），其中 PF、RP、BP 3 个领域对 PCS 贡献最大，SF、RE、MH 3 个领域则对 MCS 贡献最大。

3. 抑郁自评量表　抑郁自评量表（self-rating depression scale，SDS），使用简便，能相当直观地反映病人抑郁的主观感受，目前广泛应用于门诊病人的粗筛、情绪状态评定以及调查和科研工作中。

SDS 共包含 20 个项目，由评定对象自行填写，评定的时间范围是自评者过去一周的实际感觉。评定结束以后，把 20 个项目中的各项分数相加，即得到总分。部分超过 41 分可考虑筛查阳性，即可能存在抑郁，需进一步检查。抑郁严重度指数 = 总分 /80。指数范围为 0.25～1.0，指数越高，抑郁程度越重。

4. 焦虑自评量表　焦虑自评量表（self-rating anxiety scale，SAS）由 20 个项目组成，用于反映有无焦虑症状及其严重程度，适用于有焦虑症状的成人，也可用于流行病学调查。

SAS 为四级评定，按 1～4 分记分。主要评定项目为所定义的症状出现的频度：①很少有该症状；②有时有该症状；③大部分时间有该症状；④绝大部分时间有该症状。第 5、9、13、17、19 条目为反向评分，按 4～1 计分。各题目累计分即为焦虑粗分，SAS 总粗分的正常上限为 40 分，还可以转换为标准分，标准分正常上限为 50 分，超过上限说明存在焦虑状态。

5. 生活事件量表　生活事件对心身健康的影响越来越受到人们的重视，它是指人们生活中的重大变故，分正性或负性生活事件（紧张性生活事件）。许多研究发现，生活事件尤其是负性生活事件，与某些疾病的发生、发展或转归关系密切。杨德森、张亚林 1986 年编制的生活事件量表（life event scale，LES）不但对正性、负性生活事件作了区分，而且强调根据受试者的主观感受对生活事件作定性和定量评定，为客观分析影响人们心身健康的心理社会刺激的性质和强度提供了有价值的评估手段，在心理健康领域应用广泛。LES 适用于 16 岁以上的正常人、神经症、心身疾病、各种躯体疾病患者以及自知力恢复的重性精神病患者。

评分：LES 为自评量表，含有 48 条我国较常见的生活事件，内容涵盖家庭生活方面（28 条）、工作学习方面（13 条）、社交及其他方面（7 条），另设有 2 条空白项目，供填写当事者已经历而表中并未列出的某些事件。受试者从四个方面对一段时间所发生的生活事件进行评定①事件发生时间：包括未发生、一年前、一年内和长期性四种情况；②事件性质：包括好事（正性生活事件）和坏事（负性生活事件）两类；③精神影响程度：按"无影响、轻度、中度、重度、极重"0～5 级计分；④影响持续时间：以"三个月内、半年内、一年内、一年以上"1～4 级计分。

总分：某事件刺激量 = 该事件影响程度分 × 该事件持续时间分 × 该事件发生次数；生活事件总刺激量 = 正性事件刺激量 + 负性事件刺激量。生活事件总刺激量越高，反映个体所承受的心理压力越大，95% 的正常人在一年内的生活事件总刺激量不超过 20 分，99% 的不超过 32 分。众多研究结果表明，负性生活事件分值越高，对心身健康的影响越大；而正性生活事件对心身健康的影响还有待进一步研究。

6. 社会支持评定量表　许多研究发现，人们所获得的社会支持与人们的心身健康之间存在着相互关系。良好的社会支持能为个体在应激状态时提供保护作用，另外对于维持一般良好的

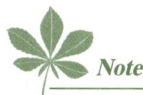

情绪体验也具有重要意义。社会支持评定量表（social support revalued scale）由肖水源于1986年编制，该量表要求受试者根据实际情况进行自我评价，包括三个维度共10个条目：客观支持指个体所得到的、客观实际的、可见的社会支持；主观支持是个体主观体验到的社会支持，受尊重、被支持、被理解的情感体验，对所获支持的满意程度；社会支持的利用度指个体对社会支持的主动利用程度，主要了解被试者社会支持的特点及其与心理健康水平、精神疾病和各种躯体疾病的关系。

7. 心理幸福感问卷　心理幸福感（psychological well-being，PWB）是指个体对于完美的努力追求以及表现出的个人潜能，它更侧重于反映伴随自我不断完善或成长而生的积极体验。评估心理幸福感的经典工具是1989年由Ryff等编制的心理幸福感问卷。该量表包含自我接受（self-acceptance）、个人成长（personal growth）、生活目标（purpose in life）、良好关系（positive relation with others）、环境控制（environment master）、独立自主（autonomy）等6个维度84个条目。采用Likert6级评分法，要求被试者依据自己的体验在对应项目上做出选择。香港学者利用该量表对1 441名成年人进行测量，通过对各维度条目的整合，开发了24个条目的量表，经检验有较高的内部一致性，认为可以用于测量国人的心理幸福感。心理幸福感的提出和发展，为积极心理学的研究提供了新的视角和方向。

第二节　社区心理健康咨询

一、心理咨询的概述

（一）心理咨询定义

心理咨询（psychological counseling）是指咨询人员运用心理学理论知识和技术，帮助咨询者发现其心理问题及其根源，通过语言和其他方法，在心理方面给予咨询对象帮助、劝告、启发和教育的一种活动。通过心理咨询，使咨询对象的认识、情感、意志、行为、态度等心理活动发生良性转化，从而解决其学习、工作、生活以及疾病和健康等方面出现的心理问题，提高对生活和环境的适应性和调节能力，保持身心健康。

心理咨询是一个内涵非常广的概念，包含着心理卫生和个人发展等诸多问题，从对正常人的指导和帮助，到对心理疾病患者的心理治疗，均属临床心理咨询、心理治疗和社区心理卫生保健或健康管理者的工作范围。

（二）心理健康咨询的对象

心理健康咨询的主要对象可分为三大类：一类是精神正常，但遇到了与心理有关的现实问题并请求帮助的人群。二是精神正常，但心理健康水平较低，产生心理障碍导致无法正常学习、工作、生活并请求帮助的人群。三是特殊对象，即临床治愈或潜伏期的精神病患者。

（三）心理健康咨询的任务

心理健康咨询是为了提高个人心理素质，使人健康、愉快、有意义的生活。概括地说，心理咨询的任务是帮助人群在生活中化解各类心理问题，克服心理障碍，发现新的或曾被忽视的良好人生经验和体验，更全面地认识自我与社会，学会调整人际关系，强化适应能力等，具体包括以下几个方面：

1. 认识内部冲突　心理咨询的第一任务就是帮助来访者认清自己的内、外世界，明确自身的问题究竟是什么，才有可能继续探讨解决之道。特别是对那些缺少自知之明的来访者来说，往往将导致自己产生心理问题的原因归咎于外部，习惯从别人身上找原因，更应该帮助他们认识到自身尚未解决的内部冲突，与周围环境之间或人与人之间的问题，正是内部冲突的外部表现。让来访者发现许多心理问题是他们自己造成的，一旦理顺了自己内心情结，找到产生内部冲突的原因，就找到解决问题的办法。

2. 改变不合理观念　很多来访者经常确信自己的需要和观察是合理的、正确的，从不怀疑自己的思想观念和理解的准确性，而实际上并非如此，他们的心理问题往往是由于这种不合理的观念导致的。通过心理咨询，协助来访者纠正非理性的思维和观念，帮助他们总结经验教训，进行自我反思，逐步意识到自己不合理观念而导致的许多困境，进而形成正确的观念。

3. 改进应对技能　几乎所有的人在成长的过程中都会遇到困难和麻烦。个人要不断地学习应对自然环境和社会环境的能力，如家庭人口变化、升学、职业变化、婚姻社会关系、自然环境的突变等。如果人们在应对这些问题的时候出现了问题，应通过解释、分析、心理疏导等，使消极情绪得到调整，以积极的态度去面对生活中的实际问题，从而改进自己的应对能力。

4. 改善人际关系　假如来访者在咨询过程中表现出很强或很弱的防御性，可能在人际交往中表现为不适当的社会技能。咨询者就需要帮助来访者建立和体验新的人际关系。通过咨询过程咨询者和来访者建立的相互理解、彼此信任的新型的人际关系的过程，为来访者提供了体验良性人际关系的机会，并学会把这种好的人际关系经验逐步地应用于生活的人际关系中去，逐步学习适当的社会交往技能，改善人际交往的质量，从而提高他们的生活质量。

5. 促使行为改变　心理咨询的根本目的是促使来访者行为的变化，通过这个变化使来访者建立新的、合理的行为模式，获得生活的满足感。咨询者在咨询过程中应帮助其分析内心的矛盾冲突，探讨影响其情绪和行为的原因，通过启发、引导、鼓励等支持来访者改变自我，改变行为，满足自身发展的需要，如建立友好人际关系的需要、成就感的满足等，从而适应环境需要。

二、心理健康咨询技术

心理咨询技术是咨询者为达到预定目标所采取的一种特殊交流方式，这种交流是通过言语和非言语的形式进行的。它不仅仅是交流信息的过程，更重要的是使来访者有所感悟。这些技术主要包括倾听、提问、共情、解释、表达等。

（一）倾听

倾听技术是心理咨询的关键技术之一，是每一个心理咨询人员要学习掌握的第一项技术，有分析性倾听和反应性倾听两种形式。内容一般包括四个方面：一是来访者的经历；二是来访者的情绪；三是来访者的信念；四是来访者的行为。

1. 分析性倾听　咨询者要学会仔细地倾听来访者的叙述，这是十分必要的。倾听能够深入了解情况，表达对来访者的关注和兴趣，是建立咨询关系的必要条件。同时来访者的倾诉本身就具有宣泄或治疗的作用；最重要的是咨询者要从来访者表露的信息中抓住要点，发现问题的根据。不但要听懂来访者通过言语、行为所表达出来的东西，还要听出来访者在交谈中所省略的和没有表达出来的内容，真正了解来访者所讲述的事实、包含的情感和持有的认知观念等。例如在中国文化背景下，性是许多人羞于启齿、极为敏感的问题，有人长篇大论地描述其困惑，但最重要的往往有可能是最后一个主题。因此，来访者常常只谈些皮毛的问题或打"擦边球"，有时他们希望咨询者能听出问题，以主动地向他们询问。

2. 反应性倾听　正确的倾听要求咨询者以机警和共情的态度深入到来访者的烦恼中去，细心地注意来访者的所言所行，注意对方如何表达自己的问题，如何谈论自己及自己与他人的关系，以及如何对所遇问题做出反应。还要注意来访者在叙述时的犹豫停顿、语调变化以及伴随言语出现的各种表情、姿势、动作等，从而对来访者做出更完善的判断。所以，相对于"讲"来说，"听"更重要，尤其在咨询的初期和中期。倾听不仅可以了明了情况，建立咨访关系，更具有助人效果。

（二）提问

除了少数来访者主动诉说外，大多数咨询过程中是咨询者首先提问的。此时需要学会将"开

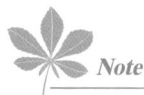

放性提问"和"封闭性提问"相结合,且以开放性询问为主。

1. **开放性询问**　通常使用"什么""如何""为什么""能不能""愿不愿意"等词来发问,这种提问通常使来访者不能只用一两个字作答,需就有关问题、思想、情感给予详细的说明,不但能收集资料,也可以掌握来访者的情绪反应、对事物的看法以及推理过程等。带"什么"的询问往往能获得一些事实、资料,如"你为解决这个问题做了些什么呢?";带"如何"的询问往往牵涉到某一件事的过程、看法以及对方的情绪反应,如"你是如何看待这件事的?";而"为什么"的询问则是对原因的探讨,如"你为什么不喜欢这项工作?";有时用"愿不愿""能不能"起始的询问句,以促进来访者作自我剖析,如"你能不能告诉我你为什么这么害怕动物?"由此可见,不同的询问用词可导致不同的结果。例如,对一位失恋来访者的开场语可以是:"你好,我已经看到你满脸的愁绪,我很愿意为你提供帮助。你认为我们应该从哪里开始好呢?"

2. **封闭性提问**　通常使用"是不是""对不对""要不要""有没有"等词。这种提问方式限制了来访者的作答范围,常用来收集资料并加以条理化,需要进一步澄清事实、缩小范围或集中讨论某些特定问题的时候。如对失恋来访者这样问:"你是不是认为是她对你不忠?""你说这话有没有得意的成分?"需要注意的是不要过多地使用封闭性询问,也不要一次问几个问题,这样就会使来访者陷入被动回答之中,压制来访者自我表达的愿望和积极性而使之沉默,甚至有压抑感和被讯问的感觉。

无论是使用开放性询问还是封闭性询问,咨询者都要把它建立在良好的咨访关系基础上,否则可能使来访者产生一种被询问、被窥探、被剖析的感觉,从而产生抵抗;询问时要注意询问的方式,询问的语气语调不能轻浮,不能咄咄逼人或指责,尤其是涉及一些个人隐私性的问题时,要注意结合咨询对象的文化背景、生活习俗、受教育程度等。同一句话,咨询者用不同的神态、语气、语调以及在不同的咨访关系下,就可能产生出截然不同的效果。

案例 7-1

一、案例介绍

来访者,男,27岁,大学助教。

主诉:近来常感到心情忧郁,自信心不足,兴趣减少,睡眠不好,情绪比以前低落很多。

二、咨询谈话记录

咨询者:您愿意自我介绍一些有关的情况吗?个人性格方面或家庭方面的,只要您觉得与现在问题有关的都可以谈谈。

来访者:我小时候在农村上学,中学时才离开家乡。家中有兄妹四人,我排行老三……

咨询者:大学生活过得怎样?

来访者:很顺利,但我总觉得不如别人,有些自卑,胆小,很少与女同学来往,也想恋爱。

咨询者:恋爱方面的事您愿意谈谈吗?

来访者:……

(三)共情

共情又称移情、同情、同感、同理心等。简而言之,就是换位思考的能力,即指设身处地,以来访者的眼睛看世界,体验对方内心世界的能力。共情被认为是建立咨访关系的首要因素,是咨询的基本特质。由于共情,咨询者能设身处地地理解来访者,从而能更准确地把握材料。由于共情,来访者感到自己被接纳、被理解,从而产生一种愉快、满足,这有助于建立咨访关系。由于共情，促进了来访者的自我表达、自我探索，从而达到更多的自我了解和咨访双方更深入的沟通。对那些迫切需要获得理解、关怀和情感倾诉的来访者，共情具有明显的助人、治疗效果。

共情包括了三方面的含义：一是咨询者借助于来访者的言谈举止，深入对方内心去体验他的情感、思维；二是借助于知识和经验，把握来访者的体验与他的经历和人格间的联系，以更好理解问题的实质；三是运用咨询技巧，把自己的共情传达给对方，以影响对方并取得反馈。如"你是觉得遇到了不公正的待遇，很气愤。我很理解你现在的心情。"

（四）具体化

不少来访者所叙述的思想、情感、事件常常是模糊、混乱、矛盾、不合理的，这些常常是引起来访者困扰的重要原因，同时也使问题变得越来越复杂，越纠缠不清。具体化指咨询者协助来访者清楚、准确地表述他们的观点、所用的概念、所体验到的情感以及所经历的事件。常使用"何人""何时""何地""有何感觉""有何想法""发生何事""如何发生"。帮助来访者更清楚地描述"你指的是……""你是说……""问题发生在……"，澄清来访者所表达的那些模糊不清的观念、情感、问题等，明确来访者的真实感受/事件，及时把握真实情况，并鼓励来访者将问题引向深入。咨询者在遇到以下情况时采取相应的具体化对策。

1. 问题模糊 有时来访者表达不清楚自己想要表达的思想、情感和事情经过，或者自己也搞不清事情是怎样的，自己究竟怎样思考的，体验到的往往是一种不确定的、模糊的感觉。往往会用一些含糊的、很普遍的字眼，比如"我烦死了""我感到绝望"等来描述。来访者的这些自我感觉的判断、结论，往往起源于某些具体的事件，由于不合理的思维和简化，变成了一种抽象的观念或模糊的情绪。咨询者的任务就是要使用具体化方法，采用剥笋方法，层层解析，由表及里，使这种模糊的情绪、思想逐渐变得清晰起来，还其本来面目，让来访者明了真相。如"你愿意具体说说让你烦恼的原因吗？"，"什么事情使你苦闷/感到自己没用呢？"。例：来访者："太太去世了……，我没办法相信，我没办法想象和别的女人生活。"咨询者："太太去世了让你非常悲痛，是吗？""失去她你很伤心，我很理解，你两次使用'没有办法'，你对'没有办法'是怎么想的？"引导来访者正确对待没有办法的这种想法，从而去寻找办法。

2. 过分概括化 引起来访者心理困扰的表述过分概括化，即以偏概全的思维方式，把个别当作一般，把局部当作整体，把偶然当作必然，把有时演变为经常，把过去扩大到现在和未来。这就需要予以澄清。比如"我的同学都不喜欢我"是过分概括的结论。通过具体化分析，发现来访者具有"把个别扩大到全体，把玩笑当成恶意"的过分概括化的思维，从而对人际关系产生不良评价，并进而影响自己的情绪，出现抑郁、冷漠、不信任等心理。咨询者需要应用具体化技巧澄清事实，把来访者的结论改变为"我是不是可以理解为，你认为你的同桌、同学不太喜欢你？"分析具体的事情是否能代表本质从而分析来访者的认知模式，用正确的观念代替不合理的观念，纠正不合理的思维模式。

（五）解释

解释又称说明，指咨询者把来访者的问题、困扰、疑虑，作出分析、说明和释义，再反馈给来访者，使得来访者有机会再次剖析自己的困扰，重新组合那些零散的事件和关系，深化谈话的内容，为来访者提供一种认识自身问题，以及认识自己和周围关系的新思维、新理论、新方法，有助于来访者更加清晰自己的思路，从而做出决定。解释被认为是面谈技巧中最复杂的一种，是一项富有创造性的工作。咨询者水平高低很大程度上取决于理论联系实际的能力。如来访者："我其实很能吃苦耐劳，可是现在的工作压力太大了。"咨询者："你是说，你是喜欢面临挑战的，也喜欢有一定压力的工作，但现在的工作要求太高了，超出了你能承受的范围，你感到受不了是吗？"来访者："是这个意思。"这句中咨询者应用了释义和解释的方法，又表达了共情，使来访者感到被理解。

三、心理健康咨询的程序

心理健康咨询是咨询者依据来访者的问题和症结从心理学原理出发,将理论、技术和咨询者本人的人格融于一体的有针对性的特殊工作过程。一个完整的心理咨询通常包括建立咨询关系、问题评估、确定目标、心理咨询干预和评价、终止或转介五个步骤。

(一)建立咨询关系

一个心理咨询是否成功,能否建立合适的咨询关系是最基本的要素。心理咨询人员的态度是建立良好咨询关系的关键。咨询人员的基本态度包括:真诚、尊重、积极关注与共情。

1. 咨询人员应具备良好的咨询态度　心理咨询人员首先必须给咨询对象以职业上的信任感,应用非语言行为技巧和语言技巧,用亲和的态度,温和的语言,耐心的倾听等拉近双方的距离。对非自愿来访的人员,更要以极大的耐心、包容的态度,主动帮助来访者介绍咨询活动,使之对咨询抱有恰当的希望,消除内心的紧张不安、羞于或难于表达的困难等,给予来访者力量与安慰,降低其紧张、焦虑水平。例:来访者小王,男,28 岁。3 年前被公司辞退,从此再没有工作,整日在家玩游戏,是被父母强烈要求才来咨询的。咨询者:"你好,你可能认为来咨询没有什么用处,怀疑我和你父母一样会要求你不要玩游戏,出去找工作。其实我只是想与你聊聊,看你有什么想法? 你愿意吗?"

2. 掌握初次会谈的技巧　在初次会谈时,可向寻求帮助的来访者进行简明的自我介绍,也可以用微笑或引导来访者坐下的手势等方式开始咨询。在简短的介绍后,可以允许有短暂的沉默,主要的目的在于给来访者一个整理思绪的机会,使他能完整表达自己想说的话。另外,也应向来访者澄清保密性的问题,对所谈内容和隐私的保密与尊重做出肯定性承诺,以此消除来访者的戒备心理。

(二)问题评估

1. 了解咨询对象的基本情况　初诊接待过程中,可通过了解来访者的人口学资料来预测其一般情况,对来访者有一个较全面的估计,并有利于进一步融洽关系和确定咨询方案。咨询者要怀着充分同情,鼓励对方,认真倾听其诉说,传达出一种"愿意并且能够帮你"的信息。通过交谈、观察或必要的心理测验,了解其基本情况,确定是否适宜咨询,并与对方讨论咨询事宜。

2. 了解咨询对象的心理问题　确定咨询对象的心理问题是十分重要的,也是一个十分复杂的事情。首先,来访者的心理问题大多发生了几个月甚至几年,他不一定能够准确说出心理问题产生的真正原因,甚至来访者自己也不能确定是否是心理问题,只是因为内心被苦闷所缠而不能解脱,会不停地诉说目前的焦虑、痛苦感受。有些来访者寻求帮助,只是为了赢得同情和注意,并不想真正解决问题,他们可能只顾自己滔滔不绝地宣泄,不太顾及咨询者的发问。所以咨询者需要通过心理学知识来观察、了解,判定来访者的真正目的,从而弄清是否是心理问题以及问题所在。可以通过相应的心理测验进行测量,帮助分析来访者的心理问题。

咨询者需要了解来访者个人成长史、生活方式、社会交往情况、自我的心理评估(优缺点、习惯、爱好、对生活、工作的看法、对个人能力评估)、目前的生活、学习、工作情况、近期生活中的遭遇、问题发生时间、痛苦程度及对工作与生活影响、求助目的与愿望,观察来访者的言谈举止、情绪状态、理解能力、自知力以及有无精神症状等进行评估。

案例 7-2

一、案例介绍

李某,上海某重点大学大三学生。农民家庭出身,家庭条件比较差,因此进入大学后就比较自卑。为了掩饰家庭的贫困,进入大学后,借了不少钱,想和同学一样。原以为到了上海会有很多机会,可通过打工来补贴自己,但实际上很难,钱也就一直没还上。曾想了很多办法来提升自己的素质,实施后几乎都是半途而废。现在将近毕业,他感到自己不行,摆脱不了贫穷,走不出底层社会,没有好的前途,不可能为父母争光、光宗耀祖了。

二、案例分析

通过评估,可以认为该学生具有自卑心理,目前情绪比较抑郁。构成自卑、抑郁的心理因素是认知曲解:过于理想化地对待自己的发展前景;不能合理地看待自己的家庭和自己。

（三）确定目标

对收集的资料进行系统思考、认真分析后,从而确定来访者的问题、问题性质以及症状,将来访者的困扰分割成一个个具体目标。目标的制定是咨询者与来访者一起讨论决定,以咨询者占主导地位。对不清楚自己目标的来访者,咨询者应以自己的专业知识帮助来访者理清自己想得到的短期、中期或长期目标。如对 7-2 案例中的大学生,可以与之讨论:短期目标为改善抑郁情绪,以积极的态度迎接毕业;中期目标为调整自己的认知,正确对待自己和自己的家庭;长期目标为促进人格成熟,以应有的成人思维面对未来生活中的挫折。

（四）心理咨询干预

心理咨询干预从咨询者与来访者一接触即已开始,咨询者的热情、真诚、接纳、坚定,是对来访者很大的安慰和支持。在此阶段,咨询者要灵活应用心理咨询理论知识和咨询技巧,引导来访者深入认识自己内心的困惑、问题,帮助对方获得解决问题的有效技能。要发挥来访者的主观能动性,鼓励其讲出自己内心的种种想法,对合理的想法给予一定的正强化和肯定,帮助分析可解决问题的途径,或提出可供选择的方案。在帮助解决来访者问题时,咨询者要扮演好教师和心理医生双重角色。向来访者提供有关信息,摆事实、讲道理,帮助来访者看清自己,纠正认识上偏差的同时,要针对来访者的心理问题,采取必要的校正措施。如 7-2 案例可以应用认知行为疗法或认识领悟疗法来调整该学生的看法和不合理信念,让他意识到并不是因为他的出身而导致现在的状况,运用自我审查技术鼓励他说出他对自己的看法,使用具体化技术让他说出认为自己不行的原因,运用演示、模仿技术找到他表层的错误观念,引导他重新评价自己,正确地看待家庭,建立自信心,引导鼓励其以积极的心态面对毕业。最终使其应用理性的、合理的方法对待现实并做切实的努力。

（五）评价、终止或转介

心理咨询的评价主要有来访者(或家人)自主评价、咨询者专业评价、咨询前后测验数值的对照三方面。大多数主动来咨询的人,在经历劝导、帮助或心理治疗以后,都会有不同程度的改变。要实时鼓励、协助来访者以新形成的思维、行为模式来应付环境,并解决现实生活中出现的问题,逐渐走向独立做主,摆脱对咨询者的依赖。对一些心理问题较为复杂或顽固的来访者,或者咨询者自认为与来访者在某些方面不相匹配的,可以转介至其他咨询者。对于严重心理问题,必要时需要转介给专科医生就诊。

心理咨询是一件十分重要的工作。在实际工作中,要注意处理好咨询双方的角色关系。既要与来访者建立良好的关系,让来访者畅所欲言,疏泄情感;又要把握好自己的主动地位,既要认真排查来访者有无器质性疾病,又要查明病因、明确诊断,制订治疗方案。咨询者不但要以身作则,用建设性态度影响对方,贡献出自己的经验和知识,还要注意引导来访者积极参加,使其更多的去承担责任,自主成长,确定疗效,追踪观察。在咨询中要注意了解、评价与反馈,避免过早地下判断、提忠告以及不恰当地赞扬和道德谴责。在咨询过程中注意各阶段的侧重点,不能机械遵守咨询程序的划分,要依据来访者的实际情况进行应用。心理咨询不但是科学技术,更是一门科学艺术,只有反复实践、不断总结提炼,才能掌握其精髓并灵活应用。

第三节　社区心理健康干预

心理健康问题一直以来作为重要的社会问题受到各界关注,公务员、大学生、妇女、老年人、外来务工人员等群体的各类精神心理行为问题日益严重。特别是当个体遭受突发事件和遭遇重大问题或变化时(亲人离世、失窃破产、失业下岗、受监禁或致残、失恋、离婚),常表现极端痛苦、思想混乱,不能正常地工作、学习,与人隔绝、回避,内心的紧张不断积蓄,继而出现无所适从甚至思维和行为的混乱,出现心理健康失衡的危机状态。尤其是灾后群体的心理危机状况相当严峻。

一、心理健康干预的概述

心理健康干预(mental health intervention)是借用简单心理治疗的手段,帮助当事人处理迫在眉睫的问题,通过调动他们自身的潜能来重新建立或恢复到危机前的心理平衡状态,获得新的技能,以预防将来心理危机的发生。心理健康干预是给处于危机中的个体提供有效帮助和心理支持的一种技术。对健康人、有心理困扰、社会适应不良、发生重大事件后生活发生重大变化的人以及具有障碍性心理问题的病人都应该进行心理干预。

(一)心理健康干预的三个层次

一是帮助当事人减轻情感压力,降低自伤或伤人的危险;二是帮助当事人组织调动支持系统应对危机,避免出现慢性适应障碍,恢复到危机前的功能水平;三是提高当事人的心理承受能力,使其更加成熟。

(二)心理健康干预的种类

1. 按心理干预的规模划分　①团体干预:是在团体的环境下为成员提供心理帮助与指导的一种心理辅导形式。通过团体内人际交互作用,促使个人学习新的态度与行为方式,从而减轻或消除心理疾患,增进适应能力,激发个体潜能以预防或解决问题。②个体心理干预:一对一的帮助与辅导。

2. 按心理干预对象划分　按心理干预对象划分,主要有心理正常个体和心理异常个体两类,可分为①健康促进:面向普通人群,目标是促进心理健康和幸福,促进个人发展;②预防性干预:针对高危人群,目标是减少发生心理障碍的危险性,增强应对能力;③危机干预:针对急性心理危机状态的病人,目标是化解危机状态,消除危险;④障碍性心理干预:为已经出现心理障碍的个体提供心理援助,目标是减轻障碍,促进人格的发展和成熟。

二、社区心理健康干预常用方法

(一)社区心理健康教育与健康促进

1. 心理健康教育　心理健康教育(mental health education)是指根据人们的心理活动和规律,有计划、有组织、有系统的教育活动。其目的是消除或减轻影响心理健康的危险因素,预防心理疾病,促进心理健康和提高生活质量。

2. 社区心理健康教育　社区心理健康教育(community mental health education)是以社区为单位,对社区内居民提供以保障和促进人群心理健康为主要内容的心理健康教育,以提高个体的整体素质,减少心理问题的发生。

(1)社区心理健康教育对象:社区心理健康教育对象应是全人群,青少年、空巢老年人、特殊生理期女性、重大应激事件经历者、高情感投入从业者和高危岗位或行业从业者为重点关注人群。

(2)社区心理健康教育方法:①建立健全社区心理健康教育机构。社区心理健康教育与服务系统应由专职人员、兼职人员和社区志愿者组成,发挥咨询疏导、危机干预、治疗求助和教育培训相结合的综合功能,实现三级防治体系的具体内容。②开展心理健康知识普及和宣传。转变被动治疗模式,采取积极预防措施,向全体社区居民普及日常心理健康知识,宣传心理健康理念,提供心理咨询、倾诉、疏导、交流等服务,通过宣传标语、专题讲座、健康知识竞赛、个体指导与帮助等方式,因势利导,促进社区居民心理潜能得到充分发展,预防心理异常和心理问题的发生。③开展社区居民心理健康普查,建立心理健康档案。建立居民心理健康档案,不仅能够动态地监测居民的心理变化情况,以采取有针对性的服务,还可以对有心理危机的居民早发现、早干预、早治疗,以防止问题进一步发展。④开展社区专业心理咨询服务。建立社区心理咨询和辅导中心,开展门诊咨询服务,对象覆盖家庭、学校、单位和人群,制订系列形式多样丰富多彩的活动计划,如组织开展以社区青少年为主要对象的心理成长训练、以特殊人群为对象的心理健康教育和心理康复计划等。

(二)心理支持

支持性心理干预是所有心理疗法的基础,是心理咨询者重要的基本功之一。当当事人蒙受巨大灾难或强烈刺激,心身难以应付时,社区、家庭、心理咨询者应给予权威性支持,尽可能减轻当事人的焦虑水平,降低当事人的情感张力,使之增强抵御能力,进而适应环境。这种疗法还可协助病人进行疏导,以清除对某些问题的敏感(如对致残、死亡等的突然袭击),有时还可通过"发泄"或"公开讨论",把心中的不满、委屈等发泄出来,使焦虑情绪得以缓解或消除。常用的方法有解释劝导、鼓励安慰、恰当宣泄、保证支持、改变环境等。

(三)心理危机干预

心理危机干预是一种特殊形式的心理咨询,除心理咨询的倾听、共情、提问、解释等技术,还有心理干预的 ABC 法:A.心理急救,稳定情绪;B.行为调整,放松训练,晤谈技术;C.认知调整,情绪减压和哀伤辅导:①首先要取得心理健康危机人员的信任,建立良好的沟通关系;②提供疏泄机会,鼓励他们把自己的内心情感表达出来;③对访谈者提供心理危机及危机干预知识的宣教、解释心理危机的发展过程,使他们理解目前的处境,理解他人的感情,建立自信,提高对生理和心理应激的应付能力;④根据不同个体对事件的反应,采取不同的心理干预方法,如积极处理急性应激反应,开展心理疏导、支持性心理治疗、认知矫正、放松训练、晤谈技术等,以改善焦虑、抑郁和恐惧情绪,减少过激行为的发生,必要时适当应用镇静药物;⑤调动和发挥社会支持系统,如家庭、社区等的作用,鼓励多与家人、亲友、同事接触和联系,减少孤独和隔离。

三、社区常见心理健康问题及干预

(一)社区老人的生活适应问题

1. 心理问题　主要有退休后角色转换问题、身体的退化造成的生活适应及自理问题,孩子离家的空巢期心理问题。主要表现为无成就感、被遗弃感、对衰老的焦虑与恐惧、寂寞孤独、依赖心理。

2. 干预

(1)帮助老年人完善心理调适机制:通过教育或辅导转变老年人的认识,学会自我调适,做些平时喜欢又没有时间做的事,如画画、书法、种花养鸟、玩宠物等,做到淡泊名利、淡漠荣辱、淡忘年龄、淡忘形体、淡化衣食、淡薄情怀、淡水之交,及时消除心理失衡。

(2)提供从退休后的适应角色变换到临终关怀的全程心理健康促进服务:通过心理健康知识讲座、广场义诊、宣传海报、团体辅导、文艺演出等,将有类似问题人群聚集起来,开展多姿多彩的心理健康促进活动,把常用的心理卫生保健知识印刷成宣传册分发到社区、家庭、学校等,还可进行心理咨询的门诊辅导。

(3)促进老年人发挥个人的健康潜能:鼓励老年人发挥余热,重归社会,帮助老年人扩大人

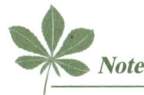

Note

际交往范围,如上老年大学、老年合唱团、社区志愿者、参加集体晨练。提倡积极的老年生活方式,引导老年人淡化疾病与衰老,以积极的心态对待生活。例:某老年人认为自己身体不好,给家人添麻烦,以消极的方式对待生活。社区健康服务人员干预的要点是帮助老人去了解,并不是身体不好给家人增加负担,而是自己消极的态度给家人增添了麻烦。鼓励老人多发挥自己的自理能力,建立比较积极的态度去面对生活,间接地也就减少了家人的烦恼。

（4）建立社区心理咨询热线、网络平台,如果有需要,可用热线诉说或上网聊天,有利于改善不良的情绪。

（二）青少年心理行为问题

1. 心理问题　主要包括学习、人际、自我认识和定位方面的问题、青春期反叛心理、亲子关系问题等。表现为好奇好胜心理、片面的虚荣心理、精神文化生活不满的心理、不成熟的恋爱心理、性神秘和性冲动心理、贬低自己的自卑心理及是非曲直的模糊心理。

2. 干预

（1）及时进行性教育:消除他们好奇、不安和恐惧,可用面对面的咨询方式进行教育与疏导,还可利用电话热线或网络平台、新媒介等宣传性知识,开展性教育,以满足这个人生阶段的心理健康需求。

（2）及时发现并纠正不良行为:及时发现并纠正频繁手淫、暴力斗殴、出走、吸毒等不良行为。帮助青少年纠正不良心理行为时,可利用同龄伙伴集体组成帮教小组,共同制订纠正计划,互相鼓励、互相监督。要注重发挥有威信少年的榜样力量,如偶像榜样、英雄榜样等。

（3）保持情绪稳定:父母和教师应淡化角色,以中立的态度倾听他们的倾诉和宣泄,并让他们学会遭遇挫折时如何获得社会支持,以缓解心理应激。

（4）发展青少年良好的自我意识:帮助纠正错误的观念,养成文明、道德和法律意识及良好自我意识,让他们学会客观地认识自己,悦纳自己,既看到自身的长处,也看到不足,既不自大,也不自卑,充满阳光和自信,学会面对现实,从自己的实际出发,确定当前的奋斗目标。

（5）发挥家庭的功能:父母应将青少年放在平等的地位上,给予尊重、信任、爱护和帮助,特别是意见不统一或产生矛盾时,应在平等、民主的基础上进行对话,认真倾听他们的诉求,做他们的知心朋友。既不要过分地关心孩子,也不要对孩子太严厉和苛求,更不要勉强孩子做一些不能胜任的事。在表示理解的同时,耐心启发,晓之以理,这样孩子才能分享他内心的秘密,才能给孩子最大的帮助与指导。

（三）家庭婚姻关系问题

1. 心理问题　包括家庭矛盾、家庭暴力、婚外情、离婚、亲人死亡等问题以及家庭事件、工作事件后续结果所带来的应激障碍。主要表现为痛苦、愤懑情绪、抑郁、焦虑,有的可能采取自杀行动或攻击行为。

2. 干预

（1）恰当利用宣泄:让当事人充分表达自己的情感、痛苦情绪,将淤积在内心的悲伤苦闷倾诉出来,也可以寻找周围的人和朋友去倾诉,获得更多的建议和社会支持。往往疏泄后,不经治疗也会感到轻松。

（2）给予支持性心理治疗:利用鼓励、同情与劝导技术分析他所面临的问题,积极适应现状,如在非原则问题方面适当让步,对亲人的期望不要过高等。对当事人及家属或亲密朋友进行恰当的教育,取得家庭成员的积极配合与支持,为来访者提供理解、温暖的环境,协助并帮助当事人进行各种训练,用乐观、积极向上的心态去面对周围的人和事,正确地对待生活中出现的各种问题,学会从多个角度来看待问题和解决问题。

（3）改变环境:主要是改变当事人面临的微观环境,如家庭、夫妻、生活事件等,或回避引起消极情绪的情境。通过转移注意力和参加各种社会活动,如旅游、团队拓展活动等使自己放松下来,变换心情,减少自己的消极抑郁情绪。

（4）认知重建：与当事人充分交谈,可采取解释、辩驳和认知治疗的合理情绪疗法,找到认识中不合理的方面,帮助当事人重建认知结构。合理情绪疗法包括三个主要步骤：①向来访者指出其信念是不合理的、抑郁情绪的产生与其不合理的信念有关;②鼓励、启发、帮助当事人找到其不合理的认知和不合理信念,对不合理性提出质疑,并与之辩论;③让当事人认识到这些不合理性,放弃不合理信念和思维方式,打破旧的认知结构,从不同的角度引导来访者建立合理的思维方式。

（5）放松训练(relaxation response)：这是缓解焦虑的一种有效方法。放松训练可分为肌肉放松和心理放松两种。肌肉放松是指人为地通过降低肌肉的紧张来缓和人们的焦虑。在一个安静的房间,让来访者躺在舒适的床上,或靠在舒服的沙发上,让他调整到最舒服的姿势。先做深呼吸20次,眼睛可以闭上,也可以微张。接下来指导他把全身的肌肉都紧张起来,处于一种最紧张的状态,持续10s左右的时间,突然放松下来,到一种最舒服的放松状态,体验这种从紧张到放松的感觉。心理放松是指通过心理刺激使人们处于一种放松状态。主要是为焦虑的人设置一个特定的优美环境,通过音乐、情景及屋内设置来改变心情,同时想象休息的情境,如风和日丽的沙滩,清风习习,体会心情放松的感觉。也可以到大自然中去,通过大自然的美来忘记烦恼,减少焦虑。

让来访者交替体会全身肌肉放松、心情放松的感觉。每次练习持续5～20min。根据来访者学习掌握的速度,每次练习放松肌群的数量可以有所不同,整个治疗阶段需要不断地缓慢呼吸和想象休息的情境,使来访者能够迅速地放松,并学会在应激状态时使用这种放松技术。

（四）社区其他心理健康问题

1. 心理问题　主要有社区低收入人群生活压力问题,如下岗失业人员、经济困难人群等所面临的问题;务工人员的心理健康问题;社区残疾人、劳教出狱人员等特殊人群所面临的问题。主要表现为失落心理、自卑心理、心理不平衡、过客心理。

2. 干预

（1）从制度上改变特殊人群的心理状态：改变政策和制度方面不合理的现象,在就业机会、劳动报酬、福利等方面平等对待,减少歧视,加强特殊人群的社会保障,充分发挥社区福利与援助的功能,有助于消除特殊群体的心理不平衡。还应与其他部门合作,尽量给予更多工作收入方面的信息支持。

（2）开展心理健康教育与促进活动：以社区为单位,社区健康服务人员针对特殊群体存在的心理问题开展心理健康教育专题讲座或讨论,也可以开展个别或群体心理咨询或心理辅导。

（3）增进与特殊群体的沟通与理解：社区健康服务人员应重点关注这部分特殊群体,应从心理上关怀他们,增进与他们的沟通与互动,利用共情、肯定等充分地表达对他们的理解,在心理层面更多一些尊重与接纳。给予他们情感支持,帮助树立自信心,明确人生定位,克服自卑、失落心理。

案例7-3

一、案例介绍

李某,女,15岁,某市九年级学生。学习成绩较好,智商中上等。外向型性格,开朗,有个性,思维活跃,敢说敢做。但盛气凌人,自以为是,孤芳自赏,桀骜不驯,嫉妒心强;认为人与人之间无信任和善良可言,皆唯利是图;对她人缺乏真诚。虽然李某学习成绩好,但同学不太喜欢她。她与家长、老师说话也是咄咄逼人,因此与人沟通时总带着争吵的神态,难以心平气和地交流。自认为是不太受人欢迎的人。她想交知心朋友,但同学敬而远之。所担任的班干工作常因同学的不合作而使她不能如愿。她因而情绪极受影响,气哭过几次,辞职几次,甚至想走绝路。

二、案例分析

初中生正处在身心发育的高峰时期,独立意识和自信心逐渐增强。李某因学习成绩好,思维活跃,加之性格外向,敢说敢做,因而不隐藏自己的喜、怒、哀、乐,说话易得罪同学。她的过于自信使她产生自傲心理,同学因被她瞧不起而远之。她没有知心朋友来交流思想,却期望获得同伴的认可。所以她认为人与人之间无信任,都是虚伪的。她为了保护自己的荣誉和自尊,以自私、嫉妒的心理,盛气凌人的态度对待同学、家长、老师,唯我独尊,而她内心又渴望大家对她友善和关爱。在日记《推荐我自己》中能明确分析自己的优劣,并意识到自己的不足,但对改变自己无能为力,发出:"还有人喜欢我吗?"的感叹,请求老师帮助她向同学推荐自己。这是优等生常出现的人际交往的心理问题。

三、干预方法

1. 从家里做起 要求家长配合,在与李某交谈时,切忌大声争吵。如果态度不平和,提醒她停止谈话,数5~10下后再说话,使她激动的情绪平静下来。扩展到与同学交谈时也如此。

2. 学会聆听 虚心倾听他人的谈话,这是对别人的极大尊重。即使有不同的观点,也不要立即反驳,让别人把话说完。再发表自己的观点,并且不必强加于人接受、赞同自己的观点。这样可以改变自以为是的毛病。

3. 老师助一臂之力 ①认知辅导:让李某认识自己的所作所为的错误及危害性,幡然悔悟,并强烈产生改正错误的欲望,积极主动地参与辅导并配合;②化解矛盾:为她调整了班干工作,避开那些需要较多同学协助的班务工作,暂时减缓她与同学之间的紧张气氛;③欣赏她人:让她每天发现一位同学的优点、长处,并记下来,改变她总以挑剔的眼光审视别人的习惯,慢慢消除她的嫉妒心理。每过1~2周后把她表扬过的同学叫到一起,让她们知道李某赞扬她们,从而使她们对李某有好感。④学会协作:有目的的分配一些任务给李某与另2名同学,让她在工作、劳动中学会与人协作,改变她孤芳自赏、缺乏与人真诚相待的心态。⑤重塑她的威信及形象:因为她本来学习成绩较好,老师给她分配"一帮一"学习互助同学,而该同学在班里属人缘挺好的学生。使李某因为与该生关系密切而融入她们的圈内。李某学习成绩好,威信倍增。乐于助人的新形象,使同学们接受她。渐渐她也找到了知心朋友,不再孤独,终于有人喜欢她了。

思考题

1. 怎样收集来访者资料?

2. 某女性,38岁,刚提升为校长就遇到校舍基建、人事安排、薪酬改革等一系列棘手的问题,觉得无法应付,又累又烦,逐渐出现每天早晨醒来,感到心慌,怕去学校上班,硬着头皮去了也会逐渐好转。自认为是太累了,经过暑假休息好转。但临近开学,一想到上班,就睡不好觉,觉得心理压抑得难受。该来访者出现了什么心理健康问题?怎样进行心理干预?

3. 如果你是一名社区健康服务人员,当社区人群出现心理危机时,你将怎样进行心理健康干预?

4. 某女性,现年41岁,37岁时生了一个儿子,非常可爱、聪明,再加上中年得子,所以深得她与丈夫的疼爱。但爱子不幸于几个月前夭折,当时丈夫伤心欲绝。自己虽然也很伤心,但仍劝丈夫节哀。当时丈夫就指责她为什么不像他这样难过,因而夫妻之间的关系出现了裂痕。该女因此终日寡欢、闷闷不乐,整日以泪洗面,不能去上班,逐渐出现了情绪低落。该来访者出现了什么心理健康问题?怎样进行心理干预?

(王莉莉)

Note

第八章 | 社区运动健康管理技能

🍃 **本章要点**

1. **掌握** 社区常见的运动方式、社区运动干预的具体方法。
2. **熟悉** 运动水平测量指标、体育活动方式与健身效果。
3. **了解** 社区运动与健康概述、社区运动干预的原则。

积极活动对健康至关重要。随着我国经济社会的快速发展，人们的工作和生活方式发生了很大改变，居民身体活动量明显减少，身体活动不足已经成为影响人们健康的重要危险因素之一。体育活动是增强国民体质、提高健康水平最积极、最有效、最经济的生活方式。为了实现加强身体活动的目标，世界卫生组织在《全球身体活动行动计划2018－2030》中指出各部门协作和社区参与是实施积极参与和增加体力活动的关键。因此，社区运动健康管理就变得尤为重要。

第一节　社区运动与健康

一、概述

（一）运动的相关概念与发展

1. 运动（exercise） 通常也称为锻炼，是身体活动的一个范畴，指为达到一定目标而有计划、有特定活动内容、重复进行的一类运动，目的在于增进或维持身体素质的一个或多个方面。"锻炼"和"训练"（training）这两个词常互相替换，通常指休闲时间进行的运动，主要目的在于增进或维持体质、运动能力或健康。

2. 身体活动（physical activity，PA） 根据世卫组织的定义，身体活动是指由骨骼肌肉产生的需要消耗能量的任何身体动作，其中包括工作期间的活动、游戏、家务、出行和休闲娱乐活动等。身体活动的基本要素包括身体活动的频率（frequency）、强度（intensity）、时间（timing）和类型（type），即FITT原则。此外，还包括身体活动量（volume）和进度（progress），统称为FITT-VP原则。

（二）身体活动不足的流行趋势和相关负担

目前世界范围内，身体活动不足普遍存在。全世界有1/4的成年人和3/4的青少年（年龄在1～17岁）缺乏身体活动。2013年，我国18岁以上成人经常锻炼率（每周参加中高强度体育锻炼3次及以上，且每次至少持续10min的比例）仅为15%，仅为新加坡的1/2、美国的1/3。2014年，我国城乡居民经常参加体育锻炼的比例为33.9%。

缺乏身体活动成为慢性病发生的主要原因之一。身体活动不足是造成高血压、糖尿病、心脑血管疾病、多种恶性肿瘤等慢性非传染性疾病的重要危险因素。在全球总体估计造成190万例死亡，缺乏身体活动是造成全球范围死亡的第四位危险因素，占全球死亡归因的6%，仅次于高血压（13%）、烟草使用（9%）和高血糖（6%），高于超重和肥胖（5%）。据估计，2013 年全世界由于缺乏身体活动而带来的直接经济负担约为 540 亿元，间接损失约为 140 亿美元。在我国，心脑血管疾病、癌症、慢性呼吸系统疾病、糖尿病等慢性病导致的负担占总疾病负担的 70% 以上，也成为制约健康预期寿命提高的重要因素。

（三）国内外关于加强运动的相关策略和行动

为促进提高身体活动水平，进而达到促进健康、降低疾病负担、促进社会经济发展等目标，世界卫生组织（WHO）陆续制定和发布了各类行动策略和倡议。2004 年，WHO 发布了《饮食、身体活动与健康全球战略》，呼吁所有成员国将促进身体活动作为重要的国家公共卫生干预政策。2010 年，WHO 发布了《关于有益健康的身体活动全球建议》，针对不同年龄的人提供了有益健康的身体活动原则。2018 年 6 月发布的《全球身体活动行动计划 2018－2030》（*Global Action Plan on Physical Activity 2018－2030*），积极倡导"加强身体活动，造就健康世界（more active people for a healthier world）"。同时，WHO 在其《2013－2020 年预防和控制非传染性疾病全球行动计划》中，提到让人们更多地参加运动是减少非传染性疾病负担的关键战略，计划要求到 2025 年将缺乏身体活动减少 10%，这也有助于实现可持续发展目标。

我国政府高度重视体育活动在增强体质、提高健康水平中的重要作用。1995 年，国务院颁布实施《全民健身计划纲要》；2007 年，国务院下发《关于加强青少年体育增强青少年体质的意见》；2011 年，我国发布了《中国成人身体活动指南》（试行）；2014 年，国务院下发《关于加快发展体育产业促进体育消费的若干意见》；2016 年，国务院印发《"健康中国 2030"规划纲要》，对发展群众体育活动、倡导全民健身新时尚、推进健康中国建设做出了明确部署；2017 年，国家体育总局发布了《全民健身指南》，是针对中国居民参加体育健身活动状况实际、基于中国居民运动健身的实测数据编制而成，主要包括体育健身活动效果、运动能力测试与评价、体育健身活动原则、体育健身活动指导方案等内容；2019 年 7 月，健康中国行动推进委员会发布了《健康中国行动（2019－2030 年）》，提倡全民健身行动，主要对健康成年人、老年人、单纯性肥胖患者以及以体力劳动为主的人群，分别给出身体活动指导建议，并提出政府和社会应采取的主要举措。

二、运动的分类

根据日常生活中身体活动的目的和时间分配，可分为职业性身体活动、交通往来身体活动、家务性身体活动和业余休闲身体活动四类。其中，职业性身体活动通常是指有劳动收入（如工资）的活动，包括家政服务等职业行为。业余休闲活动是上述三类目的之外的时间里从事的活动，可以是锻炼，也可以是看电视、做家务等活动。

按能量代谢，可将运动分为有氧代谢运动和无氧代谢运动，简称有氧运动和无氧运动。有氧运动是以躯干、四肢等大肌肉群参与为主的、有节律、较长时间、能够维持在一个稳定状态、以有氧代谢为主要供能途径的运动形式，也叫耐力运动。有氧活动如以每小时 4km 的中等速度步行、每小时 12km 的速度骑自行车。无氧运动是指以无氧代谢为主要供能途径的运动形式，一般为肌肉的强力收缩活动，因此不能维持一个稳定的状态。100m 短跑等几乎全部为无氧代谢供能。

根据生理功能和运动方式，还可以分为柔韧性活动、强壮肌肉活动、平衡性活动、健骨运动、高强度间歇训练等。柔韧性活动（伸展性活动）指促进提高关节柔韧性和灵活性的活动，如各种伸展性活动瑜伽、太极等。强壮肌肉活动指保持或增强肌肉力量、体积和耐力的活动，如日常各种负重活动举哑铃、俯卧撑等。平衡性活动指利于保持姿势的活动，如单腿站立、倒着走、平衡板练习等。此外，强壮肌肉的核心练习和下肢练习也都有助于提高平衡能力。健骨运动作用于骨骼并产生了骨骼肌性和压力性负荷的活动。这类活动可以改善骨结构或骨密度从而增加对于骨折的抵抗力，例如蹦、跳、舞蹈等活动。高强度间歇训练是包含大强度有氧运动并间或短时间低强度有氧运动恢复期的组合型活动。

三、运动水平测量指标

频率指单位时间里进行运动的次数，一般以"周"为单位。通常表达为每周活动的天数（天 / 周），频率反映的是规律性运动水平。强度指单位时间内运动的能耗水平或对人体生理刺激的程度。时间是指进行一次某种活动所持续的时间，通常以分钟或小时表示。不同的运动类型能够满足不同人群的不同运动目标。

（一）运动强度

身体活动强度分为绝对强度（也称"物理强度"）和相对强度（也称"生理强度"）两类指标。同一种运动的绝对强度是一致的，而不同生理状态个体的疲劳感等相对强度可能存在较大差异。

1. 绝对强度　绝对强度是根据身体活动的绝对物理负荷量测定的强度水平，通常为普通健康成年人的某种运动测定结果。绝对强度的常用指标为代谢当量（metabolism equivalent，METs），也称梅脱。代谢当量是指相对于安静休息时运动的能量代谢水平，1MET 相当于每分钟每公斤体重消耗 3.5ml 的氧或每公斤体重每分钟消耗 1.05kcal（44KJ）能量的活动强度。代谢当量是目前国际上反映运动绝对强度的常用指标。

依据代谢当量水平，身体活动可以分为：≥6METs 为高强度活动；3～5.9METs 为中等强度活动；1.6～2.9METs 为低强度活动；1.0～1.5METs 为静态行为活动。其中静态行为活动是指代谢当量为 1.0～1.5METs 并且为坐、躺姿势阅读、看电视或使用手机电脑等电子产品的活动。具体活动代谢当量可参考美国运动医学会更新发布的代谢当量数据库，即身体活动概要，其中对人们生活、工作、交通、娱乐等范畴数百种运动的代谢当量进行了赋值。

2. 相对强度　相对强度是根据身体反应情况测定的强度水平，包括主观性的疲劳感和客观的心率水平耗氧量等。主观性的疲劳感的常用指标为自觉运动强度量表，即伯格（Borg）量表，也称为运动自觉强度（rating of perceived exertion，RPE），等级可以分为轻、中、重三个水平。客观的常用指标为最大心率百分比、最大耗氧量百分比、靶心率等。

最大心率百分比法（%HRmax）：中等强度的心率一般定义在 60%～75% HRmax。其中，粗略估算最大心率的公式，即 HRmax=220 – 年龄（岁）。目前有推荐公式 HRmax=207-0.7×年龄（岁），被认为可适用于所有年龄段和体适能水平的成年男女。运动中的心率可以通过颈动脉或四肢动脉触摸直接测量，测量时间可为 10s，更方便的方法是采用有线和无线仪器设备监测心率。

Borg 量表法：常用 6～20 级，按照主观疲劳程度进行分级。中等强度通常在 11～14 的区间内。具体测量方法为：将主观的疲劳程度"6"作为最低水平（最大程度的轻松感，无任何负荷感），"20"作为最高水平（极度疲劳感）；然后针对所进行的具体活动，根据个体的主观体验评价其疲劳级别，不同个体的主观感觉可能存在明显差异。如慢跑对于职业运动员而言，可能感到非常轻松，疲劳等级为"7"或"8"；而对于一名很少锻炼的成年人，可能会感到比较累，疲劳等级为"14"。Borg 量表详见表 8-1。

表 8-1　运动自觉强度（RPE）分级表

等级	6	7	8	9	10	11	12	13	14	15	16	17	18	19	20
RPE	非常轻		很轻		有点累		稍累		累		很累		非常累		

（二）运动量

1. 国际通用的身体活动量衡量指标　国际通用的身体活动量是指身体活动强度与单次或累计时间的乘积，一般用梅脱•分钟（MET•min）或梅脱•小时（MET•hour）来表示，即一次具体身体活动的活动量梅脱•分钟等于该活动强度与持续时间的乘积。一定时间内的活动量可以累积，不同类型身体活动的活动量也可以相加。例如，健康成人每天以 4km/h 的速度走路 30min，每周

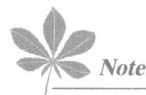

Note

5 天,则这项身体活动的活动量计算公式为:

$$每天走路的活动量(MET \cdot min)=3.0MET \times 30min=300MET \cdot min$$
$$每周走路的活动量(MET \cdot min)=300MET \cdot min \times 5=1\ 500MET \cdot min$$

2. 千步当量　我国 2011 年推出了《中国成人身体活动指南(试行)》,为了便于我国居民估计和折算各类身体活动的活动量或能量消耗,该指南中将身体活动量的基本衡量单位定义为"千步当量"。

1 个千步当量相当于普通人中等速度(4 千步 /h)步行 10min(约 1 千步),即 3 梅脱 ×10min=30MET·min 的身体活动量。并且千步当量可以根据体重转换为能量消耗,例如一个体重为 60kg 的人从事 1 千步当量的活动,约消耗能量 132kJ(31.5kcal)。

基于此,各种身体活动均可以用千步当量来衡量和换算为不同的活动量。活动强度大,代谢当量值高的身体活动,达到 1 个千步当量的身体活动量所需要的时间就短;反之,所需要的时间就长。

第二节　社区常见运动方式

一、常见运动方式

运动方式是体育健身活动者采用的具体健身手段和健身方法。根据不同体育健身活动方式的运动特征,可以将体育健身活动项目归纳为有氧运动、力量练习、球类运动、中国传统运动方式、牵拉练习五大类。

1. 有氧运动　指人体在氧气供应充足条件下,全身主要肌肉群参与的节律性周期运动。有氧运动时,全身主要肌肉群参与工作,可以全面提高人体功能,是目前国内外最受欢迎的体育活动方式。有氧运动分为中等强度运动和大强度运动。中等运动强度主要包括健身走、慢跑(6～8km/h)、骑自行车(12～16km/h、登山、爬楼梯、游泳、跳广场舞等;大强度运动主要包括跑步(8km/h 以上)、骑自行车(16km/h 以上)等。中等强度的有氧运动节奏平稳,是中老年人最安全的体育活动方式。

人们在进行体育健身活动时,应将有氧运动作为基本的体育活动方式,以提高心肺功能、减轻体重、调节血压、改善血脂为主要目的体育锻炼者,可首选有氧运动方式。

2. 力量练习　指人体克服阻力,提高肌肉力量的运动方式。力量练习包括非器械力量练习和器械力量练习。非器械练习是指克服自身阻力的力量练习,包括俯卧撑、原地纵跳、仰卧起坐等;器械力量练习是指人体在各种力量练习器械上进行的力量练习。

力量练习可以提高肌肉力量、增加肌肉体积、发展肌肉耐力,促进骨骼发育和骨健康。青少年进行力量练习,可以明显改善自身体质,使身体更加强壮;成年以后,随着年龄的增长,力量练习应逐年增加;老年人进行力量练习,可以提高平衡能力,防止由于身体跌倒导致的各种意外伤害。

3. 球类运动　包括直接身体接触的球类运动和非直接身体接触的球类运动。前者包括篮球、足球、橄榄球、曲棍球、冰球等;后者包括排球、乒乓球、羽毛球、网球、门球、柔力球等。

球类运动的趣味性强,可通过比赛和对抗提高参与者的运动兴趣。球类运动都具有一定的专项技术要求,需要良好的身体素质作为基础。经常参加球类运动可以提高机体的心肺功能、肌肉力量和反应能力,调节心理状态,是青少年首选的体育活动项目。

4. 中国传统运动方式　包括武术、气功等。具体活动形式包括太极拳(剑)、木兰拳(剑)、武术套路、五禽戏、八段锦、易筋经、六字诀等。

中国传统运动健身方式动作平缓,柔中带刚,强调意念与身体活动相结合,具有独特的健身养生效果。可以提高人体的心肺功能、平衡能力,改善神经系统功能,调节心理状态,且安全性好。

以提高身体平衡能力、柔韧性、协调性和改善心肺功能、调节心理状态为主要健身目的的人,特别是中老年人群,可以选择中国传统运动健身方式。

5. **牵拉练习**　包括静力性牵拉练习和动力性牵拉练习。各种牵拉练习可以增加关节的活动幅度,提高运动技能,减少运动损伤。

静力性牵拉包括正压腿、侧压腿、压肩等;动力性牵拉包括正踢腿、侧踢腿、甩腰等。初期参加体育健身活动的人,应以静力性牵拉练习为主,随着柔韧能力的提高,逐渐增加动力性牵拉练习内容。

不同体育活动方式的健身效果见表8-2。

表8-2　体育活动方式与健身效果

体育活动类别	体育活动方式	健身效果
有氧运动 (中等强度)	健身走、慢跑(6～8km/h)、骑自行车(12～16km/h)、登山、爬楼梯、游泳、跳广场舞等	改善心血管功能、提高呼吸功能、控制与降低体重、增强抗疾病能力、改善血脂、调节血压、改善糖代谢
有氧运动 (大强度)	快跑(8km/h以上),骑自行车(16km/h以上)	提高心肌收缩力量和心脏功能,进一步改善免疫功能
球类运动	篮球、足球、橄榄球、曲棍球、冰球、排球、乒乓球、羽毛球、网球、门球、柔力球等	提高心肺功能、提高肌肉力量、提高反应能力、调节心理状态
中国传统运动	太极拳(剑)、木兰拳(剑)、武术套路、五禽戏、八段锦、易筋经、六字诀等	提高心肺功能、增强免疫功能、提高呼吸功能、提高平衡能力、提高柔韧性、调节心理状态
力量练习	非器械练习:俯卧撑、原地纵跳、仰卧起坐等 器械练习:各类综合力量练习器械、杠铃、哑铃等	增加肌肉体积、提高肌肉力量、提高平衡能力、保持骨健康、预防骨质疏松
牵拉练习	动力性牵拉:正踢腿、甩腰等 静力性牵拉:正压腿、压肩等	提高关节活动幅度和平衡能力,预防运动损伤

二、根据运动健身目的推荐体育活动方式

1. 以增强体质,强壮身体为主要目的的体育锻炼者,选择自己喜欢的、可以长期坚持的体育健身活动方式,如有氧运动、球类运动和中国传统健身运动等。

2. 以提高心肺功能为主要目的的体育锻炼者,应选择有氧运动、球类运动等全身肌肉参与的体育健身活动。

3. 以减控体重为主要目的的体育锻炼者,应选择长时间的有氧运动。长时间、中等强度的体育健身活动可以增加体内脂肪消耗,减少脂肪含量。长时间快步走、慢跑、骑自行车等是减控体重的理想运动方式。

4. 以调节心理状态为主要目的的体育锻炼者,应选择各种娱乐性球类运动和太极拳等中国传统运动方式,以缓解心理压力,改善睡眠。

5. 以增加肌肉力量为主要目的的体育活动者,可根据自身健身需求和健身条件,选择器械性力量练习和非器械性力量练习方式。力量练习的效果与力量负荷和重复次数有关,一般大负荷、少重复次数的力量练习主要发展肌肉力量,小负荷、多重复次数的力量练习主要发展肌肉耐力。

6. 以提高柔韧性为主要目的的体育锻炼者,可选择各种牵拉练习,特别是在准备活动和放

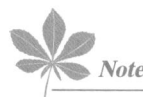

松活动阶段进行牵拉练习,既可以节省体育锻炼时间,又可以取得较好健身效果。各种有氧健身操、健美操、太极拳、健身气功、瑜伽等运动可以提高柔韧性。

7. 以提高平衡能力为主要目的的体育锻炼者,可选择各种专门平衡训练的方法,包括坐位平衡能力练习、站位平衡能力练习和运动平衡能力练习。太极拳(剑)、乒乓球、羽毛球、网球、柔力球等运动也可以提高人体的平衡能力。

8. 以提高反应能力为主要目的的体育锻炼者,可选择各种球类运动,乒乓球、羽毛球、篮球、足球、网球等均可提高人体反应能力。

根据运动健身目的推荐的体育活动方式见表 8-3。

表 8-3 根据健身目的推荐体育活动方式

健身目的	推荐体育活动方式
增强体质,强壮身体	有氧运动、球类运动和中国传统运动等
提高心肺功能	有氧运动、球类运动等
减控体重	长时间有氧运动
调节心理状态	球类运动、中国传统运动方式
增加肌肉力量	各种力量练习
提高柔韧性	各种牵拉练习
提高平衡能力	中国传统运动方式、球类运动、力量练习
提高反应能力	各种球类运动

第三节　社区运动干预

增加居民的身体活动需要采用与整个社会及文化相关的方法,因此要求不同部门与学科的共同努力。

一、社区运动干预原则

(一)安全性原则

安全性原则是指在体育健身活动过程中,要确保体育活动者不出现或尽量避免发生运动伤害事故,是参加体育健身活动的首要原则。开始体育健身活动前,应进行身体检查,全面评价个人身体状况和运动能力,制订适合自己特点的体育健身活动方案。体育健身活动前要做好充分的准备活动,体育健身活动后要做好整理和放松活动。

(二)全面发展原则

全面发展原则是指在体育健身活动中,要使身体各部位都参与运动,使各器官系统的功能水平普遍得到提高,既要提高心肺功能和免疫能力,又要提高肌肉力量、柔韧等身体素质。因此,要选择全身主要肌群参与的体育健身活动项目,取得全面发展效果。

(三)循序渐进原则

循序渐进原则是指科学地、逐步地增加体育健身活动时间和运动强度。循序渐进原则强调要根据自己对体育健身活动的适应程度,逐渐增加运动负荷,使身体功能和运动能力不断提高,以取得最佳体育健身活动效果。

(四)个性化原则

个性化原则是指根据每个人的遗传特征、功能特点和运动习惯,制订个性化的运动健身方案。在制订运动健身方案时,要进行必要的医学检查和运动能力测试,以便了解每个人的具体情况,使运动健身方案更具个性特征。

二、运动处方的制定与实施

（一）运动处方的基本概念

运动处方（exercise prescription）是指在对个体进行运动能力评估的基础上，制定的个体化身体活动方案。运动处方的概念于 20 世纪 50 年代被提出，于 60 年代末被世界卫生组织采用，目前已得到广泛的认可。

运动处方的基本原则即 FITT-VP 原则，即运动的频率、强度、时间、类型、身体活动量和进度等要素。该原则决定了运动干预的特征和健康效益水平。其中，运动的进度（progress）取决于运动干预的目的、个体健康状况、体能水平等。即在运动干预中调整以上各运动要素水平的时间和幅度等，以避免有关运动风险并且达到预期的运动目标。

（二）运动处方的制定依据

运动处方的制定包括运动干预前的系统评估、运动处方的制定、运动处方的实施和调整。制定、调整运动处方及评价运动干预效果的主要依据即体适能（physical fitness）。体适能是指身体有足够的活力和精力进行日常事务，而不会感到过度疲劳，并且还有足够的精力享受休闲活动和应付突发事件的能力。体适能又分为运动体适能（sport related physical fitness）和健康体适能（health related physical fitness）。前者是指运动员在竞赛中为了夺取最佳成绩所需要的体适能；健康体适能则是一般人为了促进健康、预防疾病、提高日常生活、工作和学习效率所追求的体适能。

健康体适能的内容主要包括心肺耐力素质、肌肉力量和耐力素质、柔韧性素质和身体成分。其中，心肺耐力的评价指标主要有台阶试验、6min 步行试验等。肌肉力量的评价指标主要是握力、俯卧撑、引体向上、跪卧撑、双手前投实心球、仰卧起坐、仰卧举腿、俯卧背身、立定跳远、纵跳等。柔韧性素质指标主要有坐位体前屈等。身体成分的指标主要是身体脂肪所占百分比。

（三）运动处方的制定和实施步骤

运动处方的制定包括运动前的常规体检、健康筛查与评估、运动测试（必要时进行）、制定运动量目标和内容、运动训练的医学监督和运动计划调整、运动伤害预防等 6 个方面。

1. 运动训练前常规体格检查　包括病史、血压、脉搏、关节等一般检查，必要时做心电图、胸透和化验检查等。主要目的是降低不适当运动造成运动性疾病，甚至发生意外伤害的危险。

2. 运动前的健康筛查与评估　所有个体在开展运动训练前都应该进行健康筛查与评估（包括运动习惯和水平），并确定开始运动前运动测试和医学监督的必要性。主要评估方法包括：

（1）目前推荐常用身体活动准备问卷（pre-activity readiness questionnaire，PAR-Q），美国心脏协会（American Heart Association，AHA）/ 美国运动医学会（American College of Sports Medicine，ACSM）健康 / 体适能机构修正的运动前自我筛查问卷。

（2）心脑血管疾病危险因素评价和分级。

（3）基于危险分层的医学检查、运动测试和医学监督建议。

（4）既往身体活动水平评价，常用如国际身体活动问卷（international physical activity questionnaire，IPAQ）等。

3. 运动测试　包括前述的健康体适能指标的测试和临床运动测试两大类。其中，健康体适能（身体成分、心肺耐力、肌肉力量 / 耐力和柔韧性）评价用于评估个体的健康和功能能力，其每个指标均可以针对个人的特征选择适宜的测试技术和设备完成。临床运动测试主要通过对血流动力学、心电图以及气体交换和通气反应的评价，对心血管病人提供诊断和预后的信息。

4. 制定运动量目标和计划　适宜的运动处方应能够全面促进健康体适能，即提高心肺耐力、肌肉力量和耐力、柔韧性、身体成分等。根据个体的上述信息制定运动处方。

运动处方的基本内容一般包括有氧运动、肌肉力量练习和柔韧性活动，强调结合日常生活中的职业、交通、家务和休闲活动等进行运动训练。其中，有氧运动一般强调中等强度，从锻炼心

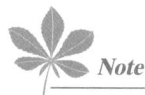

肺功能的角度考虑应达到相对强度中等以上，推荐目标为每周时间累计至少 150min；肌肉力量锻炼的强度应能维持对肌肉的一定刺激，推荐每周 2～3 天，每次 15～20min。同时，应充分考虑个体的运动习惯、禁忌证、运动环境、设施条件等。进度方面强调量力而行、循序渐进。

5. 运动锻炼的医学监督　对于在运动时和运动后可能出现的不适症状，应针对具体情况提出预防和应急处理的措施。医学监督的内容主要包括：

（1）体力负荷与运动反应：运动疲劳、恢复和适应是机体运动反应的三个关键环节。测量和分析这些变化，可以了解机体对其所承受体力负荷的耐受和适应程度，由此可以进一步判断可能产生的健康效益和存在的意外伤害风险。

（2）运动计划的调整：预防运动的不耐受和可能由此引发的慢性损害，需要及时对运动反应做出判断，并相应调整活动量目标以及运动强度、时间和频度等。此外，针对与运动形式和内容有关的不适应，也应做出必要的安排。

（3）健康状况和运动能力的再评估：随着运动训练的持续，机体的运动能力提高；另一方面，身体的健康和疾病状况也可能发生变化。因此，针对个体的具体情况，需要定期对健康状况和运动能力进行再评估。

6. 运动伤害预防　身体活动伤害，指活动中和活动后发生的疾病，如外伤和急性心血管事件。运动本身是造成身体活动伤害的一个诱发因素，但也可以是直接致病因素。运动锻炼的风险与效益并存，有益健康的身体活动必须适度。适度的含义包括个体身体活动的形式、时间、强度、频度、总量及注意事项等具体计划和实施。为避免身体活动伤害，锻炼中应注意：

（1）量力而行、循序渐进、并采取必要的保护措施。

（2）学习安全运动，自我监测运动中不适症状。

（3）掌握发生意外时的应急处置技能。

（4）平常很少活动的人、中老年人、患者和有潜在疾患的个体，在开始锻炼和增加活动量时应进行必要的健康筛查和运动能力评估。

（5）较大强度身体活动对心肺功能有更好的改善作用，但也易引起运动伤害，因此更应合理安排运动量。

三、社区运动干预的具体方法

（一）环境与政策支持

世界卫生组织指出，支持性的环境和社区帮助有助于公众参与身体活动，城市和环境政策有提高身体活动水平的巨大潜力。各个国家和社区要采取行动，制定相关政策，完善健身环境，使人们有更多保持活动的机会，以增加身体活动。为此，WHO 在 2018 年发布的《全球身体活动行动计划 2018－2030》中提出了创造积极运动的社会、环境、人与系统。

创造积极运动的社会，建立良好的运动社会规范和态度。根据公众的运动能力和年龄，通过提高对定期体育活动的多重好处的了解和掌握，在整个社会中创造运动模式转变。比如通过高质量体育课程，支持儿童接受有益健康的行为模式，使其能够终生积极从事身体活动。

创造积极运动的环境，提供良好的运动空间和场所。创造和维护环境，促进和保障所有年龄阶段的人口参与身体活动的权利，保障公众能够公平地进入其城市和社区的安全场所和空间，以便根据自身运动能力进行经常性的体育活动。比如所有人都能安全地步行、骑自行车和不借助机动车的其他出行形式的便利和安全；在劳动和工作场所实行鼓励身体活动的政策；学校有安全的空间和设施，供学生在空闲时间参与身体活动。

创造积极运动的人，制订运动方案，增加运动机会。通过多元化设施打造和促进运动的机会与方案，帮助不同年龄段和运动能力的人能够以个人、家庭和团队的方式，开展经常性的体育活动。每个人都可以发挥作用，帮助提高参与身体活动的水平。

创造积极运动的系统，制定支持性的环境和政策。建立和加强跨部门的领导、管理、多部门协作、工作人员队伍、研究、宣传和信息系统，以支持有效协调的政策执行。并采取协调一致的国际、国家和国家以下各级行动，增加体力活动。

（二）一次体育健身活动的内容与安排

具体的一次运动训练应包括准备活动、基本活动和放松活动三部分内容，见表8-4。

表8-4　一次体育健身活动的内容及安排

活动构成	主要活动内容	活动时间/min
准备活动	慢跑，牵拉练习	5～10
基本活动	有氧运动力量练习、球类活动、中国传统健身方式	30～60
放松活动	行走、牵拉练习	5～10

1. **准备活动**　是指主要体育健身活动开始前的各种身体练习。准备活动的主要作用是预先动员心肺、肌肉等器官系统的功能潜力，以适应即将开始的各种健身活动，获得最佳运动健身效果，并有效地预防急性和慢性运动伤害。准备活动的时间一般为5～10min，主要包括两方面内容。一是进行适量的有氧运动，如快走、慢跑等，使身体各器官系统"预热"，提前进入工作状态；二是进行各种牵拉练习，增加关节活动度，提高肌肉、韧带等软组织弹性，预防肌肉损伤。

2. **基本活动**　是体育锻炼的主要运动形式，包括有氧运动、力量练习、球类运动、中国传统运动健身方式等，持续时间一般为30～60min。在一次体育健身活动中，需要选择合适的运动方式、控制适宜的运动强度和运动时间。在一周的体育健身活动安排中，体育健身活动者可以根据自身情况不同的体育健身活动方式和运动强度。不同体育健身活动方式的运动强度、持续时间和运动频率安排见表8-5。

表8-5　不同体育健身活动方式的运动强度、持续时间和运动频率

运动项目	运动强度	运动时间	运动频率/（d/w）
快走、慢跑、游泳、自行车、广场舞	中	30min或以上	5～7
跑步、快节奏健美操	大	20min或以上	2～3
太极拳、气功	中	30min或以上	3～7
篮球、足球、网球、羽毛球、乒乓球	中、大	30min或以上	3
力量练习	中	20min或以上	2～3
牵拉练习	—	5～10min	5～7

3. **放松活动**　是指主要运动健身活动后进行的各种身体活动，主要包括行走或慢跑等小强度活动和各种牵拉练习。体育健身活动后，做一些适度放松活动，有助于消除疲劳，减轻或避免身体出现一些不舒服症状，使身体各器官系统功能，逐渐从运动状态恢复到安静状态。做一些牵拉性练习，有利于提高身体柔韧性。

（三）运动强度监测的具体方法

运动强度是制定体育健身活动方案的重要内容。强度过小，没有明显的健身效果；强度过大，不仅对健身无益，还可能造成运动伤害。体育健身活动强度可划分为小强度、中等强度和大强度三个级别。小强度运动对身体的刺激作用较小，运动过程中心率一般不超过100次/min，如散步等。中等强度运动对身体的刺激强度适中，运动过程中心率一般在100～140次/min，如健步走、慢跑、骑自行车、太极拳、网球双打等。大强度运动对身体的刺激强度较大，可进一步提高健身效果。运动中心率超过140次/min，如跑步、快速骑自行车、快节奏的健身操和快速爬山、

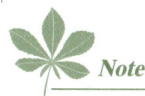

登楼梯、网球单打等。

有良好运动习惯、体质好的人，可进行大强度、中等强度运动；具有一定运动习惯、体质较好的人，可采用中等强度运动；初期参加体育健身活动或体质较弱的人，可进行中等或小强度运动。体育锻炼者，在实施体育健身活动方案时，可根据自身情况，科学调整运动强度，以适应个体状况。

监测体育健身活动强度的指标有运动中心率、运动中呼吸变化和运动中自我感觉等。

1. 用心率监测体育健身活动强度　体育健身活动强度越大，机体和心脏对运动刺激反应越明显，心率越快。一般常用最大心率百分数和运动中的实测心率监测体育运动强度。

最大心率是指人体运动过程中所能达到的最快心跳频率，用次/min表示。测定最大心率的方法有直接测定法和间接推测法。直接测定要在专门的测试机构采用递增负荷运动测试，需要专门的运动测试仪器和器材。

人体的最大心率与年龄有关，采用下列公式可以推算正常人群的最大心率：最大心率（次/min）=220-年龄（岁）

体育健身活动时，心率在85%或以上最大心率，相当于大强度运动；心率控制在60%～85%最大心率范围，相当于中等强度运动；心率控制在50%～60%最大心率范围，相当于小强度运动。

在体育健身活动过程中，当实测心率达到140次/min以上时，相当于大强度运动；心率在100～140次/min范围，相当于中等强度运动，心率低于100次/min，相当于小强度运动。

2. 用呼吸监测体育健身活动强度　体育健身活动引起人体呼吸频率和呼吸深度变化，可以根据运动中的呼吸变化监测运动强度。

呼吸轻松：与安静状态相比，运动时呼吸频率和呼吸深度变化不大，呼吸平稳，可以唱歌。这种呼吸状态下的运动心率一般在100次/min以下，相当于小强度运动。

呼吸比较轻松：运动中呼吸深度和呼吸频率增加，可以正常语言交流。运动心率相当于100～120次/min，为中小强度运动。

呼吸比较急促：运动中只能讲短句子，不能完整表述长句子。运动心率相当于130～140次/min，为中等强度运动。

呼吸急促：运动中呼吸困难，运动中不能用语言交谈。运动心率一般超过140次/min，为大强度运动。

3. 用主观体力感觉监测体育健身活动强度　人体运动过程中的主观体力感觉可分为6～20个等级（表8-1），小强度运动的主观体力感觉为轻松（9～10级），中等强度运动的主观体力感觉为稍累（13～14级），大强度运动的主观体力感觉为累（15～16级）。

主观体力感觉等级与心率密切相关，运动过程中的主观体力感觉等级数乘以10，即相当于运动中的心率（次/min）。如运动中主观体力感觉等级数为12，即相当于运动中的心率为120次/min。

体育锻炼者可以通过主观体力感觉控制运动强度。一般来讲，在进行中等强度有氧运动时，主观体力感觉为轻松或稍累。

体育健身活动强度划分与监测运动强度指标见表8-6。

表8-6　体育健身活动强度划分及其监测指标

运动强度	心率/（次/min）	呼吸	主观体力感觉/级
小强度	<100	平稳	轻松
中等强度	100～140	比较急促	稍累
大强度	>140	急促	累

（四）不同人群的运动建议

WHO 在综述和收集证据的基础上,对人群应达到的身体活动频度、持续时间、强度、形式和总量提出了建议,2010 年发布了《关于有益健康的身体活动全球建议》,其中针对 5 岁以上不同年龄的人群提供了有益健康的身体活动原则及具体的运动建议。2019 年 4 月,WHO 又发布了《5 岁以下儿童的身体活动、坐行为及睡眠指南》(*WHO guidelines on physical activity, sedentary behaviour and sleep for children under 5 years of age*),其中对 5 岁以下儿童的身体活动提出了具体的建议。

1. 5 岁以下儿童　对于小于 1 岁的婴儿,建议每天用不同的方式进行多次身体活动,尤其推荐与地板相互作用的活动。对于未学会爬的婴儿,建议在他们醒着的时候每天至少以俯卧的姿势伸展 30min。

对于 1～2 岁的幼儿,建议每天以不同的形式进行身体活动,包括中等强度和高强度的活动,时间至少为 180min。

对于 3～4 岁的儿童,建议每天以不同的形式进行身体活动,活动时间至少为 180min,其中包括至少 60min 的中等强度和高强度的活动。

2. 5～17 岁儿童和青少年　应每天累计至少进行 60min 中等强度到高强度身体活动。每天身体活动超过 60min 将可获得更多的健康效益。

大多数日常身体活动应该是有氧活动。同时,每周至少应进行 3 次高强度身体活动,包括强壮肌肉和骨骼的活动等。

3. 18～64 岁成人　对于该年龄组的成年人,身体活动包括日常生活、家庭和社区环境内的休闲时间活动、交通往来(如步行或骑自行车)、职业活动(如工作)、家务劳动、玩耍、游戏、体育运动或有计划的锻炼等。

为增进心肺、肌肉和骨骼健康,减少慢性非传染性疾病和抑郁症风险,建议:① 18～64 岁成年人应每周至少完成 150min 中等强度有氧身体活动,或每周累计至少 75min 高强度有氧身体活动,或中等和高强度两种活动相当量的组合;②有氧活动应该每次至少持续 10min;③为获得更多的健康效益,成人应增加有氧活动量,达到每周 300min 中等强度或每周 150min 高强度有氧活动,或中等和高强度两种活动相当量的组合;④每周至少应有 2 天进行大肌群参与的增强肌肉力量的活动。

4. 65 岁以上成人　对于该年龄组的成人,身体活动包括在日常生活、家庭和社区中的休闲时间活动、交通往来(如步行或骑车)、职业活动(如果仍然从事工作的话)、家务劳动、玩耍、游戏、体育运动或有计划的锻炼。

为增进心肺、肌肉、骨骼和功能性的健康,减少慢性非传染性疾病、抑郁症和认知功能下降等风险,建议:①老年人应每周完成至少 150min 中等强度有氧身体活动,或每周至少 75min 高强度有氧身体活动,或中等和高强度两种活动相当量的组合;②有氧活动应该每次至少持续 10min;③为获得更多的健康效益,该年龄段的成人应增加有氧活动量,达到每周 300min 中等强度,或每周 150min 高强度有氧活动,或中等和高强度两种活动相当量的组合;④活动能力较差的老年人每周至少应有 3 天进行增强平衡能力和预防跌倒的活动;⑤每周至少应有 2 天进行大肌群参与的增强肌肉力量的活动。

由于健康原因不能完成所建议身体活动量的老人,应在能力和条件允许范围内尽量多活动。

以上是 WHO 提出的针对不同人群的一般身体活动的建议,在面对具体人群时,身体活动建议的信息沟通策略、传播方式和内容可以有所区别,以期达到最佳效果。

Note

思考题

1. 什么是运动强度？如何测量运动强度？

2. 社区常见的运动方式有哪些？

3. 请为某小区一位35岁计划减重的成年人设计运动干预方案。

（钟　丽）

第九章 | 社区中医健康管理技能

🍁 **本章要点** ────────────────────────

1. **掌握** 四季养生理论，中医调畅情志方法。
2. **熟悉** 饮食调养基本要求，中医外治法，如针灸法、刮痧法、拔罐法等。
3. **了解** 六淫治病共同点，中医运动疗法。

健康管理的重点在于对疾病的前瞻和预防，这与我国的中医治未病思想不谋而合。由于中医特色健康管理活动的积极开展、模式的不断发展及具体应用的广泛展开，中医健康管理与社区卫生服务建设紧密结合，实现了社区卫生服务和健康管理的相互促进，对健康管理的发展及本土化具有积极意义。

第一节　社区中医健康养生理论普及

一、中医健康养生基本理论

（一）阴阳平衡理论

阴阳理论归属中国古代哲学范畴，是对自然界相互关联的事物或现象对立双方属性的概括。《类经·阴阳类》说"阴阳者，一分为二也"。

阴阳的涵义通常是指日光的向背而言，向日为阳，背日为阴。随着认识的深化，阴阳的朴素涵义逐渐得到引申和规范。由单纯的向日和背日拓展为概括自然界具有对立属性事物和现象双方的抽象概念。

人体的阴阳平衡，指人体的脏腑、气血、津液、四肢、经络、气机升降、功能等生理病理以阴阳的表现形式，在相互斗争、相互作用中处于基本均势的状态。二者之间处在相互依存、相互生长、相互斗争、相互排斥、相互作用的动态平衡之中，并且随着外界因素的变化，彼此随时消长和转化，但阴阳始终维持着相对稳定的结构关系。

这种常阈的动态平衡是稳定在正常限度之内的状态，维持这平衡状态的机制，是阴阳双方在对立制约与互根互用基础上的消长和转化运动。这在自然界表现为气候的正常变化，四时寒暑的更替；在人体标志着气血的流动、气机的升降出入有序等正常的生命活动。故《素问·调经论》说："阴阳匀平，以充其形。九候若一，命曰平人。"

因此，调整阴阳，使之恢复相对平衡，达到阴平阳秘，是防治疾病的基本原则，也是阴阳学说用于疾病防治的主旨。

（二）气血理论

气与血贯通四肢百骸，流通脏腑经络，是维持人体生命活动的最基本物质和功能表现。

1. **气** 中医学气的概念，溯源于古人对人体生命现象的观察。古人通过对人体至关重要的生命现象的观察，如呼吸时气的出入、活动时随汗而出的蒸蒸热气等的观察，产生了对气朴素而直观的认识，加之在气功锻炼中体悟到的气在体内的流动，于是在朴素认识逐渐积累的基础上进行推测、联想、抽象和纯化，逐渐形成了人体之气是人体中的能流动的细微物质的概念。随着认识的深入，对人体之气的来源、功能、运动规律和形式以及与脏腑的关系有了较系统的认识，建立了中医学的气血理论。

气以阴阳论属阳的范畴，又依其功能和产生分为卫气、营气、元气、真气。阳气是气中具有温热、兴奋等特性的部分，是保证人体气机升降出入正常运行的重要物质。

2. **血**　血是循行于脉中而富有营养的红色液态物质，是构成人体和维持人体生命活动的基本物质之一。通常又与津液同论。《素问·调经论》强调说："人之所有者，血与气耳。"

脉是血液运行的管道，血液通过脉循行全身，故又将脉称为"血府"。血液循脉运行周身，内至脏腑，外达肢节、经络皮部，循环往复、周而复始。如因某种原因，血行迟缓涩滞或停积不行则成瘀血。若因六淫内伤，血液不寻常道而逸出脉外，则成出血，久而不除则变为瘀血。血循脉而流于全身，发挥营养和滋润作用，为脏腑、经络、形体、官窍的生理活动提供营养物质，是人体生命活动的根本保证。

3. **气与血的关系**　气与血是人体的两大基本物质，在生命活动中占有重要地位，如《素问·调经论》说："人之所有者，血与气耳。"《景岳全书·血证》又说："人有阴阳，即为血气。阳主气，故气全则神旺；阴主血，故血盛则形强。人生所赖，唯斯而已。"气与血都由人身之精所化，气属阳，血属阴，具有互根互用的关系。气有推动、激发、固摄等作用，血有营养、滋润等作用。故《难经·二十二难》说："气主煦之，血主濡之。"气是血液生成和运行的动力，血是气的化生基础和载体，因而有"气为血之帅，血为气之母"的说法。

血属阴，气属阳。气血阴阳之间协调平衡，保持生命活动正常进行。若"血气不和，百病乃变化而生"（《素问·调经论》）。因此，调整气血之间的关系，使其保持协调平衡的状态不仅是治疗疾病的常用法则，也是保命全形、益寿延年的重要基础和法则。

（三）天人相应理论

中医认为，人类生存在宇宙之中，自身又是一个完整的小宇宙。宇宙存在的阳光、空气、水、温度、磁场、引力、生物圈等，不仅构成了人类赖以生存、繁衍的环境，它所形成的规律也与人体息息相关，自然地影响着人体生命活动的变化。这种人与自然环境相统一的认识，即是"天人相应理论"。

人类是宇宙万物之灵物，与天地万物有着共同的生成本原。人体的生命过程，必然受到大自然的规定和影响，而自然环境的各种变化，必然对人体的生理病理产生直接或间接的影响。故《灵枢·邪客》说："人与天地相应也。"

古人将自然气候和地理环境名之为"天地"。认为天地阴阳二气处于不断的运动变化之中，人体的生理活动也受天地之气的影响而有相应的变化。

中医认为一年之内分阴阳，一日之间也分阴阳。气候是自然界阴阳二气的运动变化而产生的阶段性天气征象。一年间的变化规律表现为春温、夏热、秋凉、冬寒，春夏属阳，秋冬属阴。伴随着这种规律，出现春生、夏长、秋收、冬藏的适应性变化，而人体生理也随季节的规律性变化出现相应的适应性调节。一日之内的昼夜晨昏变化，日出为阳日落为阴。又分为阳中之阳和阳中之阴，阴中之阳和阴中之阴，这些对人体生理都有不同影响，而人体也要与之相适应，基于此，中医学提出了四季养生的重要理论。

地域气候的差异，地理环境和生活习惯的不同，也影响着人体的生理活动和脏腑功能，进而影响体质的形成。如江南多湿热，人体腠理多稀疏；北方多燥寒，人体腠理多致密。长期居住某地的人，一旦迁居异地，常感到不适应，俗称"水土不服"，这是机体暂时不能适应之故。

Note

二、病邪与季节养生

（一）病邪

1. 六淫 在正常情况下，风、寒、暑、湿、燥、火是自然界六种不同的气候变化，是万物生长化收藏和人类赖以生存的必要条件，称为"六气"。当非其时而有其气时就会对人体造成伤害，故称之为六淫，即风邪、寒邪、暑邪、湿邪、燥邪、火（热）邪六种外感病邪的统称。人类生活在六气交互更替的环境中，在正常规律下对其形成了一定的适应能力，故能自由生活。但在气候异常变化、不循规律的状态下，超过了人体的常规适应能力，或人体的正气不足时，便不能适应气候变化而发病，此时这个六气对这个病人而言即六淫，六淫则是发病的病因。淫者，太过和不及之意。由于六淫是致病邪气故又称为"六邪"。

六淫致病的共同特点：

（1）外感性：六淫致病途径多从肌表、口鼻而入，或两者同时受邪。如风寒湿邪易犯肌表，温热燥邪常自口鼻而入。由于六淫病邪均从外界侵犯人体，故称外感致病因素，所致疾病即称"外感病"。

（2）季节性：六淫致病有明显的季节性。如春季多风病，夏季多暑病，长夏多湿病，秋季多燥病，冬季多寒病。六淫致病与时令气候变化密切相关，故又称之为"时令病"。

（3）地域性：六淫致病与生活、工作的区域环境密切相关。如西北多燥病、东北多寒病、江南多湿热为病；久居潮湿环境多湿病；长期高温环境作业者，多燥热或火邪为病等。

（4）相兼性：六淫邪气既可单独伤人又可两种以上同时侵犯人体。若二者合并即常表现为风热感冒、暑湿感冒、湿热泄泻、风寒湿痹等。又因何者为主而发病不同。《素问·痹论》说："风寒湿三气杂至，合而为痹也。其风气胜者为行痹，寒气胜者为痛痹，湿气胜者为著（着）痹也。"

2. 七情内伤 七情，是指喜、怒、忧、思、悲、恐、惊这七种正常的情志活动，是人体的生理和心理活动对外界环境刺激的不同表现，是一种正常的心理反应，通常不会导致或诱发疾病。只有强烈持久的情志刺激，超越了人体的生理和心理承受能力，损伤了脏腑精气，导致气机升降失常，或人体正气虚弱，脏腑精气虚衰，对情志刺激的适应调节能力低下，就会导致疾病发生或诱发，称之为"七情内伤"。

七情内伤的致病特点：生存和工作环境急剧变化，社会关系的突然变化，以及机体内脏精气虚衰，气血失和，均可引起七情失常，导致疾病发生。七情致病除与出于上述因素有关外，重要的是与个体的意志品质、心理素质、生理状态具有密切的关系。七情内伤致病包含两方面的内容：一是导致疾病发生或诱发疾病，二是影响病情发展与转归。

1）直伤脏腑：七情是机体以内脏精气为物质基础对内外环境变化所产生的复杂心理反应。七情过激可直接伤及脏腑。又因七情的性质不同，伤及脏腑也不同，《内经》《三因极一病证方论》等医籍对此均有表述：心在志为喜为惊，过喜或过惊则伤心；肝在志为怒，过怒则伤肝；脾在志为思，过度思虑则伤脾；肺在志为悲为忧，过悲则伤肺；肾在志为恐，过恐则伤肾。

2）阻滞气机：气机的升降出入是人体的基本生命现象，不仅对情志活动的产生发挥着重要作用，同时也受到情志因素的直接影响。所以《素问·举痛论》说："……百病生于气也，怒则气上，喜则气缓，悲则气消，恐则气下……惊则气乱……思则气结。"

情志内伤可导致脏腑气机失调，引起气血精津液的代谢失常并继发多种病证。若气机郁滞，可化热化火；气机上逆，则呕吐、眩晕；精血津液的施泄、输布可因气机郁滞而不畅，产生精瘀、血瘀、痰饮等病变，而痰饮与瘀血互结，则又可致癥积、肿瘤等。因此，情志内伤可引起和诱发多种疾病。

3）影响病情：七情影响病情的转化。一是有利于疾病康复。若情绪积极乐观，反应适度则有利于病情的好转乃至痊愈。二是加重病情发展。情绪消沉，悲观失望，喜怒无常、大起大落可使病情加重或恶化。

（二）四季养生理论与方法

四季养生是以阴阳五行理论为基础，遵循天人相应的规律，顺应自然界春夏秋冬季节变化，把握"春生夏长，秋收冬藏"的基本养生原则，采用顺应四时、形神兼养、动静结合、调养五脏、平衡阴阳的方法，达到健康长寿的目的。

1. 四季起居养生　立春以后，天渐长夜渐短，阳长阴消。我们的作息也应随着这种变化而做出相应的调整，此时作息应"晚睡早起"，最好的时间段是晚上十一点到早上六点。夏季由于白昼越来越长，夜晚越来越短，在立夏以后，要晚睡早起，适当地接受阳光照射以有利于气血运行、振奋精神。中午小憩有益健康，以 30min 至 1h 为宜。秋季早晚气温低，白天气温高，要注意随天气变化增减衣服。尽量争取晚上 10 点前入睡，生活起居宜早睡早起，使肺气得以舒展。在寒冷的冬季，睡眠养生提倡"早睡晚起"在每晚 11 点到次日的凌晨 1 点之间应进入熟睡状态，因为这一时间段阳气最弱，阴气最盛，所以在此时保持高质量的睡眠，对养阳有很好的效果。中医认为脚是人体的"第二个心脏"，与人体健康息息相关。建议在冬季每晚坚持中药泡脚 20min，让中药成分通过足部的穴位直达五脏六腑，达到"内病外治"的效果。

🍃 知识拓展 9-1 ————————————————————————

《素问·四季调神大论》

春三月，此为发陈。天地俱生，万物以荣，夜卧早起，广步于庭，被发缓形，以使志生，生而勿杀，予而勿夺，赏而勿罚，此春气之应，养生之道也；逆之则伤肝，夏为寒变，奉长者少。

夏三月，此为蕃秀。天地气交，万物华实，夜卧早起，无厌于日，使志勿怒，使华英成秀，使气得泄，若所爱在外，此夏气之应，养长之道也；逆之则伤心，秋为痎疟，奉收者少，冬至重病。

秋三月，此谓容平。天气以急，地气以明，早卧早起，与鸡俱兴，使志安宁，以缓秋刑，收敛神气，使秋气平，无外其志，使肺气清，此秋气之应，养收之道也；逆之则伤肺，冬为飧泄，奉藏者少。

冬三月，此为闭藏。水冰地坼，勿扰乎阳，早卧晚起，必待日光，使志若伏若匿，若有私意，若已有得，去寒就温，无泄皮肤，使气极夺。此冬气之应，养藏之道也；逆之则伤肾，春为痿厥，奉生者少。

---

2. 四季饮食养生　春季主生，养阳，万物生发，是调养生命活力的最佳时机。在饮食上可适当地选择温补类食物。夏季主长，养阳。天气炎热，人体的汗液分泌会相对较多些。这时在饮食方面，应选择低盐、低脂、低糖、高纤维的清淡食物。另外夏季补水极其重要，要遵循少量多次的原则，每次饮水量在 200ml 左右，切记不要等口渴时再想到喝水。秋季主收，养阴。饮食调节方面，要多喝开水，做到量少而频饮；多吃新鲜蔬菜和水果，以尽快排除人体疲劳时积存的代谢物；适当多食甘淡滋润的食品，宜适量增加优质蛋白质摄入量。冬季主藏，养阴。应多吃一些能够有效抵御寒冷的食物，所谓"三九严寒补一冬"，冬季是进补的最好季节，但进补也要因人而异，进补不合适往往会造成"虚不受补"。饮食调理应食补、药补相结合，以温补为宜。

三、体质学说与治未病

（一）中医体质学说

体质学说，是以中医理论为指导，研究正常人体体质的概念、形成、特征、类型、差异规律及其对疾病发生、发展、演变过程的影响，并以此指导对疾病进行诊断和防治的理论。其融生物学、医学、社会学和心理学于一体,既作为研究人体生命、健康和疾病问题的医学学科的一个重要组成部分,又是基础医学、临床医学中研究人类体质与疾病、健康关系的新的分支学科。

1. 体质的基本概念　体质是指人类个体在生命过程中,由遗传性和获得性因素所决定的表现在形态结构、生理功能和心理活动方面综合的相对稳定的特性。换言之,体质是人群及人群中的个体,禀受于先天,受后天影响,在其生长、发育和衰老过程中所形成的与自然、社会环境相适应的相对稳定的人体个性特征。它通过人体形态、功能和心理活动的差异性表现出来。每个人都有自己的体质特点,人的体质特点或隐或显地体现于健康或疾病过程中。因此,体质实际上就是人群在生理共性的基础上,不同个体所具有的生理特殊性。

2. 体质分类及其特征　理想的体质应是阴阳平和之质。《素问·调经论》说:"阴阳匀平……命曰平人。"《素问·生气通天论》说:"阴平阳秘,精神乃治。"但是,机体的精气阴阳在正常生理状态下,总是处于动态的消长变化之中,使正常体质出现偏阴或偏阳的状态。机体的精气阴阳,包括精为阴而气为阳和气自身所分之阴阳两个层次。体质类型的阴阳,主要是指以对立制约为主而多表现为寒热、动静偏倾的阴阳二气。人体正常体质大致可分为阴阳平和质、偏阳质和偏阴质三种类型。

(1)阴阳平和质:阴阳平和质是功能较为协调的体质类型。体质特征为:身体强壮,胖瘦适度;面色与肤色虽有五色之偏,但都明润含蓄;目光有神,性格开朗、随和;食量适中,二便通调;舌红润,脉象缓匀有神;夜眠安和,精力充沛,反应灵活,思维敏捷,工作潜力大;自身调节和对外适应能力强。

(2)偏阳质:偏阳质是指具有亢奋、偏热、多动等特性的体质类型。体质特征为:形体适中或偏瘦,但较结实;面色多略偏红或微苍黑,或呈油性皮肤;性格外向,喜动好强,易急躁,自制力较差;食量较大,消化吸收功能健旺;大便易干燥,小便易黄赤;平时畏热喜冷,或体温略偏高,动则易出汗,喜饮水;唇、舌偏红,苔薄易黄,脉多偏阳;精力旺盛,动作敏捷,反应灵敏,性欲较强。

(3)偏阴质:偏阴质是指具有抑制、偏寒、多静等特征的体质类型。体质特征为:形体适中或偏胖,但较弱,容易疲劳。面色偏白而欠华;性格内向,喜静少动,或胆小易惊;食量较小,消化吸收功能一般;平时畏寒喜热,或体温偏低;精力偏弱,动作迟缓,反应较慢,性欲偏弱。

应当指出,在体质分类上所使用的阴虚、阳虚、阳亢以及痰饮、瘀血等名词,与辨证论治中所使用的证候名称是不同的概念。证候是对疾病某一阶段或某一类型的病变本质的分析和概括,而体质反映的是一种在非疾病状态下就已存在的个体特异性。诚然,体质是疾病的基础,许多疾病,特别是慢性病,体质类型对其证候类型具有内在的规定性,这时,证候名称和原来的体质类型名称就可能一致,这说明体质与证候关系密切。

(二)治未病理论

未病先防是指在未病之前,采取各种措施,做好预防工作,以防止疾病的发生。疾病的发生,主要关系到邪正盛衰,正气不足是疾病发生的内在因素,邪气是发病的重要条件。因此,未病先防,就必须从增强人体正气和防止病邪侵害两方面入手。

1. 养生以增强正气:养生,主要是未病时的一种自身预防保健活动,从预防的角度看,可增强自身的体质,提高人体的正气,从而增强机体的抗病能力。《素问·上古天真论》所说的"上古之人,其知道者,法于阴阳,和于术数,食饮有节,起居有常,不妄作劳,故能形与神俱,而尽终其天年,度百岁乃去",即是对养生基本原则的精辟论述。

2. 防御以抵抗外邪

(1)避其邪气:邪气是导致疾病发生的重要条件,故未病先防除了养生以增强正气,提高抗病能力之外,还要注意避免病邪的侵害。《素问·上古天真论》说:"虚邪贼风,避之有时。"就是说要谨慎躲避外邪的侵害。其中包括顺应四时,防六淫之邪的侵害,如夏日防暑,秋天防燥,冬天

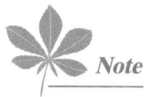

防寒等；避疫毒，防疠气之染易；注意环境，防止外伤与虫兽伤；讲卫生，防止环境、水源和食物的污染等。

（2）药物预防：事先服食某些药物，可提高机体的免疫功能，能有效地防止病邪的侵袭，从而起到预防疾病的作用。这在预防疠气的流行方面尤有意义。对此，古代医家积累了很多成功的经验。《素问·刺法论（遗篇）》有"小金丹……服十粒，无疫干也"的记载。16世纪发明了人痘接种术预防天花，开人工免疫之先河，为后世的预防接种免疫学的发展作出了极大的贡献。近年来，在中医预防理论的指导下，用中草药预防疾病也取得了良好的效果。如用板蓝根、大青叶预防流感、腮腺炎，用茵陈、贯众预防肝炎等，都是用之有效，简便易行的方法。

第二节　社区中医食疗与食补

一、药食同源

（一）药食同源理论

药食同源指，许多食物即药物，它们之间并无绝对的分界线，古代医学家将中药的"四性""五味"理论运用到食物之中，认为每种食物也具有"四性""五味"。药食同源是说中药与食物是同时起源的。《淮南子·修务训》称："神农尝百草之滋味，水泉之甘苦，令民知所避就。当此之时，一日而遇七十毒。"可见神农时代药与食不分，无毒者可就，有毒者当避。

（二）药食同源的药物及功效

食物与药物一样，具有寒、热、温、凉之四性，辛、甘、酸、苦、咸之五味以及升降浮沉等作用。饮食调护必须根据患者的体质、疾病的性质，选择不同性味的食物进行配膳，做到寒热相宜，五味调和，从而有益于健康。

二、中医食疗与祛邪

粥食类有广泛的适用范围，尤其适用于脾胃虚弱者。汤羹类具有补益滋养、清润的功效。膏滋类具有润燥生津、滋养补虚等功效。此外，还有菜肴类食疗，饮料类食疗等。

三、中医食补与养生

（一）饮食调养的原则

1. 因人因病，辨证施食　由于个体生活习性和体质的不同，感受的病邪也不同，即使感受同一病邪，也会因体质的差异而表现出不同的证候，因而饮食调护时应根据病证的性质，选择相宜的食物。如外感风寒患者，若是身体强壮的成年人，可选用发散作用较强的食疗方，如姜糖饮、葱白粥等；对于体虚而感风寒的老年患者，食疗时宜搭配补益食品，如人参桂枝粥、木耳粥等。

2. 因时因地，灵活选食　选择食物时，应根据四时气候特点及地理环境之差异，因时因地，灵活选择不同性质、不同功效的食物进行调理。夏令宜用清凉饮料或清暑食物，以清解暑热；秋季宜选用润燥养阴的食物，以防燥邪袭肺。此外，各地寒温差异较大，南北生活习惯不同，故饮食调护应因地制宜，灵活选用食物。

3. 审证求因，辨证配食　疾病的原因错综复杂，要做到合理调配饮食，必须审证求因，辨证配食，才能达到治病求本的目的。如燥实痞满便秘患者宜用牵牛子粥；气虚便秘患者宜用胡桃粥，津亏便秘患者宜用鸭梨粥等。

（二）饮食调养的基本要求

饮食调护是养生防病的重要环节，必须遵循一定的原则和法度，以达到恢复元气，疗疾去病，改善机体功能的目的。

1. 饮食有节　饮食有节是指饮食要适度而有节制,即进食应定量、定时。

（1）饮食定量：是指进食宜饥饱适中,恰到好处,则脾胃足以承受。使人们可以及时得到营养供应,以保证各种生理活动的正常进行。过饱则会加重胃肠负担,使食物停滞于脾胃,不能及时消化,影响营养的吸收和输布。同时,脾胃功能因承受过重而受到损伤。《素问•痹论》中指出:"饮食自倍,肠胃乃伤。"反之,过饥则机体营养来源不足,无以保证营养供给,就会使机体逐渐衰弱,影响健康。

（2）饮食定时：是指进食宜有较为固定的时间。有规律地定时进食,可以保证消化、吸收功能有节奏地进行,脾胃可协调配合,有张有弛。反之,食无定时,或忍饥不食,打乱了胃肠消化的正常规律,则会使脾胃功能失调,消化能力减弱,食欲逐渐减退,损害健康。《老老恒言•饮食》中指出:"日中而阳气隆日西而阳气虚,故早饭可饱,午后即宜少食,至晚更必空虚。"因此,在平时的护理工作中,应指导患者按时进餐,养成良好的饮食习惯,对身体健康是大有好处的。

2. 平衡配膳　由于各种食物中所含有的营养成分不同,只有做到各种食物兼而有之,全面搭配,才能使人体得到均衡的营养,满足各种生理活动的基本需要,有益于人体的健康。

（1）种类多样,合理膳食:《素问•脏气法时论》中指出:"五谷为养,五果为助,五畜为益,五菜为充,气味合而服之,以补精益气。"粮谷、肉类、蔬菜、果品等是饮食的主要组成内容,具有补益精气的作用。人们必须根据需要,合理调配饮食,使五味和谐,有助于机体消化吸收,滋养脏腑、筋骨、气血,有利于健康长寿。但如果偏食,则会引起气血阴阳的平衡失调。

（2）调和五味,寒热调和:中医将食物的味道归为"酸、苦、甘、辛、咸"五味,五味对人体的作用各不相同,五味调和,有利于健康。《素问•生气通天论》中指出:"阴之所生,本在五味,阴之五宫,伤在五味。"如果长期偏食,就会引起机体阴阳平衡失调,从而导致疾病。《素问•生气通天论》中指出:"膏粱之变,足生大丁。"指出了嗜食肥美食物的人,内多滞热,足以导致疔毒疮疡的发生。此外,食物也有寒热温凉的不同性质,若过分偏嗜寒或热能导致人体阴阳的失调,发生某些病变。如多食生冷寒凉之物,可损伤脾胃阳气,使寒湿内生,发生腹痛、泄泻等病证;多食油煎温热之物,可损伤脾胃阴液,使肠胃积热,发生口渴、口臭、嘈杂易饥、便秘等病证。正如《灵枢经•师传》中指出:"食饮者,热无灼灼,寒无沧沧。"

3. 饮食宜忌　新鲜清洁的食物,可以补充机体所需要的营养,而腐烂变质的食物不可食,否则易出现腹痛、泄泻、呕吐等中毒症状,重者可出现昏迷或死亡。《金匮要略•禽兽鱼虫禁忌并治》中指出:"秽饭、馁肉、臭鱼,食之皆伤人。"此外,大部分食物不宜生食,而是需要经过烹调加热后变成熟食,方可食用。一方面使食物更容易被机体消化吸收,另一方面使食物得到清洁、消毒。《备急千金要方•养性•道林养性》中指出:"勿食生肉伤胃,一切肉惟须煮烂。"

4. 保持良好的进食习惯

（1）进食宜愉悦:良好的环境和愉快的心情有利于食物的消化吸收。整洁的环境和愉悦的情绪可使肝气调达,食欲大增,脾胃健旺。

（2）进食宜和缓:进食时应该从容和缓,细嚼慢咽。急食则食不消化,暴食则会骤然加重肠胃负担,还容易发生噎、呛、咳等意外。

（3）进食宜专注:进食时应将头脑中的各种琐事尽量抛开,把注意力集中到饮食上,既可以品尝到食物的美味,又有助于消化吸收和增加食欲。反之,则纳食不香,影响消化吸收。

5. 注重食后护理

（1）食后要漱口:食后要注意口腔卫生。经常漱口可使口腔保持清洁,牙齿坚固,并能防止口臭、龋齿等疾病。《饮膳正要》中指出:"晚餐不可多食,食后漱口,清旦刷牙,不如夜分刷牙,齿疾不生。"

（2）食后宜摩腹:食后摩腹有利于腹腔血液循环,促进胃肠的消化功能。具体方法是:进食以后,自左而右,可连续作二三十次不等。是一种简便易行,行之有效的养生法。

（3）食后宜散步：进食后宜做一些从容和缓的活动，不宜立即卧床休息。如果在饭后边散步边摩腹，则效果更佳。

第三节　社区中医康复技能

一、中医外治法

（一）针灸法

针灸法包括针法和灸法两种技术。针法又称刺法，古称"砭刺"，是由石针刺病发展而来，目前其含义已非常广泛，即指使用不同的针具或非针具，通过一定的手法或方式刺激机体的一定部位或腧穴，以疏通经络、行气活血、协调脏腑阴阳等，从而达到扶正祛邪、防病治病的目的。灸法，又称"艾灸"，是指用艾火治病的方法。广义的灸法既包括采用艾绒等为主烧灼、熏熨体表的方法，又可包括一些非火源的外治疗法，如天灸疗法等。

1. **针法**　毫针刺法是使用不同型号的毫针，通过一定的手法，刺激机体一定的部位，或深或浅，循经感传，激发机体的抗病能力，乃至疏通经络、行气活血，调节脏腑功能，从而达到扶正祛邪，治疗疾病的目的的一种刺法。

（1）适应证：用于内、外、妇、儿、五官等各科病证，尤其是各种痛证，效果迅速而显著，如头痛、胁痛、胃脘痛、腹痛、腰痛、痛经、牙痛、咽喉肿痛等。

（2）禁忌证：①妇女怀孕三个月以内者，下腹部腧穴禁针；怀孕三个月以上者，腹部及腰骶部腧穴也不宜针刺；三阴交、合谷、昆仑、至阴等一些具有通经活血作用的穴，孕妇禁针；行经时，妇女若非调经需要，也应慎用；②小儿头部囟门未合时，其所在部位的腧穴不宜针刺；③皮肤有感染、溃疡、瘢痕或肿瘤的部位，以及深部有脓疡处，均不宜针刺；④常有自发性出血或损伤后出血不止的患者，不宜针刺；⑤患者在过于饥饿、疲劳，精神过度紧张时，不宜立即进行针刺。

2. **灸法**　艾灸法是以艾绒为主要材料，加工制成艾条或艾柱，点燃后借灸火的热力和药物的作用，在人体体表的一定部位或腧穴进行烧、灼、熏、熨，给人体以温热刺激，达到温通经络、益气活血、防治疾病的一种外治法。

艾条灸又称艾卷灸。即用桑皮纸包裹艾绒卷成圆筒形的艾卷，也称艾条，将其一端点燃，对准穴位或患处施灸的一种方法。用艾条直接灸又称为悬起灸。悬起灸根据实际操作方法不同，分为温和灸、雀啄灸和回旋灸。温和灸施灸时将灸条的一端点燃，对准腧穴部位或患处，约距皮肤 2~3cm，进行熏烤，使患者局部有温热感而无灼痛为宜，一般每处灸 5~10min，至皮肤出现微红为度（图 9-1）。对于昏厥、局部知觉迟钝的患者，施灸者可将中、示二指分张，置于施灸部位的两侧，这样可以通过施灸者手指的感觉来测知患者局部的受热程度，以便随时调节施灸的距离，防止烫伤。雀啄灸施灸时，灸条点燃的一端与施灸部位的皮肤不固定在一定距离，像鸟雀啄食样，一上一下或一左一右活动地施灸（图 9-2）。回旋灸，施灸时艾条点燃的一端与施灸部位的皮肤保持一定的距离但不固定，而是向左右方向移动或反复旋转地施灸（图 9-3）。温和灸多用于灸治慢性病，雀啄灸、回旋灸多用于灸治急性病。

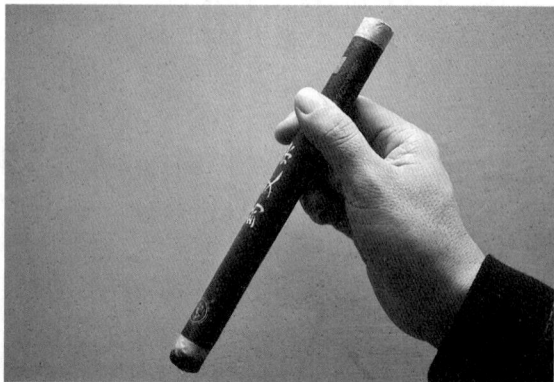

图 9-1　温和灸

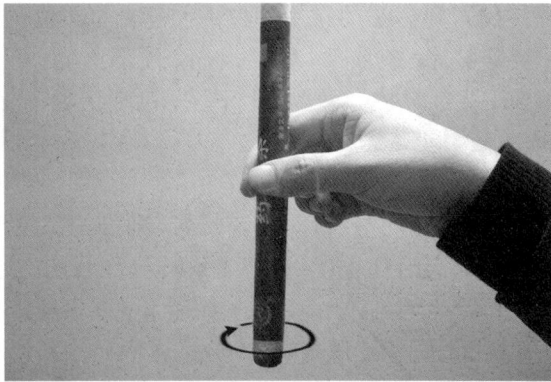

图9-2　雀啄灸　　　　　　　　　　　　图9-3　回旋灸

（1）目的：艾条灸法的基本原理是利用燃艾的温、热力和艾条的药气刺激经络传导，以激发人体脏腑经络的功能，调整机体阴阳，温通经络，行气活血，促使周身气血流畅，逐邪外出，腧穴透达，则人之生命活动正常，从而达到防病、治病的目的。

（2）适应证与禁忌证

1）适应证：适用于多种慢性病，如消化不良、贫血、低血压眩晕、肌肉劳损、关节痛和痛经、胎位不正等。亦用于风寒湿痹、痿证和虚寒证等。

2）禁忌证：凡属实热证、阴虚阳亢、邪热内炽，如咳嗽吐血、高血压、发热等均不宜施灸；头、颜面部，血管表浅部位，孕妇的腹部和腰骶部，有破溃或溃疡的皮肤局部不宜施灸；对于体质虚弱、空腹、极度疲劳和对灸法恐惧者，应慎施灸，施灸过程刺激量不可过强，以防发生"晕灸"。

（二）刮痧法

刮痧法是用边缘钝滑的器具如铜钱、瓷匙、水牛角、檀香木板等，蘸上水或香油或润滑剂等介质，在人体某一部位的皮肤上进行刮磨，使局部皮肤出现痧斑或痧痕的一种外治法。

（1）目的：刮痧法的基本原理是基于人体的脏腑、营卫、经络、腧穴等学说之上的，通过运用一定的工具刮摩人体皮肤，作用于某些腧穴（即刮痧的经穴部位），产生一定的刺激作用，一方面可疏通腠理，使脏腑秽浊之气通达于外，促使周身气血，流畅，逐邪外出，达到治病的目的；另一方面疏通经络，通调营卫，和谐脏腑。脏腑协调，营卫通利，经络顺畅，腧穴透达，从而达到保健的目的。

（2）适应证与禁忌证

1）适应证：①内科病证。眩晕、失眠、肥胖、感冒、头痛、咳嗽、呕吐、腹泻、中暑等。②骨科、外科病证。腰腿痛、漏肩风、落枕等；痔疮、皮肤瘙痒症、荨麻疹、痤疮、湿疹、脱发等。③妇科病证。痛经、闭经、月经不调、乳腺增生、产后缺乳等。④儿科病证。疳证、积滞、小儿感冒发热、腹泻、遗尿等。⑤五官科病证。牙痛、鼻渊、咽喉肿痛、近视、弱视、耳聋、耳鸣等。⑥其他。用于养颜美容、消斑除痘。

2）禁忌证：①急性传染病、急腹症、重症心脏病、严重高血压等；②形体过于消瘦者或久病体弱者或空腹者，皮肤有缺损或有病变、下肢静脉曲张、有出血倾向等；③妇女经期或妊娠期禁用。

（3）刮痧法的种类和手法：刮痧法的种类有两种，一种是直接刮痧疗法；另一种是间接刮痧疗法。所谓直接刮痧疗法，就是用刮痧工具直接刮摩在人体某个部位的皮肤上；所谓间接刮痧疗法，就是用一块毛巾或棉布覆盖于刮摩的皮肤上，然后再用刮具在覆盖物上刮摩。前者多用于体质比较强壮而病症属实盛者；后者多用于婴幼儿、年老体弱者或某些皮肤病患者。刮痧法的手法有平刮、竖刮、斜刮、角刮等，这是运用制痧工具的平、边、弯、角而采取的不同操作手法。

（4）刮痧法的常用部位：刮痧法的部位一般有所限制，常用部位有头部，包括眉心、太阳穴、鼻梁等；颈项部，包括后项、颈部两侧；胸部，包括各肋间隙、胸骨中线；肩背部，包括两肩部、背部脊柱旁两侧；上下肢，包括上臂内侧、肘窝、下肢大腿内侧、委中穴上下、足跟后跟腱等。

（5）操作前准备

1）患者准备：核对患者姓名、刮痧的部位；嘱患者餐后 1～2h 才能刮痧；了解患者的意识、心理状态及合作程度；向患者解释操作目的、主要步骤、配合要点以及相关事项，说明本治疗方法可能产生的副作用，以取得患者和/或家属对执行该操作的知情同意。根据病情取合适安全体位，并检查局部皮肤状况，充分暴露刮痧的部位，患者排空小便。

2）用物准备：治疗盘，刮具（检查刮具边缘的完整性和圆滑性），水或香油或润滑剂或药液等介质，清洁纱块，必要时备大毛巾、屏风、温开水及水杯等。

3）环境准备：环境应光线充足、清洁、安静，空气清新。

4）操作者准备：操作者应仪表整洁，洗手，戴口罩。

（6）操作步骤

1）根据刮痧部位备齐用物，携至床旁，再次核对。

2）解释治疗的目的、方法；协助患者取舒适、合理的体位：如胸腹、下肢、内侧、前侧部多选用仰卧位或仰靠坐位；头部、颈部、背部、上肢和下肢外侧部，多选用俯卧位或俯伏坐位及坐位。

3）暴露刮痧部位，非刮痧部位盖上大毛巾或小棉被；必要时屏风遮挡。

4）检查刮具边缘，确定光滑无缺损后一手固定患者，一手持刮具，随介质在选定的部位，使刮痧用具始终与皮肤保持 45°～90° 角，从上至下，由内向外，单一方向刮擦局部皮肤，不要来回刮动。如刮背部，则应在脊椎两侧沿肋间隙呈弧线由内向外刮，每次刮 8～10 条，每条刮 6～15cm。

5）操作中，应保持刮痧板的湿润，刮擦数次后，操作者感觉刮具涩滞时，须及时蘸介质再刮，直至局部皮下呈现红色或紫红色痧痕为止，一般一个部位刮擦 20 次左右。

6）观察痧斑均匀紫红色属正常现象；痧斑鲜红或绛红为体内热盛；痧斑紫黑不均匀为体内夹瘀等。

7）操作完毕，清洁局部皮肤或用手掌按摩，协助患者整理衣物并安置舒适卧位。刮痧出痧后嘱患者饮一杯温开水（最好为淡糖盐水），并休息 15～20min。

8）整理用物，分类消毒处理，归还原处，洗手，记录并签名。

9）刮痧板的保存用肥皂和清水清洗，或用酒精、消毒液浸泡消毒后，涂食用油或刮痧油，置塑料袋中阴凉保存。如出现裂纹或缺口，可用细砂纸打磨。

（7）注意事项

1）护士需要注意的事项：室内避免直接吹风；刮痧过程如见原体位不舒适，可变换体位；刮痧力度以患者能耐受为度，勿刮损皮肤，并观察局部皮肤颜色变化情况，随时询问患者感觉；一般选 3～5 个部位，对不出痧或出痧少的部位不可强求出痧。一般实证、热证、血瘀证出痧多；虚证、寒证出痧少；同时服用多种药物或长期服用激素患者不容易出痧；肥胖或肌肉丰满者不容易出痧。骨骼、关节、肌肉丰满及需要点穴的部位应采用刮痧板棱角处点按刮拭；如遇患者晕痧或皮肤损伤等情况即停止刮痧并妥善处理；在安排刮痧时间时，本次刮痧与前次刮痧应间隔 3～6d，以皮肤痧退为准，3～5 次为一个疗程。

2）患者注意的事项：患者过度饥饿、过饱、紧张不宜马上刮痧；学会自我观察，操作过程如感觉头晕、出冷汗、呕吐等，应立即与操作护士沟通停止刮痧；治疗期间，注意休息，并保持心情愉快；饮食宜清淡、易消化，忌生冷油腻之品；一般刮痧后不洗澡，尤其是不要洗凉水澡。对于病情偏重的患者刮痧仅是辅助治疗，患者自己要积极配合其他治疗，以免延误病情。

（8）常见不良反应和处理

晕痧：表现为头晕、面色苍白、心慌、出冷汗、四肢发冷、恶心欲吐或神昏扑倒等。

1）预防措施：空腹、过度疲劳患者忌刮；低血压、低血糖、过度虚弱和神经紧张特别怕痛的患者轻刮。

2）急救措施：迅速让患者平卧；让患者饮用温糖开水；迅速用刮板刮拭患者百会穴（重刮）、人中穴（棱角轻刮）、内关穴（重刮）、足三里穴（重刮）、涌泉穴（重刮）。

（9）常见病证刮痧方法

1）中暑：取脊柱两旁自上而下轻轻顺刮，逐渐加重。

2）感冒：取生姜、葱白各 10g，切碎和匀布包取汁，然后加等量白酒，蘸热酒先刮前额、太阳穴，然后刮背部脊柱两侧，也可配刮肘窝、腋窝。如伴有恶心呕吐者加刮胸部。

3）发热咳嗽：取后项一直向下至第四腰椎处顺刮，同时刮肘部、曲池穴，如咳嗽明显，再刮胸部。

4）风热咽痛：取第七颈椎至第七胸椎两旁（蘸盐水）顺刮，并配合拧痧，拧颈前两侧肌肉（胸锁乳突肌）约 50 次。

5）呕吐：取脊柱两旁自上而下至腰部顺刮。

6）疳积：取长强穴至大椎穴处刮治。

7）积滞：取脊椎两侧顺刮。如胸闷、腹胀剧痛，可在胸腹部刮治。

8）抽搐：取脊椎两旁（第五胸椎至第七胸椎）刮治。

（三）拔罐法

拔罐疗法是以罐为工具，利用燃烧、抽吸、挤压等方法，排除罐内空气形成负压，使之吸附于施术部（穴）位的体表而产生刺激，使局部皮肤充血、瘀血，从而达到疾病治疗作用的一种外治法。常见的有拔火罐法、负压吸罐法。

拔火罐法是最为常用的一种拔罐方法，它主要利用点火燃烧法排除罐内空气，形成负压，以吸附于体表。

（1）目的：拔罐法是用罐具通过吸拔病变部位或特定经络、穴位，将充斥于体表的病处及经络、穴位，乃至深层组织器官内的风寒、瘀血、热毒、脓血等，经过在皮肤上的吸拔，排出体外，使邪出正复，经络气血疏畅，从而达到治疗目的。

（2）适应证与禁忌证

1）适应证：外感风寒之头痛，关节疼痛，腰背酸痛，咳嗽气喘，脘腹胀满，腹痛泄泻，疮疡将溃或已溃脓毒不泄的外科疾患以及蛇伤急救排毒等。

2）禁忌证：高热抽搐，凝血机制障碍患者，皮肤过敏、溃疡破溃处、水肿、肿瘤和大血管处，孕妇的腹部及腰骶部等均不宜拔罐。

（3）操作前准备

1）患者准备：核对患者姓名、床号等；向患者解释操作目的、主要步骤配合要点以及相关事项；说明所用拔罐的作用及可能产生的不良反应，取得患者和 / 或家属对执行该操作的知情同意；评估局部皮肤情况；了解患者年龄、文化程度、目前心理状态和对疾病的认识；根据病情协助患者取安全舒适体位；排空大、小便。

2）用物准备：治疗盘，内放罐具（根据拔罐部位和拔罐方法选择合适的罐具并检查罐口边缘是否光滑，有无裂痕）、止血钳、95% 酒精棉球或纸片、火柴、小口瓶等。

3）环境准备：环境应清洁、干燥、光线充足，保持安静，室温适宜，有条件者在治疗室操作。

4）操作者准备：操作者应仪表整洁，洗手。

（4）操作步骤

1）备齐用物至患者床旁，核对患者姓名、床号。

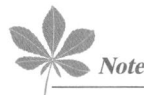

2）根据病情、拔罐部位，协助患者取舒适的体位，暴露拔罐部位，注意保暖、遮挡。

3）擦干操作部位皮肤汗液，需要时清洁皮肤，有较粗长的毛发者宜刮净。

4）拔罐前再次检查罐口边缘是否光滑和有无缺损，再次核对患者。

5）罐具常用的吸附方法有投火法、贴棉法、滴酒法和闪火法。①投火法：本法多用于身体侧面横向拔罐。操作时用镊子夹住酒精球，点燃后投入罐内，迅速将罐扣在应拔的部位，或用纸稍折叠，也可卷成纸卷（较罐深略长2~3cm），点燃后在烧去3cm左右时投入罐中，趁火旺时，迅速将罐扣在应拔的部位（图9-4）。②贴棉法：本法适用于身体侧面横向拔罐。操作时先用直径约0.5~1cm的脱脂棉球片，略蘸酒精后，贴于罐内壁的上中段点燃后迅速扣在应拔部位。注意棉片不宜太厚，吸取酒精不宜太多，否则易造成贴棉脱落以及酒精流溢烫伤患者。③滴酒法：本法适用于各种体位。操作时在罐内底部滴入酒精数滴，保持罐口朝上，然后将罐横放旋转1~3圈，使酒精均匀地附于壁上勿使酒精沾到罐口，以免灼伤皮肤，点燃后手持罐迅速扣在应拔部位。注意酒精不宜滴得太多，以免火焰随酒精流溢，灼伤患者。④闪火法：本法适用于各种体位，特别适用于闪罐法和走罐法，是临床最常用的一种方法。操作时用镊子夹住酒精棉球，点燃后伸入罐内中段旋转1~2圈后，迅速退出，将罐扣在应拔的部位（图9-5）需较大吸力时，可将燃烧的酒精棉球在罐壁燃烧，然后迅速抽出棉球并将火罐扣在应拔的部位。棉球不宜蘸取酒精太多，以免流溢烧伤皮肤。

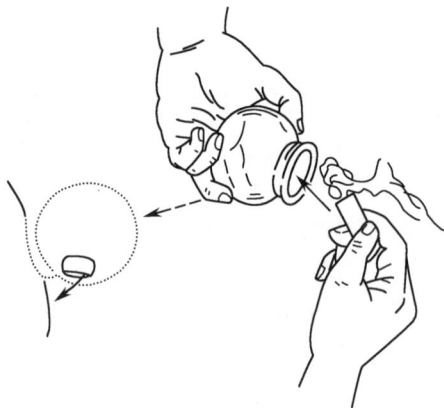

图9-4　投火法

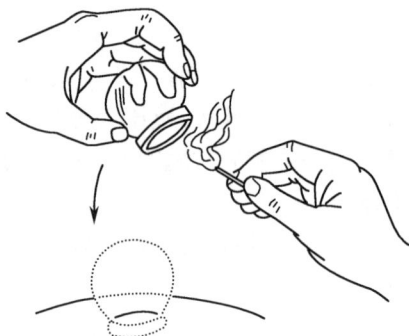

图9-5　闪火法

6）拔罐：以闪火法为例介绍拔火罐法。用止血钳夹住酒精棉球点燃并伸入罐内中段旋转1~2圈后迅速退出，立即将罐扣在所选部位，将酒精棉球放在小口瓶灭火。拔罐时动作要稳、准、轻、快，防止烫伤。

7）留罐：留罐10~15min，期间随时观察罐口吸附的情况、皮肤的颜色和患者的全身情况。

8）起罐：起罐时用左手轻按罐具向左倾斜，右手示指或拇指按住罐口右侧的皮肤，使罐口与皮肤之间形成空隙，空气进入罐内则罐自起。在背部拔多个罐时，应按顺序先上后下起罐，以防止发生头晕、恶心呕吐等不良反应。起罐后用纱布轻轻擦去罐斑处皮肤上的小水珠，瘙痒者切不可抓挠皮肤。治疗疮时，应预先在罐口周围填以脱脂棉花或纱布，以免起罐时脓血污染衣服、被褥等物品，起罐后擦净脓血，适当处理伤口。

9）操作后处理：协助患者取安全舒适卧位，整理床单位；清理用物，消毒罐具；洗手；再次核对医嘱，观察并记录结果。

（5）注意事项

1）操作者需要注意的事项：病室温度应适宜，注意防风保暖。拔罐时使患者取合理、舒适的体位，选择肌肉较丰厚、富有弹性的部位拔罐，骨骼凹凸不平和毛发较多处不宜拔罐。拔罐时动作要稳、准、快,避免酒精灼伤皮肤,起罐时切勿强拉或扭转,以免损伤皮肤。拔罐过程中应密切观察局部皮肤反应和全身情况,注意患者有无不适,若患者感觉拔罐部位有凉气外出或有温热感、微痛等现象,罐内皮肤呈紫斑、瘀血或丹痧,应告知患者此情况为正常反应,避免患者精神紧张;注意有无晕罐先兆,若出现头晕、心慌、恶心、面色苍白、呼吸急促、四肢厥冷、脉细数等现象,应立即起罐,协助患者平卧(或头低足高位),轻者适量饮水、休息片刻即可恢复,重者可点按人中、合谷、内关、足三里、百会、气海、关元等穴,必要时采用中西医结合方法急救。

2)患者需要注意的事项:患者充分暴露拔罐部位,注意保暖。拔罐过程中尽量避免变换体位,以免罐具脱落损坏。患者如有特殊不适应及时向操作者说明。

(6)不良反应及处理

1)局部不适、晕罐:拔罐时应注意询问患者的感觉,观察局部和全身的情况。局部发热、发紧、发酸、疼痛较明显时,应取下重拔;有晕罐先兆时,应及时起罐,让患者平卧,轻者喝些开水,静卧片刻即可恢复,重者应立即作相应的处理。

2)烫伤:如局部出现小水泡,可不必处理,待自行吸收;如水泡较大,应消毒局部皮肤后,用无菌注射器吸出液体,覆盖无菌敷料。

二、中医运动疗法

(一)太极拳

太极拳,是以中国传统儒、道哲学中的太极、阴阳辩证理念为核心思想,集颐养性情、强身健体、技击对抗等多种功能为一体,结合易学的阴阳五行之变化,中医经络学,古代的导引术和吐纳术形成的一种内外兼修、柔和、缓慢、轻灵、刚柔相济的汉族传统拳术,是一种饱含东方阴阳理论的人体文化和形意兼修的功法。具有疏通气血、强筋壮骨、调畅情志、平和情绪、坚定意志、凝神定志、吐纳调息、益寿延年的功能,目前推广的是24式太极拳。

(二)五禽戏

该功法相传是三国时期大医家华佗在汉以前导引功法的基础上模仿虎、鹿、熊、猿、鸟五种动物的形与神态而创编的。其特点是导引动作中的形神具有原始的意境。具有拉伸肌腱、通利关节、疏通百脉的功效,可用于强身健体,祛病延年。

(三)八段锦

八段锦有文武两种,本书所介绍的是后者。武八段锦源于许逊所著的《灵剑子导引子午记》,流行于清末及今。现基本定型之歌诀为"两手托天理三焦,左右开弓似射雕,调理脾胃须单举,五劳七伤往后瞧,摇头摆尾去心火,背后七颠百病消,攒拳怒目增气力,两手攀足固肾腰"。其特点是招式简单易练,动作舒展大方,以调五脏为主,同时具有强健四肢,增加肌力之功效。适合于多种慢性病患者习练。

(四)大雁气功

大雁气功是一个历史悠久的上乘功法体系,因模仿大雁的动作和习性而得名。大雁气功是建基于我国道家哲学和养生理念。功法都是按照阴阳变化、五行八卦及经络气路特性而编排。大雁气功虽功法高深,但简单易练,入门容易,深造也不难,老幼皆宜,没有禁异,安全性极好。以练本、治本为主,激导人体主要经络穴位,加强整个人体的功能,优化神经和体液调节系统,调节脏腑机能,平衡阴阳,调和气血。

三、中医情志疗法

(一)中医调畅情志的理论

《灵枢经·师传》中指出:"人之情,莫不恶死而乐生,告之以其败,语之以其善,导之以其便,开之以其苦,虽有无道之人,恶有不听者乎?"即指在疾病的初始阶段,对于不重视或对疾

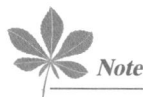

病认识不足的病人，应使其理解疾病发生的原因、性质、危害以及病情的程度，对疾病有正确的认识和态度：既不轻视忽略，也不畏惧恐慌。针对某些忧心忡忡，对治疗失去信心的病人，应耐心地告诉他，只要与医务人员密切配合，及时治疗，是能恢复健康的，以此增强战胜疾病的信心；在疾病的恢复阶段，告诉病人调养和治疗的具体措施并帮助他解除消极的心理状态，克服其苦闷、恐惧、焦虑和紧张等不良情绪。这种在心理上对疾病的预防和战胜疾病的信念是中医治未病思想的具体体现，也是提高社区人群健康理念和健康水平的重要理论观点。

　　情志变化直接影响人体脏腑的变化，也就影响着疾病的变化。随着国际上对医学模式的再认识，即单纯的生物医学模式向生物心理社会医学模式转化的理论观点被普遍接受，中医学关于情志因素对疾病的发生发展变化及预后重要影响的理论及方法越来越受到医学界的广泛关注和应用。《素问•阴阳应象大论》指出："天有四时五行，以生长收藏，以生寒暑燥湿风。人有五脏化五气，以生喜怒忧思恐。故喜怒伤气，寒暑伤形。"，随着医学的完善，又增加了悲和惊两个因素，合称为七情。它既是人体脏腑功能活动的表现，与五脏有着密切的生理关系，也对防止疾病发生发展具有重要作用。《素问•阴阳应象大论》中指出："怒伤肝悲胜怒。""喜伤心，恐胜喜。""思伤脾，怒胜思。""忧伤肺，喜胜忧。""恐伤肾，思胜恐。"以情胜情法的理论依据是：人有七情，分属五脏，五脏与情志之间存在着阴阳五行生克原理，用相互克制的情志转移和干扰对机体有害的情志，从而达到协调情志的目的。主要采用悲哀、喜乐、惊恐、愤怒、思虑等情志刺激，按五行理论以纠正相应所胜的情志，并根据具体情况辨证施治。

　　（二）中医调畅情志的方法

　　1. **疏导法**　即指医者以正确的世界观和方法论，以自身对事物的深刻理解和对问题的精微洞察，通过透彻的解析，直达问题的症结，使病人端正对事物的看法，找到解决问题的思路，放弃错误的执着，从而自觉地走出困惑，调摄情志，战胜疾病，积极配合治疗。要点是医者不但要有精湛的医术，还要有丰富的生活阅历、要具备广博的人文科学知识、要对所处时代的政治经济文化政策背景有正确的认识，加之能动之以情、晓之以理、喻之以例、明之以法的艺术技巧，方能起到改善病人精神状态与躯体状况的目的。

　　2. **疏郁法**　是在五行理论指导下，以疏肝理气为核心，采用让病人把抑郁于胸中的不良情绪宣达、发泄出去，使肝气条达、心境平和、气机升降有序的方法。对此类病人在引导的基础上令其宣泄、放弃纠结，以达到减缓心理压力，调畅情志的目的。中医学的《逍遥散》中所述"药逍遥，人亦逍遥"即是这个道理。

　　3. **转移法**　是通过一定的方法、形式、活动和措施转移或改变病人当下的不良情绪处境的方法。一大类病人由于自身的工作环境、生活环境或部分社会环境与自身的心理诉求和生理适应能力差距较大，加之自身对改变这类环境的各种能力有限，往往出现极端恶劣情绪，表现为愤怒、焦虑、抑郁等，进而导致生理发生变化而导致疾病；或者将注意力过度集中在已发生疾病上，担心病情恶化、预后不佳，陷入烦恼和忧虑之中，甚至紧张、恐惧。对此应分散注意力，转移思想焦点；或脱离周围环境，回避不良刺激；或寄情于山水之间、或沉浸在琴棋书画之内。依病人生活环境、教育背景、思想意识，灵活运用。

　　4. **生克制化法**　中医的治疗法则遵循五行的生克制化法则，五志与脏腑各有相应，五行之间既有相生又有相克，基于此理，情志因素也表现为相生相克的关系。五行相克，即木土水火金；五脏相克，即肝脾肾心肺；五志与之相应体现了以情胜情的法则。医者临床辨清病人喜怒忧思悲恐惊的情志属性，依据生克制化的理论，给予"怒伤，以忧胜之，以恐解之；喜伤，以恐胜之，以怒解之；忧伤，以喜胜之，以思解之；思伤，以怒胜之，以喜解之；恐伤，以思胜之，以忧解之惊伤，以忧胜之，以恐解之；悲伤，以恐胜之，以怒解之。"之法，以消除不良情志回归健康状态。

　　中医对于情志致病和情志治病理论博大精深，理论和方法众多，现代应用心理学和医学心理学发展迅猛也为心理治疗提供了广阔的领域，二者紧密结合对于疾病的预防和调控以及提高亚健康人群的生存质量是一个不可忽视和亟待发展的理论和方法。

案例9-1

随着时代发展和社会进步,中医理论得到了人民群众的关注和更广泛的应用。随着社区居民对无病保健重要性认识的提高,对中医养生和中医疾病预防给予关注和肯定。中医"治未病"理论可以在社区健康管理中进行应用,从而提升社区居民总体健康水平,降低常见慢性疾病临床发病率及发病风险,消除诱发因素。上海市杨浦区殷行社区卫生服务中心通过对社区内90例20～70岁常驻居民进行了中医"治未病"理论社区健康管理,观察了干预前后社区居民生活质量的变化。

(1)建立健康档案:以治未病中医理论为健康管理基础,为社区居民建立健康档案,主要包括居民既往病史、健康情况、中医体质辨识、家庭地址、联系方式等,进行为期1年随访和干预,追踪干预过程,每3个月进行血糖、血脂等常规项目检查并记录。

(2)制定养生计划:根据患者现有身体健康情况及中医体质情况,进行养生计划制定,采取针对性"治未病"干预措施,降低患者现有常见问题或常见健康不良影响因素。结合体质为居民采取针对性健康指导,主要包括饮食、运动、生活习惯指导等,同时辅助以针灸、耳穴、火罐等传统中医疗法,改善居民亚健康状态。结合实际体质需要和干预需要,进行食疗药膳养生、茶饮养生等。制定运动时间及运动量规划,如肥胖患者则在心肺功能允许情况下循序渐进增加运动量,如患者存在睡眠障碍或长期疲劳,则继续维持以往药物治疗,进行中医干预治疗。

(3)情志护理:在养生计划、养生指导和中医干预基础上,对居民开展情志护理,根据居民综合情况差异,如家庭情况、健康情况、年龄情况、文化情况差异,采取针对性情志护理,找寻情志方面对于居民可能产生的风险,采取针对性干预措施。

本案例通过在社区居民中开展中医"治未病"理论健康管理,使社区居民的生活质量得到显著改善和提升,且消除了常见慢性疾病风险,纠正了不良生活习惯。由此可见,在社区常住居民健康管理中采用中医"治未病"理论,可以真正意义上达到已病防变,未病先防,发挥中医保健、养生预防作用,改变居民生活方式,提升生活质量,值得进一步在临床中进行推广和应用。

思考题

1. 怎么在自我养生中运用天人相应理论?
2. 在日常生活中怎么做到未病先防?
3. 中医调畅情志的方法有哪些?

(王中男)

儿童、妇女和老年人是社区健康管理的重点人群，妇女的健康关系到后代的健康，儿童的健康决定了一个国家的未来，老年人的健康有利于促进社会的和谐发展与稳定。

第一节 0～6岁儿童健康管理技能

儿童是构成一个国家未来人口的重要群体，是国家的未来、社会的希望，他们的身心是否健康，不仅关系到他们的现在、未来，而且影响到国家和社会的发展和稳定。因此，加强儿童保健、促进其健康成长是社会的重大责任，是社区保健工作的重要组成部分。

一、新生儿健康管理

（一）新生儿保健指导

1. 衣着和保暖 室内阳光充足，通风良好，温度保持在22～26℃，湿度保持在55%～65%，以预防新生儿期硬肿症的发生。夏季为防止新生儿发生脱水，应避免室温过高、衣着过厚。衣服样式简单、宽松而少接缝，避免摩擦皮肤，便于穿脱。

2. 科学喂养 喂养方法有母乳喂养、部分母乳喂养和配方奶喂养三种。

（1）母乳喂养：母乳是新生儿最理想的食品，鼓励母乳喂养。①尽早开奶：生后2周是建立母乳喂养的关键时期。产后1h内帮助新生儿实现第一次吸吮，对成功建立母乳喂养十分重要；②促进乳汁分泌：新生儿提倡按需哺乳，不计次数，一般每天8～10次，以促进乳汁分泌；每次哺乳时应强调喂空一侧乳房，再喂另一侧，下次哺乳则从未喂空的一侧乳房开始；哺乳前热敷乳房，从外侧边缘向乳晕方向轻拍或按摩乳房；③正确的喂哺技巧：等待哺乳的新生儿应是清醒状态、有饥饿感，并已更换干净的尿布。正确的喂哺姿势是保持新生儿的头和身体呈一条直线，身体贴近母亲，头和颈得到支撑。正确的含接姿势是新生儿的下颌贴在乳房上，嘴张得很大，将乳头及大部分乳晕含在嘴中，下唇向外翻，嘴上方的乳晕比下方多。新生儿慢而深地吸吮，能听到吞咽声，表明含接乳房姿势正确，吸吮有效。

（2）部分母乳喂养：母乳与配方奶或其他乳类同时喂养婴儿为部分母乳喂养，其中母乳与配方奶同时喂养的方法有下列两种。①补授法：母乳不足时，仍应维持必要的吸吮次数，以刺激母乳分泌。每次哺喂时，先喂母乳，后用配方奶补充母乳不足。补授的乳量根据新生儿食欲及母乳分泌量而定，即"缺多少补多少"。②代授法：无法坚持母乳喂养的，可逐渐减少母乳喂养的次数，用配方奶替代母乳。

（3）配方奶喂养：虽不如母乳喂养质优、经济、方便，但如果能选择优质乳品或代乳品，调配恰当，注意消毒，还是能满足新生儿营养需要，促进其正常生长发育。①喂养次数：可不定时喂养，允许每次奶量有波动，避免采取不当方法刻板要求摄入固定的奶量。②喂养方法：在婴儿清醒状态下，采用正确的姿势喂哺。注意选用适宜的奶嘴，奶液温度适当，奶瓶应清洁，喂哺时奶瓶的位置与婴儿下颌成45°，同时奶液宜即冲即食。③奶粉调配：应严格按照产品说明的方法进行奶粉调配。④奶量估计：配方奶作为6月龄内婴儿的主要营养来源时，需要经常估计婴儿奶的摄入量。新生儿奶量约500～750ml/d。

3. 排便护理　新生儿小便每日20次左右，如液体量摄入不足，尿液呈深红色，同时尿布上可能会有红色的尿酸沉淀。大便每日3～5次，母乳喂养儿大便为黄色、粥样、微带酸味，配方奶喂养儿大便呈淡黄色，较干燥。消化不良时大便为黄色或绿色，粪水分开，如蛋花汤样；肠道感染时大便次数多、水样，带有黏液或脓性。每次大便后应先用柔软的湿纸巾擦拭、然后用温水清洗臀部，最后用纸巾擦拭并吸干。还应勤换尿布，保持会阴部及臀部干燥，必要时可使用氧化锌或5%的鞣酸软膏涂抹局部，预防尿布疹。

4. 皮肤护理　新生儿皮肤娇嫩，并且排泄次数多，应每日沐浴，保持皮肤清洁舒适。沐浴时先用小毛巾擦洗眼、耳、鼻、脸，然后用香皂或浴液洗头、颈、耳后，再将其轻轻放入水中（注意脐带脱落前不得将新生儿整个浸入水中），清洗躯干及四肢。沐浴后可做新生儿抚触，以达到促进新生儿生长发育的目的。

5. 早期教育　新生儿的视、听、触觉已有初步发展，母亲可通过哺乳、拥抱、抚摸、多与新生儿说话及用色彩鲜艳、摇动发声的玩具刺激其视、听、触觉等方式促进新生儿神经心理和智力发育，同时也增进母子间的情感交流。

6. 脐带护理　正常情况下，脐带会在出生后4～7天内自动脱落。脐带脱落前应注意：①保持脐部干燥，不要用手触摸脐部；②尿布要勤换，包于新生儿脐部的下方，并注意将婴儿内衣置于尿布外面；③不要把爽身粉等异物撒在脐窝部，以防脐部污染；④每天用75%的酒精棉球或棉签消毒脐部1～2次，每次从脐根部自内向外螺旋形消毒3遍，再覆以消毒纱布固定好。若出现脐部潮湿、分泌物增多，脐周皮肤红肿，或脐窝深处出现浅红色小圆点，触之易出血等情况应及时就诊。

（二）新生儿社区健康管理

1. 新生儿家庭访视　新生儿出院后1周内，医务人员到新生儿家中进行，同时进行产后访视。了解出生时情况、预防接种情况，在开展新生儿疾病筛查的地区应了解新生儿疾病筛查情况等。观察家居环境，重点询问和观察喂养、睡眠、大小便、黄疸、脐部情况、口腔发育等情况。为新生儿测量体温、记录出生时体重、身长，进行体格检查，同时建立《母子健康手册》。根据新生儿的具体情况，对家长进行喂养、发育、防病、预防伤害和口腔保健指导。如果发现新生儿未接种卡介苗和第1剂乙肝疫苗，提醒家长尽快补种。如果发现新生儿未接受新生儿疾病筛查，告知家长到具备筛查条件的医疗保健机构补筛。对于低出生体重、早产、双多胎或有出生缺陷等具有高危因素的新生儿根据实际情况增加家庭访视次数。

2. 新生儿满月健康管理　新生儿出生后28～30d，结合接种乙肝疫苗第二针，在乡镇卫生院、社区卫生服务中心进行随访。重点询问和观察新生儿的喂养、睡眠、大小便、黄疸等情况，对其进行体重、身长、头围测量、体格检查，对家长进行喂养、发育、防病指导。

二、婴幼儿健康管理

（一）婴儿期保健指导

1. 合理营养 婴儿期喂养除上述与新生儿期相同的内容外，还应注意以下内容。①婴儿期膳食：以高热量、高蛋白的乳类为主；4个月内的婴儿提倡纯母乳喂养（WHO建议纯母乳喂养至少坚持4～6个月）；4～6个月时以母乳为主，开始合理添加辅助食物，以适应其快速生长的需要，同时逐步减少哺乳的次数，为断乳做准备；10～12个月可逐步完全断乳。②断乳过渡期膳食：断乳过渡期是指在母乳喂养基础上，逐步地、小心地为婴儿添加辅助食物，以满足其营养需要，并使婴儿逐步适应母乳以外的食物及食物性状，接受咀嚼和吞咽训练的一个较长过程。食物添加的原则是从半固体到固体，从一种到多种混合，从小量逐渐增加至婴儿能接受的量。

2. 早期教育 早期教育有助于婴儿身体、情感、智力、人格、精神等多方面的协调发展与健康成长。

（1）培养良好的排便习惯：2～3个月开始先减少夜间哺乳或喂养次数，以减少夜间的排尿次数；白天在其睡前、睡后或吃奶后给小儿排尿，帮助小儿建立排尿反射；会坐后开始训练大小便坐盆，每次3～5min；6个月开始训练定时排尿。

（2）训练视、听、语言能力：婴儿期是感知觉发展的快速期，是语言形成的关键时期。对3个月内的婴儿，可在床上悬吊色彩鲜艳、能发声及转动的玩具，引逗其注意，经常面对婴儿说话、唱歌；对3～6个月的婴儿，则选择各种颜色、形状、发声的玩具，引逗其看、摸和听；再大一点可让其看、指、找，引导其观察周围事物，增强注意力。

（3）训练动作：指导家长按婴儿生长发育的特点适时地训练其动作。从添加辅助食物起，即开始训练婴儿用勺进食，7～8个月学习用杯子喝水，9个月之后即可训练婴儿抓取食物的能力，促进其手、眼和吞咽协调动作的发展。训练婴儿练习爬、坐、站、走等动作。

3. 佝偻病和缺铁性贫血的预防 具体见本节"四、常见健康问题管理"。

4. 意外窒息的预防与院前急救 意外窒息是3个月内婴儿最常见的意外伤害。母亲要注意哺乳姿势，避免乳房堵塞婴儿口鼻；切忌边睡边哺乳，提倡母婴分睡；每次哺乳后应将婴儿竖立抱起，头部靠在母亲的肩上，轻拍后背，待胃内空气排出后再使婴儿右侧卧位，防止发生溢乳、呛咳而引起窒息；注意不要捏鼻喂药。一旦发生意外窒息，应迅速去除引起窒息的因素，保持呼吸道通畅，如心跳呼吸停止，应立即作心肺复苏，并送医院抢救。

（二）幼儿期保健指导

1. 合理营养 牛奶仍是幼儿期的主要食品，1～2岁时每日需要500ml，2～3岁时每日需要250ml左右，热量和各种营养素供给要充足，荤素菜合理搭配，膳食安排以"三餐两点制"为宜。由于幼儿期生长发育较婴儿期减慢，营养需要量相对下降等原因，18个月左右可出现生理性厌食。因此，食物制作要细软，并且经常变换口味。

2. 早期教育 早期教育以感知、语言、动作训练为主，同时注意动作的发展及与周围人交往的培养。

（1）培养良好的卫生和生活习惯：①养成饭前便后洗手，进餐时细嚼慢咽、自己进食，不挑食、不偏食、不边吃边玩以及饭后漱口的良好习惯；②培养良好的睡眠习惯，如良好的睡姿、独立睡眠等，同时要创造安静怡人的睡眠环境，保证其12～13h的睡眠时间。采用幼儿易于接受的具体形象的方法，如讲故事、示范、提醒、监督等，重在耐心引导，不断强化，并逐步养成自觉行动的良好习惯。

（2）视、听、语言能力的训练：要给儿童创造一个丰富多彩的视、听、语言能力训练的环境。每天定时播放柔和的音乐，让儿童接触各种各样的实物，如玩具、图片，并结合日常生活中接触的事物与其交谈，鼓励儿童多说话，启发他用语言表达需要，丰富其语言表达能力，并及时纠正错误发音，但切记不要过于频繁纠正，更不能讥笑，尽量让儿童表现自己，避免过度的情绪紧张。发现视力低下、听力异常等问题，应督促家长及时带患儿进行诊断及矫治。

（3）及时训练动作：通过捡拾物品、画画等游戏活动，发展儿童的精细动作；通过学习洗手、穿脱衣服、收拾玩具等自理活动，促进儿童独立性和智力的发展，对一些危险行为应耐心讲解，并给予限制。

（4）人际交往的培养：在培养儿童与周围人交往时，成人首先应该做好言行示范，如关心、爱护、安慰、劝导、礼貌待人等，成人一贯行为的反复出现，可以引起儿童的自发模仿。在玩耍中鼓励儿童主动与其他孩子接触，并建立友好的情感，培养良好的情绪和行为，对不喜欢交往或不敢交往的儿童应有意识地带他们参与群体活动，以提高他们交往的技能和兴趣。

3. 体格锻炼 儿童应多做户外活动，进行空气、日光、温水的"三浴"锻炼，以增强体质，提高对外界环境的适应能力、耐受能力和抵抗能力。

4. 意外事故的预防与急救 3岁前的儿童活泼、好动、好奇心强，但自我保护意识较差，缺乏识别危险及自我防范的能力，因此，做好家长安全防护教育是降低儿童意外事故和死亡率的重要措施。

（1）意外事故的预防：凡儿童活动的场所、周围环境，都应该设有安全设施，避免存放危险品。①防止受伤。睡床应设有护栏；自行车车轮应装有护板；玩具外形应光滑无棱角，无毒且方便洗涤和消毒；避免突然提起儿童的手臂或用粗暴的动作给儿童穿脱衣服。②防止电击伤或烫伤。使用安全插座，尽量安装在儿童手触及不到的地方；热水瓶应放置在儿童接触不到的地方，给儿童洗漱时一定要先放冷水后放热水，喂食儿童的汤菜必须温度适宜。③防止误食、误吸。硬币、纽扣和气球等物品放在儿童接触不到的地方，不宜给儿童食用光滑、细小而质硬及带核、刺、骨的食物，也不宜给儿童吃口香糖和果冻，更不要强迫喂药，吃东西时应嘱其细嚼慢咽，避免跑跳。

（2）意外事故的急救：①气管异物。当发现气管异物时，应争分夺秒急送儿童到医院治疗。在等待紧急救护或送往医院的同时，鼓励儿童用力咳嗽以争取将异物咳出，也可将儿童面朝下横过自己的双膝间，用手掌根部在两侧肩胛骨之间给予有力的冲击，如果异物去除后呼吸未恢复，应该立即进行口对口人工呼吸。②灼烫伤。儿童最常见的是热液烫伤及强酸强碱灼伤。当热液烫伤发生时，立即小心地脱去儿童身上被热液浸湿的衣物。如果衣物与烫伤处粘在一起不易脱下，可用剪刀剪开衣物。然后用流动的自来水轻轻冲洗，或将伤口浸泡在冷水里以冷却伤口，至少10min。伤口冷却后在伤口处涂一些护肤液，避免伤口干裂。当强酸强碱灼伤时，首先用干毛巾快速吸净强酸强碱，尤其是浓硫酸等强腐蚀性的物质，然后迅速用流动的自来水或大量的冷水反复冲洗受伤部位，至少20min。如果是生石灰烧伤皮肤，应先用毛巾揩净皮肤上的生石灰颗粒，然后用大量清水冲洗，切忌先用水清洗（因为生石灰遇到水会发生化学反应，产生大量的热量而灼伤皮肤），最后用清洁纱布或清洁的布品轻轻覆盖创面、保护创面，急送医院救治。

（三）婴幼儿健康管理

满月后的随访服务均应在乡镇卫生院、社区卫生服务中心进行，偏远地区可在村卫生室、社区卫生服务站进行，时间分别在3、6、8、12、18、24、30、36月龄时，共8次。有条件的地区，建议结合儿童预防接种时间增加随访次数。服务内容包括询问上次随访到本次随访之间的婴幼儿喂养、患病等情况，进行体格检查，做生长发育和心理行为发育评估，进行科学喂养（合理膳食）、生长发育、疾病预防、预防伤害、口腔保健等健康指导。在婴幼儿6~8、18、30月龄时分别进行1次血常规（或血红蛋白）检测。在6、12、24、36月龄时使用行为测听法分别进行1次听力筛查。在每次进行预防接种前均要检查有无禁忌证，若无，体检结束后接受预防接种。

Note

三、学龄前儿童健康管理

（一）学龄前期保健指导

1. 平衡膳食　此期儿童活动量大，应保证各种营养素的供给，尽量做到"三餐两点"制，膳食力求多样化、粗细搭配、清淡少盐，每天饮奶，吃适量的鱼、禽、蛋、瘦肉，正确选择零食，少喝含糖高的饮料，培养不挑食、不偏食的良好饮食习惯。儿童食欲受活动和情绪影响较大，应指导家长掌握促进食欲的技巧。

2. 保护视力与牙齿　指导儿童卫生用眼，如纠正看书、写字的姿势，不躺在床上或在暗淡的光线下看书，避免长时间看电视或玩电子游戏，发现视力障碍应及时矫正；教会儿童正确的刷牙方法，养成早晚刷牙、饭后漱口的习惯，保持口腔卫生，预防龋齿。

3. 提高基本生活能力　家长要有意识地让儿童做一些力所能及的家务，如叠被子、摆筷子等，锻炼儿童的独立性，培养动手操作的能力，促进儿童细微动作的发展。也可以有计划地安排一些游戏，让儿童在其中扮演一些角色，使其体验社会中的各种人际关系，培养儿童感知、计划、综合判断能力和集体主义精神，促进儿童的思维发育。

4. 安全教育　加强儿童安全意识和防范措施的教育，如不在马路上打闹、不玩打火机和电器、不到无围栏的河边嬉戏等，避免意外事故的发生。

5. 培养健康心理和社会适应能力　为儿童创造良好的家庭环境，注重培养儿童乐观互助、有礼貌、爱生活、爱劳动、爱集体的优良品德，注意培养儿童的自信心、是非观等。尊重儿童的人格和自尊心，不当众斥责、挖苦，并关注儿童情绪和行为的变化，发现心理问题和行为障碍，应及时解决。

（二）学龄前儿童健康管理

为4～6岁儿童每年提供一次健康管理服务。散居儿童的健康管理服务应在乡镇卫生院、社区卫生服务中心进行，集居儿童可在托幼机构进行。每次服务内容包括询问上次随访到本次随访之间的膳食、患病等情况，进行体格检查和心理行为发育评估，血常规（或血红蛋白）检测和视力筛查，进行合理膳食、生长发育、疾病预防、预防伤害、口腔保健等健康指导。在每次进行预防接种前均要检查有无禁忌证，若无，体检结束后接受疫苗接种。

四、常见健康问题管理

我国提出重点防治的儿童"四病"是小儿肺炎、婴幼儿腹泻、营养性缺铁性贫血和维生素D缺乏性佝偻病。

（一）小儿肺炎

我国5岁以下儿童死亡的首位原因是肺炎。早产、低体重、先天性心脏病、人工喂养、营养不良、贫血及佝偻病婴幼儿更易患肺炎。引起儿童呼吸道炎症的致病因素及诱发因素较为复杂，用单一的方法难以预防和控制其发生。因此，必须采取综合性的预防措施，做到早期发现、及时治疗以预防和控制疾病的发生，降低儿童死亡率。

1. 预防　①进行体格锻炼以增强呼吸道的抵抗力；②增强营养，保证营养均衡的膳食；③合理安排小儿日常生活，尽量少去空气不流通的公共场所以免接触呼吸道感染的人群，家人有上呼吸道感染者尽量避免与小儿接触，必要时戴口罩勤洗手，加强个人卫生习惯；④根据气候变化及时增减衣物，预防上呼吸道感染，如若发生则尽早治疗。

2. 治疗与护理　①保持室内空气新鲜，室温控制在18～24℃，湿度55%～60%；②保证休息，给予精神安慰，加强皮肤及口腔护理；③有条件者可根据病情给予持续或间歇的低流量氧气吸入；④保证呼吸道通畅，及时去除呼吸道分泌物，经常翻身使痰液易于排出；⑤观察病情变化，定时准确地测量体温并采取相应的降温措施；⑥按时按剂量给小儿用药，并明确有关药物的副作用及注意事项;⑦鼓励患儿进食高热量、高蛋白、高维生素易消化饮食,少量多餐。鼓励患儿多饮水以利于痰液排出,并能预防发热导致的脱水。

(二)婴幼儿腹泻

我国婴幼儿最常见的消化道综合征是腹泻,是威胁婴幼儿健康的主要原因,分为感染性腹泻与非感染性腹泻。

1. 预防 ①加强环境、饮水、饮食卫生;②提倡母乳喂养,指导合理添加辅食;③培养小儿良好卫生习惯;④加强体育锻炼,增强体质,根据气候变化及时增减衣物;⑤避免长期滥用广谱抗生素。

2. 治疗与护理 ①对肠道感染性腹泻患儿,家人应注意洗手并做好污染尿布及衣物的处理,防止交叉感染;②严密观察病情变化,包括大便次数、性状、量等,有无脱水及全身中毒症状,如发现病情加重应立即就医;③除严重呕吐者暂禁食 4~6h(不禁水)外,均应继续进食,以缓解病情、缩短病程、促进恢复。母乳喂养者可继续哺乳,暂停辅食;人工喂养者可喂米汤或稀释的牛奶等流质,宜少量多餐,病情好转后逐渐恢复饮食;④勤换尿布,保持会阴部及臀部干燥。

(三)营养性缺铁性贫血

儿童最常见的一种贫血是营养性缺铁性贫血,以 6 个月至 2 岁婴幼儿发病率最高。常见原因有先天储铁不足、铁摄入量不足、生长发育较快、铁的吸收障碍和铁的丢失过多,其中食物铁摄入量不足是儿童发病的主要原因。此病发病缓慢,其临床表现随病情轻重而有所不同。表现为皮肤黏膜苍白,以口唇、甲床最明显,易疲乏困倦,体重增长缓慢等。此外,可出现肝脾肿大及其他各系统症状。

1. 预防 ①妊娠期妇女应摄入足够的铁,特别在妊娠最后 3 个月;②婴儿期合理喂养,提倡母乳喂养,及时添加辅食;③幼儿期多进食含铁量多、吸收率高的食物;④培养良好的饮食习惯、及时治疗胃肠道疾病及慢性失血性疾病,如钩虫病、肠道畸形等;⑤按时进行健康体检,尽早发现加以治疗。

2. 治疗与护理 ①合理安排休息与活动,保证充足睡眠,避免剧烈运动。②合理安排饮食,纠正不合理的饮食习惯和食物组成,适当增加含铁丰富的食物如动物血、瘦肉、内脏、鱼类及豆制品,注意搭配维生素 C、果汁等促进铁的吸收,避免同时进食茶、咖啡、牛奶、蛋类、植物纤维、抗酸药等抑制铁吸收的食物和药物。③正确使用铁剂进行治疗,口服铁剂可出现恶心、呕吐等胃肠道反应,宜从小剂量开始,且在两餐之间服用。液体铁剂可使牙齿染黑,可用吸管或滴管。口服铁剂可使大便变黑,停药后可恢复。④避免感染,如伴有感染者应早期积极控制感染。

(四)维生素 D 缺乏性佝偻病

维生素 D 缺乏性佝偻病是因体内维生素 D 不足引起钙、磷代谢紊乱以致钙盐不能正常沉着在骨骺端,最终发生骨骼畸形的一种全身慢性营养性疾病。主要见于 2 岁以内的婴幼儿。常因维生素 D 缺乏或紫外线照射不足、生长过快所需维生素 D 增多、食物中钙磷含量不足或比例不适宜引起。佝偻病虽然很少直接危及生命,但因发病缓慢,易被忽视,一旦发生明显症状时,机体的抵抗力低下,易并发肺炎、腹泻、贫血等其他疾病。

1. 预防 ①鼓励小儿多进行户外活动,直接接受阳光照射,生后 2~3 周即可外出,冬季也应保证每日 1~2h 的户外活动,如在室内活动,应开窗以利紫外线穿透照射;②提倡母乳喂养,母乳中钙磷比例适宜,易于吸收,人工喂养可选择维生素 D 强化配方奶粉,及时添加辅食,给予富含维生素 D、钙、磷和蛋白质的食物,生后 2 周开始每日口服预防剂量维生素 D400IU。

2. 治疗与护理 ①出现佝偻病早期症状如夜啼、枕秃、睡眠不安、烦躁、易激惹等,应及时就医,遵医嘱按时服用维生素 D 制剂,避免过量引起中毒;②避免早坐、久坐、早站、久站和过早行走,以防出现脊柱后突、O 形腿或 X 形腿等骨骼畸形或骨折发生;③对已有骨骼畸形者可采取如按摩、矫形器等主动和被动运动的方法进行矫正。

五、预防接种与计划免疫

（一）基本概念

预防接种是指利用人工制备的抗原或抗体通过适宜的途径对机体进行接种，使机体获得对某种传染病的特异免疫力，以提高个体或群体的免疫水平，预防和控制传染病的发生和流行。它是根据疫情的分析和监测以及人群的免疫状况进行的有计划的免疫接种。

计划免疫是指根据某些传染病的发生规律，将有关疫苗按科学的免疫程序，有计划地给人群接种，使人体获得对这些传染病的免疫力，从而达到控制、消灭传染病的目的。儿童时期是计划免疫实施的重要时期，社区应大力宣传国家免疫规划政策，以及实施免疫规划对保护儿童健康的重要意义，让社区所有居民知晓计划免疫是预防传染病最经济、最有效、最方便的手段，指导家长按时对适龄儿童完成计划免疫，预防各种传染病的发生。

（二）预防接种的管理

1. 预防接种的实施

（1）预防接种管理

1）及时为辖区内所有居住满3个月的0～6岁儿童建立预防接种证和预防接种卡（簿）等儿童预防接种档案。

2）采取预约、通知单、电话、手机短信、网络、广播通知等适宜方式，通知儿童监护人，告知接种疫苗的种类、时间、地点和相关要求。在边远山区、海岛、牧区等交通不便的地区，可采取入户巡回的方式进行预防接种。

3）每半年对辖区内儿童的预防接种卡（簿）进行1次核查和整理，查缺补漏，并及时进行补种。

（2）预防接种

1）接种前的工作：接种工作人员在对儿童接种前应查验儿童预防接种证（卡、簿）或电子档案，核对受种者姓名、性别、出生日期及接种记录，确定本次受种对象、接种疫苗的品种。询问受种者的健康状况以及是否有接种禁忌等，告知受种者或者其监护人所接种疫苗的品种、作用、禁忌、不良反应以及注意事项，可采用书面和/或口头告知的形式，并如实记录告知和询问的情况。

2）接种时的工作：接种工作人员在接种操作时再次查验并核对受种者姓名、预防接种证、接种凭证和本次接种的疫苗品种，核对无误后严格按照《预防接种工作规范》规定的接种月（年）龄、接种部位、接种途径、安全注射等要求予以接种。接种工作人员在接种操作时再次进行"三查七对"，无误后予以预防接种。三查：检查受种者健康状况和接种禁忌证，查对预防接种卡（簿）与儿童预防接种证，检查疫苗、注射器外观与批号、有效期；七对：核对受种对象姓名、年龄、疫苗品名、规格、剂量、接种部位、接种途径。

3）接种后的工作：告知儿童监护人，受种者在接种后应在留观室观察30min。接种后及时在预防接种证、卡（簿）上记录，与儿童监护人预约下次接种疫苗的种类、时间和地点。有条件的地区录入计算机并进行网络报告。

（3）疑似预防接种异常反应处理

如发现疑似预防接种异常反应，接种人员应按照《全国疑似预防接种异常反应监测方案》的要求进行处理和报告。

（4）服务要求

1）接种单位必须为区县级卫生计生行政部门指定的预防接种单位，并具备有《疫苗储存和运输管理规范》规定的冷藏设施、设备和冷藏保管制度，按照要求进行疫苗的领发和冷链管理，保证疫苗质量。

2）应按照《疫苗流通和预防接种管理条例》《预防接种工作规范》《全国疑似预防接种异常反

应监测方案》等相关规定做好预防接种服务工作，承担预防接种的人员应当具备执业医师、执业助理医师、执业护士或者乡村医生资格，并经过县级或以上卫生计生行政部门组织的预防接种专业培训，考核合格后持证方可上岗。

3）基层医疗卫生机构应积极通过公安、乡镇（街道）、村（居）委会等多种渠道，利用提供其他医疗服务、发放宣传资料、入户排查等方式，向预防接种服务对象或监护人传播相关信息，主动做好辖区内服务对象的发现和管理。

4）根据预防接种需要，合理安排接种门诊开放频率、开放时间和预约服务的时间，提供便利的接种服务。

2. 预防接种反应及处理　预防接种对于多数人是安全的，有一小部分人预防接种会发生不良反应。发生不良反应与个人身体情况、疫苗特点等有关。在预防接种的实施过程中，注意以下几点可以降低不良反应的发生和损害程度。①告知健康状况：接种时，如实将健康状况告知医护人员，包括患病史、过敏史（食物和药物）、上次接种的情况。必要时，配合医护人员开展简单体检。②观察与休息：接种后不要匆忙离开医院，在接种现场观察 30min。回家后继续加强观察，接种疫苗后应适当休息，多饮水，注意保暖，防止继发其他疾病，并注意接种局部的清洁，以防局部感染。

第二节　孕产妇健康管理技能

孕产妇健康管理是保障母婴安全，降低孕产妇和围产儿并发症的发生率及死亡率、减少出生缺陷的重要措施。通过规范化的孕期健康教育、指导和产前检查，能够及早防治妊娠期合并症及并发症，及时发现胎儿异常，评估孕妇及胎儿的安危，确定分娩时机和分娩方式，保障母婴安全。通过产后访视，进行产褥期健康管理，加强母乳喂养和新生儿护理指导，促进产妇和新生儿的健康。

一、孕早期健康管理

孕 13 周前为孕妇建立《母子健康手册》，并进行第 1 次产前检查。

1. 孕早期健康教育和指导　包括：①流产的认识和预防。②营养和生活方式的指导（卫生、性生活、运动锻炼、旅行、工作），根据孕前 BMI，提出孕期体质量增加建议，见表 10-1。③继续补充叶酸 0.4~0.8mg/d 至孕 3 个月，有条件者可继续服用含叶酸的复合维生素。④避免接触有毒有害物质（如放射线、高温、铅、汞、苯、砷、农药等），避免密切接触宠物。⑤慎用药物，避免使用可能影响胎儿正常发育的药物。⑥改变不良的生活习惯（如吸烟、酗酒、吸毒等）及生活方式；避免高强度的工作、高噪音环境和家庭暴力。⑦保持心理健康，解除精神压力，预防孕期及产后心理问题的发生。

表 10-1　孕期体质量增加范围的建议

孕前体质量分类	BMI/(kg/m²)	孕期体质量增加范围 /kg
低体质量	<18.5	12.5~18.0
正常体质量	18.5~24.9	11.5~16.0
超重	25.0~29.9	7.0~11.5
肥胖	≥30.0	5.0~9.0

2. 孕 13 周前由孕妇居住地的乡镇卫生院、社区卫生服务中心建立《母子健康手册》。

3. 孕妇健康状况评估　包括：①仔细询问月经情况，确定孕周，推算预产期。②评估孕期

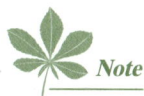

Note

高危因素。孕产史(特别是不良孕产史如流产、早产、死胎、死产史),生殖道手术史,有无胎儿畸形或幼儿智力低下,孕前准备情况,孕妇及配偶的家族史和遗传病史。注意有无妊娠合并症,如:慢性高血压、心脏病、糖尿病、肝肾疾病、系统性红斑狼疮、血液病、神经和精神疾病等,及时请相关学科会诊,不宜继续妊娠者应告知并及时终止妊娠;高危妊娠继续妊娠者,评估是否转诊。本次妊娠有无阴道出血,有无可能致畸的因素。③全面体格检查,包括心肺听诊,测量血压、体质量,计算 BMI;常规妇科检查(孕前 3 个月未查者);胎心率测定(多普勒听诊,妊娠 12 周左右)。

必查项目:血常规;尿常规;血型(ABO 和 Rh 血型);肝功能;肾功能;空腹血糖水平;HBsAg 筛查;梅毒血清抗体筛查;HIV 筛查;地中海贫血筛查(广东、广西、海南、湖南、湖北、四川、重庆等地区);超声检查。在孕早期(妊娠 6~8 周)行超声检查,以确定是否为宫内妊娠及孕周、胎儿是否存活、胎儿数目、子宫附件情况。

4. 开展孕早期生活方式、心理和营养保健指导,特别要强调避免致畸因素和疾病对胚胎的不良影响,同时告知和督促孕妇进行产前筛查和产前诊断。

5. 根据检查结果填写第 1 次产前检查服务记录表,对具有妊娠危险因素和可能有妊娠禁忌证或严重并发症的孕妇,及时转诊到上级医疗卫生机构,并在 2 周内随访转诊结果。

二、孕中期健康管理

1. 孕中期(孕 16~20 周、21~24 周各一次)健康教育和指导　包括:①流产、早产的认识和预防;②妊娠生理知识;③营养和生活方式的指导;④中孕期胎儿染色体非整倍体异常筛查的意义;⑤胎儿系统超声筛查的意义;⑥非贫血孕妇,如血清铁蛋白<30μg/L,应补充元素铁 60mg/d;⑦诊断明确的缺铁性贫血孕妇,应补充元素铁 100~200mg/d;⑧开始常规补充钙剂 0.6~1.5g/d。

2. 孕妇健康状况评估　①分析首次产前检查的结果;②询问胎动、阴道出血、饮食、运动情况;③体格检查,包括血压、体质量,评估孕妇体质量增加是否合理;子宫底高度;胎心率测定。

3. 对未发现异常的孕妇,除进行孕期的生活方式、心理、运动和营养指导外,还应告知和督促孕妇进行预防出生缺陷的产前筛查和产前诊断。

4. 对发现有异常的孕妇,要及时转至上级医疗卫生机构。出现危急征象的孕妇,要立即转上级医疗卫生机构,并在 2 周内随访转诊结果。

三、孕晚期健康管理

1. 孕晚期(孕 28~36 周、37~40 周各一次)健康教育和指导　包括:①分娩前生活方式的指导;②开始注意胎动或计数胎动;③分娩相关知识(临产的症状、分娩方式指导、分娩镇痛);④母乳喂养指导;⑤新生儿护理指导;⑥新生儿疾病筛查;⑦抑郁症的预防。

2. 孕产妇自我监护方法、促进自然分娩、母乳喂养以及孕期并发症、合并症防治指导包括:①询问胎动、阴道出血、宫缩、皮肤瘙痒、饮食、运动、分娩前准备情况;②体格检查:同前;胎位检查。

3. 对随访中发现的高危孕妇应根据就诊医疗卫生机构的建议督促其酌情增加随访次数。随访中若发现有高危情况,建议其及时转诊。

四、产后访视

乡镇卫生院、村卫生室和社区卫生服务中心(站)在收到分娩医院转来的产妇分娩信息后应于产妇出院后 1 周内到产妇家中进行产后访视,进行产褥期健康管理,加强母乳喂养和新生儿护理指导,同时进行新生儿访视。

1．通过观察、询问和检查，了解产妇一般情况、乳房、子宫、恶露、会阴或腹部伤口恢复等情况。

2．对产妇进行产褥期保健指导，对母乳喂养困难、产后便秘、痔疮、会阴或腹部伤口等问题进行处理。

3．发现有产褥感染、产后出血、子宫复旧不佳、妊娠合并症未恢复者以及产后抑郁等问题的产妇，应及时转至上级医疗卫生机构进一步检查、诊断和治疗。

4．通过观察、询问和检查了解新生儿的基本情况。

五、产后42天健康检查

1．乡镇卫生院、社区卫生服务中心为正常产妇做产后健康检查，异常产妇到原分娩医疗卫生机构检查。

2．通过询问、观察、一般体检和妇科检查，必要时进行辅助检查对产妇恢复情况进行评估。

3．对产妇应进行心理保健、性保健与避孕、预防生殖道感染、纯母乳喂养6个月、产妇和婴幼儿营养等方面的指导。

第三节　老年人健康管理技能

随着社会经济和医疗保健事业的进步与发展，人们生活及健康水平不断提高，人类平均寿命逐渐延长，老龄人口增长已成必然趋势。做好老年人的社区健康管理，提供满意的医疗保健服务，有利于进一步提高老年人的生活质量。

一、老年人健康评估

老年人的健康评估内容比较广泛，主要包括一般医学评估、躯体功能评估、精神心理评估、社会评估、环境评估、生活质量评估等。对老年人进行综合健康评估，可以全面反映健康状况，是实施健康管理的重要基础。

1．**一般医学评估**　一般医学评估即传统意义上的医学诊断，是一种以疾病为中心的诊疗模式，评估的目的在于确定病人是什么系统或什么脏器的疾病以及疾病的严重程度，评估的方法是通过病史的采集、查体、医学影像学检查、实验室检查和其他特殊检查，最后得出诊断的过程。

2．**躯体功能评估**　躯体功能评估包括日常生活活动能力评估、营养状况评估、平衡与步态评估、关节活动度评估、视力和听力评估等，其中最常用的是日常生活活动（activities of daily living，ADL）能力评估。ADL可分为基本ADL和工具性ADL两种。基本ADL是指维持人体最基本的生存和生活需要的每日反复进行的活动，包括自理和功能性移动两种活动。其中自理活动包括进食，卫生，洗澡，穿衣，如厕，交流；功能性移动活动包括床上活动，转移，坐，站，行走。工具性ADL是指人维持独立生活所必需进行的一些与日常生活相关联的应用活动，是人们独立生活所需的高级技能，常需要使用各种工具才能完成，包括家务活动和外出活动两种。其中家务活动包括做饭，打电话，服药，打扫卫生，整理衣服，管理财务等；外出活动包括购物，社交，交通，处理其他个人事务等。评定基本ADL的常用工具为Barthel指数，评定工具性ADL的常用工具为功能活动问卷（functional activities questionnaire，FAQ）。

3．**精神心理评估**　主要是对老年人的认知功能和情绪状态等的评估。认知功能的常用评估工具包括简易智能状态筛查量表（mini-mental status examination，MMSE），画钟试验（clock drawing test，CDT）等。在痴呆和谵妄的评估中，进行认知功能的评估是一种非常重要且十分有效的方法。情绪状态的评估主要包括抑郁的评估、焦虑的评估等。

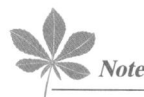

4. 社会评估　社会评估是对老年人的社会适应能力、社会关系或社会支持、社会服务的利用、经济状况、特殊需要、角色和文化背景等方面的评估。在社会评估中，社会工作者应发挥重要的作用，重视老年人的个人价值观、精神寄托和宗教信仰等问题。

5. 环境评估　环境评估是对老年人生活的物理环境、社会环境、精神环境和文化环境等的评估。在对物理环境的评估中，老年人的居家安全评估是最主要的，对预防老年人的跌倒和其他意外事件的发生具有极其重要的意义。

6. 生活质量评估　生活质量评估是对老年人生活质量的综合评估，对衡量老年人的幸福度具有重要意义。国际上有许多生活质量评定量表，常用的生活质量评定量表有健康调查简表（the Medical Outcomes Study item short from health survey，SF-36 量表）、世界卫生组织生存质量测定量表（World Health Organization's international measure of quality of life，WHO-QOL-100 量表）等。

二、养老模式和健康管理

（一）养老模式

2017 年国务院印发的《"十三五"国家老龄事业发展和养老体系建设规划》提出，到 2020 年，居家为基础、社区为依托、机构为补充、医养相结合的养老服务体系更加健全。

养老模式是指一切有利于老年人生活和满足老年人需求的方法、途径、形式和手段，都称之为"养老模式"。目前国内常见的养老模式有家庭养老模式、机构养老模式和社区居家养老模式，医养结合养老模式正在探索阶段。

1. 家庭养老模式　家庭养老模式是指养老资源由家庭提供，并且依靠配偶、子女等家庭成员提供生活照顾、居住在家里的养老方式。一般认为家庭养老的主要内容包括经济供养、生活照料和精神慰藉三个方面。随着我国经济的发展和社会保障制度的逐步完善，城市老年人在经济上逐步摆脱了对子女的依赖，生活照料和精神慰藉开始成为家庭养老的主要内容。受传统观念的影响，在未来相当长的时间内家庭养老将仍然是我国老年人首选的养老模式，对于解决老龄化社会的养老问题具有不可替代的作用。但同时，随着家庭结构的变化和家庭养老功能的逐渐弱化，传统的家庭养老模式将难以独立应对老龄社会的严峻挑战，家庭养老的内涵在发生着不断的变化，家庭需要更多的社会资源提供必要的支持。

2. 机构养老模式　机构养老模式是指老年人居住在专门的养老机构中，由专业机构提供综合化养老服务的养老方式。机构养老的特点是养老设施较为完善，可以为老年人提供更为专业、规范和多样化的护理和照顾服务。但目前我国机构养老资源不足，养老机构的成本普遍较高，普通老年人往往承担不起高昂的费用，另外，受传统观念影响，大多数老年人不愿意离开家庭环境，因此大多养老机构的平均入住率并不高。

3. 社区居家养老模式　社区居家养老模式是指居住在家庭，以社区为依托，为居住在家的老年人提供社会化服务的养老模式。社区居家养老集合了家庭养老和机构养老的优势，老年人不需要离开熟悉的家庭和社区环境，原有的设施和环境都可以充分利用，由政府、社区、家庭、市场、志愿者提供的社会化资源为老年人提供高质量的个性化服务，具有经济性、方便性、可及性、灵活性等特点。但在现实发展中，由于受到人力、财力、设施条件等的限制，社区居家养老还面临诸多挑战，如何充分组织、利用社区内外的社会资源，发挥市场化机制为老年人提供服务是这一模式的重点。

4. 医养结合养老模式　医养结合养老服务模式是指充分融合医疗与养老服务，以最大化地利用社会资源，为老年人提供最优质的养老服务。这种模式的优势在于解决了其他养老服务中医疗元素和养老元素相分离的问题，将养老照顾、医疗护理、保健活动等内容融为一体，形成体系，为老年人晚年各类医疗和养老需求提供充分和针对性的保障。在政府相关政策的引导下，我国各地对医养结合框架下的养老服务模式进行了一定的尝试，但均处于探索阶段。社区卫生服务机构拥有向周边社区辐射医疗资源的天然优势，在承担居家老年人的医疗卫生服务方面具有专业性强和可及性高的特点。

（二）健康管理

每年为老年人提供 1 次健康管理服务，包括生活方式和健康状况评估、体格检查、辅助检查和健康指导。

1. 生活方式和健康状况评估　通过问诊及老年人健康状态自评了解其基本健康状况、体育锻炼、饮食、吸烟、饮酒、慢性疾病常见症状、既往所患疾病、治疗及目前用药和生活自理能力等情况。

2. 体格检查　包括体温、脉搏、呼吸、血压、身高、体重、腰围、皮肤、浅表淋巴结、肺部、心脏、腹部等常规体格检查，并对口腔、视力、听力和运动功能等进行粗测判断。

3. 辅助检查　包括血常规、尿常规、肝功能（血清天冬氨酸氨基转移酶、血清谷丙转氨酶和总胆红素）、肾功能（血清肌酐和血尿素）、空腹血糖、血脂（总胆固醇、甘油三酯、低密度脂蛋白胆固醇、高密度脂蛋白胆固醇）、心电图和腹部 B 超（肝胆胰脾）检查。

4. 健康指导　告知评价结果并进行相应健康指导。

（1）对发现已确诊的原发性高血压和 2 型糖尿病等病人同时开展相应的慢性病病人健康管理。

（2）对患有其他疾病的（非高血压或糖尿病），应及时治疗或转诊。

（3）对发现有异常的老年人建议定期复查或向上级医疗机构转诊。

（4）进行健康生活方式以及疫苗接种、骨质疏松预防、防跌倒措施、意外伤害预防和自救、认知和情感等健康指导。

（5）告知或预约下一次健康管理服务的时间。

三、老年人日常生活管理

1. 居家环境　老年人的居家环境应以保证老年人的安全舒适为前提，家庭环境通风良好、光线充足、温湿度适宜，避免噪声、异味等；室内布置尽量简洁，避免堆放过多杂物，方便老年人行走，避免磕碰和绊倒；家具的选择和布置要适合老年人的特点，高矮合适，转角处尽量圆滑；地面避免湿滑，最好选用防滑的地板或地砖，必要时在马桶、洗浴设备处安装扶手，易留有水渍的地面可放置防滑垫。

2. 营养与饮食　按照老年人身体所需营养物质，设计适合个体的平衡膳食计划并对老年人进行指导，如保持膳食平衡、注意食物多样化、合理安排一日餐饮、注意食品的加工和卫生、营造良好的就餐环境和心理等。

3. 运动指导　老年人在运动前应进行综合评估，包括老年人现存的活动能力、身体状况、目前用药情况、活动前后的反应及活动的耐受力等，根据老年人的具体情况，安排合适老年人的活动量、活动种类和活动强度，避免在存在禁忌证的情况下进行运动。老年人在运动中和运动后应做好自我监护，最简便的监测方法是以运动后心率作为衡量标准，即运动后的最适宜心率 =（170- 年龄）次 /min；同时还要结合自我感觉综合判断，若运动后达到最适宜心率，且在运动后 3～5min 恢复运动前心率，加之运动时全身有热感或微微出汗，运动后自觉精力充沛、睡眠好、食欲佳，则表明运动量适宜。

4. 休息与睡眠　老年人应养成良好的作息规律，每天睡眠时间以 6h 左右为宜，中午可午睡1h 左右；应选择良好的睡眠环境，睡前避免饮浓茶、咖啡及服用中枢兴奋药物；白天适当的活动也可促进夜间的睡眠。

5. 个人卫生　保持口腔卫生，每次进食后应漱口，有义齿的老年人应经常清洁义齿；做好头发、皮肤的清洁和保养；修剪指甲应在沐浴后或用热水浸泡 10min 后进行，以便于修剪。

6. 安全防护

（1）预防跌倒：具体见本节"四、老年人常见健康问题管理中老年人跌倒"的内容。

（2）预防呛噎：老年人进食时尽量采取坐位，或半卧位头部前屈。进食速度宜慢，宜小口进食。吃干食易噎者，进食时准备水或汤；进稀食易呛者，可将食物加工成糊状。

（3）用药安全：①服用的药物应有明显的标志，详细注明服用的时间、剂量和方法，以防发生服药过量、误服等意外；②指导老年人用温开水吞服药片后，再多饮几口水，使药片能顺利咽下，避免因药片粘在食管壁而刺激局部黏膜，并影响药物的吸收；③定期检查老年人服药的情况，同时指导家属协助监督其准确合理用药，以确保老年人用药安全。

四、老年人常见健康问题管理

随着社会老龄化的日益加剧，老年人健康问题不断上升。近年来，有学者引入"老年综合征（geriatric syndrome）"这一概念描述老年人由于年老体衰、智能和感官以及运动功能障碍等引起的一系列健康问题综合征。积极实施老年人的健康管理，可有效预防老年人健康问题的发生，提高老年人的生活质量。

（一）老年综合征

老年综合征（geriatric syndrome）是常见于老年人群尤其是老年衰弱人群的、由多种疾病或原因造成的、与老年人重要疾病发病或不良结局有关的一个或一组症状的描述。老年综合征关注的是老年人群常见的健康问题，而不是具体的疾病分类。亚太地区老年医学会于 2013 年发表共识，指出常见的老年综合征包括痴呆、尿失禁、谵妄、跌倒、听力受损、视力受损、肌减少症、营养不良、衰弱、卧床、步态不平衡和压力性溃疡等 12 个种类。老年综合征可能发生于任何老年人，对老年人的身心健康造成严重影响，是影响老年人日常生活质量的主要医学问题。

1. 评估内容　目前针对单个老年综合征的评估量表较多，但系统、全面地评估多种老年综合征的量表较少。老年综合征评估量表（SPICES 量表）（表 10-2）是由美国哈特福德老年研究所、纽约大学护理系 Terry Fulmer 博士设计，用于评定需要干预的老年综合征的评估量表，其中 S 代表睡眠障碍（sleep disorders）、P 代表进食问题（problems with eating or feeding）、I 代表失禁（incontinence）、C 代表意识模糊（confusion）、E 代表跌倒（evidence of falls）、S 代表皮肤缺损（skin breakdown），该量表可对健康及虚弱老年人进行初步评估，简单易行。但该量表仅提供了一个评估框架，没有给出具体的评价指标。国内四川大学华西医院通过文献研究法、内容分析法和 Delphi 专家咨询法，构建了一套老年综合征评价量表，涉及的老年综合征类别包括跌倒、吞咽障碍、睡眠障碍、尿失禁、便秘、营养不良、疼痛、压疮等 8 个方面的 59 个条目。初步在来自社区、医院、养老院的 300 名老年人中应用，结果显示量表的信度、效度和反映度较好，但目前尚未见到更为广泛的应用报道，其科学性和可行性仍需进一步研究。

表10-2　SPICES 评估表

SPICES	证据
睡眠障碍	
进食问题	
失禁	
意识模糊	
跌倒问题	
皮肤破损	

2. **健康管理**　老年综合征病人除了急性期需要到医院外，大多在社区卫生服务中心接受治疗和护理，重点是全面关注老年人的功能状态和生命质量。

社区医务人员应依据评估结果，通过多学科整合管理，开展以人为本、以病人为中心的团队服务模式，成员由全科医师、老年病医师、康复师、护士、心理师、营养师、临床药师、社会工作者、护工、宗教工作者、病人本人及其家属等组成。共同针对老年人存在的健康问题为老年人制定个体化的综合诊疗、康复、照护和支持策略。

（二）老年人衰弱

衰弱（frailty）是指一组由机体退行性改变和多种慢性疾病引起的机体易损性增加的老年综合征。其核心是老年人生理储备下降或多系统异常，外界较小刺激即可引起负性临床事件的发生。衰弱是老年人失能的前兆，衰弱的老年人相对健康老年人更容易出现失能、住院时间延长、医疗负担加大、合并症增加及死亡。

1. **评估内容**　衰弱的评估能够预测跌倒的发生、住院时间和次数、是否需要照料和总体死亡率，对衰弱老年人进行早期干预能明显改善其预后。目前衰弱的评估缺少统一的金标准，在临床评估和研究中多采用 Fried 衰弱诊断标准、Tilburg 衰弱评估量表（表 10-3）等。2001 年 Fried 首先提出通过临床表型（衰弱表型）定义衰弱，制定了 5 条诊断标准，包括体重减轻、疲乏、握力下降、走路速度减慢和身体活动量下降。若同时存在上述指标中 3 个或以上阳性指标则评定为衰弱，1~2 个阳性指标则评定为衰弱前期。这一标准简单易行，能反应潜在的病理生理变化，有效预测不良健康结局，因此被广泛应用。但它仅从生理层面界定衰弱，未考虑与功能衰退和失能相关的其他临床重要因素，因此应用受到一定的限制。Tilburg 衰弱评估量表属于一个自我评估量表，它从身体、心理、社会 3 个维度测评老年人的身心状况，其中生理衰弱维度包括身体健康、自然的体重下降、行走困难、平衡、听力问题、视力问题、握力、疲劳感 8 个条目，心理衰弱维度包括记忆力、抑郁、焦虑、应对能力 4 个条目，社会衰弱维度包括独居、社会关系、社会支持 3 个条目，共计 15 个条目，分值范围为 0~15 分，得分越高代表其衰弱程度越重。

表 10-3　Tilburg 衰弱评估量表

身体方面			
1. 您觉得自己身体健康吗？	1 是	2 否	
2. 最近您的体重是否突然、明显地减轻？（"明显减轻"指最近半年内体重减少≥6kg，或是最近一个月内减少≥3kg）	1 是	2 否	
3. 您是否由于行走困难在日常生活中存在困难？	1 是	2 否	
4. 您是否由于难以保持身体平衡在日常生活中存在困难？	1 是	2 否	
5. 您是否由于听力不好在日常生活中存在困难？	1 是	2 否	
6. 您是否由于视力不好在日常生活中存在困难？	1 是	2 否	
7. 您是否由于手上无力在日常生活中存在困难？	1 是	2 否	
8. 您是否由于身体疲劳在日常生活中存在困难？	1 是	2 否	
心理方面			
9. 您记忆力差吗？	1 是	2 有时	3 否
10. 最近一个月您情绪低落吗？	1 是	2 有时	3 否
11. 最近一个月您紧张或焦虑吗？	1 是	2 有时	3 否
12. 您善于处理问题吗？	1 是	2 否	
社会方面			
13. 您是否独居？	1 是	2 否	
14. 您是否怀念有亲友陪伴的日子？	1 是	2 有时	3 否
15. 您是否从别人那里得到足够的支持？	1 是	2 否	

2. **健康管理** 　积极地预防和干预衰弱将对老人、家庭和社会产生很大益处，尤其在衰弱早期进行干预，可以有效逆转和阻止衰弱的发生。应该早期识别衰弱老年人或衰弱高危老人、及早干预、防止衰弱进展和负性事件的发生，维持或提高老年人的功能状态，提高生活质量。

（1）治疗基础疾病，去除诱因：多种疾病共存是衰弱的潜在危险因素，应关注潜在的、未控制的、终末期疾病继发的衰弱，如心衰、糖尿病、慢性感染、恶性肿瘤、抑郁和痴呆等。即使没有基础疾病，也要去除可纠正的危险因素，如减少多重用药、住院、手术、其他应激等因素。对衰弱老年人来说，各种侵入性的检查和治疗会带来更多的并发症，增加病人的负担并损害其生活质量。因此对中、重度衰弱的老年人应该仔细评估病人的情况，避免过度医疗行为。

（2）营养支持：与营养相关的衰弱危险因素包括不良饮食习惯、过量饮酒、膳食营养素缺乏等。针对衰弱老年人的营养建议包括调整膳食结构、增加营养补充剂、纠正不良的饮食习惯等。补充蛋白质可以增加肌容量，改善肌力。补充维生素 D 可减少跌倒和髋关节骨折的发生，维生素 D 还能改善肌肉功能。

（3）运动锻炼：运动有助于改善衰弱症状，提高躯体运动功能，改善认知状况和情绪，降低跌倒发生率，对衰弱的老年人有益。推荐老年人采用抗阻力运动和平衡训练，改善衰弱的状况。运动前应全面评估老年人的运动功能和肢体活动情况，针对老年人存在的躯体问题，制订指导计划并实施。适当的有氧运动可以改善机体器官的功能，尤其是骨骼肌、内分泌系统、免疫系统、心血管系统等。衰弱老年人进行抗阻力训练（如每周进行 3 次锻炼，每次 45～60min），能够产生明显的积极效果，改善他们的运动能力，如步速提高、平衡能力增强、跌倒发生减少等。

（4）合理使用药物：评估衰弱老年人的用药，合理并及时纠正不恰当的药物使用，不仅可以减少医疗费用，还可以避免药物不良反应对老年病人的伤害。

（5）社会支持：研究显示独居，社会关系单一薄弱，社会支持系统缺失的老年人衰弱程度较严重，加强社会支持有助于改善老年人衰弱状况。社会支持一般指来自家庭、亲友和社会其他方面（团体、社区等）对个体的精神和物质上的慰藉、关怀、尊重和帮助。呼吁家庭和社会多关注和关心老年人，积极鼓励及促进家庭成员多与老年人进行交流，老年人也要充分理解子女，学会自立、热爱生活，对于丧偶的老年人，子女应给予更多关心，支持老年人的正当要求和需求，支持老年人再婚；同时，鼓励老年人扩大生活圈，多与外界交流，积极适当地参加体育活动、社区活动和社会活动。

（三）老年人跌倒

跌倒（fall）是一种不能自我控制的意外事件，指个体突发的、不自主的、非故意的体位改变，倒在地上或更低的平面上。跌倒是老年人最常见、最严重的健康问题之一，是我国伤害死亡的第四位原因，而在 65 岁以上的老年人中则为首位。跌倒可能会导致老年人软组织损伤、骨折或脱臼甚至死亡，同时跌倒也会影响到心理层面，如因为害怕再次跌倒而减少活动和外出，使其活动范围受限，生活质量下降。跌倒严重威胁着老年人的身心健康、日常活动及独立生活能力，也增加了家庭和社会的负担。老年人跌倒的发生，是存在潜在的危险因素，老年人跌倒完全是可以预防和控制的。积极地开展老年人跌倒的干预，将有助于降低老年人跌倒的发生，减轻老年人跌倒所致伤害的严重程度。

1. **评估内容** 　跌倒风险评估可以早期识别可变的危险因素并给予干预措施，从而减少老年人跌倒的发生。跌倒风险的评估包括既往史评估、功能评估和环境评估等多个方面（表 10-4）。

（1）既往史评估包括①跌倒史：有无跌倒史，有无害怕跌倒的心理，跌倒发生的时间、地点和环境情况，跌倒发生时的症状、有无损伤及其他结果。②疾病史：所有的疾病史，尤其关注有否帕金森病、卒中、心脏病、痴呆、严重的骨关节病和视力障碍等疾病。③药物服用情况：对老年人的用药情况进行评估，尤其关注与跌倒有关的药物服用。

表10-4　老年人跌倒风险评估表

项目	权重	项目	权重
运动		睡眠状况	
步态异常/假肢	3	多醒	1
行走需要辅助设施	3	失眠	1
行走需要旁人帮助	3	夜游症	1
跌倒史		用药史	
有跌倒史	2	新药	1
因跌倒住院	3	心血管药物	1
精神不稳定状态		降压药	1
谵妄	3	镇静、催眠药	1
痴呆	3	戒断治疗	1
兴奋/行为异常	2	糖尿病用药	1
意识恍惚	3	抗癫痫药	1
自控能力		麻醉药	1
大便/小便失禁	1	其他	1
频率增加	1	相关病史	
保留导尿	1	神经科疾病	1
感觉障碍		骨质疏松症	1
视觉受损	1	骨折史	1
听觉受损	1	低血压	1
感觉性失语	1	药物/乙醇戒断	1
其他情况	1	缺氧症	1
		年龄80岁及以上	3

来源：卫生部. 老年人跌倒干预技术指南. 2011.

（2）体格检查包括①评估日常生活能力；②评估步态、平衡能力和下肢肌肉力量；③评估视觉、听觉和认知功能；④评估血压，有无直立性低血压。

（3）环境评估：进行居家环境危险因素评估。尽管跌倒受到多因素交互作用，但证据表明对居家环境进行评估和改善，消除环境中的危险因素，使环境和老年人能力相匹配，对于跌倒高危风险的老年人干预非常重要。建议使用家庭危险因素评估工具进行评估（表10-5）。

表10-5　预防老年人跌倒家庭危险因素评估表

序号	评估内容	评估方法	选项（是；否；无此内容）	
			第一次	第二次
地面和通道				
1	地毯或地垫平整，没有褶皱或边缘卷曲	观察		
2	过道上无杂物堆放	观察（室内过道无物品摆放，或摆放物品不影响通行）		
3	室内使用防滑地砖	观察		
4	未养猫或狗	询问（家庭内未饲养猫、狗等动物）		

Note

续表

序号	评估内容	评估方法	选项（是；否；无此内容）	
			第一次	第二次
客厅				
1	室内照明充足	测试、询问（以室内所有老年人根据能否看清物品的表述为主，有眼疾者除外）		
2	取物不需要使用梯子或凳子	询问（老年人近一年内未使用过梯子或凳子攀高取物）		
3	沙发高度和软硬度适合起身	测试、询问（以室内所有老年人容易坐下和起身作为参考）		
4	常用椅子有扶手	观察（观察老年人习惯用椅）		
卧室				
1	使用双控照明开关	观察		
2	躺在床上不用下床也能开关灯	观察		
3	床边没有杂物影响上下床	观察		
4	床头装有电话	观察（老年人躺在床上也能接打电话）		
厨房				
1	排风扇和窗户通风良好	观察、测试		
2	不用攀高或不改变体位可取用常用厨房用具	观察		
3	厨房内有电话	观察		
卫生间				
1	地面平整，排水通畅	观察、询问（地面排水通畅、不会存有积水）		
2	不设门槛，内外地面在同一水平	观察		
3	马桶旁有扶手	观察		
4	浴缸/淋浴房使用防滑垫	观察		
5	浴缸/淋浴房旁有扶手	观察		
6	洗漱用品可轻易取用	观察（不改变体位，直接取用）		

注：本表不适于对农村家居环境的评估。
来源：原卫生部 2011 年《老年人跌倒干预技术指南》

（4）其他：调查老年人是否独居，及其与社会的交往和联系程度。

2. **健康管理**　目前，国际公认的伤害预防策略包括五个方面。①教育预防策略（education）：包括在一般人群中开展改变态度、信念和行为的项目，同时还针对引起或受到伤害的高危个体；②环境改善策略（environmental modification）：通过减少环境危险因素降低个体受伤害的可能性；③工程策略（engineering）：包括制造对人们更安全的产品；④强化执法策略（enforcement）：包括制定和强制实施相关法律、规范，以创造安全环境和确保生产安全的产品；⑤评估策略（evaluation）：涉及判断哪些干预措施、项目和政策对预防伤害最有效。通过评估使研究者和政策制定者知道什么是预防和控制伤害的最佳方法。即"5E"伤害预防综合策略，该策略的有效性在很多国家的应用实践中都得到证明，在减少与控制伤害发生与死亡方面发挥了重要作用。此外，伤害监测、增加人体对危险因素的抵抗力、伤害后的急救也是减少和预防伤害的基本策略。

根据流行病学危险因素资料、老年人生理特点以及环境特点，老年人跌倒的预防可将"5E"等策略措施通过个人、家庭和社区三个不同层面来实施：

（1）个人干预措施：①采用跌倒风险评估工具自我评估，了解自己跌倒的风险级别。②技能学习。加强防跌倒知识的学习，增强防跌倒的意识。③坚持锻炼。整合平衡、肌力及步态项目的锻炼，灵活性和耐力的训练也需进行。适合老年人的运动包括太极拳、散步、八段锦、跳舞等。运动要适度。④合理用药。按医嘱服药。所有的药物均需重新评估，尽量减少个人用药的数量和剂量。精神类药物（包括镇静、催眠、抗焦虑、抗抑郁药）应减量甚至停用。⑤加强膳食营养，适当补充维生素 D 和钙剂，防治骨质疏松。⑥衣服要合身宽松，鞋子要低跟和防滑。⑦辅助工具。选择适当的行走、视力、听力辅助工具。⑧熟悉社区及家庭内部的生活环境。⑨调整不良的生活方式，减少跌倒隐患。⑩保持健康、乐观的心理状态。

（2）家庭干预措施：①根据个人情况接受专业的居家老年人跌倒干预的养护培训；②采用家庭危险因素评估工具评估家庭环境风险；③根据家庭环境风险评估结果改善居室环境，消除环境隐患；④对老年人进行良好的日常生活护理，老年人如厕、淋浴时重点看护；⑤给老年人创造和谐快乐的生活状态，尽量减少老年人的不良情绪；⑥帮助老年人选择适当的行走、视力、听力辅助工具；⑦熟悉老年人服用的每种药物的作用、副作用和服用方法，严格按医嘱辅助老年人用药。

（3）社区干预措施

1）社区卫生服务中心与医护人员：①社区卫生服务中心应定期对社区医护人员开展老年人跌倒干预的知识和技能培训，定期考核；②加强对老年人预防跌倒的知识和技能的宣传和培训；③加强针对老年人家庭养护者的养护技术培训，对养护环境改造提供指导；④做好对老年人跌倒风险的评估和评级工作，定期上门开展老年人居家环境评估和干预；⑤积极推进家庭医生签约服务，为老年人提供综合、连续、协同、规范的基本医疗和公共卫生服务；⑥关注社区公共环境的安全，督促物业及相关部门及时消除社区内可能导致老年人跌倒的环境危险因素。

2）居家养老服务机构与家政服务人员：①居家养老服务机构与家政服务人员应具有合法的从业资质。对发生虐待老年人行为的家政服务人员应终止其从业资格。对发生虐待老年人事件的居家养老服务机构应予以惩罚，严重者应取消其经营资格。②居家养老服务机构应具有合法的经营资质，具有相关资质证书。③居家养老服务机构需定期组织管理人员和服务人员进行培训、考核，并接受主管单位的审核与检查。④家政服务人员应定期接受居家养老服务机构、社区卫生服务中心组织的老年人养护技术培训与考核，对于考核不合格的家政服务人员应停止工作或吊销从业资格。⑤家政服务人员对老年人进行良好的日常生活护理，老年人如厕、淋浴时重点看护。⑥给老年人创造和谐快乐的生活状态，尽量减少老年人的不良情绪。⑦熟悉老年人服用的每种药物的作用、副作用和服用方法，严格按医嘱辅助老年人用药。

（4）老年人跌倒后的现场处理：发现老年人跌倒，不要急于扶起，要分情况进行处理。

1）意识不清，立即拨打急救电话：①有外伤、出血，立即止血、包扎；②有呕吐，将头偏向一侧，并清理口、鼻腔呕吐物，保证呼吸通畅；③有抽搐，移至平整软地面或身体下垫软物，防止碰、擦伤，必要时牙间垫较硬物，防止舌咬伤，不要硬掰抽搐肢体，防止肌肉、骨骼损伤；④如呼吸、心跳停止，应立即进行胸外心脏按压、口对口人工呼吸等急救措施；⑤如需搬动，保证平稳，尽量平卧。

2）意识清楚：①询问老年人跌倒情况及对跌倒过程是否有记忆，如不能记起跌倒过程，可能为晕厥或脑血管意外，应立即护送老年人到医院诊治或拨打急救电话；②询问是否有剧烈头痛或口角歪斜、言语不利、手脚无力等提示脑卒中的情况，如有，立即扶起老年人可能加重脑出血或脑缺血，使病情加重，应立即拨打急救电话；③有外伤、出血，立即止血、包扎并护送老年人到医院进一步处理；④查看有无肢体疼痛、畸形、关节异常、肢体位置异常等提示骨折情形，如无相关专业知识，不要随便搬动，以免加重病情，应立即拨打急救电话；⑤查询有无腰、背部疼痛，双腿活动或感觉异常及大小便失禁等提示腰椎损害情形，如无相关专业知识，不要随便搬动，以免加重病情，应立即拨打急救电话；⑥如老年人试图自行站起，可协助老人缓慢起立，坐、卧休息并观察，确认无碍后方可离开；⑦如需搬动，保证平稳，尽量平卧休息；⑧发生跌倒均应在家庭成员/家庭保健员陪同下到医院诊治，查找跌倒危险因素，评估跌倒风险，制定防止措施及方案。

（四）老年失智症

老年痴呆是指老年人认知领域中的记忆、注意、语言、执行、推理、计算和定向力等功能的一项或多项受损和/或伴精神行为症状，导致日常生活能力下降，不同程度影响老人的社会功能和生活质量，严重时由于各种并发症导致老人死亡的一组疾病。出于对老年痴呆老人的尊重和国内专家的建议，将老年痴呆改用"失智症"这个名词。

老年失智症（senile dementia）按病因分类分为阿尔茨海默病（Alzheimer disease，AD）、血管性认知障碍、额颞叶痴呆、路易体痴呆和其他类型痴呆等，其中 AD 最为常见，占所有痴呆类型的 30%～50%。

1. 评估内容　老年失智症需要通过全面的检查和测验才能进行诊断和确认，通常完成的评估过程包含以下内容。

（1）了解病人的详细病史以及家族史：应仔细询问老人或者家属，来收集现在和过去的疾病信息，列出病人所有的症状及其变化情况，并了解是否有阿尔茨海默病或者其他类型痴呆的家族史。按照阿尔茨海默病的病情严重程度，一般分为三期：

第一期为轻度、遗忘期、早期：①首发症状为近期记忆减退；②语言能力下降，找不出合适的词汇表达思维内容甚至出现孤立性失语；③空间定向不良，易于迷路；④日常生活中高级活动，如做家务、管理钱等出现困难；⑤抽象思维和恰当判断能力受损；⑥情绪不稳，情感较幼稚或呈童样欣快，情绪易激惹，出现抑郁、偏执、急躁、缺乏耐心、易怒等；⑦人格改变，如主动性减少、活动减少、孤僻、自私、对周围环境兴趣减少、对人缺乏热情，敏感多疑。病程可持续 1～3 年。

第二期为中度、混乱期、中期：①完全不能学习和回忆新信息，远事记忆力受损但未完全丧失；②注意力不集中；③定向力进一步丧失，常去向不明或迷路，并出现失语、失用、失认、失写、失计算；④日常生活能力下降，出现日常生活中基本活动困难，如洗漱、梳头、进食、穿衣及大小便等需别人协助；⑤人格进一步改变，如兴趣更加狭窄，对人冷漠，甚至对亲人漠不关心，言语粗俗，无故打骂家人，缺乏羞耻感和伦理感，行为不顾社会规范，不修边幅，不知整洁，将他人之物据为己有，争吃抢喝类似孩童，随地大小便，甚至出现本能活动亢进，当众裸体，甚至发生违法行为；⑥行为紊乱，如精神恍惚，无目的性翻箱倒柜，爱藏废物，视作珍宝，怕被盗窃，无目的徘徊、出现攻击行为等，也有动作日渐少、端坐一隅、呆若木鸡者。本期是本病护理照管中最困难的时期，该期多在起病后的 2～10 年。

第三期为重度、晚期：①日常生活完全依赖，两便失禁；②智能趋于丧失；③无自主运动，缄默不语，成为植物人状态。常因吸入性肺炎、压疮、泌尿系感染等并发症而死亡。该期多在发病后的 8～12 年。

（2）认知功能评估：认知功能的下降是老年失智症的典型症状，认知功能评估是早期发现与诊断疾病的重要手段之一。近年来国外学者编制了多种用于评估老年人认知功能的量表，其中最有代表性且应用较广泛的量表是简易智能状态筛查量表（mini-mental state examination，MMSE）。

（3）其他评估：除了评估病人的症状和认知功能状态，还需评估病人日常生活自理能力，并进行神经学测试和身体检查。日常生活自理能力的评估有助于判断疾病的进展程度，有助于帮助制订合理的照护计划。神经学测试包括反射、协调和平衡能力、肌肉力量、眼睛活动能力、感觉、语言等方面的测试，其目的是评价大脑和神经系统功能，以识别出症状是老年失智症还是其他脑功能障碍引起的。

2. 健康管理　总体目标是能最大限度地保持记忆力和沟通能力，提高日常生活自理能力，减少问题行为，能较好地发挥残存功能，提高生活质量，家庭应对照顾能力提高。

（1）日常生活照护

1）穿衣：①衣服按穿着的先后顺序叠放；②避免太多纽扣，以拉链取代纽扣，以弹性裤腰取代皮带；③选择不用系带的鞋子；④选用宽松的内衣；⑤说服老人接受合适的衣着，不要与之争执，然后再告知穿着的步骤。

2）进餐：①定时进餐，最好与他人一起；②如果老人不停地想吃东西，可以把用过的餐具放入洗涤盆，以提醒老人才进餐完毕；③允许老人用手拿取食物，进餐前协助洗净双手，使用特别设计的碗筷，以减少老人使用的困难；④解释进食的步骤，并作示范，必要时喂食；⑤食物简单、软滑，切成小块；⑥固体和液体食物分开，以免老人不加咀嚼吞食导致窒息；⑦义齿安装正确并每天清洗。

3）睡眠：①睡觉前让老人先排净尿液，避免半夜憋醒；②根据老人的爱好，白天安排活动，避免白天睡得过多；③给予老人轻声安慰，有助入睡；④如果老人以为是白天，切勿争执，可陪伴老人一段时间再劝说入睡。

4）自我照护能力的训练：对于轻、中度老人，尽可能给予自我照护的机会，并进行生活技能训练，如鼓励老人洗漱、穿脱衣服、用餐、如厕等，鼓励并赞扬其自理行为，提高老人的自尊。

（2）用药指导

1）全程陪伴：失智老人常忘记吃药、吃错药，或忘记已经服用过药物又过量服用。失智老人常不承认自己有病，或者因幻觉、多疑而认为给的是毒药，因而拒绝服药。所以必须耐心解释、说服，陪伴老人服药，确保药物服下。对拒绝服药的老人，可以将药研碎拌在饭中。

2）重症老人服药：吞咽困难的老人不宜吞服药片，最好研碎后溶于水中服用；昏迷的老人由胃管注入药物。

3）观察不良反应：失智老人服药后常不能诉说不适，要细心观察老人有何不良反应，及时报告医生，调整给药方案。

（3）智力训练

1）记忆训练：鼓励老人回忆生活经历，帮助其认识生活中的人和事，以恢复记忆；鼓励老人参加社交活动，通过动作、语言、声音、图像等信息刺激，提高记忆力。对于记忆障碍严重者，通过编写日常生活活动安排表、制订作息计划等，帮助记忆。对容易忘记的事或经常出错的程序，设立提醒标志。

2）思维训练：可根据智力评测结果，选择难易程度适当的智力拼图或编制图案进行训练以提高老人的逻辑联想能力和思维的灵活性。此外，可让老人进行单词卡片、图片归纳和物品分类训练老人的分析和综合能力；让老人听或阅读报纸并讲述或指出相关内容以训练老人的理解和表达能力。

（4）安全照护

1）专人陪伴：不要让老人独自外出或待在家中，以免发生意外和走失。

2）做好标记：在老人的衣服上做好标记，注明名字、主要疾病、家庭住址、联系人姓名、联系人电话等，以便老人走失时备用。

3）防意外发生：应将老人的日常生活用品放在看得见找得着的地方，减少室内物品位置的变动，地面防滑，以防跌伤骨折。老人洗澡、喝水时注意水温不能太高，热水瓶应放在不易碰撞之处，以防烫伤。

有毒、有害物品应放入加锁的柜中，以免误服中毒。尽量减少老人的单独行动，锐器、利器

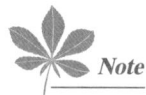

应放在隐蔽处，以防老人因不愿给家人增加负担或在抑郁、幻觉或妄想的支配下发生自我伤害或伤人。

4）正确处理情绪变化：当老人不愿配合治疗时，不要强迫，可稍待片刻，等情绪稳定后再进行。当出现暴力行为时，保持镇定，找出导致暴力表现的原因，采取针对措施。如果暴力表现变频，与医生商量，给予药物控制。

（5）心理支持

1）参与各类活动：鼓励参加各类社会、家庭活动，消除孤独、寂寞感，感受家庭的温馨和生活的快乐。

2）关心陪伴：关心、支持、鼓励和陪伴老人，遇到老人情绪悲观时，应耐心询问原因，予以解释。

3）维护自尊：尊重老人的人格；对话时要和颜悦色，专心倾听，回答询问时语速要缓慢，语言简单、直接、形象；多鼓励、赞赏、肯定老人在自理和适应方面做出的努力。

（6）照顾者的支持与指导：教会照顾者和家属自我放松方法，合理休息，寻求社会支持，适当利用家政服务机构、社区卫生服务机构、医院和专门机构的资源，组织有失智症老人的家庭进行相互交流，相互联系与支持。

思考题

1. 婴儿 5 个月，人工喂养，平时食欲好，身体健康，大便为软便，1～2 次 /d，7 月中旬无诱因出现腹泻，达4～6 次 /d，为黄色蛋花样便，水分较多，无呕吐，无发热，食欲正常。

（1）该婴儿可能患了什么病？

（2）作为社区医务人员应指导患儿家人采取哪些干预措施？

2. 某女，29 岁，已婚，平素月经规律，3～5/26～30d，停经 42d，近日来出现头晕、乏力、食欲不振、喜酸食物厌恶油腻，恶心、晨起呕吐等一系列反应。经尿妊娠试验检查诊断为早期妊娠。

（1）作为社区医务人员请给予该孕妇孕早期健康指导。

（2）社区为孕妇建立了《母子健康手册》，必须检查的项目有哪些？

3. 某女，83 岁，独居，下午外出到附近超市购物，傍晚返家途中跌倒，跌倒后老人意识清楚，但髋部疼痛，不能站起行走。老人高血压病史 20 余年，一直服用降压药，具体不详。有白内障病史，视力较差。双膝骨关节炎 20 余年。此前近 1 年内外出跌倒 2 次，当时可以站立和行走，无不适。

（1）老人跌倒后如何进行现场处理？

（2）如需对该老年人进行规范管理，主要还应评估哪些内容？

（3）作为社区医务人员应该从哪些方面指导老人和家属预防再跌倒？

（张　利）

|第十一章| 社区常见慢性病健康管理技能

本章要点

1. **掌握** 高血压、慢性阻塞性肺疾病和糖尿病的概念；原发性高血压、慢性阻塞性肺疾病和糖尿病病人的健康管理技能。

2. **熟悉** 原发性高血压、慢性阻塞性肺疾病和糖尿病的监测与筛查；原发性高血压、慢性阻塞性肺疾病和糖尿病病人的随访与干预管理。

3. **了解** 原发性高血压、慢性阻塞性肺疾病和糖尿病的流行现状；原发性高血压、慢性阻塞性肺疾病和糖尿病的危险因素。

WHO 将慢性病（chronic disease）定义为病情持续时间长、发展缓慢的疾病。原卫生部于 2011 年颁布的《全国慢性病预防控制工作规范（试行）》中指出，慢性病是慢性非传染性疾病（noninfectious chronic disease，NCD）的简称，是对一类起病隐匿、病程长且病情迁延不愈、非传染性、病因复杂或病因未完全确认的疾病的概括性总称。是一组发病率、致残率和死亡率高，严重耗费社会资源，危害人类健康的疾病，也是可预防、可控制的疾病。

不健康的生活方式和环境变化是慢性病常见的危险因素。慢性病的危险因素大多可通过有益的干预措施加以预防。据估计，约 80% 的早发心脏病、卒中和 2 型糖尿病以及 40% 的癌症，可以通过健康饮食、定期锻炼和避免吸烟等生活行为方式的干预加以预防。慢性病病人的多数时间是在家庭和社区生活中度过，在社区中开展慢性病病人的健康服务与管理，提高社区慢性病人群的自我健康管理能力，对控制慢性病的发病率、致残率和死亡率，改善和提高病人的生活质量具有积极的作用。

慢性病有不同的分类方法，按国际疾病分类（international classification of diseases，ICD）系统第十版 ICD-10 将慢性病分为：①精神和行为障碍。老年痴呆、抑郁等。②呼吸系统疾病。慢性阻塞性肺疾病（chronic obstructive pulmonary disease，COPD）等。③循环系统疾病。高血压、冠心病、脑血管病等。④消化系统疾病。脂肪肝等。⑤内分泌、营养代谢疾病。血脂异常、糖尿病等。⑥肌肉骨骼系统和结缔组织疾病。骨关节病、骨质疏松症。⑦恶性肿瘤。肺癌等。本章将重点阐述社区常见的慢性病，原发性高血压、慢性阻塞性肺疾病（COPD）、糖尿病的健康管理技能。

第一节 原发性高血压健康管理技能

高血压（hypertension）是以动脉血压持续升高为特征的心血管综合征，可分为原发性高血压和继发性高血压，前者病因不明（即通常简称为高血压），占所有高血压病人的 90% 以上，是社区人群中最常见的高血压类型，后者是由某些确定疾病或病因引起的血压升高，占高血压病人的 5%～10%。高血压是最常见的慢性病之一，常与其他心血管病危险因素共存，是重要的心脑血管疾病危险因素，可损伤重要脏器，导致脑卒中、心力衰竭及慢性肾脏病等主要并发症，最终导致这些器官功能的衰竭。在世界许多国家，高血压都是造成残疾及死亡的主要原因之一，且随着经济、生活水平的不断改善，发病率逐年增长，严重危害人们的健康。作为危害社区人群健康最严重的疾病之一,被列为我国社区慢性病管理和预防的重点疾病。

一、原发性高血压的流行现状

(一)患病率逐年升高

我国自 20 世纪 50 年代以来进行了 3 次(1959 年,1979 年,1991 年)较大规模的成人人群血压抽样调查,高血压患病率为分别 5.11%,7.73%,11.88%,呈明显上升趋势。从 1980 年至 1991 年,我国人群高血压患病率上升了 4.15%,绝对值增长了 54.0%。2002 年原卫生部组织的全国居民 27 万人营养与健康状况调查资料显示,我国 18 岁以上居民高血压患病率为 18.80%,估计全国患病人数 1.6 亿多。同 1991 年相比,患病率上升 31.0%,患病人数增加 7 000 多万。

(二)致残率和病死率高

高血压是脑血管和心脏病的主要危险因素,是居民前四位的死亡原因。中国 7 个城市脑卒中预防研究表明血压水平与脑卒中发生密切相关,收缩压每升高 10mmHg,脑卒中危险就增加 25%。血压升高也是中国人群冠心病发病的危险因素,血压急剧升高可诱发急性心肌梗死。有高血压史者的心力衰竭危险比无高血压史者高 6 倍。

(三)知晓率、治疗率和控制率偏低

高血压知晓率、治疗率和控制率(以下简称"三率")是高血压流行病学和防治研究的重要参数。1991 年的调查结果显示,全国高血压三率分别为 26.3%、12.1%、2.8%,2002 年全国抽样调查的三率分别为 30.2%、24.7% 和 6.1%。而美国在 2000 年的调查显示,居民高血压病的三率分别达 70%、59% 和 34%,显著高于我国的水平。我国高血压患病率逐年升高,而知晓率、治疗率和控制率均较低,这势必引起我国高血压病人发生心脑血管疾病的比例增加。

二、原发性高血压的危险因素

原发性高血压的病因尚未阐明,但流行病学研究证实,高血压的发生与某些危险因素有关。通俗地讲,高血压危险因素分为不可改变因素、可改变因素。

(一)不可改变因素

遗传、年龄和性别是高血压不可改变的危险因素。

1. **遗传**　高血压的发病以多基因遗传为主,约 60% 的高血压病人可询问到有高血压家族史。流行病学研究提示,高血压的发生有明显的家族聚集性。双亲都无高血压、父母一方患高血压和双亲都患高血压,其子女高血压发生几率分别为 3%、28% 和 46%。单卵双生的同胞血压一致性较双卵双生同胞更为明显。研究显示高血压病人存在遗传缺陷,认为高血压是一种多基因疾病,这些基因的突变、缺失、重排和表达水平差异,即多个"微效基因"联合缺陷可能是导致高血压的基础。

2. **年龄**　高血压发病的危险度随年龄增长而升高,老年人心血管发病率高,绝对危险值很高。

3. **性别**　男、女性别高血压总体患病率差别不大,青年期男性略高于女性,中年后女性稍高于男性。

(二)可以改变的危险因素

体重、饮食、吸烟、活动是高血压可改变的危险因素。

1. **体重**　超重和肥胖(特别是腹部肥胖)是血压升高的重要危险因素,同时也是其他多种慢性病的独立危险因素。有关资料显示,超重、肥胖者高血压患病率比体重正常者高 2～3 倍。前瞻性研究也证明,在某一时期内体重增长迅速的个体,其血压增高相应也快。根据原卫生部"中国成人超重和肥胖症预防控制指南"推荐的标准,2002 年我国成年人超重率为 22.8%,肥胖率为 7.1%。同年对我国 2 万人群的汇总分析显示,体重指数(body mass index,BMI)≥24 者的高血压患病率是 BMI<24 者的 2.5 倍,BMI≥28 者的高血压患病率是 BMI=24 者的 3.3 倍。男性腰围达到或超过 85cm,女性腰围达到或超过 80cm,其高血压患病率是腰围正常者的 2.3 倍。由此可见,

肥胖与高血压发生的关系密切,而我国超重和肥胖的患病率却逐年增加。因此,在加强对高血压控制的同时,也应强化对超重和肥胖者的管理,减轻体重,减少高血压发病的几率。

2. 膳食结构

(1)高钠低钾饮食:不同地区人群血压水平和高血压患病率与钠盐平均摄入量呈显著正相关,而与钾摄入量呈负相关。北方人群每人每天食盐摄入量(12～18g)高于南方(7～8g),北方人群高血压水平也高于南方。人群平均每人每天摄入食盐增加 2g,收缩压和舒张压分别升高 2.0mmHg 和 1.2mmHg。而保持足量的钾盐摄入可使血压降低,也可以降低心血管疾病的发病率和死亡率。

(2)高蛋白质饮食:蛋白质摄入过高会升高血压。

(3)高饱和脂肪酸饮食:饮食中饱和脂肪酸过多或饱和脂肪酸/不饱和脂肪酸比值比较高也会升高血压。

(4)叶酸缺乏:叶酸缺乏导致血浆同型半胱氨酸水平增高,与高血压发病呈正相关,尤其增加由高血压引发脑卒中的风险。

3. 生活方式

(1)饮酒:长期大量饮酒是高血压的重要危险因素之一。北京、广州两地的纵向研究表明,男性持续饮酒者比不饮酒者 4 年内发生高血压的危险性增高 40%。

(2)吸烟:是公认的心脑血管疾病发生的重要危险因素。香烟中的尼古丁可使血压一过性升高。吸烟也会导致服药后降压效果不好,增加降压药的剂量。

(3)活动:缺少体力活动是造成超重/肥胖的重要原因之一。它可增加高血压病人心血管病发生危险。

(4)精神紧张:长期的精神过度紧张增加高血压发病风险,有调查发现从事紧张度高的职业人群高血压患病率增加。

此外,A 型性格、血脂异常和患糖尿病等在相关研究中也显示与高血压发病相关。

三、原发性高血压的监测与筛查

(一)原发性高血压的诊断

1. 诊断标准 首次发现血压增高的病人,应在不同的时间点多次测量血压,在未服用抗高血压药物的情况下,非同日 3 次测量血压,收缩压≥140mmHg 和/或舒张压≥90mmHg,可诊断为高血压。病人既往有高血压史,正在使用抗高血压药,血压低于 140/90mmHg,也应诊断为高血压。收缩压≥140mmHg 和舒张压≥90mmHg 为收缩压和舒张压(双期)高血压;收缩压≥140mmHg 而舒张压<90mmHg,为单纯收缩期高血压(isolated systolic hypertension, ISH);收缩压<140mmHg 而舒张压≥90mmHg 为单纯舒张期高血压,一旦诊断为高血压,必须鉴别原发性或继发性,排除继发性高血压的可能后,才能确诊为原发性高血压。根据高血压升高水平,进一步将高血压分为 1～3 级,具体见表 11-1。

表 11-1 血压水平定义和分级(中国高血压防治指南,2010)

级别	收缩压/mmHg		舒张压/mmHg
正常血压	<120	和	<80
正常高值血压	120～139	和/或	80～89
高血压	≥140	和/或	≥90
1 级高血压(轻度)	140～159	和/或	90～99
2 级高血压(中度)	160～179	和/或	100～109
3 级高血压(重度)	≥180	和/或	≥110
单纯收缩期高血压	≥140	和	<90

Note

2. 高血压病人的心血管风险分层   从指导治疗和判断预后的角度,主张对高血压病人做心血管风险评估并分层(表11-2),按血压升高水平、其他心血管危险因素、靶器官损害和伴临床疾患,将高血压病人分为低危、中危、高危和很高危四个层次(表11-3)。

表11-2   影响高血压病人心血管分层的因素

心血管危险因素	靶器官损害	伴随临床疾患
①高血压(1~3级) ②年龄>55岁(男),>65岁(女) ③吸烟 ④糖耐量受损和/或空腹血糖受损 ⑤血脂异常:总胆固醇≥5.7mmol/L(220mg/dl)或低密度蛋白胆固醇>3.3mmol/L(130mg/dl)或高密度脂蛋白胆固醇<1.0mmol/L(40mg/dl) ⑥早发心血管疾病家族史(一级亲属发病男性年龄<55岁,女性<65岁) ⑦腹型肥胖(腰围:男性≥90cm,女性≥85cm)或肥胖(BMI≥28kg/m²) ⑧血同型半胱氨酸≥10μmol/L	①左心室肥厚 ②颈动脉超声:颈动脉内膜中层厚度≥0.9mm或动脉粥样硬化斑块 ③颈-股动脉脉搏波传导速度≥12m/s ④踝/臂血压指数<0.9 ⑤估算的肾小球滤过率降低[eGFR<60ml(min·1.73 m²)]或血清肌酐轻度升高:男性115~133μmol/L(1.3~1.5mg/dl),女性107~124μmol/L(1.2~1.4mg/dl) ⑥尿微量白蛋白:30~300mg/24h或白蛋白/肌酐≥30mg/g(3.5mg/mmol)	①脑血管病(脑出血、缺血性脑卒中、短暂性脑缺血发作) ②心脏疾病(心肌梗死、心绞痛、冠状动脉血运重建、慢性心力衰竭) ③肾脏疾病[糖尿病肾病、肾功能受损、肌酐(男性≥133μmol/L,女性≥124μmol/L)、蛋白尿≥300mg/24h] ④外周血管疾病 ⑤视网膜病变(出血、渗出或视神经盘水肿) ⑥糖尿病

表11-3   高血压病人心血管风险水平分层标准

其他危险因素和病史	血压/mmHg		
	1级高血压	2级高血压	3级高血压
无危险因素	低危	中危	高危
1~2个其他危险因素	中危	中危	很高危
≥3个其他危险因素、或靶器官受损	高危	高危	很高危
临床并发症或合并糖尿病	很高危	很高危	很高危

3. 排除继发性高血压   继发性高血压是由某些确定的疾病和病因引起的血压升高。继发性高血压可通过治疗得到根治或改善。继发性高血压主要疾病有肾脏疾病、肾动脉狭窄、原发性醛固酮增发多症、嗜铬细胞瘤、皮质醇增多症、主动脉狭窄、睡眠呼吸暂停综合征、药物引起的高血压等。以下几种情况有发生继发性高血压的可能,应及时转上级医院进一步检查确诊:发病年龄<30岁;重度高血压(高血压3级以上);血压升高伴肢体肌无力或麻痹,常呈周期性发作,或伴自发性低血钾;夜尿增多,血尿、泡沫尿或有肾脏疾病史;阵发性高血压,发作时伴头痛、心悸、皮肤苍白或多汗等;下肢血压明显低于上肢,双侧上肢血压相差20mmHg以上、股动脉等搏动减弱或不能触及;夜间睡眠时打鼾并出现呼吸暂停;长期口服避孕药者;降压效果差,不易控制等。

(二)原发性高血压的筛查

1. 筛查对象

(1)要求对辖区内35岁及以上常住居民,每年在其第一次到乡镇卫生院、村卫生室、社区卫生服务中心(站)就诊时为其免费测量血压。

(2)对第一次发现收缩压≥140mmHg和/或舒张压≥90mmHg的居民在去除可能引起血压升高的因素后预约其复查,非同日3次血压高于正常,可初步诊断为高血压。如有必要,建议转诊到上级医院确诊,2周内随访转诊结果,对已确诊的原发性高血压病人纳入高血压病人健康管理。对可疑继发性高血压病人,及时转诊。

(3)高危人群如有以下六项指标中的任意一项高危因素,建议每半年至少测量1次血压,并接受医务人员的生活方式指导。①血压高值(收缩压 130～139mmHg 和 / 或舒张压 85～89mmHg)。②超重或肥胖,和 / 或腹型肥胖。超重:$28kg/m^2>BMI\geq24kg/m^2$;肥胖:$BMI\geq28kg/m^2$。腰围:男≥90cm(2.7 尺),女≥85cm(2.6 尺)为腹部肥胖。③高血压家族史(一、二级家属)。④长期膳食高盐。⑤长期过量饮酒(每日饮白酒≥100ml)。⑥年龄≥55 岁。

2. **筛查方法** 目前用于筛查的主要手段包括信息采集、体格检查等。信息采集是疾病风险筛查的基础工作,也是后续实施疾病风险管理的重要步骤。体格检查除常规物理检查外,高血压体格检查应该重点关注血压、心律、心率、心脏杂音、大动脉搏动、大血管杂音、体重指数、腰围及臀围等与高血压相关的体征。

血压测量是筛查高血压的主要手段。选择校准的血压计,在受试者安静休息 5min 后开始测量,测量的肢体应置于心脏水平,以柯氏音第Ⅰ时相(第 1 音)和第Ⅴ时相(消失音)确定收缩压(systolic blood pressure,SBP)和舒张压(diastolic blood pressure,DBP)水平。妊娠妇女、严重贫血、甲状腺功能亢进、主动脉瓣关闭不全及柯氏音不消失者,可以柯氏音第Ⅳ时相(变音)为DBP。连续测量 2 次,每次至少间隔 1～2min,取其平均值。

3. **筛查流程** 血压测量是检出高血压的重要手段,通过血压测量,将受检者分为正常血压、正常高值血压和高血压人群三类,结合所采集的健康信息,有针对性地采取体格检查及各种实验室检查等筛查手段,确定血压真实水平,了解是否存在心血管危险因素、是否有高血压靶器官损害。以及并存的临床疾患,以便进一步将人群划分为一般人群、高危人群和高血压病人三类,为下一步实施相应的管理提供依据。高血压病的筛查流程如图 11-1。

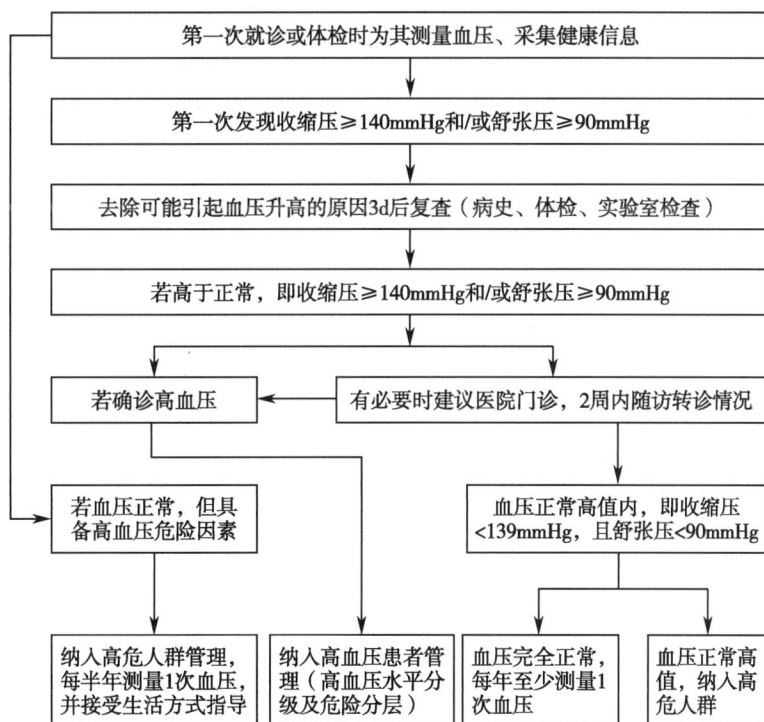

图 11-1 社区高血压风险筛查流程图

四、原发性高血压病人的随访与干预管理

高血压的随访包括预约病人到门诊就诊、电话追踪、家庭访视等形式。对原发性高血压病人,每年至少提供 4 次面对面的随访。高血压病人的健康管理由医生负责,应与门诊服务相结合,对未能按照管理要求接受随访的病人,乡镇卫生院、村卫生室、社区卫生服务中心(站)医护

人员应主动与病人联系,保证管理的连续性。乡镇卫生院、村卫生室、社区卫生服务中心(站)可通过本地社区卫生诊断和门诊服务等途径筛查和发现高血压病人。有条件的地区,对人员进行规范培训后,可参考《中国高血压防治指南》对高血压病人进行健康管理。发挥中医药在改善临床症状、提高生活质量、防治并发症中的特色和作用,积极应用中医药方法开展高血压病人健康管理服务。加强宣传,告知服务内容,使更多的病人和居民愿意接受服务。每次提供服务后及时将相关信息记入病人的健康档案。

（一）档案登记

我国 18 岁以上成人都应该接受高血压风险筛查,第一次体检或者就诊时,应通过问卷调查的方式采集其所有健康相关信息,并为其建立健康档案,以便于检后实施相应的健康管理服务。社区医务工作者在每次随访服务结束后,应及时将相关信息记入患者的健康档案。

（二）原发性高血压病人随访与干预

将经上级医院 / 专科医生明确诊断的高血压病人进行全面评估。

1. **评估内容** 包括:①测量血压并评估是否存在危急情况,如出现收缩压≥180mmHg 和 / 或舒张压≥110mmHg;意识改变、剧烈头痛或头晕、恶心呕吐、视力模糊、眼痛、心悸、胸闷、喘憋不能平卧及处于妊娠期或哺乳期同时血压高于正常等危急情况之一,或存在不能处理的其他疾病时,须在处理后紧急转诊。对于紧急转诊者,基层卫生机构应该 2 周内主动随访转诊情况;②若不需要紧急转诊,询问上次随访到此次随访期间的症状;③测量体重、心率,计算体质指数(BMI);④询问病人疾病情况和生活方式,包括心脑血管疾病、糖尿病、吸烟、饮酒、运动、摄盐情况等;⑤了解病人服药情况。

2. **分类干预**

（1）对血压控制满意:一般高血压病人血压降至 140/90mmHg 以下;≥65 岁老年高血压病人的血压降至 150/90mmHg 以下,如果能耐受,可进一步降至 140/90mmHg 以下;一般糖尿病或慢性肾脏病病人的血压目标可以在 140/90mmHg 基础上再适度降低。

（2）对第一次出现血压控制不满意:即收缩压≥140/90mmHg 和 / 或舒张压≥90mmHg,或出现药物不良反应的病人,结合其服药依从性,必要时增加现用药物剂量、更换或增加不同类的降压药物,2 周内随访。

（3）对连续两次出现血压控制不满意或药物不良反应难以控制以及出现新的并发症或原有并发症加重的病人,建议其转诊到上级医院,2 周内主动随访转诊情况。

（4）对所有的病人进行有针对性的健康教育,与病人一起制订生活方式改进目标并在下一次随访时评估进展。告诉病人出现哪些异常时应立即就诊。

3. **健康体检** 对原发性高血压病人,每年进行 1 次较全面的健康检查,可与随访相结合。内容包括体温、脉搏、呼吸、血压、身高、体重、腰围、皮肤、浅表淋巴结、心脏、肺部、腹部等常规体格检查,并对口腔、视力、听力和运动功能等进行粗测判断。

五、原发性高血压病人健康管理技能

（一）高血压病人健康教育

1. **血压监测指导** 家庭血压可获取日常生活状态下病人的血压信息,应教会病人和家属正确的血压监测方法,推荐使用合格的上臂式自动血压计自测血压。指导病人掌握测量技术,规范操作,如实记录血压测量结果,随访时提供给医护人员作为治疗参考。指导内容主要包括监测频率、血压控制目标、血压测量方法及注意事项。病人在家中应该监测以下几种情况的血压。①上午 6~10 点和下午 4~8 点:这两个时间段的血压是一天中最高的,测量这两个时段的血压可以了解血压的高峰。特别是每日清晨睡醒时,此时的血压水平可以反映服用降压药物的降压作用能否持续到次日清晨;②服药后:短效制剂一般在服药后 2h 测量,此时药效达到最大;中效药物一般在服药后 2～4h 测量，此时达到降压作用的高峰；长效药物一般在服药后 3～6h 测量，此时药物的降压作用达到高峰；③血压不稳定或更换治疗方案时：此时应连续测 2～4 周，掌握自身血压规律、了解新方案的疗效。

高血压病人的降压目标为：①普通病人血压降至<140/90mmHg；②年轻病人、糖尿病病人及肾病病人血压降至<130/80mmHg；③老年人收缩压降至<150mmHg，如能耐受，还可以进一步降低。高血压治疗的基本目标是血压达标，以期最大限度地降低心脑血管病发病及死亡总危险。我国是脑卒中高发区，治疗高血压的主要目标是预防脑卒中。

2. 药物治疗的指导 药物治疗指导的主要内容包括：①监测服药与血压的关系，指导病人及家属如何测量血压，并记录血压与服药关系；②强调长期药物治疗的重要性，用降压药使血压降至理想水平后，应继续服用维持量，以保持血压相对稳定，对无症状者更应强调。降压治疗的目的是使血压达到目标水平，从而降低脑卒中、急性心肌梗死和肾脏疾病等并发症发生和死亡的危险，因此应嘱病人长期服药；③要求病人必须遵医嘱按时按量服药，如果病人根据自己感觉血压高或低来增减药物、忘记服药或试着在下次吃药时补服上次忘记的剂量，都可导致血压波动，如血压长期过高会导致靶器官损害，出现心、脑、肾并发症，如血压下降过速、过快会导致心、脑、肾等重要脏器供血不足，出现头晕，甚至发生休克、急性脑血管病、肾功能不全等；④要求病人不能擅自突然停药，经治疗血压得到满意控制后，可以逐渐减少剂量，甚至可考虑停药；但如果突然停药，可导致血压突然升高，出现停药综合征，伴冠心病的高血压病人突然停用 β 受体阻滞剂可诱发心绞痛、心肌梗死等。

3. 直立性低血压的预防和处理指导 直立性低血压是血压过低的一种特殊情况，是指在体位改变时，如从卧位、坐位或蹲位突然站立（直立位）时，发生的血压突然过度下降（收缩压 / 舒张压>20/10mmHg 以上，或下降大于原来血压的 30% 以上），同时伴有头晕或晕厥等脑供血不足的症状。首先要告诉高血压病人直立性低血压的表现为乏力、头晕、心悸、出汗、恶心、呕吐等，在联合用药、服首剂药物或加量时特别注意。指导病人预防的方法：避免长时间站立，尤其在服药后最初几个小时；改变姿态，特别是从卧、坐位起立时动作宜缓慢；服药时间可选在平静休息时，服药后继续休息一段时间再下床活动；如在睡前服药，夜间起床排尿时应注意；避免用过热的水洗澡，更不宜大量饮酒。还应指导病人在直立性低血压发生时应取头低足高位平卧，可抬高下肢超过头部，屈曲股部肌肉和活动脚趾，以促进下肢血液回流。

4. 生活方式指导 对正常人群、高危个体、正常高值以及所有高血压病人，无论是否接受药物治疗者，均需针对危险因素进行改变不良行为和生活方式的指导。中国高血压防治指南指出，高血压发病的 3 个主要危险因素的预防措施是减重、限酒和低盐。①超重者应注意限制热量和脂类的摄入，并增强体育锻炼。告知病人高血压与肥胖密切相关，减轻体重可以改善降压药物的效果及降低心血管事件的风险。最有效的减重措施是控制能量摄入和增加体力活动。衡量超重和肥胖最简单和常用的生理测量指标是体重指数（BMI）和腰围，其中 BMI 在 18.5≤BMI<24.0 为正常，24.0≤BMI<28.0 为超重，BMI≥28.0 为肥胖；腰围主要反映中心性肥胖的程度，成年人正常腰围<90/85cm（男 / 女），腰围≥90/85 cm（男 / 女）需控制体重，腰围≥95/90 cm（男 / 女）需要减重。②限制烟酒，吸烟是心血管事件的主要危险因素，被动吸烟也会显著增加心血管疾病危险。应根据病人吸烟的具体情况，指导病人戒烟，必要时可药物干预。同时，应指导病人限酒，不提倡高血压病人饮酒，如饮酒，则应少量：白酒、葡萄酒（或米酒）与啤酒的量分别少于 50ml、100ml、300ml。③食盐摄入量每日应低于 6g，增加钾盐的摄入，建议使用可定量的盐勺。

（二）高血压病人营养健康管理

膳食干预是心血管病生活方式管理的重要措施之一，主要目标是控制血脂、血压、血糖和体重，在降低心血管病危险因素的同时，增加心血管系统保护因素。实施膳食干预应把握以下主要原则。

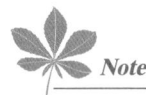

1. **注意平衡膳食**　平衡膳食主要强调选择食物时应注意种类齐全和粗细搭配，使人体的营养需要与膳食供给之间保持平衡状态，保持能量摄入和能量消耗之间的平衡。

2. **正确摄取脂肪**

（1）低饱和脂肪酸：膳食脂肪摄入总量和饱和脂肪酸所占脂肪总量的比重均应控制在合理范围。每日烹调油用量应控制在 20~30g。脂肪提供的能量不超过膳食总能量的 30%，其中饱和脂肪酸不超过总能量的 10%。应注意减少肥肉、动物内脏、肉类食品、奶油、椰子油和棕榈油等饱和脂肪酸含量高的食物。

（2）严格控制反式脂肪酸的摄入：反式脂肪酸摄入量应不超过总膳食总能量的 1%。应尽可能少吃反式脂肪酸含量高的人造奶油加工食品、含起酥油的饼干、各类油炸油煎食品、高温精炼的植物油和反复煎炸的植物油等。

（3）摄入充足的多不饱和脂肪酸：多不饱和脂肪酸摄入量占膳食总能量的 6%~10%。建议选用葵花籽油、玉米油、大豆油、芝麻油和花生油等多不饱和脂肪酸含量高的烹调用油，每人每天 25g；每周食用鱼类≥2 次，每次 150~200g；也可通过摄入亚麻籽油和坚果获取 α- 亚麻酸。

（4）摄入适量的单不饱和脂肪酸：单不饱和脂肪酸摄入量占总能量的 10% 左右。可适量选择富含油酸的茶油、橄榄油、菜籽油和米糠油等烹调用油。

3. **低胆固醇膳食**　膳食胆固醇摄入过多不仅可以升高总胆固醇水平，而且往往伴随着摄入总热量的超标，因此仍应注意减少膳食胆固醇摄入，尤其是对于胆固醇已经升高的人群，主要应限制富含胆固醇的动物性食物，如肥肉、动物内脏、皮、鱼子、鱿鱼、墨鱼和蛋黄等。

4. **严格限盐**　世界卫生组织推荐每天食盐摄入量不超过 5g，中国营养学会推荐中国居民成人每天食盐摄入量不超过 6g。除减少烹调用盐外，限盐也包括味精、防腐剂、酱菜、调味品以及各类含盐食品中的食盐，如没有肾功能不全，应提倡食用高钾低钠盐。为了有效地限盐，加用食盐时可采用有计量单位的容器，食用包装食品时注意食品标签中标注的含盐量，在外就餐时告知服务员要清淡少盐等。

5. **适当补钾和钙**　膳食中的钠钾比值与血压水平成正比，适当增加钾的数量有利于控制血压水平，建议选择富钾低钠盐和通过摄入大量蔬菜水果获得钾盐，不建议通过含钾补充剂额外补充钾。低钙膳食也容易导致血压增高，建议通过摄入富含钙的脱脂牛奶和大量蔬菜水果等补充钙。

6. **摄入足量膳食纤维**　膳食纤维每天摄入量为 25~30g，可通过摄入蔬菜、水果和全谷类食物来获取。

7. **摄入足量新鲜果蔬**　中国营养学会推荐成人每天蔬菜摄入量为 400~500g，水果摄入量为 200~400g。建议多摄入当地应季新鲜蔬菜和水果以补充足量的维生素和植物纤维。

（三）高血压病人运动健康管理

缺乏体力活动是高血压的独立危险因素，适度的体力活动可以通过增加心脑血流量，改善微循环、降低升高的血压、降低血糖水平和减轻体重等作用起到保护心血管的效应。实施运动干预应把握以下原则：

1. **运动方式**　体力活动的类型有两种，一种是有氧运动，一种是无氧运动。就高血压预防而言，推荐以有氧运动为主，特别是对中老年人应提倡有氧运动。有氧运动也叫耐力运动，是指躯干、四肢等大肌肉群参与为主，需克服阻力较小、有节奏的重复性运动，其能量消耗方式是有氧代谢。典型的有氧运动方式有步行、慢跑、骑车、游泳和跳舞等，可根据自身性别、年龄、身体状况、兴趣和爱好等因素选择适合自己的运动方式。

2. **运动时间和频率**　建议每周 5d，每天 30min 以上，每周累计时间 150min 中等强度或 175min 高强度的体力活动。具体运动时间和频率应根据自身年龄和健康状况而定。

3. **运动强度**　研究表明，低至中等量的运动保护心血管的作用最强，过强的运动对心血管无保护作用，甚至有害。①主观感觉，运动中心跳加快、微微出汗、自我感觉有点累；②客观表现，运动中呼吸频率加快、微喘，可以与人交谈，但是不能唱歌；③步行速度，每分钟 120 步左右；④运动中的心率（次/min）=170- 年龄；⑤休息后约 10min 内，锻炼所引起的呼吸频率增加明显缓解，心率也恢复到正常或接近正常。

4. 注意事项　①运动的适宜时间，高血压病人清晨 6～10 点血压常处于比较高的水平，是心血管事件的高发时段，最好选择下午或傍晚进行锻炼；②高血压病人应避免短时间剧烈使用肌肉和需要屏息一蹴而就的无氧运动，如短跑等；③安静时血压未能很好控制或超过 180/110mmHg 的病人暂时禁止中度及以上的运动；④运动中注意防止发生运动外伤；⑤有任何不适要停止活动并及时就医。

（四）高血压病人心理健康管理

应采取各种措施，帮助病人预防和缓解精神压力以及纠正和治疗病态心理，必要时建议病人寻求专业心理辅导或治疗。

第二节　慢性阻塞性肺疾病健康管理技能

慢性阻塞性肺疾病（chronic obstructive pulmonary disease，COPD）简称慢阻肺，是一种以持续性气流受限为特征的可以预防和治疗的疾病，其气流受限多呈进行性发展，与气道和肺组织对香烟烟雾等有害气体或有害颗粒有关的异常慢性炎症反应有关。COPD 与慢性支气管炎及肺气肿密切相关。当慢性支气管炎和/或肺气肿病人肺功能检查出现气流受限并且不能完全可逆时，则诊断为 COPD。尽管慢阻肺在不同国家或同一国家不同地区的患病率不同，但其高疾病负担、高致残率、高死亡率已成为人类严重的公共卫生与健康问题。帮助人们提高对慢性阻塞性肺疾病的认识，改善慢性阻塞性肺疾病诊断不足和治疗不力的现状是社区随访工作的重点之一。社区卫生服务机构应向 COPD 病人传递一个积极的信息，有效的干预可以让 COPD 病人生活质量更高。

一、慢性阻塞性肺疾病的流行现状

据世界卫生组织（WHO）估计，全球目前有 6 亿人患有慢性阻塞性肺疾病，平均每年约有 270 万人死于 COPD。2002－2004 年我国慢阻肺患病率调查显示，40 岁以上人群中慢阻肺的患病率为 8.2%。以此估算我国有 4 300 万慢阻肺患者，每年因为慢阻肺死亡人数超过 100 万，导致残疾人数超过 500 万。在我国慢阻肺的年住院费用高达 24.5 亿元人民币，给个人、家庭和社会造成了沉重的经济负担。2012－2014 年中国呼吸病学者进行了第二次国内覆盖更加广泛的慢阻肺流行病学调查。根据 2015 年中国居民营养与慢性疾病状况报告，中国 40 岁以上人群慢阻肺患病率高达 9.9%，可见中国慢阻肺防控的紧迫性和严峻性。世界卫生组织（WHO）估计，2020 年中国防治慢阻肺需要的经济支出将成为国家疾病经济负担的第一位，慢阻肺将成为全球死亡原因的第三位。慢阻肺的社区规范化管理对遏制慢阻肺的危害至关重要。心脑血管病、糖尿病、恶性肿瘤和慢性呼吸系统疾病被 WHO 并称为"四大慢性病"。由于各种原因，公众对前三个慢性病很了解，而对第四个慢性病——慢性阻塞性肺疾病却知之甚少，这需要引起社会的重视。

二、慢性阻塞性肺疾病的危险因素

由于该病病程较长，早期并无明显症状，发现时往往已是晚期，且对晚期患者尚无特效药，对危险因素的预防干预很重要。COPD 的危险因素包括如下几个方面：

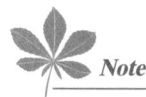

1. **吸烟** 国内外的研究都表明,吸烟是导致 COPD 的主要危险因素。吸烟者慢性支气管炎的患病率比不吸烟者高 2~8 倍,吸烟时间越长,烟量越大,患病率也越高。

2. **年龄** COPD 的发病以中老年人为多见。

3. **呼吸道感染** 呼吸道感染是慢性支气管炎发生和发展的重要因素。在慢性支气管炎首次发病时,有感冒史者约占 56%~80%,而在病程中因感冒引起慢性支气管炎复发的也达 5%~10%。与慢性支气管炎类似,感染也是 COPD 发生发展的重要因素之一。

4. **空气污染** 大气中的二氧化硫、氮氧化物、氯气等有害气体及微小颗粒物可以损伤气道黏膜上皮,成为慢性支气管炎及支气管哮喘的诱发因素。

5. **职业粉尘和其他理化因素** 接触工业刺激性粉尘和有害气体,如刺激性烟雾、变应原、工业废气及室内空气污染等,慢性支气管炎患病率远较不接触者高。

6. **气候** 常为支气管哮喘及慢性支气管炎发作的诱因和危险因素。气候变化可能参与 COPD 的发生、发展。

7. **过敏因素** 根据调查,喘息型支气管炎多有过敏史。

8. **自主神经功能失调** 对慢性支气管炎病人进行自主神经功能状态的调查和观察发现,慢性支气管炎病人存在自主神经功能失调,表现为副交感神经功能亢进或交感神经功能低下,大多数病人两者同时存在。自主神经功能失调也是 COPD 发生发展的因素之一。

由于存在广大的吸烟人群及严重的空气污染、农村大量使用生物燃料、粉尘暴露、职业缺乏防护措施等问题,COPD 在未来几十年中将越来越成为危害国人健康的一种主要疾病。

三、慢性阻塞性肺疾病的监测与筛查

(一)慢性阻塞性肺疾病的诊断

COPD 的诊断应根据吸烟等发病危险因素、临床症状、体征及肺功能检查等综合分析确定。肺功能测定指标是诊断 COPD 的金标准,尤其是通气功能对 COPD 诊断及病情严重程度分级评估具有重要意义。持续气流受限是 COPD 诊断的必要条件。胸部 X 线检查有助于确定肺过度充气的程度与其他肺部疾病鉴别。

1. **诊断标准**

(1)临床表现:COPD 早期轻度气流受限时可有或无临床症状。典型表现是气短或呼吸困难,还有慢性咳嗽、咳痰、严重患者可出现喘息;也可出现体重下降、食欲缺乏、外周肌肉萎缩和功能障碍、精神抑郁和 / 或焦虑等全身症状。

(2)胸部 X 线检查:注意肺纹理、两肺透亮度、肺大疱、心影大小及位置、纵隔及横膈位置和活动度。

(3)肺功能检查:注意有无阻塞性通气功能障碍、不完全可逆的气流受限是 COPD 诊断的必备条件,第一秒用力呼气容积(forced expiratory volume in one second,FEV_1 占用力肺活量(forced vital capacity,FVC)百分比($FEV_1/FVC\%$)是评价气流受限的一项敏感指标。吸入支气管舒张药后 $FEV_1/FVC\%<70\%$ 可确定为不完全可逆性气流受限,第一秒用力呼气容积占预计值百分比($FEV_1\%$ 预计值)常用于 COPD 病情严重程度的分级评估;注意残气量(residual volume,RV)、肺总量(total lung capacity,TLC)、功能残气量(functional residual capacity,FRC)、肺活量(vital capacity,VC);肺一氧化碳弥散量(diffusion capacity of carbon monoxide of lung,D_LCO);注意血气变化,有无动脉血氧分压(partial pressure of oxygen in arterial blood,PaO_2)降低和动脉二氧化碳分压(partial pressure of carbon dioxide,$PaCO_2$)增高。

2. **COPD 严重程度分级**

(1)肺功能评估:可以使用 GOLD 分级:慢阻肺病人吸入支气管舒张药后 $FEV_1/FVC<70\%$,再根据 FEV_1 下降程度进行气流受限的严重程度分级,见表 11-4。

表 11-4　COPD 病人严重程度的 GOLD 分级

肺功能分级	分级标准
1 级（轻度）	$FEV_1 \geq 80\%$ 预计值
2 级（中度）	$50\% \leq FEV_1 < 80\%$ 预计值
3 级（重度）	$30\% \leq FEV_1 < 50\%$ 预计值
4 级（极重度）	$FEV_1 < 30\%$ 预计值

（2）症状分级：可采用改良版英国医学研究委员会呼吸困难问卷（modified british medical research councilm，mMRC）评估（表 11-5）。

表 11-5　改良版英国 mMRC 呼吸困难问卷

mMRC 分级	呼吸困难症状
0 级	剧烈运动时出现气短
1 级	平地快步行走或上缓坡时出现气短
2 级	由于气短，平地行走比同龄人步行慢或需要停下来休息
3 级	平地行走 100 米左右或数分钟后需要停下来喘气
4 级	因严重呼吸困难而不能离开家或在穿脱衣服即出现呼吸困难

3. COPD 病程分期

（1）稳定期：病人咳嗽、咳痰、气短等症状稳定或症状较轻。

（2）急性加重期：在疾病过程中，病情出现超越日常状况的持续恶化，并需改变 COPD 的日常基础用药。病人短期内咳嗽、咳痰、气短和 / 或喘息加重，痰量增多，呈脓性或黏液脓性，可伴发热等炎症明显加重的表现。

（二）慢性阻塞性肺疾病的筛查

慢阻肺发病初期呈隐匿性发展，临床进程为渐进性、气流受限为不可逆性。多数病人早期症状不突出，出现咳嗽时通常不被病人认知，待到出现明显咳嗽、咳痰、气短症状时多属于中晚期。因此，通过对人群慢阻肺早期筛查可以早期发现慢阻肺病人。

1. 筛查对象　现行慢阻肺的筛查方法有两种，其一对人群的普查，其二针对高危人群即目标人群筛查。在乡镇卫生院、社区、健康体检机构及医疗机构对高危人群进行筛查，将是早期发现慢阻肺病例的有效途径。社区 COPD 筛查对象主要是：①从事粉尘或烟雾职业接触或生活环境；② 5 年以上慢性咳嗽和慢性支气管炎病史；③曾有过敏性哮喘病史；④吸烟者，初始烟龄在 20 岁以前，连续吸烟超过 10 年。

2. 筛查方法　目前用于筛查的主要方法为：慢阻肺筛查问卷和肺功能检查。

慢阻肺早期筛查的问卷有：借鉴参考世界卫生组织的阻塞性肺疾病负担（burden of obstructive lung disease，BOLD）问卷制定流行病学调查量表、基于症状的慢阻肺筛查问卷（symptom-based questionnaire）、中国人群简易慢阻肺筛查问卷、慢阻肺自评式筛查问卷等。

气流受限是诊断慢阻肺的必备条件。肺功能检查特别是通气功能检查是诊断慢阻肺气流受限的主要方法。肺功能测定表现为肺通气功能下降，尤其是第一秒用力呼气容量 / 用力肺活量（FEV_1/FVC）下降、肺换气功能降低，通气 / 血流比值降低、动脉血气检验见二氧化碳分压增高、肺动脉高压等。

3. COPD 筛查流程　社区居民 COPD 筛查流程如图 11-2 所示。

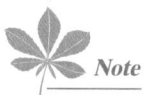

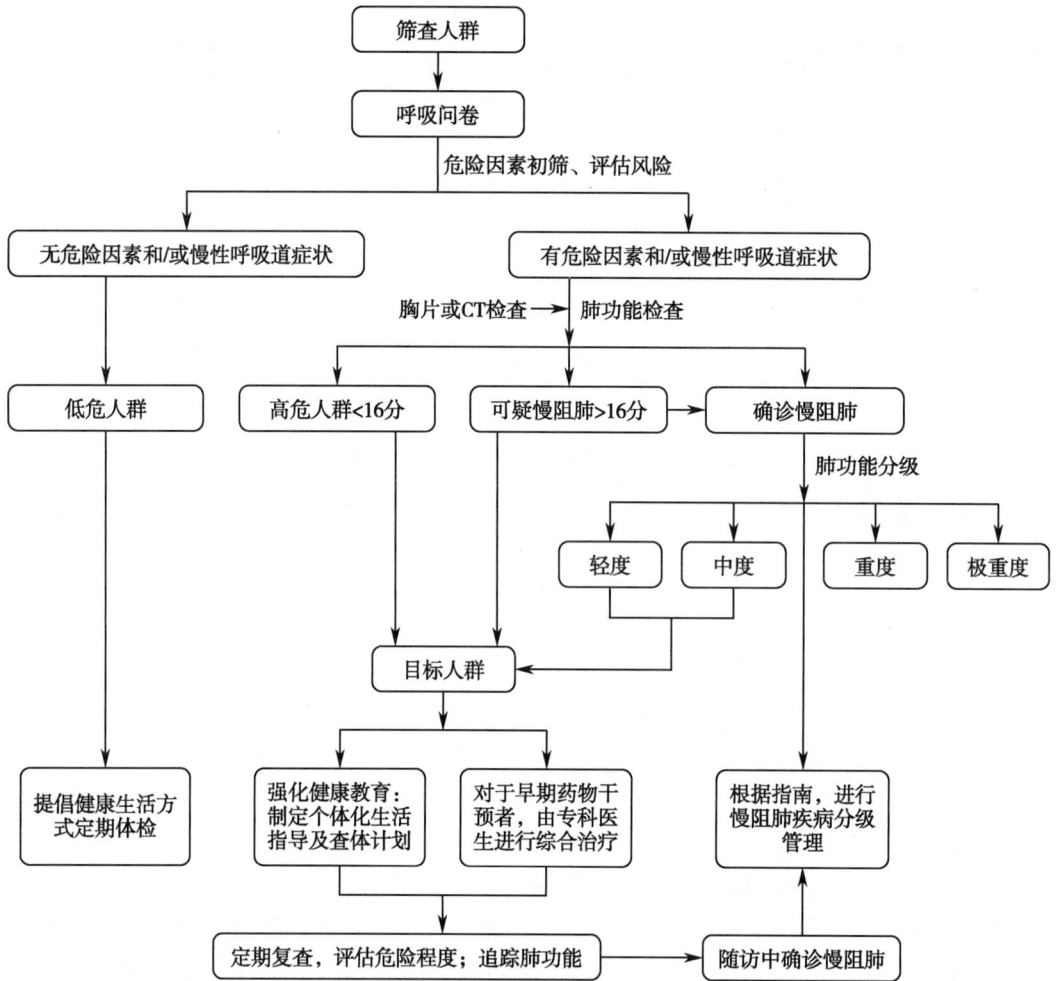

图 11-2　社区慢阻肺早期筛查流程图

四、慢性阻塞性肺疾病病人的随访与干预管理

COPD 是一种终身性慢性疾病,主要危害在于其远期并发症。对 COPD 病人定期随访,监测其肺功能状况及对危险因素进行控制,可预防、降低或延缓 COPD 的发生和发展,提高 COPD 病人的生存质量。

（一）档案登记

通过筛查发现病人并及时进行登记,可以借助健康档案,计算机数据等方式进行档案登记。建立社区医务人员与病人本人的保健合同,为病人设计个体化治疗和保健方案。借助健康档案和保健合同的约束,保持与病人的联系,及时将药物和保健知识、保健技能送达病人,尽量提高病人的医疗依从性。

COPD 高危人群主要是有生活接触史、职业接触史、疾病史的人群,在社区居民中较易区分。可通过危险因素筛查发现潜在病人、及时进行登记。利用健康档案和监测资料,分析高危人群的危险因素,确定可干预因素,例如吸烟、职业接触、环境污染等,针对性设计干预方案。

通过社区诊断,建立健康群体资料库,尤其是慢性支气管炎相关的健康问题和危险因素基线状况资料;有针对性地设计危险因素干预措施计划,制作适合健康群体的 COPD 健康教育资料。

（二）COPD 病人随访与干预

将经上级医院/专科医生明确诊断的 COPD 病人进行全面评估。

1. **评估内容**　评估内容包括：①症状（咳嗽、咳痰、呼吸困难）；②体征（发绀、呼吸频率、水肿、桶状胸、肺部啰音）；③检查（血常规、胸片、血氧监测）；④耐力试验（6min 步行距离）；⑤其他（危险因素、心理评分、St.George 医院呼吸问卷）。

2. **随访与干预重点**

（1）稳定期：在稳定期需要每月随诊，干预内容有去除危险因素（戒烟）、健康教育（COPD 基本知识、家庭保健、药物使用方法等）、肺康复治疗（功能锻炼、营养支持、心理支持等）和家庭氧疗。

（2）急性加重期：急性加重期根据病情轻重程度不同，随访与干预内容有所不同。

1）轻度：即表现符合以下 3 条中的一条或以上：①气促加重；②常伴有喘息、胸闷、咳嗽加剧、痰量增加、痰液颜色和／或黏度改变以及发热等；③也可以出现全身不适、失眠、疲乏、抑郁等症状。

轻度病人的随访与干预包括①药物治疗：调整既往治疗方案（有感染征象者加口服抗生素），3 天后复诊；如好转继续目前治疗，1 周后再次复诊调整方案；如无好转或加重，转诊上级医院，在 2 周内随访；督促病人接种疫苗；②非药物治疗同稳定期病人。

2）中重度：即表现符合以下情况一条或以上：①新近出现的静息状态下呼吸困难；②新出现的发绀、外周水肿等；③咳嗽、咳痰、呼吸困难症状加重，同时伴有其他严重的伴随疾病（如慢性心力衰竭、慢性肾衰竭、恶性肿瘤等）；④新近发生的心律失常；⑤>75 岁的高龄病人的 COPD 急性加重；⑥对初始治疗反应不佳；⑦出现任何需要紧急抢救的危险情况。

中重度病人的随访与干预包括：①社区紧急处理，稳定病人一般情况；②协助转诊，在 2 周内随访。

（三）高危人群健康干预

通过健康教育传播健康知识、保健技能，提高高危人群的自我保健能力。主要围绕劝阻吸烟等开展一系列健康干预活动。不断跟踪收集干预活动所产生的反应资料，做好阶段性过程评估，指导调整原社区慢性阻塞性肺疾病预防与控制的健康促进方案。

（四）健康人群保健管理

通过大众传媒进行广泛的健康倡导、知识传播，尤其是反对吸烟、控制空气污染等当前可控制危险因素状况和降低危险因素的策略。定期评估健康传播效果，及时发展健康教育资料和工具，完善健康教育手段，更好地建立支持性环境，尤其是政府参与。

五、慢性阻塞性肺疾病病人健康管理技能

（一）COPD 病人健康教育

1. **疾病知识指导**　使病人了解 COPD 的相关知识，识别使病情恶化的因素。戒烟是预防 COPD 的重要措施，应劝导病人戒烟，在疾病的任何阶段戒烟，都有益于防止 COPD 的发生和发展；避免粉尘和刺激性气体的吸入，可减轻气道和肺的异常炎症反应；避免和呼吸道感染病人接触，在呼吸道传染病流行期间，尽量避免去人群密集的公共场所；指导病人要根据气候变化、及时增减衣物，避免受凉感冒。

2. **接种疫苗**　流感疫苗、肺炎链球菌疫苗等对防止 COPD 病人反复感染可能有益。年龄>65 岁，建议接种肺炎链球菌疫苗每 5 年 1 次和每年接种 1 次流感疫苗，能减少呼吸道感染发生，能减少住院次数、降低死亡率。

3. **体育锻炼**　加强体育锻炼，增强体质，提高机体免疫力。

4. **定期检测**　对于有 COPD 高危因素的人群，应定期进行肺功能监测，以尽可能早期发现 COPD 并及时予以干预。COPD 病人应定期进行肺功能监测，以了解病情进展，及时调整治疗方案。

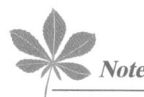

（二）COPD营养健康管理

呼吸功的增加可使热量和蛋白质消耗增多，导致营养不良，应制订出足够热量和蛋白、高维生素的饮食计划。少食多餐，避免在餐前和进餐时过多饮水。餐后避免平卧，有利于消化。腹胀的病人应进软食，细嚼慢咽。避免进食产气食物，如汽水、啤酒、豆类等；避免引起便秘的食物，如油煎食物、干果、坚果等。避免摄入高碳水化合物和高热量饮食，以免产生过多二氧化碳。

（三）COPD心理健康管理

针对不同的心理状态，首先评估病人对自身疾病的了解程度以及求知欲望，引导其说出自己担心、顾虑的问题。再针对病人所缺乏的知识进行教育，并对病人提出的疑问，应用通俗易懂的语言，深入浅出地作出解释，指导病人理解为止，如疾病的发生发展、治疗措施、康复护理等。

引导病人适应COPD并以积极的心态对待疾病，培养生活兴趣，如听音乐、养花种草等爱好，以分散注意力、减少孤独感、缓解焦虑、紧张的精神状态。

（四）COPD家庭氧疗管理

长期家庭氧疗对COPD伴有慢性呼吸衰竭的病人可提高生活质量和生存率，对血流动力学、运动能力、精神状态产生有益影响。一般采用鼻导管持续低流量吸氧，氧流量1～2L/min，应避免吸入氧浓度过高而引起二氧化碳潴留。提倡长期家庭氧疗，氧疗有效的指标：病人呼吸困难减轻、呼吸频率减慢、发绀减轻、心率减慢、活动耐力增加。

社区卫生服务人员应指导病人和家属做到以下几点：①了解氧疗的目的、必要性和注意事项；②注意安全：供氧装置周围严禁烟火，防止氧气燃烧爆炸；③氧疗装置定期更换、清洁、消毒。

（五）COPD运动健康管理

使病人理解康复锻炼的意义，制订锻炼计划，选择空气新鲜、安静的环境，进行步行、慢跑等体育锻炼。在潮湿、大风、严寒气候时，避免室外活动，合理安排工作和生活。在COPD缓解期，可据病情和体力情况，进行适当的散步、打太极拳、做体操等活动。可以进行改善呼吸功能的锻炼，如做运动测试、腹式呼吸、呼吸操等。上肢运动训练可增加病人活动耐力，每周3～5次，每次30min。

（六）COPD呼吸功能锻炼管理

COPD病人需要增加呼吸频率来代偿呼吸困难，这种代偿多数依赖于辅助呼吸肌参与呼吸，即胸式呼吸。然而胸式呼吸的效能低于腹式呼吸，病人容易疲劳，因此，应指导病人进行缩唇呼吸、膈式或腹式呼吸、吸气阻力器的使用等呼吸训练，以加强胸、膈呼吸肌的肌力和耐力，改善呼吸功能。

1. 缩唇呼吸　缩唇呼吸的技巧是通过缩唇形成的微弱阻力来延长呼气时间，增加气道压力，延缓气道塌陷。病人闭嘴经鼻吸气，然后通过缩唇（吹口哨样）缓慢呼气，同时收缩腹部。吸气与呼气时间比为1:2或1:3。缩唇的程度与呼气流量以能使距口唇15～20cm处、与口唇等高水平的蜡烛火焰随气流倾斜又不至于熄灭为宜。缩唇呼吸可减少呼吸频率和增加潮气容积，每天至少3次，一次至少10min。

2. 膈式或腹式呼吸　病人可取立位、平卧位或半卧位，两手分别放于前胸部和上腹部。用鼻缓慢吸气时，膈肌最大程度下降，腹肌松弛，腹部凸出，手感到腹部向上抬起。呼气时经口呼出，腹肌收缩，膈肌松弛，膈肌随腹腔内压增加而上抬，推动肺部气体排出，手感到腹部下降。

另外，可以在腹部放置小枕头、杂志或书本帮助训练腹式呼吸。如果吸气时，物体上升，证明是腹式呼吸。腹式呼吸每天训练3～4次，每次重复8～10次。腹式呼吸需要增加能量消耗，因此只能在疾病恢复期进行训练。

第三节　糖尿病健康管理技能

糖尿病（diabetes mellitus，DM）是由于胰岛素分泌绝对或相对不足而引起的一种代谢紊乱综合征，临床以高血糖为主要特点，是一种多病因的代谢性疾病，尤其是慢性高血糖，伴随胰岛素分泌缺陷引起的糖、脂肪和蛋白质代谢紊乱，是一种慢性、终身性疾病。糖尿病发生后，往往引起大量的糖从尿中排出，并出现多饮、多尿、多食、消瘦、头晕和乏力等一系列症状，如不及时控制血糖，就会引起多种并发症，如酮症酸中毒、高渗性昏迷等急性代谢紊乱，也可导致眼、肾、神经、血管、心脏等器官的损害，重者可以致残、致死，给病人及家属带来了巨大痛苦。糖尿病是社区常见病、多发病，糖尿病的防治及其管理是社区卫生服务面临的主要任务。2009 年原卫生部颁发了《国家基本公共卫生服务规范》，并多次进行了修订，该规范能够进一步帮助基层医护人员提高社区糖尿病防治水平，指导和规范糖尿病的社区综合防治与管理。

一、糖尿病的流行现状

糖尿病已成为发达国家继心血管病和肿瘤后的第三大慢性病。根据国际糖尿病联盟（International Diabetes Federation，IDF）统计，2011 年全球糖尿病病人已达 3.7 亿，估计到 2030 年，全球将有接近 5.5 亿糖尿病病人。而 2010 年调查，中国 18 岁以上人群糖尿病的患病情况显示，我国糖尿病患病率为 9.7%，糖化血红蛋白≥65% 的为 11.6%，我国已成为世界上糖尿病患病人数最多的国家。更为严重的是我国约有 60% 的糖尿病病人未被诊断，而已接受治疗者，糖尿病的控制状况也很不理想。此外，儿童和青少年 2 型糖尿病的患病率也显著增加。

我国糖尿病的发病特点是：城市高于农村；患病率随年龄增长而上升，女性发病高峰在 60 岁组男性发病高峰则在 70 岁组。但近些年的发病有年轻化的趋势，中年人糖尿病的发病率增长最为迅速，可能与不健康的生活方式、超重和肥胖、糖耐量低减等有关。糖尿病已成为严重威胁国人健康的公共卫生问题。

二、糖尿病的危险因素

糖尿病的危险因素包括遗传、生活方式、超重和肥胖、病毒感染、糖耐量低减、年龄等。

1. 遗传因素　糖尿病的发生与遗传因素密切相关。有关双生子的研究显示，同卵双生子发生 1 型糖尿病的一致性为 25%～30%，明显高于异卵双生子（5%～10%）。家系调查也显示，当母亲患有糖尿病时，其后代发病的危险为 2%～3%；当父亲患有糖尿病时，其后代发病的危险为 5%～6%。研究证明，不同种族糖尿病发病率存在差异，且糖尿病的家族聚集性明显。

2. 不良生活方式

（1）膳食结构不合理：长期摄入高糖、高脂肪、高热量的食物和长期过量进食，均可增加发生糖尿病的风险。

（2）缺乏身体活动：都市化、自动化等现代生活和工作方式，使人们的身体活动越来越少，患糖尿病的风险也会越来越大。许多研究都发现，身体活动不足可增加糖尿病发病的危险，活动量少的人与爱活动的人相比，2 型糖尿病的患病率高出 2～6 倍。

（3）超重和肥胖：肥胖是患 2 型糖尿病重要的危险因素之一，大量的横断面研究和队列研究都表明，BMI 与发生 2 型糖尿病的危险性呈正相关，并且在不同性别和不同种族间均存在一致性。曾有调查发现，糖尿病和糖耐量低减的患病率随体重的增加而上升。超重者患糖尿病的风险比正常人高，而肥胖者患糖尿病的风险比正常人更高。

3. 病毒感染　病毒一直被认为是可能引发糖尿病的启动因子，病毒感染后主要造成自身免疫性胰岛 B 细胞损害。其中比较肯定的是柯萨奇病毒与人类 1 型糖尿病存在相关关系，其他病

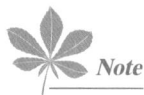

毒如腮腺炎病毒、巨细胞病毒和风疹病毒也可能与糖尿病有关。

4. 糖耐量低减 糖耐量低减（impaired glucose tolerance，IGT）是指一个人的血糖水平处于正常人血糖值与糖尿病病人血糖值之间的一种中间状态，目前已经公认 IGT 者是 2 型糖尿病的高危人群。研究发现，在 IGT 诊断后 5～10 年进行复查时，大约有 1/3 的 IGT 者发展为糖尿病病人。

5. 年龄 研究表明糖尿病的发病率随着年龄增长而逐渐增加，而且 40 岁以上糖尿病病人占总数的 87%。

6. 其他 如吸烟、饮酒、自身免疫缺陷、胰岛素抵抗、妊娠、社会经济状况等，可能是糖尿病的条件危险病因。

三、糖尿病的监测与筛查

（一）糖尿病的诊断

1. 诊断标准 1980 年以来国际上通用 WHO 的诊断标准，1997 年美国糖尿病协会（America Diabetes Association，ADA）提出修改糖尿病诊断标准的建议，WHO 专家委员会于 1999 年公布了协商性报告，1999 年 10 月我国糖尿病协会采纳新的诊断标准。糖尿病诊断标准为，糖尿病症状加任意时间血浆葡萄糖水平≥11.1mmol/L（200mg/dl）；或空腹血浆葡萄糖（fasting blood glucose，FPG）≥7.0mmol/L（126mg/dl）；或口服葡萄糖耐量试验（oral glucose test，OGTT）中 2h 葡萄糖水平（2hPG）≥11.1mmol/L（200mg/dl）。诊断标准中，糖尿病症状指多尿、烦渴多饮和体重减轻；空腹是指 8～10h 内无任何热量摄入；血浆葡萄糖推荐采用葡萄糖氧化酶法测定静脉血浆葡萄糖；空腹血浆葡萄糖正常为 3.9～6.0mmol/L（70～108mg/dl）；任意时间指一日内任何时间，无论上一次进餐时间及食物摄入量；任意时间血浆葡萄糖水平与 OGTT2h 葡萄糖水平相同，均以≥11.1mmol/L（200mg/dl）为诊断标准。

2. 糖尿病的常见健康问题

（1）糖尿病症状：2 型糖尿病病人在早期常无症状，常在体检或诊疗其他疾病时发现尿糖阳性，空腹血糖正常或高于正常水平，餐后 2h 血糖高于正常水平，糖耐量试验显示降低。1 型糖尿病病人"三多一少"即多尿、多饮、多食和体重减轻较明显。病人可出现疲乏、虚弱无力感。皮肤瘙痒，尤其是女性外阴，并发真菌感染时瘙痒更严重。屈光改变致视力模糊。许多病人无任何症状，仅于健康检查或因各种疾病就诊化验时发现高血糖。

（2）急性并发症

1）糖尿病酮症酸中毒（diabetic ketoacidosis，DKA）：是由于胰岛素不足和升糖激素不适当升高引起的糖、脂肪和蛋白质严重代谢紊乱综合征，临床以高血糖、高血酮和代谢性酸中毒为主要表现。①诱因：1 型糖尿病病人有自发 DKA 倾向，2 型糖尿病病人在一定诱因作用下也可发生 DKA。常见诱因：急性感染、胰岛素不适当减量或突然中断治疗、饮食不当、胃肠疾病、脑卒中、心肌梗死、创伤、手术、妊娠、分娩、精神刺激等。②临床表现：早期为乏力和"三多一少"症状加重。失代偿阶段出现食欲减退、恶心、呕吐，常伴头痛、嗜睡、烦躁、呼吸深快有烂苹果味（丙酮味）。病情进一步发展，出现严重失水，尿量减少、皮肤弹性差、眼球下陷、脉细速、血压下降、四肢厥冷。晚期各种反射迟钝甚至消失，病人出现昏迷。

2）高渗高血糖综合征（hyperosmolar hyperglycemic syndrome，HHs）：临床以严重高血糖、高血浆渗透压、脱水为特点，无明显酮症酸中毒，常有不同程度的意识障碍和昏迷。①诱因：急性感染、外伤、手术、脑血管意外等应激状态，使用糖皮质激素、利尿药、甘露醇等药物，水摄入不足或失水，透析治疗，静脉高营养等。②临床表现：最初表现为多尿、多饮，但多食不明显或反而食欲减退。逐渐出现严重脱水和神经精神症状，表现为反应迟钝、烦躁或淡漠、嗜睡、定向力障碍、偏瘫等，易被误诊为脑卒中。晚期逐渐陷入昏迷、抽搐、尿少甚至尿闭，无酸中毒样深大呼吸。

3）糖尿病乳酸酸中毒：主要是葡萄糖无氧酵解的产物乳酸在体内大量堆积，导致高乳酸血症，进一步出现 pH 降低和乳酸性酸中毒。表现为疲乏无力、厌食、恶心或呕吐、呼吸深大、嗜睡等，酸中毒表现明显，血、尿酮体不升高，血乳酸水平升高。

（3）慢性并发症：包括糖尿病大血管病变、糖尿病微血管病变、糖尿病肾病、糖尿病视网膜病变、糖尿病神经病变、糖尿病足等。

1）糖尿病大血管病变：是糖尿病最严重和突出的并发症，患病率比非糖尿病人群高，发病年龄较轻，病情进展快。主要表现为动脉粥样硬化，侵犯主动脉、冠状动脉、脑动脉、下肢动脉等，引起冠心病、缺血性脑血管病、高血压、下肢血管病变等。

2）糖尿病微血管病变：微血管是指微小动脉和微小静脉之间，直径在 100μm 以下的毛细血管及微血管网，是糖尿病的特异性并发症。包括糖尿病肾病、糖尿病视网膜病变等。除视网膜病变外，糖尿病还可引起黄斑病、白内障、青光眼、屈光改变、缺血性视神经病变等。

3）糖尿病神经病变：病变可累及神经系统任何一部分，以周围神经病变最常见。糖尿病周围神经病变典型表现呈手套或袜套式对称分布，下肢较上肢严重。病人常先出现肢端感觉异常（麻木、烧灼、针刺感或踩棉花感），有时伴感觉过敏；随后有肢体疼痛，呈隐痛、刺痛，夜间及寒冷季节加重；后期感觉丧失，累及运动神经，可有手足小肌群萎缩，出现感觉性共济失调及神经性关节病（Charcot 关节）。

4）糖尿病足：是指与下肢远端神经异常和不同程度的周围血管病变相关的足部感染、溃疡和 / 或深层组织破坏。是糖尿病最严重和治疗费用最高的慢性并发症之一，重者可导致截肢。

（4）感染：糖尿病病人代谢紊乱，导致机体各种防御功能缺陷，对入侵微生物的反应能力减弱，因而极易感染，且常较严重。同时，血糖过高和血糖控制不佳，有利于致病菌的繁殖，尤其是呼吸道、泌尿道、皮肤和女性病人外阴部。糖尿病并发的感染常导致难以控制的高血糖，而高血糖进一步加重感染，形成一个恶性循环。

（5）低血糖症：对于非糖尿病病人来说，低血糖的诊断标准为血糖低于 2.8 mmol/L，而糖尿病病人只要血糖水平≤3.9 mmol/L 就属于低血糖范畴。出现低血糖的原因主要包括不适当的高胰岛素血症或胰岛素反应性释放过多。

1）诱因：①使用外源性胰岛素或胰岛素促泌剂；②未按时进食或进食过少；③运动量增加；④酒精摄入，尤其是空腹饮酒；⑤胰岛素瘤等疾病；⑥胃肠外营养治疗等。

2）临床表现：低血糖临床表现呈发作性，发作时间、频率随病因不同而异，与血糖水平以及血糖下降速度有关。可分为两类：①交感神经兴奋：多有肌肉颤抖、心悸、出汗、饥饿感、软弱无力、紧张、焦虑、流涎、面色苍白、心率加快、四肢冰冷等。②中枢神经症状：初期为精神不集中、思维和语言迟钝、头晕、嗜睡、视物不清、步态不稳，后可有幻觉、躁动、易怒、性格改变、认知障碍，严重时发生抽搐、昏迷。

（二）糖尿病的筛查

2 型糖尿病病人大多在疾病的早期无明显临床症状，当其就诊时可能已出现各种临床或亚临床状态的并发症。糖尿病筛查有助于早期发现糖尿病，提高糖尿病及其并发症的防治水平。由于我国人口众多，公共卫生资源有限，《中国 2 型糖尿病防治指南》及原卫生部发布的《糖尿病筛查和诊断》均推荐针对糖尿病高危人群进行糖尿病筛查。

1. **筛查对象**　筛查对象为辖区内糖尿病高危人群。糖尿病高危人群的界定：在成年人（>18 岁）中，具有下列任何一个及以上的糖尿病危险因素，即可定义为糖尿病高危人群。其中，糖调节受损（impaired glucose regulation, IGR）是最重要的 2 型糖尿病高危人群。

糖尿病危险因素包括：①年龄≥40 岁；②既往有 IGR 史；③超重（BMI≥24kg/m²）或肥胖（BMI≥28kg/m²）和 / 或中心型肥胖（男性腰围≥90cm，女性腰围≥85cm）；④静坐生活方式；⑤2 型糖尿病病人的一级亲属；⑥有巨大儿（出生体重≥4kg）生产史或妊娠糖尿病史的妇女；⑦高血压，

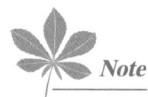

或正在接受降压治疗；⑧血脂异常[高密度脂蛋白胆固醇（high density liptein cholesterol，HDL-C）≤0.91mmo/L（35mg/dl）及甘油三酯≥2.22mmol/L（200 mg/dl）]，或正在接受调脂治疗；⑨动脉粥样硬化性心脑血管疾病病人；⑩有一过性的类固醇性糖尿病病史者；⑪BMI≥28kg/m² 的多囊卵巢综合征（polycystic ovary syndrome，PCOS）病人；⑫长期接受抗精神病药物和抗抑郁症药物治疗者。

2. **筛查方法**　目前，常用的糖尿病早期筛查手段首选检查包括：空腹血浆葡萄糖、口服葡萄糖耐量试验和糖化血红蛋白检测。其他检查手段还包括：尿糖、馒头糖耐量试验、静脉葡萄糖耐量试验、糖化血清蛋白、相关胰岛自身抗体检测、胰岛素及其释放试验、C肽及其释放试验、尿微量白蛋白等。

空腹血糖筛查是简单易行的糖尿病筛查方法，宜作为常规筛查方法，但有漏诊的可能性。条件允许的情况下，推荐做空腹血糖检测＋口服葡萄糖耐量试验（OGTT2h血糖测试）。

3. **筛查流程**　社区2型糖尿病的筛查流程如图11-3所示。

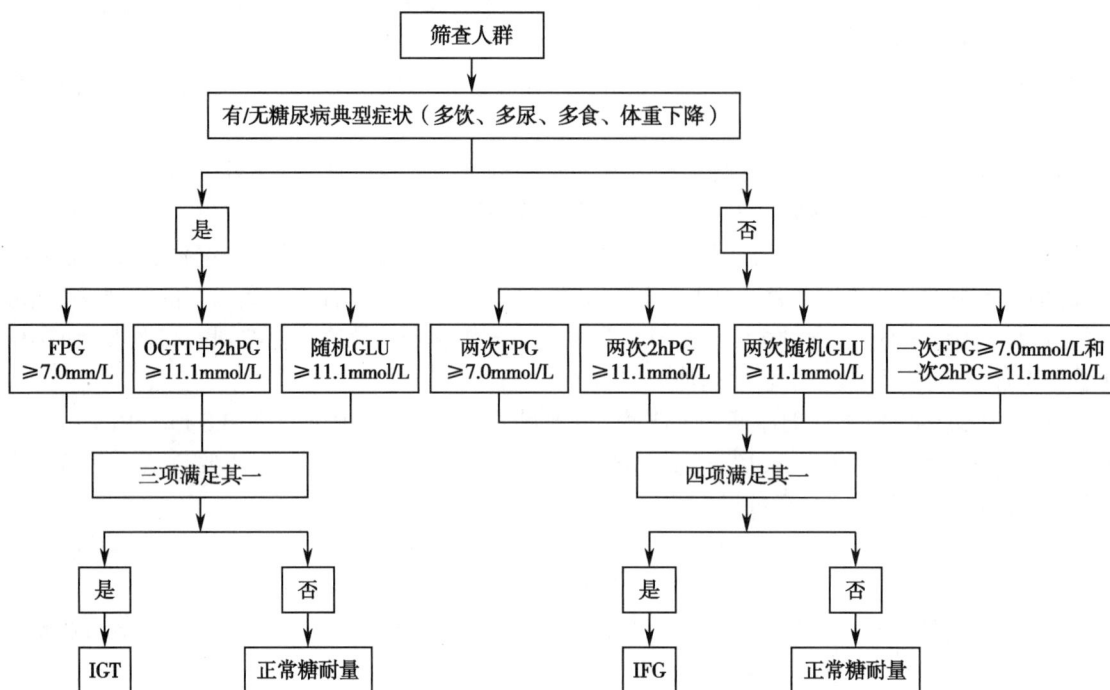

图11-3　社区2型糖尿病早期筛查流程图

四、糖尿病病人的随访与干预管理

糖尿病是一种终身性慢性疾病，主要危害在于其并发症。对糖尿病病人进行定期随访，监测其血糖水平及对危险因素进行控制，可预防、控制或延缓糖尿病并发症的发生和发展，提高糖尿病病人的生活质量。随访包括预约病人到门诊就诊、电话追踪、家庭访视等形式。对确诊的2型糖尿病病人，每年提供4次免费空腹血糖检测，至少4次面对面随访。

（一）档案登记

对于2型糖尿病病人的健康管理由医生负责，应与门诊服务相结合，对未能按照健康管理要求接受随访的病人，乡镇卫生院、村卫生室、社区卫生服务中心（站）应主动与病人联系，保证管理的连续性。乡镇卫生院、村卫生室、社区卫生服务中心（站）要通过本地区社区卫生诊断和门诊服务等途径筛查和发现2型糖尿病病人，掌握辖区内居民2型糖尿病的患病情况。每次提供服务后及时将相关信息记入病人的健康档案。

（二）糖尿病病人随访与干预

将上级医院/专科医生明确诊断的糖尿病病人进行全面评估。

1. 评估内容 包括：①测量空腹血糖或血压，并评估是否存在危急情况，如出现血糖≥16.7mmol/L 或血糖≤3.9mmol/L；收缩压≥180mmHg 和/或舒张压≥110mmHg；有意识或行为改变、呼吸有烂苹果样丙酮味、心悸、出汗、食欲减退、恶心、呕吐、多饮、多尿、腹痛、有深大呼吸、皮肤潮红；持续性心动过速（心率超过 100 次/min）；体温超过 39℃ 或有其他的突发异常情况，如视力突然骤降、妊娠期及哺乳期血糖高于正常等危险情况之一，或存在不能处理的其他疾病时，须在处理后紧急转诊。对于紧急转诊者，乡镇卫生院、村卫生室、社区卫生服务中心（站）应在 2 周内主动随访转诊情况。②若不须紧急转诊，询问上次随访到此次随访期间的症状。③测量体重，计算体重指数（BMI），检查足背动脉搏动。④询问病人疾病情况和生活方式，包括心脑血管疾病、吸烟、饮酒、运动、主食摄入情况等。⑤了解病人服药情况。

2. 分类干预 ①对血糖控制满意（空腹血糖值<7.0mmol/L）、无药物不良反应、无新发并发症或原有并发症无加重的病人，预约进行下一次随访；②对第一次出现空腹血糖控制不满意（空腹血糖值≥7.0mmol/L）或药物不良反应的病人，结合其服药依从情况进行指导，必要时增加药物剂量、更换或增加不同类的降糖药物，2 周内随访；③对连续两次出现空腹血糖控制不满意或药物不良反应难以控制以及出现新的并发症或原有并发症加重的病人建议其转诊到上级医院，2 周内主动随访转诊情况；④对所有的病人进行针对性的健康教育，与病人一起制订生活方式改进目标并在下一次随访时评估进展。告诉病人出现哪些异常时应立即就诊。

3. 健康体检 对确诊的 2 型糖尿病病人，每年进行 1 次较全面的健康体检，体检可与随访相结合。内容包括体温、脉搏、呼吸、血压、身高、体重、腰围、皮肤、浅表淋巴结、心脏、肺、腹部等常规体格检查，并对口腔、视力、听力和运动功能等进行粗测判断。

五、糖尿病病人健康管理技能

（一）糖尿病病人健康教育

1. 疾病知识指导 采取多种方法，如课堂或一对一讲解、放录像、发放宣传资料等，让病人和家属了解糖尿病的病因、临床表现、诊断与治疗方法，提高病人对治疗的依从性。教导病人外出时随身携带识别卡，以便发生紧急情况时及时处理。

2. 药物治疗指导 糖尿病药物治疗包括口服降糖药物治疗和胰岛素治疗。口服降糖药物治疗主要用于 2 型糖尿病病人，或 1 型糖尿病病人由于肥胖等存在胰岛素抵抗的情况。针对口服降糖药物治疗的病人，应指导病人遵医嘱服药根据所用药物的特点，掌握正确的方法，同时熟悉药物可能引起的副作用，并做好应对，忘记服药是社区糖尿病管理中常见的一个问题。对于忘记服药，一旦想起来应该立即补服，还需要留意服用的药物种类。对于磺脲类药物，若在接近下一次餐前才想起来则不服，需考虑到低血糖的可能；而葡萄糖苷酶抑制剂要求餐前服用，若餐前忘记服用，则餐后不用补服。

3. 自我监测 病人在多个时间点进行血糖监测，可以随时了解血糖控制变化趋势，对于血糖控制糖尿病病情、预防慢性并发症均具有重要意义。对于血糖平稳的病人，使用胰岛素治疗者建议每日自我监测至少 3 次，非胰岛素治疗者建议自我监测频率应适应治疗方案的需要。对于糖尿病孕妇，建议每周中 1～2d 全天进行自我监测。对于老年糖尿病病人要教会他们正确使用简易血糖仪，并告知自我血糖监测的记录。对于不能独立完成自我监测血糖者，可请家属或其他人员协助完成。

4. 足部护理指导 糖尿病足溃疡和坏疽是糖尿病病人致残、致死的重要原因之一，在日常生活中，糖尿病病人应重视足部护理，防止足部发生外伤，或发生之后能及时处理，防止足部的感染和病情进一步发展。

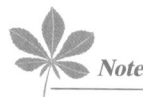

（1）每天检查足部：检查内容包括双足有无皮肤破损、裂口、水疱、小伤口、红肿、鸡眼、胼胝等，尤其要注意足趾之间有无红肿、皮肤温度是否过冷过热、足趾间有无变形、触摸足部动脉搏动是否正常。如发现皮肤有破损、水疱等，应去医院处理；如有胼胝、鸡眼等，也应在医生指导下处理。切勿自行用针头刺破水疱，或以锐器刮除胼胝，或用鸡眼膏等腐蚀性药物处理，这些都可能引起足部的感染。

（2）养成每日用温水洗脚的良好习惯：水温不宜太冷或太热，一般不超过40℃；泡脚时间不宜过长，以10～15min左右为宜。洗前用手腕掌侧测试水温，若已对温度不太敏感，应请家人代劳；洗完后用柔软的毛巾擦干，注意擦干两脚趾缝之间的位置；如足部比较干燥可涂抹适量的润肤乳，以保持足部皮肤润滑，防止发生皲裂。

（3）定期修剪趾甲：对于糖尿病病人而言，正确修剪趾甲非常重要。修剪趾甲方法不当，趾甲过短或过长折断都容易伤及甲周组织，引起甲沟炎。正确修剪趾甲的方法：一般在洗脚后用趾甲刀横向直剪，因为洗脚后的趾甲较软，比较容易修剪，同时横着剪不容易伤及皮肤；趾甲长度与趾尖同一水平即可，不要太短；另外，对于足部感觉减退的病人，剪的时候一定要确认剪刀的两刃之间是否夹住了皮肤。

（4）选择合适的鞋袜：糖尿病病人鞋袜的选择一定要非常注意，如果穿着不合脚的鞋袜，不仅不能保护足部，反而会引起足部的损伤。袜子的选择：最好选择透气性好、吸水性好的纯棉、浅色的袜子，袜口不要太紧，以免影响血液循环；如袜子有破损，尽量换新的袜子，不要修补后再穿，因为修补的位置不平整，长期摩擦，容易引起足部损伤。鞋子的选择：应选择透气、合脚的棉质布鞋或真皮皮鞋；不宜穿露出脚趾的凉鞋；不要穿鞋跟过高或鞋头过尖、过紧的鞋。病人尽量选择中午或黄昏去买鞋，因为此时双脚会比早上略大，买回来的鞋不致过紧，新鞋开始穿的时间不宜过久，可第一天穿半小时，然后逐渐延长时间。

（5）防止冻伤、烫伤、外伤：糖尿病病人由于足部感觉神经病变，足部的感觉不够敏感，容易受到创伤。因此，糖尿病病人在生活中应注意保护足部，避免发生冻伤、烫伤及其他外伤。冬天应注意足部保暖，但严禁用热水袋、火炉等给足部取暖；每次穿鞋前注意检查鞋内有无异物等。

（6）定期到专科门诊复查：一般糖尿病病程在5年以上的病人至少应每年到医院检查足部血管、神经，有助于早期发现血管、神经病变、早期治疗。

5. 低血糖的预防指导　低血糖是糖尿病治疗过程中常见的急性并发症，尤其是接受胰岛素或长期磺脲类药物治疗的病人、老年病人及肾功能不全者容易发生低血糖。应指导糖尿病病人加强低血糖的预防，熟悉低血糖的症状，及时发现低血糖并处理。低血糖预防的原则包括：①遵医嘱服药，定时定量不要擅自加大药物剂量，也不要随意调整服药时间，尤其胰岛素注射的病人，胰岛素注射的时间过早、量过大很容易引起低血糖；②病人饮食应规律，定时定量，如由于各种原因引起的食量减退、进食量少或胃肠道疾病引起呕吐、腹泻时，应相应减少药物剂量；③运动要适时适量，糖尿病病人的运动最好在餐后1～2h进行，选择强度适宜的运动，避免过量运动；④尽量减少饮酒，尤其是勿空腹饮酒，因酒精可刺激胰岛素分泌，容易引起低血糖；⑤应随身携带糖果，以备发生低血糖时急用；⑥随身携带糖尿病病情卡，卡上注明姓名、诊断、电话等，一旦出现严重低血糖，便于其他人了解病情、紧急施救并通知家人。当病人出现饥饿感、乏力、头晕、心慌、出虚汗、双手颤抖、手足口唇麻木、视力模糊、面色苍白等症状，应高度怀疑低血糖。具备血糖检测条件时，立即测定血糖以明确诊断；无血糖检测条件时，应先按低血糖处理。低血糖紧急处理包括：①清醒的病人，应尽快吃一些含糖高的食物或饮料，如糖果、果汁、蜂蜜、饼干等；②意识不清的病人，则应将病人侧卧，并拨打急救电话，尽快送医院抢救，有条件者可先静脉推注50%葡萄糖溶液20～40ml。因为容易引起窒息，切勿给病人喂食或饮水。

6. 外出活动的指导　糖尿病病人驾驶时一定要在身边准备糖果或其他富含碳水化合物的食物，以避免发生低血糖而导致严重后果。对于旅行的糖尿病病人在出发前应该进行健康评估，对于存在足部病变、空腹血糖超过 11.1mmol/L 者应暂缓旅行。在旅行中,建议随身携带血糖仪,增加监测次数,同时做好足部护理,保护好足部和踝关节部位,避免过度疲劳。

（二）糖尿病病人营养健康管理

1. 制订总热量 首先根据病人性别、年龄、理想体重[理想体重（kg）= 身高（cm）-105]、工作性质、生活习惯计算每天所需总热量。成年人休息状态下每天每公斤理想体重给予热量 25～30kcal,轻体力劳动 30～35kcal,中度体力劳动 35～40kcal,重体力劳动 40kcal 以上。儿童、孕妇、乳母、营养不良和消瘦、伴有消耗性疾病者每天每公斤体重酌情增加 5kcal,肥胖者酌情减少 5kcal,使体重逐渐恢复至理想体重的 ±5%。

2. 食物的组成和分配

（1）食物组成:总的原则是高碳水化合物、低脂肪、适量蛋白质和高纤维的膳食。其中碳水化合物约占饮食总热量的 50%～60%;脂肪不超过 30%,且饱和脂肪酸不超过 7%;肾功能正常的糖尿病病人蛋白质占 10%～15%,其中优质蛋白超过 50%。有显性蛋白尿的病人蛋白质摄入量应限制在每天每公斤理想体重 0.8g,但从肾小球滤过率下降起,推荐蛋白质摄入量为每天每公斤体重 0.6g。胆固醇摄入量应在每天 300mg 以下。多食富含膳食纤维的食物,每天饮食中膳食纤维含量 14g/1 000kcal 为宜。

（2）主食的分配:应定时定量,根据病人生活习惯、病情和配合药物治疗安排。对病情稳定的糖尿病病人可按每天 3 餐 1/5、2/5、2/5 或各 1/3 分配;对注射胰岛素或口服降糖药且病情有波动的病人,可每天进食 5～6 餐,从 3 次正餐中匀出 25～50g 主食作为加餐用。

（3）其他注意事项:①超重者忌吃油炸、油煎食物,炒菜宜用植物油,少食动物内脏、蟹黄、虾子、鱼子等高胆固醇食物。②戒烟限酒。女性每天的酒精量不超过 15g,男性不超过 25g。每周不超过 2 次。③每天食盐 <6g。④严格限制各种甜食,包括各种食用糖、糖果、甜点心、饼干及各种含糖饮料等。可使用非营养性甜味剂,如蛋白糖、木糖醇、甜菊片等。对于血糖控制接近正常范围者,可在两餐间或睡前加食水果,如苹果、橙子、梨等。⑤可根据营养评估结果适量补充维生素和微量营养素。⑥每周定期测量体重 1 次,如果体重增加 >2kg,进一步减少饮食总热量;如消瘦病人体重有所恢复,也应适当调整饮食方案,避免体重继续增加。

（三）糖尿病病人运动健康管理

1. 运动的方式 有氧运动为主,如快走、骑自行车、做广播操、练太极拳、打乒乓球等。最佳运动时间是餐后 1h（以进食开始计时）。如无禁忌证,每周最好进行 2 次抗阻运动。若有心、脑血管疾病或严重微血管病变者,应按具体情况选择运动方式。

2. 运动量的选择 合适的运动强度为活动时病人的心率达到个体 60% 的最大耗氧量（心率 =170- 年龄）。活动时间为每周至少 150min,每次 30～40min,包括运动前准备活动和运动结束整理运动时间,可根据病人具体情况逐渐延长。肥胖病人可适当增加活动次数。用胰岛素或口服降糖药者最好每天定时活动。

3. 注意事项 ①运动前评估糖尿病的控制情况,根据病人具体情况决定运动方式、时间以及运动量。②运动中需注意补充水分。③在运动中若出现胸闷、胸痛、视力模糊等应立即停止运动,并及时处理。④运动后应做好运动日记,以便观察疗效和不良反应。⑤运动前后要加强血糖监测。当空腹血糖 >16.7mmol/L,应减少活动,增加休息。运动不宜在空腹时进行,防止低血糖发生。⑥运动时需预防低血糖的发生,并注意随身携带包括个人联系方式、糖尿病病情说明等信息的病情说明卡。

（四）糖尿病病人心理健康管理

糖尿病是一种慢性终身性疾病,在患糖尿病之初以及在长期的治疗过程中,病人都可能发生各种心理问题。调查显示,糖尿病病人心理障碍的发生率高达 30%～50%。糖尿病病人具有一些不稳定的情绪特征,易焦虑、抑郁和较强烈的情绪反应掩饰度高,个性内向,自卑、心胸比较狭

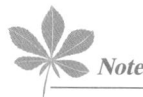

窄,易怒,情绪唤起后很难平静。个性通过改变认知行为而引发情绪障碍,情绪障碍的加重也可导致病人消极、退缩、动力不足,从而对生理功能产生不利影响。生理功能减退又加重病人的精神紧张,使血糖不易控制。频发的低血糖反应,严格的饮食控制加重了病人的抑郁焦虑情绪,使病人陷于恶性循环之中。因此,加强糖尿病病人的心理护理,使病人保持良好的心态,是社区糖尿病病人管理的重要内容。

指导内容包括:①提供糖尿病的相关知识,使病人正确认识疾病,糖尿病虽然不可治愈,但并不是不可控制,要协助病人建立应对糖尿病的信心;②认真倾听病人的叙述并观察病人的心理活动,给病人充分的理解与支持,及时肯定病人取得的进步;③情感支持:鼓励病人家属支持和积极参与糖尿病控制,使病人感到家人的支持与关心;在个体心理水平上,社会支持不仅具有独立的作用,能维持个体良好的情绪体验,而且更重要的是作为社会心理刺激的缓冲因素,对健康产生间接的保护作用;④教给病人一些心理调适的技巧,包括放松训练、音乐疗法等;⑤日常指导:减少不良刺激,合理安排生活。白天适当活动,保证夜间充足睡眠。

（五）糖尿病病人中医健康管理

1. 针灸法　针灸法治疗糖尿病的优势在于不良反应少,穴位以足三里、三阴交、脾俞为主。针刺足三里等穴位有较好的降低血糖的效果,并能调节病人胃肠功能,促进胃肠蠕动。而针灸法是目前常用的治疗糖尿病的中医技术。灸法以艾叶为主要原料,有扶阳固脱、温经散寒、消瘀散结、防病保健的功效。

2. 八段锦　八段锦是国家体育总局在挖掘整理我国优秀传统功法的基础上,组织编创的易筋经、八段锦、五禽戏、六字诀等四种健身气功之一。经常练习八段锦有利于减少体脂,提高机体对葡萄糖的吸收,减轻外周组织对胰岛素的抵抗,提高肌肉组织对葡萄糖的利用率,调节葡萄糖代谢。练习八段锦有利于津液分布和气血运行,从而达到经络所过、主治所及、脏腑所属、主治所为的目的。

🍁 **专栏11-1**

简易糖尿病操

第一节:搓热双手,按摩迎香穴

　　　　　沿鼻翼两侧向上循行,刮摩眉弓,按摩面颊

第二节:前后拍胰腺

第三节:循经拍穴,侧步弯腰依次拍打三阴交-足三里-阳明穴

穴位:三阴交-足太阴脾经,内踝尖上3寸

　　　足三里-足阳明胃经,外膝眼下3寸

　　　阳明穴-为经外奇穴,一二趾缝端直上3寸(在足背)

练习要求:早、中、晚各一次,每次15~30min

3. 中药足浴　中药足浴是利用人体足部72个与机体各脏器相对应的反射区与穴位,将药物置于足浴盆,使药物透过皮肤渗入穴位,从而行气活血、调和阴阳,达到内病外治、上病下治的目的。中药足浴适用于下肢凉、麻、痛、肿的糖尿病病人。在足浴时水温需保持在37~40℃,时间一般以20~30min为宜。若在足浴时,病人局部皮肤出现瘙痒、红疹或胸闷、心慌等现象,则应立即停止。

4. 物理治疗　中医学认为,不同的疾病都是由于经络中气血瘀滞不通所致,物理治疗仪是将针灸疗法、经络学说与现代电子技术相结合的一种疗法,其利用电脉冲刺激穴位,恢复经络途径和神经体液途径,进而改善机体的微循环。常用的物理治疗包括激光治疗、磁疗、中低频脉冲治疗等方式。物理治疗仪对治疗和预防糖尿病周围神经病变、改善临床症状效果较明显。

思考题

1. 高血压病人的营养健康管理内容有哪些？
2. 高血压病人用药指导内容有哪些？
3. 慢性阻塞性肺疾病病人呼吸功能锻炼健康管理内容有哪些？
4. 糖尿病病人饮食注意事项有哪些？
5. 糖尿病病人运动注意事项有哪些？

（梁春光）

第十二章 社区健康风险评估与社区健康服务计划

本章要点

1. **掌握** 社区健康风险评估、社区健康服务计划与社区健康服务评价的流程。
2. **熟悉** 社区健康风险评估内容。
3. **了解** 社区健康风险评估方法。

疾病的发生、发展过程常常与某些危险因素有关，如果能够早期识别健康危险因素并加以干预，可以避免或减缓疾病的发生和发展。基于大样本资料的收集与评估，建立危险因素与健康状态之间的量化关系模型，据此预测估计某一个体未来发生某种特定疾病或死亡的可能性大小，有助于帮助个体设计合理的健康干预计划，达到健康促进的目的，健康风险评估为我们提供了科学的评估技术和方法。在社区健康诊断的基础上，准确地识别社区存在的关键健康问题，科学地设计社区健康服务计划，对计划实施的过程及结果进行监督与评价，有助于提升社区健康服务管理的科学化和规范化水平。

第一节 社区健康风险评估概述

一、健康风险因素

世界卫生组织（WHO）公布 2016 年全球前十位死亡原因中，非传染性疾病占 6 个。2018 年《中国卫生健康统计提要》的调查结果显示，我国部分地区城乡居民前三位死因均为慢性非传染性疾病。可见，预测和控制慢性非传染性疾病已成为包括我国在内的大多数国家所面临的主要健康问题。健康管理最核心和基础的内容是针对健康风险因素所开展的干预和管理活动，因此全面了解和掌握健康风险因素的相关知识、掌握健康风险因素的评估方法成为开展健康管理活动必备的知识基础和核心技能。

（一）健康风险因素的概念及特点

1. **健康风险因素的概念** 健康风险因素（health risk factors）又称健康危险因素，是指在机体内外环境中存在的导致疾病、死亡或健康不良后果发生可能性或概率增加的因素。社区健康风险因素是指在社区范围内存在的，使社区居民患病、死亡或发生健康不良后果的可能性或概率增加的因素。

2. **健康风险因素的特点** 健康风险因素对健康影响的作用机制复杂，许多有待进一步研究，表现出如下特点。

（1）潜伏期长：危险因素产生健康危害的潜伏期取决于其数量、性质和接触时间。一般来说，人群长期反复接触危险因素之后有可能导致健康损害，如高血压、脑卒中等心脑血管疾病病人的不良膳食习惯可能长达数年，肺癌病人的吸烟史也往往长达数十年。健康风险因素的潜伏期长，使危险因素与疾病之间的因果联系不易确定，给疾病预防带来一定困难，但同时也给我们实施干预措施提供了时间与机会。

（2）联合作用明显：多种健康危险因素同时存在，会明显增强致病危险性。如吸烟者同时接触有害金属粉尘或石棉，则发生肺癌的可能性是单纯吸烟者的几倍；冠心病与高血压、高胆固醇血症、肥胖等关系密切，多个因素联合作用使冠心病发病可能性明显提高。这些都提示在疾病预防实践中，必须实施综合干预措施以应对各种健康危险因素。

（3）特异性弱：流行病学研究发现，一种疾病的发生往往与多种危险因素有关，而一种危险因素也可导致多种疾病的发生。如吸烟与肺癌、支气管炎、心脑血管疾病、胃溃疡等疾病相关，而冠心病与高脂肪、高热量、低纤维素饮食及吸烟、精神紧张、肥胖等多种因素相关。慢性病各种危险因素及与慢性病之间的内在关系已基本明确，往往是"一因多果、一果多因、多因多果、互为因果"。

（4）广泛存在：健康危险因素广泛存在于自然与社会环境中，存在于人们的日常活动中，甚至伴随着个体的生存而存在。许多危险因素已被人们所习惯和接受，因此增加了人们识别危害的难度，也给危险因素的有效干预与控制带来了困难。

（二）健康风险因素的分类

根据不同的分类形式，健康风险因素可分为不同类别。根据对健康的影响范围划分，健康风险因素包括个体健康风险因素和群体健康风险因素。根据健康风险的可控性来划分，可分为不可控健康风险因素和可控健康风险因素，前者包括年龄、性别和遗传因素等，后者包括行为生活方式、医疗卫生服务和社会经济文化环境等。生物 - 心理 - 社会医学模式从生物、心理和社会等方面来认识健康风险因素，可将其归类为环境因素、生物遗传因素、行为生活方式因素、卫生服务因素等四大类健康风险因素。WHO 全球人类主要死因调查结果显示（1991 年）：行为生活方式占 60%，环境因素占 17%（其中社会环境占 10%、自然环境占 7%），生物遗传因素占 15%，医疗卫生服务因素占 8%。

1. 环境因素　环境是指以人为主体的外部世界，或围绕人们的客观事物的总和。环境是人类生存发展的物质基础，也是与人类健康密切相关的重要条件。2016 年召开的第二届联合国环境大会报告显示，全球 1/4 的死亡人数与环境污染有关，改善环境已成为保证人类健康发展的迫切任务。影响健康的环境因素可分为三大类——自然环境、社会环境和心理环境。

（1）自然环境因素：是指人类生存和发展所依赖的各种自然条件的总和。影响健康的自然环境因素主要包括生物、化学和物理三大危险因素，如细菌、病毒、寄生虫等生物性因素，化学毒物、粉尘、农药及汽车尾气等化学性因素，噪声、振动、电离辐射等物理性因素，这些自然环境因素均会对个体或群体健康产生影响。

（2）社会环境因素：随着生物医学模式向生物 - 心理 - 社会医学模式的转变，与人类密切相关的社会环境因素对健康的影响也越来越受到广泛关注。社会环境是指人类生存及活动范围内的政治、经济、文化和教育等，影响健康的社会环境因素主要有经济状况、收入水平、居住条件、营养状况、就业条件和离婚、丧偶、家庭不和睦等。另外，社会环境影响健康的特点是非特异性与广泛性、持久性与累积性，且社会环境作用于人类健康常常是以交互作用的方式产生效应。

（3）心理环境因素：是指影响人类健康和疾病过程的认知、情绪、人格特征、价值观念以及行为方式等。一般认为心理因素赋予个体某些易病倾向，从而在社会文化等环境因素作用下易表现出某些心理障碍和躯体疾病。如遭受精神创伤，会使机体内免疫物质减少，从而导致感染性疾病乃至癌症的发生。

2. 生物遗传因素　随着分子生物学的发展和人类遗传基因研究的进展，人们认识到有些疾病直接与遗传因素有关，如血友病、镰状细胞贫血症、蚕豆病、精神性痴呆等。目前，研究表明遗传因素对多种慢性非传染性疾病的发生也有重要作用，如高血压、糖尿病、肺癌和乳腺癌等。由于性别和年龄等生物因素的差异，使得女性增加了罹患生育相关疾病和生殖系统肿瘤的风险，而老年人群罹患高血压、心脏病等疾病的风险明显高于年轻人。

3. 行为生活方式因素 是指由于自身行为生活方式而产生的健康危险因素，又称自创性危险因素。慢性非传染性疾病的发生与不健康的行为生活方式密切相关。心脑血管疾病、肿瘤、糖尿病及慢性呼吸系统疾病等常见慢性病的发生都与吸烟、不健康饮食、饮酒、久坐等共同的行为生活方式危险因素有关。WHO 估计，每年至少有 490 万人死于吸烟，260 万人死于超重或肥胖，440 万人死于高胆固醇，710 万人死于高血压。

4. 卫生服务因素 是指卫生机构使用各种卫生资源提供预防、医疗、保健、康复和健康教育服务的过程。卫生服务是防治疾病和促进健康的有效手段。社区卫生服务与社区人群的健康密不可分，WHO 认为社区卫生服务可以解决居民 80% 以上的健康问题。良好的社区卫生服务系统应最大限度地满足社区居民的基本医疗卫生服务需求，解决社区主要卫生问题。然而，在卫生服务中同时也存在着各种不利于保护和增进健康的因素，如抗生素和激素的滥用、医疗服务质量低、误诊漏诊、医疗事故、资源布局不合理、公共卫生体系和服务网络不健全、重治疗轻预防、医疗保健制度不完善等都可能危害人群健康。

二、社区健康风险评估

（一）社区健康风险评估的概念

健康风险评估的概念是由刘易斯•C•罗宾斯博士（Dr. Lewis C. Robbins）于 20 世纪 50 年代首次提出，在多年的心脏病危险因素研究基础上，罗宾斯博士利用弗莱明翰（Framingham）心脏病研究成果，建立了心脏病的发病风险与个体危险因素（生理指标、环境因素、心理因素、人口统计学因素、家族与个人病史、生活方式等）之间的量化关系。随着罗宾斯博士的健康风险评估模式被美国心脏病医生和医学界认可，这一模式被逐渐运用到医学实践中。然而，由于理解不同，有些学者将"risk"翻译为"风险""危险""危险度"，将"appraisal"翻译为"评估""评价"等。但无论是健康风险评估、健康危险评价或健康危险度估计，都隐含着对疾病、死亡或健康不良后果发生概率的估计。所以尽管名称不同，但其实质却是相同的。

具体而言，健康风险评估（health risk appraisal, HRA）是指通过系统、全面地收集个人或人群的环境、遗传、生活方式和医疗卫生服务等危险因素，对危险因素与健康状态之间的关系进行量化，从而预测估计某一个体或群体未来发生某种特定疾病或因某种特定疾病死亡的可能性，即对个体或人群的健康状况及未来患病或死亡危险性进行量化评估。这里涉及三个关键词：健康状况、未来患病或死亡危险、量化评估。

1. 健康状况 随着对健康状况的认识和理解不断深入，健康的多维性和健康的阶段性、连续性成为人们认识健康的两个重要方面。健康的多维性是指包括躯体健康、心理健康和良好的社会适应能力 3 个方面；阶段性和连续性是指从绝对健康到死亡，个体经历疾病的低危险状态、中危险状态、高危险状态、疾病发生、不同预后等阶段，各个阶段逐步演变。阶段性和连续性健康评估越来越受到广泛关注。健康的这些特点直接影响到健康风险评估的需要和发展趋势。如根据不同年龄段健康危险因素、易患疾病和高死亡原因等的差异，设计不同年龄段应做的健康检查项目，进行周期性的健康检查和健康风险评估，从而为个体提供连续的健康基础信息，帮助个人采取有效的健康决策和健康维护。

2. 未来患病或死亡危险 这是健康风险评估的核心，即依据循证医学、流行病学和统计学等方法与技术，预测具有一定特征的个体或人群在未来一定时期内的患病（发病）率或病死率。健康风险评估从本质上来说，就是对未来患病或死亡危险的预测。

3. 量化评估 评估结果可以量化和比对是健康风险评估的一个重要特点。常见的健康风险评估结果指标有：危险度、患病危险性、健康年龄、健康分值、健康风险分级等，基本思想是将健康危险度的计算结果通过一定的方法转化为一个评分数值。

（1）危险度：表示危险度的指标有相对风险和绝对风险。当表示单一危险因素与一种健康结局事件之间的关系时，最普遍的方法就是计算相对风险。相对风险表示的是具有某一危险因素的个体与不具有这种危险因素的个体相比，发生某种健康不良结局的概率之比。相对风险是对某一危险因素单独表示，以提示人们对某些行为（如吸烟）或某种生理异常（如高血压）进行干预。当估计多个危险因素对健康不良结局的效应时，可使用绝对风险进行表示。如5年患病的绝对风险为10%，表示5年内将发生被评估疾病的概率为10%。评估疾病绝对风险的目的在于确定干预措施的绝对效果，如某一人群平均5年绝对风险是15%，意味着未来5年内整个人群中有15%的人需要进行被评估疾病的干预，若未来5年内，在某一人群中采取有效的干预措施，则可能将人群被评估疾病的发病率降低，如将人群被评估疾病发病率从10%降低至8.5%。

（2）健康年龄：健康年龄是一个有意义的指标，指具有相同评估总分值的男性或女性的平均年龄。为得到健康年龄，受评估者的评估危险度要和同年龄同性别人群的平均危险度进行比较，如某个体评估危险度与人群平均危险度相等，则他的健康年龄就是其自然年龄；如某个体评估危险度高于人群平均危险度，其健康年龄大于其自然年龄；如某个体评估危险度低于人群平均危险度，其健康年龄小于其自然年龄。

为便于理解和说明，常采用图形表达健康风险评估结果。

健康风险评估是一种方法或者工具，评估的目的在于估计特定事件发生的可能性，而不在于做出明确诊断。既往的健康风险评估一般以死亡为结果，然而，随着技术的发展和健康管理需求的变化，健康风险评估应用范围逐步延伸。目前，以疾病为基础的危险性评估已成为健康风险评估的重要领域，评估结果有助于个体及群体理解危险因素的作用，便于实施积极的健康干预措施，减少因健康（疾病）原因而产生的直接与间接经济损失。

社区健康风险评估（community health risk appraisal，CHRA）是指运用社会学、人类学和流行病学等研究方法，对一定时期内社区人群的主要健康问题及其危险因素等进行科学描述，并对人群健康状况及未来患病或死亡危险性进行量化分析，为有针对性地制订社区健康服务计划提供参考依据。

社区健康风险评估是社区健康服务与管理的基础和前提，也是极为关键的技术部分。社区健康风险因素评估的基本思想是：根据社区内人口学和流行病学等资料以及运用数理统计学方法，对社区居民在生活、生产及医疗卫生服务中存在的健康危险因素进行测量和评估，估计其患病、死亡或者发生健康不良后果的可能性，预测降低危险因素的潜在可能性及寿命可能延长的程度，并以健康评估报告的形式向社区居民进行反馈。社区健康风险评估的主要目的是促进危险因素的个体化和群体化的干预，以降低或避免危险因素的影响，减少疾病，提高生活质量，进而提高社区人群的整体健康水平。

（二）社区健康风险评估的分类

1. 根据健康风险种类的不同，可将社区健康风险评估可以分为三类：

（1）一般健康风险评估（general health risk appraisal）：一般健康风险评估适用的评估对象和评估范围较为广泛。

（2）疾病风险评估（disease specific assessment）：疾病健康风险评估是健康风险评估中的重要内容之一，是指对特定疾病患病风险的评估，即患有特定疾病的可能性大小。

（3）生命质量评估（quality of life assessment，QOLA）：生命质量评估是指具有一定生命数量的人在一定的时点上的生命质量表现。作为一种评估技术，生命质量评估是对疾病及治疗对病人造成的生理、心理和社会生活等方面的影响进行全面评价。需要关注的是生理、心理和社会功能状态是生命质量的核心内容，任何疾病或损伤都会导致此三方面的改变，而此三方面的改变也综合反映了个体生命质量的状态。因此，生理、心理和社会功能状态是生命质量评估的重要内容。

2．根据评估对象不同，社区健康风险评估包括微观个体和宏观群体两个方面，即个体健康风险评估和人群健康风险评估。

（1）个体健康风险评估是指以个体为对象，对影响其健康的各种风险进行监测、分析与评估的过程。个体健康风险评价结果可被用来对个体的健康进行预测并为健康教育和咨询提供科学依据，劝导个体改变不良的生活方式，努力控制并降低危险因素的危害，从而减少疾病或死亡的发生。

（2）人群健康风险评估是指以人群或群体为目标，在社区范围内为社区人群尤其是社区重点人群提供健康风险的监测、分析与评估。通过群体健康危险因素评价，可以了解危险因素在人群中的分布及其严重程度，为确定健康服务工作重点，制订干预策略和措施提供依据。

第二节　社区健康风险评估方法

一、社区健康风险评估的基本步骤

完整的社区健康风险评估过程一般包括 3 个基本步骤：①健康信息收集，即掌握个体、人群的健康状况及危险因素等；②健康风险估计，即可能暴露在健康危险因素的情况下，使用统计学概率论方法得出危险因素与健康不良后果之间的关系模型，确定个人及人群的真实危险水平；③健康评估报告，风险评估者或管理者将健康风险因素告知个体或群体，并围绕健康风险因素进行沟通交流，达到疏导危险、降低危险危害程度甚至阻止危险发生的目的，最大限度地保障社区人群健康。

（一）健康信息的收集

健康信息包括与人类健康相关的各类信息。健康信息收集是开展健康风险评估的基础，而且只有在完整可靠的信息基础上，健康风险评估的结果才是准确可信的。问卷调查、体格检查、实验室检查是健康信息收集的重要手段，常规报告系统、专题调查、已有的研究成果、社区健康档案和小型座谈会等也是获得健康信息的手段。

根据评估的重点与目的不同，所收集的健康信息也会存在差异。一般来讲，需要收集的信息包括：①评估对象的生理、生化数据。身高、体重、腰围、血压、血脂、血糖等。②评估对象的基本人口学特征。年龄、性别、文化程度、职业、经济收入、婚姻状况等。③现在健康状况、既往史、家族史调查。④生活方式信息。主要包括吸烟状况、身体活动状况、饮食习惯及营养状况、饮酒状况等；⑤态度与知识方面信息。⑥其他危险因素，如精神压力等。

（二）健康风险估计

健康风险估计是指利用收集的健康信息，通过一定的模型或者方法估计具有一定健康特征的个人或人群在未来一定时间内发生疾病、死亡或健康不良后果的可能性。健康风险估计主要有两种方法：即单因素加权法、多因素模型法。

单因素加权法建立在单一危险因素与发病率的基础上，将这些单一因素与发病的关系以相对危险性来表示其强度，得出的各相关因素的加权分数即为患病的危险性。由于这种方法简单实用，不需要大量的数据分析，是健康管理发展早期主要的危险性评价方法。比较典型的有美国卡特中心（Carter Center）以及美国糖尿病协会（American Diabetes Association，ADA）使用的评价方法，很多健康管理公司所采用的健康风险评价工具都是在这些方法的基础上改进完善的。

多因素模型法建立在多因素数理分析基础上，即采用统计学概率理论的方法得出患病危险性与危险因素之间的关系模型。为了能将更多的危险因素考虑进去，提高评估的准确性，近年来，这种以数据为基础的关系模型分析技术得到进一步发展。除了常见的多元回归分析方法外（logistic 回归和 Cox 回归），还有基于模糊数学的神经网络方法、决策树法等。典型代表是在前瞻性队列研究的基础上建立的 Framingham 的冠心病模型，很多机构以该模型为基础构建其他模型，并由此演化出适合自己国家、地区的评价模型。

（三）健康评估报告

健康风险评估报告的种类和各种健康风险评估报告的组合千差万别，较好的健康风险评估报告包括一份给受评估者个人的个体评估报告和一份总结了所有受评估者情况的人群评估报告。个体评估报告主要包括健康风险评估结果和分析，以及有针对性的健康教育信息。人群报告主要包括受评群体的人口学特征、患病状况、危险因素总结、建议的干预措施和方法等。无论是个体评估报告还是人群评估报告都应与评估目的相对应。

二、社区健康风险评估方法

（一）个体健康风险评估方法

1. 资料收集

（1）基础资料收集：收集社区年龄别、性别、疾病别患病率或死亡率等基础资料，作为同性别、同年龄患病率或死亡率的平均水平，并在评价时作为比较标准。遴选严重危害地方居民健康且具有明确危险因素的 5～10 种疾病作为研究对象。基础资料可通过死因登记、疾病检测、文献报告等途径收集，也可经回顾性调查获得。表 12-1 列举了某地某 41 岁男性健康危险因素评价，表中第（1）、（2）项是健康危险因素和每 10 万人口的平均死亡概率。

（2）个体风险因素资料收集：通过健康询问问卷调查，收集社区居民行为生活方式、环境风险因素和医疗卫生服务等危险因素，通过病史询问、体格检查和实验室检查，也可以获得重要的家族遗传性风险因素资料。但需要注意的是危险因素必须是有循证医学依据的并且得到公认的危险因素。

2. 健康风险评估

（1）将健康风险因素转换为危险分数：将健康风险因素转换为危险分数是健康风险评估的关键步骤。从健康风险评估的发展历史来看，健康风险评估初期采用经验指标将危险因素换算成危险分数，也就是通过专家咨询或生命统计学家、临床医生等共同讨论，根据危险因素与发病或死亡率之间的联系程度以及前瞻性或回顾性死因调查结果，提出将危险因素转换成危险分数的经验指标。这种技术的应用发展出了许多计算危险分数的方法和计算模型。目前来看，国外使用的计算危险分数的模型有多种，如统计模型、聚类模型、Sposeff 模型、对数线性模型、Logistic 模型等。其中，统计模型是最早由美国健康保险学家 N.Gesner 提出并用于健康风险评估研究之中，计算各个危险因素的危险分数及组合危险分数的模型。使用这一模型必须有大量流行病学和病因学资料作为基础，因为使用这一模型必须要知道暴露于某一种危险因素的个体在人群中的比重，以及该危险因素的相对危险度。计算危险分数的统计模型如下：

$$Fi = \frac{RRi}{\sum_{i=1}^{n} RRiPi}; \ i = 1, 2, 3 \cdots\cdots n$$

公式中：

i 是指某一特定危险因素的第 i 分层。

Fi 是指某一特定危险因素第 i 分层的风险系数。

RRi 是指某一特定危险因素第 i 分层的相对危险度。

Pi 是指人群中某一特定危险因素第 i 分层所占的比例。

对危险分数的解释：当危险分数 =1.0，说明个人患病或死亡的概率等于当地平均水平；当危险分数 >1.0，说明个人患病或死亡的概率高于当地平均水平；当危险分数 <1.0，说明个人患病或死亡的概率低于当地平均水平。

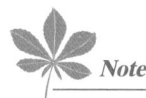

表12-1　某地某41岁男性健康危险因素评价表

死亡原因 (1)	死亡概率/（1/10万）(2)	疾病诱发因素 (3)	指标值 (4)	危险分数 (5)	组合危险分数 (6)	存在死亡危险 (7)	根据医生建议改变危险因素 (8)	新危险分数 (9)	新组合危险分数 (10)	新存在死亡危险 (11)	降低量 (12)	危险降低程度百分数/% (13)
冠心病	1 877	血压（kPa）	16.0/9.3	0.4				0.4				低
		胆固醇（mg/dl）	192	0.6				0.6				
		糖尿病史	无	1.0				1.0				
		体力活动	坐着工作	2.5	1.9	3 585.07	定期锻炼	1.0	0.11	206.47	3 378.6	47%
		吸烟	不吸	0.5				0.5				
		体重	超重30%	1.3			降到平均体重	1.0				
车祸	285	家族史	无	0.9				0.9				
		饮酒	不饮	0.5				0.5				
		驾车里程	2 500公里/年	2.5	1.9	541.5		2.5	1.9	541.5	0	0
		安全带使用	90%	0.8			100%	0.8				
自杀	264	抑郁	经常	2.5	2.5	660.0	治疗抑郁	1.5	1.5	369.0	264.0	4%
		家族史	无	1.0				1.0				
肝硬化	222	饮酒	不饮	0.1	0.1	22.2		0.1	0.1	22.2	0	0
脑血管病	222	血压（kPa）	16.0/9.3	0.4				0.4				
		胆固醇（mg/dl）	192	0.2	0.19	42.18		0.6	0.19	42.18	0	0
		糖尿病史	无	1.0				1.0				
		吸烟	不吸	0.8				0.8				
肝癌	202	吸烟	不吸	0.2	0.2	40.4		0.2	0.2	40.4	0	0

Note

续表

死亡原因 (1)	死亡概率/(1/10万) (2)	疾病诱发因素 (3)	指标值 (4)	危险分数 (5)	组合危险分数 (6)	存在死亡危险 (7)	根据医生建议改变危险因素 (8)	新危险分数 (9)	新组合危险分数 (10)	新存在死亡危险 (11)	降低量 (12)	危险降低程度百分数/% (13)
慢性风湿性心脏病	167	心脏杂音	无	1.0				1.0				
		风湿热	无	1.0	0.1	16.7		1.0	0.1	16.7	0	0
		症状体征	无	0.1				0.1				
肺炎	111	饮酒	不饮	1.0	1.0	111.0		1.0	0.1	111.0	0	0
		肺气肿	无	1.0				1.0				
		吸烟	不吸	1.0				1.0				
肠癌	111	肠息肉	无	1.0				1.0				
		肛门出血	无	1.0	1.0	111.0	每年检查一次	1.0	0.3	33.3	77.7	1%
		肠炎	无	1.0				1.0				
		直肠镜检查	无	1.0				0.3				
高血压	56	血压（kPa）	16.6/9.3	0.4	0.7	39.2						
心脏病	0	体重	超重30%	1.3	0	0	降到平均体重	1.0	0.4	22.4	16.8	0.2%
肺结核	56	X线检查	阴性	0.2	0.2	11.2		0.2				
		结核活动	无	1.0				1.0	0.2	11.2	0	0
		经济社会地位	中等	1.0				1.0				
其他	1987			1.0		1987			1.0	1987	0	0
合计	5560					7167.45				3403.35	3737.1	52.2%

美国生物统计学家 H.Geller 和健康保险学家 N.Gesner 依据统计模型编制了美国分年龄（5 岁一个年龄组）危险分数转换表（简称 Geller-Gesner 表）。表 12-2 给出了 40～44 年龄组男性冠心病危险分数转换表。查表时需要注意的是，如果某人危险因素的指标值在表上查不到，可以用相邻的两个指标值或用内插法计算平均值。如某位 41 岁男性的收缩压为 190mmHg，但 40～44 岁男性冠心病危险分数转换表（表 12-2）没有 190mmHg 这一等级，根据规定 200mmHg 和 180mmHg 对应的危险分数分别为 3.2 和 2.2，用内插法计算得出 190mmHg 的危险分数为 2.7。另外需要注意的是血压，因为血压有收缩压和舒张压。当两者中有 1 个或 2 个危险分数等于或小于 1.0，则不计低的那个危险分数，而是用高的那个危险分数作为血压的危险分数，而不必分为收缩压、舒张压两项来计。当收缩压和舒张压的危险分数均大于 1.0 时，则应作为两项危险因素，危险分数分别计算。

国内至今还没有研制出一套适合我国的危险分数转换表。目前使用的危险分数转换表主要还是 Geller-Gesner 表，或在此表基础上结合各地的具体情况，进行适当修改后得到健康风险分数。

表 12-2 冠心病危险分数转换表（男性 40～44 岁）

死亡原因	危险指标	测量值	危险分数
冠心病	（1）收缩压	26.6kPa（200mmHg）	3.2
		23.9kPa（180mmHg）	2.2
		21.3kPa（160mmHg）	1.4
		18.6kPa（140mmHg）	0.8
		16.0kPa（120mmHg）	0.4
	（2）舒张压	14.1kPa（106mmHg）	3.7
		13.3kPa（100mmHg）	2.0
		12.5kPa（96mmHg）	1.3
		11.7kPa（88mmHg）	0.8
		10.9kPa（82mmHg）	0.4
	（3）胆固醇	7.28mmol/L	1.5
		5.72mmol/L	1.0
		4.68mmol/L	0.5
	（4）糖尿病史	有	3.0
		已控制	2.5
		无	1.0
	（5）运动情况	坐着工作和娱乐	2.5
		有些活动的工作	1.0
		中度锻炼	0.6
		较强度锻炼	0.5
		坐着工作，有定期锻炼	1.0
		其他工作，有定期锻炼	0.5
	（6）家庭史	父母二人 60 岁以前死于冠心病	1.4
		父母之一 50 岁以前死于冠心病	1.2
		父母健在（<60 岁）	1.0
		父母健在（≥60 岁）	0.9

死亡原因	危险指标	测量值	危险分数
（7）吸烟		≥10 支 /d	1.5
		<10 支 /d	1.1
		吸雪茄或烟斗	1.0
		戒烟（不足 10 年）	0.7
		不吸或戒烟 10 年以上	0.5
（8）体重		超重 75%	2.5
		超重 50%	1.5
		超重 15%	1.0
		超重 10% 以下	0.8
		降至平均体重	1.0

（2）组合危险分数的计算：许多流行病学调查结果显示，导致健康不良结果的危险因素可能不止一种，多种健康危险因素对同一种疾病具有联合作用，且这种联合作用对疾病的影响十分强烈。因此计算组合危险分数时分为两种情况①与疾病或死亡有关的危险素只有一项时，组合危险分数为发病或死亡的危险分数；②当危险因素不止一项时，危险分数的计算方法：首先，将风险分数大于 1.0 的各项分别减去 1.0 后，将超出的部分相加；其次，将风险分数小于或者等于 1.0 的各项直接相乘；最后，将相加项和相乘项的结果相加，得到最后的组合危险分数。

（3）发病（或死亡）危险评估：是指在危险因素单独或联合作用下，发生某种疾病或因该种疾病的死亡可能性，即在现有健康风险因素的条件下预期发病率或死亡率。存在死亡危险 = 居民平均死亡概率 × 组合危险分数，存在死亡危险指在某一种组合危险分数下，因某种疾病死亡的可能危险性。比如某地平均心脏病死亡率为 1 355/10 万，某人因心脏病死亡的组合危险分数为 2.7，则该名受评估者的存在死亡危险为 1 355×2.7=3 659/10 万，其因心脏病死亡的概率是当地平均水平的 2.7 倍。心脏病危险因素评估结果表达形式（举例）见表 12-3。

其他死因的存在死亡危险即其他死因的平均死亡概率，计算其他死因的存在死亡危险时，将其他死因的组合危险看作 1.0。某人总的存在死亡危险是将各种死亡原因的存在死亡危险相加，并加上其他死因的存在死亡危险。例如表 12-1 某地 41 岁男子的存在死亡危险：3 585.07+541.5+660.0+22.2+42.18+40.4+16.7+111.0+111.0+39.2+11.2+1 987=7 167.45。

表12-3　危险因素评估结果表达形式（举例）

姓名	张某	性别	男性	服务医生	李某
编码	00001	年龄	44	婚姻状况	已婚

心脏病危险因素：	风险分数
血压（180/100mmHg）	2.9
胆固醇（180mg/dl）	0.7
吸烟（一包 /d）	1.5
体重（60kg）	0.9
心脏病家族史（无）	0.5
体力活动（中等）	1.0
组合风险分数：(2.9-1)+(1.5-1)+0.7×0.9×0.5	2.7

预测结果：
人群平均心脏病死亡率（1 355/10 万），该名被评估者的心脏病存在死亡危险 3 659/10 万（2.7×1 355）。

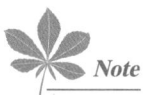

（4）计算评价年龄：为了使结果表达更直观，可将总的存在死亡危险转换成相应的年龄来表达，因为年龄与死亡率之间存在一定的函数关系。评价年龄就是根据年龄和死亡数之间的函数关系，按个体危险因素计算的预期死亡数而求出的年龄。可以将这种函数关系转化为可直接查阅的工具，即健康评价年龄表（表 12-4）。健康评价年龄表左边一列是男性的总的存在死亡危险；右边一列是女性的总的存在死亡危险；中间部分，最上面的一行数目是个体实际年龄的最末一位数字，余下的主体部分就是相应的评价年龄。例如某名 41 岁男性的总的存在死亡危险为 7 167.45/10 万。查表 12-4，在表左边一列 7 167.45 这一数值在 6 830 和 7 570 范围内，6 830 和 7 570 对应的评价年龄分别为 43 岁、44 岁，因而得出该男性的评价年龄为 43.5 岁。

表 12-4　健康评价年龄表

男性存在死亡危险/（1/10万）	实际年龄最末一位					女性存在死亡危险/（1/10万）	男性存在死亡危险/（1/10万）	实际年龄最末一位					女性存在死亡危险/（1/10万）
	0	1	2	3	4			0	1	2	3	4	
	5	6	7	8	9			5	6	7	8	9	
530	5	6	7	8	9	350	2 310	31	32	33	34	35	1 330
570	6	7	8	9	10	350	2 520	32	33	34	35	36	1 460
630	7	8	9	10	11	350	2 760	33	34	35	36	37	1 600
710	8	9	10	11	12	360	3 030	34	35	36	37	38	1 760
790	9	10	11	12	13	380	3 330	35	36	37	38	39	1 930
880	10	11	12	13	14	410	3 670	36	37	38	39	40	2 120
990	11	12	13	14	15	430	4 060	37	38	39	40	41	2 330
1 110	12	13	14	15	16	460	4 510	38	39	40	41	42	2 550
1 230	13	14	15	16	17	490	5 010	39	40	41	42	43	2 780
1 350	14	15	16	17	18	520	5 560	40	41	42	43	44	3 020
1 440	15	16	17	18	19	550	6 160	41	42	43	44	45	3 280
1 500	16	17	18	19	20	570	6 830	42	43	44	45	46	3 560
1 540	17	18	19	20	21	600	7 570	43	44	45	46	47	3 870
1 560	18	19	20	21	22	620	8 380	44	45	46	47	48	4 220
1 570	19	20	21	22	23	640	9 260	45	46	47	48	49	4 600
1 580	20	21	22	23	24	660	10 190	46	47	48	49	50	5 000
1 590	21	22	23	24	25	690	11 160	47	48	49	50	51	5 420
1 590	22	23	24	25	26	720	12 170	48	49	50	51	52	5 860
1 590	23	24	25	26	27	750	13 230	49	50	51	52	53	6 330
1 600	24	25	26	27	28	790	14 340	50	51	52	53	54	6 850
1 620	25	26	27	28	29	840	15 530	51	52	53	54	55	7 440
1 660	26	27	28	29	30	900	16 830	52	53	54	55	56	8 110
1 730	27	28	29	30	31	970	18 260	53	54	55	56	57	8 870
1 830	28	29	30	31	32	1 040	19 820	54	55	56	57	58	9 730
1 960	29	30	31	32	33	1 130	21 490	55	56	57	58	59	10 680
2 120	30	31	32	33	34	1 220	23 260	56	57	58	59	60	11 720

Note

续表

男性存在死亡危险 /（1/10 万）	实际年龄最末一位					女性存在死亡危险 /（1/10 万）	男性存在死亡危险 /（1/10 万）	实际年龄最末一位					女性存在死亡危险 /（1/10 万）
	0	1	2	3	4			0	1	2	3	4	
	5	6	7	8	9			5	6	7	8	9	
25 140	57	58	59	60	61	12 860	41 540	64	65	66	67	68	24 520
27 120	58	59	60	61	62	14 100	44 410	65	66	67	68	69	26 920
29 210	59	60	61	62	63	15 450	47 440	66	67	68	69	70	29 560
31 420	60	61	62	63	64	16 930	50 650	67	68	69	70	71	32 470
33 760	61	62	63	64	65	18 560	54 070	68	69	70	71	72	35 690
36 220	62	63	64	65	66	20 360	57 720	69	70	71	72	73	39 250
38 810	63	64	65	66	67	22 340	61 640	70	71	72	73	74	43 200

（5）计算增长年龄：增长年龄又称达到年龄，是根据实施可能降低危险因素的措施后预计的死亡数而计算出的相应年龄。表 12-1 中第（8）项是医生根据评价对象存在危险因素的性质和程度所建议的可能改变的危险因素，如吸烟、饮酒和体力活动等；有些则是不可改变的因素，如生化测定值和疾病史等。第（9）项和第（10）项是根据去除可改变危险因素后，计算出新的危险分数和组合危险分数；第（11）项是新的存在死亡危险值。该 41 岁男子的新的存在死亡危险为 3 403.35/10 万，查表得增长年龄为 35.5 岁。

（6）计算危险降低程度：危险降低程度显示的是根据医生的建议改变现有危险因素后，危险降低的情况。可以计算危险降低的实际数量，即用存在死亡危险减去新的存在死亡危险；还可以计算危险度降低程度的百分比，即用危险的降低量与总的存在死亡危险的百分比表示。在表 12-1 中第（12）项是危险降低的绝对数量，由第（7）项存在死亡危险减去第（11）项新的存在死亡危险求得；第（13）项是危险降低的数量在总存在死亡危险中所占的比例，由每种死因的危险降低量第（12）项除以总存在死亡危险求得。表中该 41 岁男子冠心病危险降低量为 3 585.07-206.47=3 378.6，危险降低百分比 =3 378.6/7 167.45=47%。

（二）人群健康风险评估

2002 年，WHO 发布了题为《减少风险延长健康寿命》的年度世界卫生报告。报告收集并分析了来自全球的健康危险因素数据和资料，对当今世界上导致人类疾病、残疾和死亡的最重要的健康危险因素进行了深入分析和探讨。WHO 健康危险因素的评价更多的是从群体角度出发，关注包括行为危险因素在内的诸多危险因素对人群健康的影响。群体健康风险评价是在个人健康风险评价的基础上进行的，可从下面几个方面对人群健康风险进行评估。

1. **个体危险程度评价**　在进行人群危险程度评价之前，首先要进行个体危险程度评价，即根据个体的实际年龄、评价年龄和增长年龄之间的关系将被评价者划分为健康型、自创性危险因素型、难以改变的危险因素型和一般性危险因素型（图 12-1）。健康型表示个体的评价年龄小于实际年龄；自创性危险因素型是指评价年龄大于实际年龄，并且评价年龄和增长年龄之差大；难以改变的危险因素型是指评价年龄大于实际年龄，但评价年龄和增长年龄之差小；一般性危险因素型是指个体的评价年龄接近实际年龄，另外，由于降低危险因素的可能性有限，增长年龄和评价年龄也较接近。

然后将不同健康危险因素类型的个体分到健康组、一般组和危险组。根据危险组、一般组和健康组在社区人群中所占比重大小，确定人群的风险程度，将危险水平最高的人群列为重点人群。一般而言，某人群处于危险组的人越多，危险水平则越高。可以根据不同性别、年龄、职业、文化程度和经济水平等人群特征分别进行危险水平分析。表 12-5 显示某社区中处于健康组和一般组的人口比重较高,其中女性危险组的比例高于男性。但该人群中危险组的比重能否被降低,还要分析危险因素的属性。

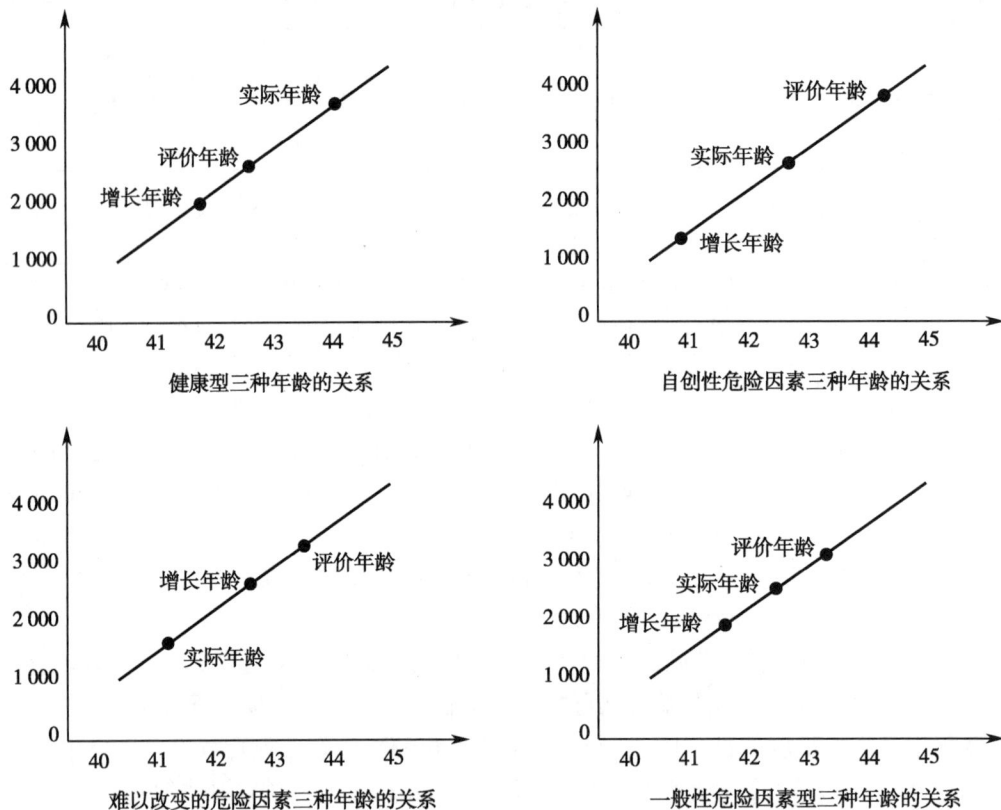

图 12-1 不同类型健康危险因素的三种年龄之间的关系

表 12-5 某社区不同危险水平的人群构成

危险水平	合计		男		女	
	人数	构成比/%	人数	构成比/%	人数	构成比/%
危险组	100	18.15	30	10.31	70	28.00
一般组	221	40.11	121	41.58	100	40.00
健康组	230	41.74	140	48.11	80	32.00
合计	551	100.00	291	100.00	250	100.00

2. **危险因素属性分析** 有些危险因素与人们的不良行为生活方式有关,是后天习得的,通过建立健康的行为生活方式则可以将其控制或消除。因此危险因素一般又可以分为难以消除的危险因素和可以消除的危险因素两大类。进行群体评价时,针对具有危险因素的人群,通过计算这两类危险因素人群所占比重来分析人群中的危险因素是否可以避免。若具有可消除危险因素的人群比例较高,则可以通过健康教育和健康促进来改变危害健康的行为生活方式,降低疾病或者死亡风险,提高人群健康状况。表 12-6 列举了某社区 86.49% 男性居民的健康危险因素属于可消除的自创性危险因素,而 70.27% 的女性居民则存在难以消除的危险因素。

表 12-6　某社区不同性别人群健康危险因素属性分布

	合计		男		女	
	人数	构成比/%	人数	构成比/%	人数	构成比/%
难以消除的危险因素	93	41.89	15	13.51	78	70.27
可以消除的危险因素	129	58.11	96	86.49	33	29.73
合计	222	100.00	111	100.00	111	100.00

3. 单项风险因素对人群健康影响的分析　为了有针对性地制订社区健康服务计划,可以分析多种健康风险因素对健康状况可能产生的影响及程度,从而确定哪一种危险因素对人群健康的影响最大。以分析去除某项风险因素对减少死亡风险的影响为例,分析方法是将各评价对象去除了某一项危险后计算得到的增长年龄和评价年龄之差的均数作为单项危险强度,同时将这一单项风险因素在调查人群中所占比重作为危险频度,将危险强度和危险频度相乘,得到危险程度,用危险程度的大小反映某项危险因素对健康状况的影响。例如表 12-7 中,去除饮酒这一危险因素后,各评价对象的增长年龄和评价年龄之差的均数为 1.73 岁,饮酒者在被调查人群中所占比例为 44.78%,因而饮酒的危险程度 =1.73×44.78%=0.77 岁。

表 12-7　单项危险因素对男性健康状况的影响

危险因素	危险强度/岁	危险频度/%	危险程度/岁
饮酒	1.73	44.78	0.77
吸烟	0.84	60.70	0.51
血压高	0.34	11.44	0.04
缺乏锻炼	0.07	43.28	0.03
缺乏常规体检	0.33	83.08	0.27

需要注意的是,某一项危险因素对整个人群健康状况影响的大小,不仅与它对具体的个体影响大小有关,还与它在人群中的影响范围有关。虽然有些因素对个体影响很大,但受这一因素影响的人群有限,因此它对整个人群产生的影响并不严重;相反,有些因素对个体的影响很小,但受到影响的人很多,它就是值得关注的危险因素。

通过对不同人群的危险程度进行分析,可以发现应该加以干预的重点人群;通过对危险因素属性的分析,有助于我们制定针对不同人群的健康干预措施;而通过对单项危险因素影响的分析有助于我们确定重点干预的危险因素。

第三节　社区健康服务计划概述

一、社区健康服务计划概念

社区健康服务计划是指根据地方社会经济和卫生发展环境、社区居民健康状况及对健康服务的需求,遵循国家卫生和健康工作方针,科学地确定某一时期社区卫生和健康服务工作的目标、重点、速度和规模,并提出目标实现的策略与措施,最大限度地利用社区资源,不断提高社区卫生和健康工作的质量和效益,最大可能地满足社区居民日益增长的医疗卫生需求和健康需求。社区健康服务计划的实质是为解决一定的社区健康问题,实现一定的健康目标,消耗一定的卫生资源而设计的一系列相互联系的行动。

Note

社区健康服务计划是开展社区健康服务的行动指南,计划的制订必须通过社区卫生和健康调查予以确定,制订社区健康服务计划是社区卫生与健康管理者的重要管理职能。

二、社区健康服务计划的内容与任务

社区健康服务计划的制订应遵循科学的程序,它需要回答 5 个"W"和 1 个"H"的问题。即①做什么(what):要明确社区健康服务计划的具体任务和要求,明确每一时期的中心任务和工作重点;②为何做(why):要明确社区健康服务计划的宗旨、目标和战略,并论述可行性;③何时做(when):规定社区健康服务计划中各项工作开始和完成的时间,以便进行有效的控制及对能力及资源进行平衡;④何地做(where):规定社区健康服务计划的实施地点或场所,以便合理安排计划实施的空间组织和布局;⑤谁去做(who):社区健康服务计划不仅要明确规定目标、任务、地点和进展,还应规定由哪些部门及个人负责;⑥怎么做(how):要制订实施计划的措施以及相应的政策和规则,对资源进行合理分配和集中使用,对各种派生计划进行综合平衡等。

社区健康服务是我国卫生和健康工作的重要组成部分。考虑到我国社区卫生和健康发展的现况,当前社区健康服务计划有两个主要任务:①统筹规划与合理配置社区卫生资源,使卫生资源供给能力与社区居民健康服务需求相适应,使供需之间大体处于平衡状态;②针对影响社区居民健康的主要问题以及相关的危险因素,通过社区健康服务计划,选择效果好、费用低的干预性措施。

三、社区健康服务计划的目的与意义

(一)目的

社区健康服务计划优先和保证实现的目标是满足社区居民基本医疗卫生服务需求和健康需求。基本医疗卫生服务是指服务供方根据社区居民健康状况,遵循医学与公共卫生学原理和原则,按照常规要求,认为必需提供的医疗卫生服务。基本医疗卫生服务应采用成熟的、成本效果好的适宜卫生技术,由掌握该技术,并有卫生行政部门颁发的行业许可证的卫生技术人员实施。所谓"成熟",是指效果确实,对机体损伤和风险小。所谓"适宜卫生技术",是指社区内经济上有条件提供,成本效果好,群众经济上有承受能力、愿意接受的成熟的卫生技术。

社区健康服务计划的目的是建立协调、高效、优化的社区健康服务体系,合理分配和使用社区卫生及其他资源,有计划地解决社区居民主要健康问题,保护和促进社区居民的健康。

(二)意义

社区健康服务计划是开展社区健康服务的行动指南,编制一份科学的社区健康服务计划可带来以下几方面益处:

1. 有助于组织成员把注意力集中于目标　从某种意义上说,计划是一种协调技术。社区健康服务计划为社区卫生和健康管理者和组织成员指明了方向及行动步骤,有助于组织成员自觉地协调自己的行动,互相合作,共同为实现目标而努力工作。

2. 可以减少工作的不确定性　计划是面向未来的,而未来充满不确定性。社区健康服务计划是在系统掌握社区健康服务基本信息的基础上,通过分析社区居民健康服务需求及趋势,进行科学预测和决策编制而成的,从而可在一定程度上减少未来不确定性对社区卫生和健康发展的影响。

3. 有助于管理更加经济有效　社区健康服务计划通过制定目标和设计有秩序的工作流程来协调组织成员的行动,通过科学的预测和决策优化行动方案,从而做到社区健康服务工作有章可循,避免重复和浪费。

4. 有助于控制　计划和控制是一个事物的两个方面,未经计划的活动是无法控制的。通过控制可纠正脱离计划的偏差而使活动保持既定方向。

四、社区健康服务计划的分类

依据不同的分类标准，社区健康服务计划可有不同的分类方法。常见的分类方法有：

（一）按时间分

1. 长期计划　是针对未来较长时期所做的计划，一般指十年左右。该类计划规定组织的使命、发展方向、战略目标、方针政策等。其特点是：时间长、宏观。因此，它是粗线条的，以问题为中心，对行动方案不做具体安排。社区健康服务是卫生和健康工作的重要组成部分，是否有必要针对社区健康服务发展独立编制长期计划还需仔细考量。

2. 中期计划　一般为五年计划。中期计划以时间为中心，既为长期计划赋予内容，又为短期计划指明方向。但中期计划解决的仍是一些框架性的问题，与长期计划相比，只是内容比较详细、具体。随着人们面对的疾病风险日益增多，发展社区健康服务有利于帮助社区居民树立健康意识，培养健康的生活方式，降低疾病尤其是慢性病的患病或死亡风险。因此，制订社区健康服务中期发展计划相当必要。如××市 2020－2025 年社区健康发展规划等。

3. 短期计划　一般指一年左右时间内的计划。它是以任务为中心，针对具体问题做出的详细安排，可操作性强。短期计划可以是综合性的，也可以是单一目标的计划。一般来说，社区卫生和健康服务计划多属于此类范畴。如××市××年度高血压社区综合干预计划。

（二）按范围分

1. 全面工作计划　指一个组织所有工作的总体计划。其特点为突出一个"全"字，需要涵盖组织内各方面的工作。如××市 2020－2025 年社区健康发展规划可能涉及社区健康服务网络构建、人力资源培训、基础设施建设、基本设备配置、适宜技术推广、重点疾病干预、制度建设及配套政策设计等计划。

2. 专项工作计划　指为完成某项具体工作而制订的计划。其特点为突出一个"专"字，要求任务明确、措施具体。如××市××年度社区妇幼保健工作计划。

（三）按对执行的约束力分

1. 指令性计划　一般指由各级政府主管部门制订，以指令的形式下达给执行单位，要求其严格遵照执行并具有强制性约束力的计划。指令性计划具有明确规定的目标，并对实现目标的具体做法都一一做了严格规定。

2. 指导性计划　指上级主管部门下达给各执行单位、通过宣传教育、经济调整及法律制约等手段来引导其执行的计划。指导性计划一般只规定目标方向、要求和指标，对实现目标的手段不做硬性规定。

第四节　社区健康服务计划的制订

一、制订社区健康服务计划的依据

（一）相关理论、政策及卫生发展趋势

社区健康管理者在制订社区健康服务计划之前，一定要明确国家卫生和健康事业发展的基本理论、相关政策以及该领域或该问题的发展趋势，它们是制订计划需要明确的前提和需要遵循的依据。此外，国内外在该领域的发展水平及发展趋势也是计划制订的参考依据。

（二）当地社会经济发展水平及发展规划

开展社区健康服务必须从我国实际情况出发，与国民经济和社会发展相适应。制订社区健康服务计划，应将当地社会经济发展规划作为重要参考依据。

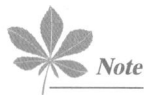

（三）社区居民健康状况、卫生服务水平及拥有的和潜在的卫生资源状况

为社区居民提供安全、有效、便捷、经济的公共卫生服务和基本医疗服务，从而提高居民健康水平是开展社区健康服务及制订、实施健康服务计划的根本目的。在编制社区健康服务计划过程中，应始终以促进社区居民的健康水平、控制影响健康的危险因素为导向。

二、编制社区健康服务计划的基本程序

依据不同的分类标准，社区健康服务计划可分为不同的类型，但各类型计划编制的基本程序大同小异。一般情况下，社区健康服务计划的编制需要遵循以下基本程序。如图 12-2。

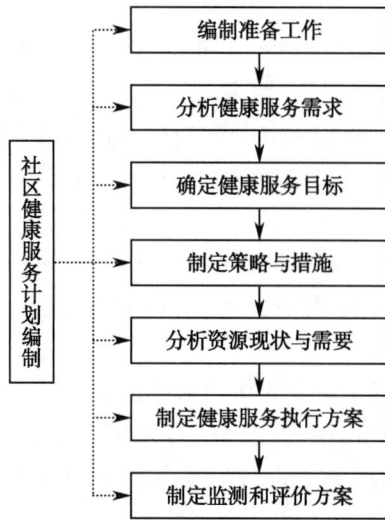

图 12-2　社区健康服务计划编制程序

（一）编制准备工作

在编制社区健康服务计划之前，要做好编制准备工作。首先，成立领导小组，由政府卫生和健康行政部门主要领导牵头，吸收各相关部门负责人参加。其次，选派 3～4 名熟悉工作且认真负责的工作人员组成规划"预警"小组，专门负责收集相关信息，定期（每年至少一次）向领导小组提供分析报告。最后，一旦决定实施健康服务计划项目，就要成立社区健康服务计划"执行"小组，负责健康服务计划的具体实施。

（二）健康服务需求分析

在制订社区健康服务计划时，首先要对社区居民健康需求进行全面系统的分析。即需要了解目标人群存在的健康问题有哪些，其中哪些问题是最为迫切、需要优先解决的；而这些需要优先解决的健康问题中，有哪些问题可以通过干预得到改善；目标人群适宜的干预措施有哪些等。只有进行充分的信息收集和分析，为健康服务计划的设计奠定基础，才能使健康服务计划有最大可能取得良好效果。

1. **健康问题分析**　健康问题分析的主要目的是确定社区居民主要健康问题与优先干预领域。健康问题一般是指危害社区居民生命健康的主要疾病及其危险因素。分析内容包括：①问题作用强度指问题的发生率与作用的持续时间；②问题作用范围指问题的影响面及其分布；③问题危害程度指问题的致病、致伤、致残程度，对智力与工作能力的损害及社会经济资源的消耗等；④问题的影响指问题对社区居民健康的影响，对社会经济发展的影响以及对政治的不利影响。同时，在健康问题分析中还应对健康问题发展趋势进行预测，即如不采取干预措施，问题的发展趋势如何？若采取干预措施，将对问题产生何种影响？解决问题的有利与不利因素是什么？

在健康问题分析过程中一般主要采用流行病学和卫生统计学的方法,描述人群中各种健康问题及相对应的各种风险因素的发生、分布、强度和频率等,揭示健康问题随性别、年龄、职业和生活方式等变化的规律,找到健康干预的重点。

2. 健康问题影响因素分析　健康问题的影响因素主要包括遗传与生物因素、环境因素、卫生服务因素和行为生活方式因素4个方面。分析健康问题影响因素,就是分别分析个体和群体健康问题的各类影响因素有哪些,进而确定优先干预的影响因素。

3. 确定优先干预的健康问题　通过健康需求分析可能会发现目标人群或个体的健康需求是多方面、多层次的,而一些健康需求往往相互关联,满足一项优先的需求可以帮助解决多个问题。另外,社区可供开展健康服务的资源有限,在一个社区健康服务计划时期内,要解决社区居民的所有健康问题是不现实的。因此,需要确定优先干预的健康问题,即依据问题的严重性和社区干预可行性(技术上、资源保障上、卫生政策上及社区可接受性方面的可行性)确定优先干预的领域,把有限的资源运用到社区居民最关心、干预最有效的项目上。一般来说,在一个计划期间内确定3~5个优先干预的领域较为合适。

（三）确定发展目标

目标是组织活动要达到的最终结果和效果。任何一个社区健康服务计划,无论是针对个体还是群体,都必须有明确的目标,它是健康服务计划实施和进行效果评价的依据。

1. 目标内容

（1）总目标:总目标通常表达了长期的导向与发展,反映了在计划期内宏观上要达到的社区健康服务的预期目的。

（2）具体目标:健康服务计划的具体目标是总目标的具体化、量化表现,具体目标的制订要求可归纳为SMART 5个英文字母,即S代表具体的(special)、M代表可测量的(measurable)、A代表可完成的(achievable)、R代表可信的(reliable)、T代表有时间性的(time bound)。健康服务的具体目标必须能回答5个"W"的问题,即:

who——对谁?

what——实现什么变化(知识、态度和行为等)?

when——在多长时间内实现这种变化?

where——在什么范围内实现这种变化?

how much——变化程度多大?

（3）指标:目标与指标密切相关,目标决定指标,指标是目标的具体体现。对于每个具体目标,应有若干个指标,关键在于如何根据目标确定适宜的指标。如果选择适当,指标的完成意味着目标的实现。

（4）标准:标准反映了目标与指标达到的水平,表达了目标与指标量化的要求。标准与指标共同表达目标应达到的预期水准,并衡量目标的实现程度。

2. 具体目标的分类　人群或个体的健康干预通常可以产生的效果如:健康状况的改善、行为生活方式的改变以及健康知识、自我保健技能的增加等。因此,健康干预的具体目标一般可以分为3类:健康目标、行为目标和教育目标。

（1）健康目标:从执行健康干预计划到目标人群健康状况发生改变,需要的时间不同。例如通过健康风险干预,几个月的时间就可以看到个体体重、血糖和血压的改变,但需要若干年才能看到人群高血压、糖尿病的患病率变化。因此,要根据所干预的健康问题和项目周期来决定不同健康服务项目的健康目标。如某社区高血压病人健康服务计划实施一年后,60%的高血压病人可有效地控制血压。

（2）行为目标:行为目标反映的是健康服务项目实施后,人群或个体在行为生活方式方面的改善。如某社区高血压病人健康服务计划实施一年后,80%高血压病人能够遵医嘱服用降压药。

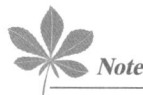

（3）教育目标：主要阐述通过健康服务计划的实施，目标个体或群体在健康知识和技能方面的变化。根据"知信行"健康行为改变模式，健康相关行为的改变，与目标个体或群体对健康知识的理解和对健康技能的掌握密不可分。如某社区高血压病人健康服务计划实施一年后，90%的高血压病人知晓高血压的危害。

（四）制定策略与措施

策略是指为实现目标而制定的方案，一般不具体阐明如何去实现目标，而是为实现目标提供思想和行动框架。措施是在策略的指导下实现目标的具体手段和方法。在社区健康服务计划中，策略与措施是为解决主要健康问题、实现计划目标需采取的一系列行动方案。策略与措施的选择是否恰当，关系到能否将一系列决策转化为实现目标的正确行动。需强调的是策略和措施的拟定必须综合考虑目标人群的需求，社区卫生与健康服务机构的能力与资源、目标人群所在场所的重视程度与能力、区域卫生服务与能力等因素。

1. **社区健康服务策略**　20 世纪 60 年代，美国哈佛大学卡普兰（Kaplan）提出了三级预防理论，该理论是以全人群为服务对象、以维护和增进健康为目标、以预防疾病为中心的预防保健原则。社区健康服务作为社区预防工作的重要内容，应遵循三级预防的社区健康服务策略。

（1）增进健康和经济有效的干预措施以防止疾病产生的第一级预防（primary prevention）：如健康教育、保护环境、合理营养、良好的生活方式、体育锻炼、预防接种、消除病因、保护高危人群等。

（2）早期发现、早期诊断、早期治疗以防止或减缓疾病发展的第二级预防（secondary prevention）：如首诊接触和居民自我检查、社区疾病与危险因素监测、高血压病等常见病的筛查等。

（3）对症治疗、防止伤残、加强康复的第三级预防（tertiary prevention）：如常见慢性病的对症治疗、恢复期病人的日常护理与指导、家庭支持、临终关怀等。

2. **选择干预措施原则**　与策略相比，措施更强调具体、可行和可操作。干预措施的选择应遵循下列原则：①能否有效地达到和影响目标人群；②能否降低社区当前的疾病负担；③同其他卫生干预措施相比，是否更具有成本效益；④干预措施在实施中是否有较高的成功可能性（即技术上、资源上、政治上及可接受性方面的可行性）；⑤能否使社区大部分人口（尤其是贫困人口）受益；⑥注重社区综合干预，鼓励适宜卫生技术的应用。

上述的策略与措施主要针对的是社区居民的健康问题，需要关注的是：针对社区主要卫生和健康资源问题，需要从政策上、体制上、资源分配与布局等方面设计相应的配套措施加以解决。而且，策略与措施的设计应尽可能做得深入和全面，强调多多益善。因为在这一过程中发现的策略与措施越多，从中选出有效方案的可能性也就越大。为达到这一要求，最有效的方法之一是调动全部利益相关人员积极参与策略与措施发掘过程。这样做不仅可以利用集体的智慧，集思广益；更重要的是，通过参与了解与目标有关的各利益群体的意见和建议，使策略与措施的执行阻力降至最低。

（五）社区卫生资源分析

社区卫生资源是实施社区健康服务计划的重要物质保证，资源分析的主要目的在于确定现有资源的性质、数量与质量以及实施社区健康服务需要投入的卫生资源的多少。

1. **卫生资源现状与问题分析**　可通过对下列几个方面问题的回答，发现社区卫生资源配置现状及问题。①社区卫生资源配置与其服务功能是否匹配；②社区卫生资源总量、结构及其分布与居民社区卫生和健康服务需求是否匹配；③社区卫生资源总量、结构与分布是否有效、经济。

2. **资源需要分析**　资源需要分析实质是把确定的各项社区卫生策略与措施的财务需求转化为货币形式，分析社区卫生资源需要的投入量。根据完成目标采取的策略与措施列出任务（活动）清单，测算潜在的卫生资源需求量，并对照社区内可得资源数量，制定"需要资源与可得资源对照表"如图 12-3。资源的需要与社区可动员的资源之间差距如何解决，关系到计划实施成功的可能性，因此应制订积极的资源开发策略，保证计划顺利实施。

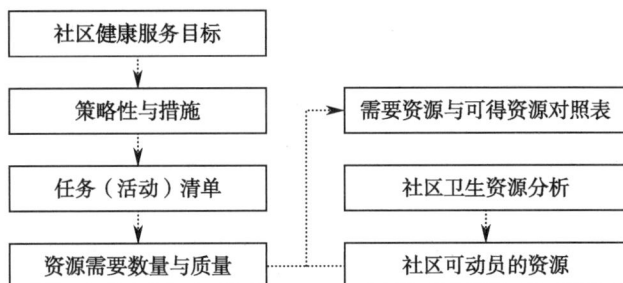

图 12-3　资源需要分析过程

（六）制订健康服务执行方案

社区健康服务计划中还应该包括一份切实可行的健康服务执行方案，以保证社区健康服务计划有步骤、高效率地开展。制定健康服务执行方案的关键是明确规定时间安排、组织网络与执行人员、资源保障、可客观测量的预期目标、监督评价指标与办法等。

1. 确定健康服务活动的时间安排　一般情况下，一项健康服务活动中包含多个子活动。社区健康服务组织者要遵循活动发生的前后顺序和节省时间的原则，按照工作进程，合理安排每个子活动的实施顺序。另外，每一项活动的时间安排，要有一定的弹性和缓冲时间，防止落实困难。最后，详细时间安排通常要以图或表的形式加以表现。

2. 确定组织网络和执行人员　活动不同，所需要的组织网络和执行人员也有所不同。通常情况下，社区健康服务计划的执行者为社区卫生服务机构专业人员。在健康服务活动中，要根据每一项子活动的内容和要求确定相关专业的科室 / 人员负责执行。另外，还需要明确社区内需要哪些组织或人员参与。明确分工、责任到人，以提高健康服务的执行力度并确保活动的有效落实。

（七）制订监测与评价方案

监测和评价是保证健康服务项目顺利进行，并最终实现项目目标的重要手段。监测和评价应该贯穿于计划制订到计划执行的全过程，只有这样才能保证计划实施的足够动力和正确方向。监测和评价工作首先要建立评价组织；其次是制定科学的评价指标体系；第三是选择合理的方式方法；最后是评价人员要及时向上级和相关利益方反馈评价结果，为及时纠正计划实施中出现的偏差，保证计划目标顺利实现。

1. 监测指标与方法　一般而言，健康服务计划监测指标要根据各项服务活动的具体要求来确定。例如，社区中某一项健康服务项目是向社区居民家庭发放基本公共卫生服务材料，监测指标应为"基本公共卫生服务材料以户为单位的覆盖率"；社区高血压病人健康服务项目是每月为高血压病人免费测量一次血压，监测指标应为"参与高血压测量的高血压病人人数、比例等"。监测的方法主要包括活动记录，定期核查活动的实际执行情况与计划是否一致，是否按时、保质、保量地完成各项活动。

2. 评价指标与方法　效果评价是在健康干预各项活动实施结束后，衡量干预活动的效果。大多数干预活动会采用干预前后比较的方法，即在实施干预活动前进行一次测量，内容可以包括群体或个体的健康指标等；在干预活动结束后，再次对上述指标进行二次测量。通过比较前后两次测量结果，来判断健康干预的效果是否达到了预期目标。因此，健康干预活动的效果评价指标一般来源于活动的具体目标。例如，冠心病病人健康服务项目的目标之一是"某社区冠心病病人健康风险干预计划实施一年后，65% 的糖尿病病人可有效控制血糖"，则相应的效果指标是糖尿病病人血糖控制率。

第五节　社区健康服务评价

一、评价的含义

评价(evaluation)是社区健康服务管理的重要手段和重要组成部分。管理过程包括计划、实施与评价三个阶段,评价是管理过程中的重要组成部分。管理过程是一个不断完善与提高的循环过程,在这一过程中,三个阶段紧密相关,互相依赖。计划中的问题分析、目标与指标的确定、策略与措施的选择、实施过程的质量控制等,不仅是制订计划和保证计划实施的重要条件,也是实施评价工作的前提。从计划制订的过程来看,评价工作渗透每一环节,贯穿于整个管理过程始终。可以认为评价工作是计划的保证,没有充分的评价工作就没有科学的计划。如图12-4。

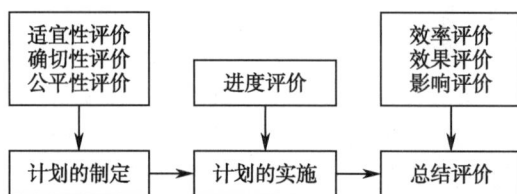

图12-4　管理过程与评价关系

二、评价的作用

评价的实质是比较,并在比较的基础上作出判断。只有通过比较才能鉴别,找出差异,分析原因,总结规律,改善管理,提高效率。在评价中常见的比较有三种:与目标的比较、相互比较、自身比较。社区健康服务管理中,通过比较可以达到下述的积极作用:

1. 判断计划的可行性。
2. 引导我们对各种可能的决策作出最佳选择。
3. 可获得有关部门实际事件和做法的信息,并针对计划的进展做出调整及决定。
4. 能够对即将开展或正在进行的工作做出积极改进。
5. 更好地明确相关各方的责任,使工作获得尽可能理想的成果。
6. 为计划各个阶段运行情况提供确凿的信息(证据),帮助判断工作的可持续性。

三、评价的基本类型

评价的分类方法有很多,这里介绍几种常见的分类方法。

（一）按时间顺序分

1. **事前评价**　是对计划方案的评价,关键在于确定问题、目标、策略与措施以及它们的一致性。
2. **过程评价**　是对计划实施的过程进行评价,关注计划实施的进度及活动的质量。
3. **事后评价**　是在计划实施完成后进行的评价,关键在于确定是否实现了既定目标。
4. **跟踪评价**　是对计划实施后的远期影响或滞后效应进行评价。

（二）按内容分

1. **适宜度评价**　是对问题的针对性,目标的适宜性,问题、目标及策略与措施的一致性等进行评价。
2. **确切性评价**　是从量的方面对问题、目标、措施及资源需要进行评价。

3. **进度评价**　是从计划实施后到总结评价之前,对计划的实施进度与过程进行评价,评价的核心内容是检查计划干预措施的实施与落实,对覆盖率及其质量进行测量。

4. **结果评价**　是对计划实施的产出与结果进行评价。结果评价以计划实施产生的效果为基础,必要时可结合计划的投入做成本效率与成本效益分析。

（三）按方法分

1. **定性评价**　主要是应用社会学方法进行评价,一般关注对计划实施过程中出现的问题以及实施结果产生的原因、影响因素及其影响进行评价。

2. **定量评价**　是用具体的统计数据来描述所评价的对象,可根据评价指标的多少分为单项指标评价和多指标评价。

（四）按评价主体分

1. **内部评估**　是指实施计划的主体进行自我评价。

2. **外部评估**　是指他人(第三方)对计划实施的评价。

四、社区健康服务评价程序

评价工作要遵循基本步骤,即评价计划、实施和报告评价结果及应用。如图 12-5。下面就评价的基本步骤作具体阐述。

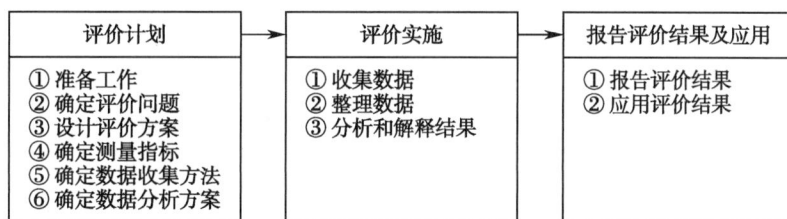

图 12-5　社区健康服务评价的基本步骤

（一）准备工作

1. **建立评价组织**　评价组织包括领导小组、技术小组和实施小组。领导小组负责对计划评价工作的整体领导、组织和协调,技术小组负责评价计划的制订,实施小组负责计划评价项目的实施。

2. **收集相关信息**　与评价工作相关的人员首先要熟悉计划评价项目的全部内容,建立计划项目逻辑模型。逻辑模型是对计划项目的简单描述,以框架形式来展示计划项目各个组成部分的相互关系以及计划项目的来龙去脉(图 12-6);其次,要熟悉被评价对象的全部内容,包括评价对象的范围、特征;第三,尽可能获取其他地区同类计划的实施与结果资料。

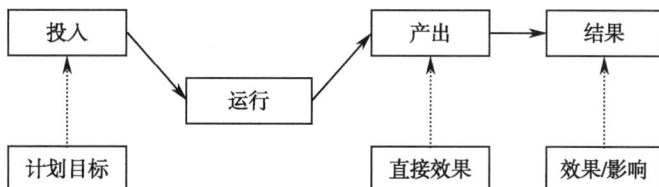

图 12-6　逻辑模型基本框架

（二）确定评价问题

1. **评价问题类型**　评价问题可分为三种类型。

（1）描述型问题:描述计划的现状,提供事件发生的概要。如:吸烟者在社区 15 岁及以上男性人群中占多大比例?该计划项目在本年度有多少社区居民受益?

（2）标准型问题：根据有关标准把事物的现状与其理想状态作比较。如果理想状态的标准不明确，评价者必须表明评价所依据的标准，因而可能具有一定的主观性。如：是否实现了减少2%的吸烟率的计划目标？

（3）影响型问题：面临影响型问题时，需测量计划项目运行的结果。计划不是在真空中运行的，其他因素也可能会导致计划项目所引起的那种变化。因此很难断定变化就是计划项目产生的，从而需要证明计划项目与变化之间的因果关系（逻辑关系、时间顺序等）。

2. 确定评价问题　确定评价问题是制订评价计划的第一步。好的评价问题应该具体、清晰、重点突出，一次评价问题不宜过多，与计划紧密相关并可测量。在设计评价问题时，评价管理人员应该问自己三个问题：①回答什么问题；②谁想知道问题的答案；③为什么要知道问题的答案。确定评价问题时还需要关注以下两个问题：①计划处于运行周期的哪个阶段，阶段不同，评价关心的问题也有所不同。如在计划的早期，评价关心的问题是计划的科学性；在计划的晚期，关心的问题是计划的有效性。②哪个部门和人员需要社区健康服务计划的评价结果，他们的需求也是设计评价问题时不可忽视的关注点。

3. 设计评价问题　设计评价问题时，应首先设计一般性／宏观问题，然后再将其分解成具体问题。如："健康教育项目对社区吸烟者是否产生了重要影响？"这个问题过于笼统。"重要"是很难测量的，而"影响"的概念也不是特别清晰。为了使问题明确清晰，可以把它分解成两个或两个以上的问题：①健康教育项目是否改变了社区吸烟者对吸烟的认识、态度和习惯？②健康教育项目是否如期减少了社区3%的吸烟率？

（三）设计评价方案

确定评价问题之后，下一步就要选择适宜的评价方案来回答这些问题。但由于遇到的问题不同，很难设计一个统一的评价方案。一般来说，评价健康服务项目时，可采用以下几种评价方法：

1. 比较　如果评价所关心的问题是计划项目的预期影响，可比较计划实施前后的测量结果。然而，单纯的计划项目前后测量难以说明计划项目本身是否是造成前后测量结果不同的原因。

2. 对照　即接受计划项目的干预组和未接受计划项目的对照组之间进行比较。如果计划项目本身会产生影响，则干预组所发生的变化会比对照组要大。但是，也可能是其他因素在起作用。因此，为了找到原因，可能需要进行随机分组。

3. 随机分组　随机分组的目的是为了比较。只有在理想状态下，我们才能做到随机分组——实验组与控制组。这两个组在我们可控制的情况方面是相似的。因此，如果实验组的变化比控制组的变化大，我们可以有把握地说计划项目产生了一些效果。然而，尽管随机分组是很好的设计方法，但在社区卫生服务计划项目领域，实施随机分组在现实中很难行得通。在某特定社区实施某个干预项目要比随机分组分配对象去参加不同的社区干预项目要简单得多。同时，有时随机分组可能与道德准则发生冲突。如在评价社区戒烟咨询服务计划项目时，强行将一部分吸烟者分到对照组而不为他们提供咨询服务是不道德的。

需要强调的是：评价设计没有一种方法是十全十美的，每一种评价设计都存在一定的缺陷。在选择评价设计方法时，要在时间、成本和可行性之间作出取舍，并对选择的设计方法可能对评价结果产生的影响有所估计。

（四）确定测量指标

指标是反映变化的参数，是具体化、可测量的目标。在回答评价问题时需要进行准确可靠的测量，这就需要建立测量指标，以便准确地反映评价问题的变化程度。

一系列系统化了的指标集合称为指标体系。指标体系的构建过程实际上就是给评价问题中的关键词／抽象概念下操作性定义，并决定如何去测量这些定义／概念的过程。如在某社区实施吸烟有害健康的健康教育干预措施后，所关心的问题是健康教育计划项目实施后的效果。那么

"效果"是一关键词,同时也是一个抽象概念,单纯就"效果"来说,我们无法测量,需要进一步进行定义。如定义为健康教育计划项目实施后,吸烟者关于吸烟危害的知识水平是否提高了? 吸烟者的态度是否有改变? 有多少人戒烟? 三个具体问题,并进一步使之成为具体的、可测量的指标。如图 12-7。

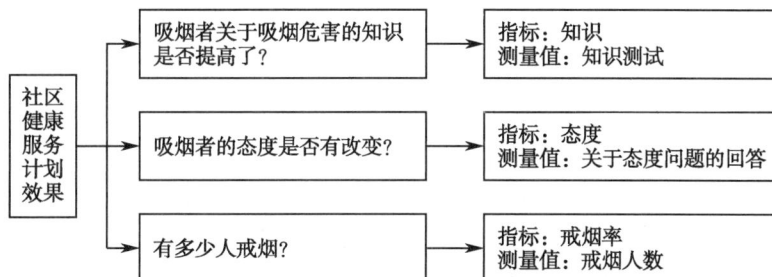

图 12-7　评价指标构建过程

（五）数据收集

根据数据性质,可将数据分为定量数据和定性数据两种类型。定量数据即数据的表现形式是数字,定性数据即数据的表现形式是描述性数据。数据收集要紧紧围绕评价问题的需要,制订适宜的数据收集方法。在实施评价工作时,可通过现有数据、填写调查表法、面谈、电话采访、小型座谈会和个案研究等渠道收集数据。

另外,由于数据的收集常要求计划项目干预对象的参与,因此我们需要了解他们的想法和行为,这有助于评价问题的回答。因此在数据收集时,我们应关注一个重要问题——人的心理影响。如:女性会对同性和异性的采访人员有不同的反应;又如:当人们意识到他们是我们关注的对象时,他们的行为可能会发生改变。总之,计划项目干预对象可能会改变本身的行为来迎合我们的期望。尽管有这样一些缺陷,但这种方法是获取我们所需要信息的重要途径。

（六）数据分析

数据分析是评价过程中的一个重要部分。了解不同数据分析方法以及它们的优缺点是非常必要的。同时,数据分析及其陈述在评价的"执行"和"结果报告"过程中也非常重要。

1. **数据分析方法**　包括定量分析（quantative analysis）与定性分析（qualitative analysis）方法。定量分析方法在定量数据分析中运用得非常普遍。在进行计划项目评价过程中,我们可能需要收集大量的定量数据,那么,就要采用定量分析对数据进行分析处理。定性数据的分析不太容易,且可能带有一定的主观偏见,但在计划项目评价中有重要的意义与作用。定性分析可以提出计划项目深层次的信息,但是没有多少代表性或准确性;而定量分析有准确性和代表性,但是不能反映计划项目的深层次信息。两种分析方法各自有不同的用途,可以相互补充信息,但不可将定性数据定量化。

2. **数据与结果解释**　科学的设计、可靠的数据和恰当的分析方法是我们获得可信结果的重要保证。然而,在实际评价工作中,评价设计、数据收集及分析方法都可能存在一定的缺陷与困难。因此,在解释分析所获得的数据和报告结果时要慎重。

（七）评价结果的报告及应用

撰写评价报告是评价工作最后一个阶段的重点。但在很多时候,这个阶段还应该包括一些与评价结果应用推广有关的活动以及对评价过程的总结回顾。

1. **评价报告的基本框架**　撰写评价报告可按下列结构进行撰写。

（1）引言:①评价的目的;②评价研究的背景;③计划项目简介。

（2）方法:①简要介绍所用的评价方法（细节可放在附录中）;②主要评价问题、评价方案、测量指标和分析方法。

（3）发现：有选择地、清楚地介绍数据和信息。

（4）结论：与主要评价问题相呼应。

（5）建议：在提出建议时，要保证有相关的证据支持。

（6）附录：有关评价结果的详细表格等。

评价报告的核心部分是发现与建议。要求做到可以通过解释数据找到评价问题的答案和计划项目成功与失败的原因，这些答案和原因可以作为对将来工作建议的基础。建议应该是针对潜在的决策者，应该是清楚的、明确的和实用的，把这些建议按重要程度进行排列可以帮助决策者对以后的工作进行相应的计划。

2. 评价报告的应用 过去，常常将评价结果的应用理解为采纳评价报告所提出的建议，依据评价报告所提供的信息来做决策。毫无疑问，这是评价结果应用的一个重要方面。近年来，人们开始关注如何使评价报告和评价过程为计划项目本身和机构带来效益。评价报告应用的目的包括：①帮助决策者决策是否继续某个计划项目，或者指导对计划项目的修改；②对潜在的问题提出警戒；③帮助人们认识计划项目的优点；④帮助更多的人了解计划项目；⑤为计划项目相关的研究领域作出贡献。

思考题

1. 某社区为建设"健康社区"，社区健康管理者想要对社区居民的健康风险进行评估，为社区健康服务的实施提供相关信息。则社区健康管理者应如何进行社区健康风险评估？在评估中应该注意哪些问题？

2. 作为当前重大公共卫生问题之一，艾滋病（acquired immunodeficiency syndrome，AIDS）对社会、家庭和个人所造成的危害，已经引起 WHO 以及各国政府的高度重视。基于家庭主妇在家庭成员中所处的角色，某研究小组开展了针对农村家庭主妇 AIDS 及其预防控制的健康教育项目，以促进 AIDS 及其预防控制知识在家庭成员及农村社区中的传播。下面是对该项目的描述：

（1）在 6 个月内，家庭主妇在社区发放 AIDS 健康教育资料共 90 个人日。

（2）培训了 5 名健康教育志愿者。

（3）在社区发放了 5 000 册 AIDS 及其预防控制知识手册。

（4）健康教育志愿者培训农村家庭主妇。

（5）社区居民对艾滋病病人的态度发生了明显的改变。

（6）30 名家庭主妇受到了培训。

（7）编制 AIDS 及其预防控制知识手册。

（8）项目总预算 3 万元人民币。

（9）在 6 个月内，家庭主妇 AIDS 及其预防控制知识学习小组共计学习 18 次。

（10）社区区民的 AIDS 及其预防控制知识有了明显提高。

（11）在每个自然村（6 个）建立家庭主妇 AIDS 及其预防控制知识学习与传播小组。

请基于上述描述，请画出该项目的逻辑模型。

（丁　宏）

|第十三章| 社区健康服务人力资源管理

人力资源是构成社区健康服务机构最重要的要素,发展社区健康服务,人才是关键。随着医疗卫生体制改革的不断深入,社区健康服务的地位日益突出,而社区健康服务人力资源的素质与合理配置是决定其可持续性发展的关键要素。本章将从社区健康服务人力资源管理的相关概念,社区健康服务人力资源规划、结构、配置,社区健康服务人力招募、培训与使用这三个方面进行介绍。通过学习本章内容,让学生对于社区健康服务人力资源管理的内容有基本认识。

第一节 社区健康服务人力资源管理概述

一、社区健康服务人力资源的概念与特征

（一）社区健康服务人力资源的概念

1. **健康服务人力资源的概念** 健康服务人力资源（human resources for health services）是指在各类健康服务机构中从事和提供健康相关服务的一切人员,主要指各类健康服务技术人员,也包括健康服务行政管理人员、后勤支持人员及社会工作者。其中,健康服务技术人员包括医疗人员、公共健康服务人员、药剂人员、护理人员、日间照料人员、其他医技人员和健康服务技术管理干部等。

2. **社区健康服务人力资源的概念** 社区健康服务人力资源（community health service human resources）是以解决社区健康服务问题、满足社区健康服务、创建健康社区环境为目的的具有专业技能和管理服务能力的人员总和。社区健康服务人力资源是社区健康服务系统中最活跃的因素,社区健康服务人力资源的主体是健康服务专业人员,也包括其他专业人员和社会工作者。

（二）社区健康服务人力资源的特征

1. **健康服务人力资源的特征** 健康服务人力资源作为一种特殊的资源,具有人力资源普遍性特征,同时又体现健康服务人力资源的特殊性。

（1）能动性:健康服务人员能够根据自身条件和愿望,有目的地选择专业、选择适合自己的工作岗位,主动实现为人群健康服务的目标。能动性还表现在对其积极性的调动程度,政策、制度、感情、信任、待遇等各种因素都能激发健康服务人员的主观能动性,达到提高服务质量和数量的效果。

（2）时效性:健康服务工作实践性很强,其知识与技能在应用中需要不断更新和强化。因此要及时、合理、充分地使用健康服务人力资源。

（3）社会性：各个地区经济社会环境不相同，面临的主要健康服务问题各异，因此对健康服务人力的需要存在较大的差别。认识到健康服务人力的社会性，培养和造就适合本地区健康服务需求特点的健康服务人力队伍，是健康服务人力资源管理的重要内容。

（4）开发过程的连续性：健康服务人力资源的使用过程同时也是开发过程，通过不断的实践，使健康服务人员的技术水平得以提高；通过连续的学习、培训与实践，促进知识更新。为了改进和提高健康服务水平，需要树立终生教育的观念，对健康服务人力资源进行持续性开发。

（5）知识密集性：健康服务人力资源是一个知识密集性的群体，包括学历层次及工作性质等都体现了知识密集的特点。所以，面对具有这一种特点的群体，需要领导者有更加高超的领导艺术和管理方法。

2. 社区健康服务人力资源的特征

（1）生物特征：健康服务人力资源的生物特征存在于健康服务专业人员的个体内，表现出一系列的生命特征。因此，在健康服务人力资源管理中首先应重视以生物人为基础的管理要素。

（2）功能特征：健康服务人力资源的功能特征表现在健康服务人员富于思想感情的主观能动性，能够有目的地调整自身，发展自己的专业能力，为社区群众提供健康服务。其功能特征包括：通过岗前正规教育，获得提供健康服务的基本能力；通过继续教育等主动获得专业技能；通过施展才华和表现能力，最大限度地发挥自身的潜力，爱岗敬业，在实现自己愿望的同时，为改善社会健康服务状况作出贡献，积极提供健康服务。

（3）动态特征：健康服务工作人员有其生命周期，也有其服务周期，健康服务专业队伍的年龄结构随时间而不断变化，因此，在健康服务人力资源管理中要考虑到健康服务队伍构成对健康服务供给的影响。

（4）智力特征：健康服务专业人员可通过学习和实践获得知识和经验，医学科学知识和专业经验可以被一代代地积累、继承和创造。因此，健康服务人力资源管理活动应包括对知识和经验的管理。

（5）社会特征：社区健康服务正在向群体协作服务模式发展，各类健康服务专业人员之间，构成社会性的微观基础。同时，健康服务行业与社会各方面联系密切，健康服务人力资源的形成、配置、开发和使用都是一种社会活动。因此，在健康服务人力资源管理中，应注意行业之间、健康服务工作人员与公众之间的协调与沟通。

二、社区健康服务人力资源管理的目标、职能与内容

（一）社区健康服务人力资源管理的目标

社区健康服务人力资源管理（human resource management of community health service）是指运用现代人力资源管理原理和技能，以满足社区居民各类健康服务需求为目标，正确规划健康服务人力资源，合理配置健康服务人力资源，做好识别、培育、使用、留住优秀健康服务人才的相关工作。

社区健康服务各类机构主要为公共部门，其主要以服务为目的而不在于获得最大利润。因而，它作为一种组织形态，其人力资源管理的目标主要是追求完善的内在运行机制和以此产生的良好的服务功能。其完善的内在运行机制主要表现在以下方面：

1. 竞争择优机制　竞争机制是市场主义法则在社区健康服务人员聘用制度中的体现和应用，它促成了一个优胜劣汰、竞争发展的环境。竞争机制需要个人可以长期预期的稳定的法制规则，它有效运行的基础是所有的社区健康服务人员和愿意成为社区健康服务人员的社会人才，在社区健康服务管理的法律规定面前人人平等；社区健康服务人员管理机构以客观、公开的原则与程序从事管理活动。

2. 权利保障机制　政府要保证社区健康服务人员队伍的稳定性、连续性，并能够吸引更多

的优秀人才,就必须充分保障社区健康服务人员工作和生活的基本条件,满足他们生产以及自我发展的不同层次的需求。现代公共部门人力资源管理已经抛弃传统人事行政管理的重控制、重监督、重处罚的消极管理,而转向营造良好的工作生活质量,并以此激发社区健康服务人员的活力。

3. 功绩激励机制 人才的竞争要求组织建立相应的功绩激励机制作为配套措施,只有人力资源管理部门制定了相应的激励政策,竞争的环境才能得到根本的保证。在现代社区健康服务人员管理制度中,激励机制通过以下管理环节的措施得以保证:人事奖罚、绩效考核、职务升降、在职培训、工资晋级、辞退和奖金等。

4. 流动更新机制 社区健康服务人力资源管理的更新机制包括两层含义:一是促进社区健康服务人员正常的新老交替和流动,保持社区健康服务人员队伍的稳定性和年龄结构的合理性;二是更新现有社区健康服务人员的知识结构和技能手段,以及根据适才试用的原则和职业生涯发展的条件,进行职位交流调配的人才流动。

5. 制约监控机制 对社区健康服务人员而言,监控内容包括对社区健康服务人员的纪律规章、行政惩戒、人事档案等。对社区健康服务管理机构而言,监控的主要内容是人事行政管理体制和机构设置、权力机关和司法机关的监督等。社区健康服务人员作为管理机构的被管理者,也有权对管理机构管理行为的合法性与合理性进行监督,以维护自身的合法权益。

(二)社区健康服务人力资源管理的职能

1. 制订人力资源规划和计划 社区健康服务人力规划是对社区健康服务机构人力资源现状做出评估,依据组织的发展战略、目标、任务并利用科学方法对未来人力资源供给和需求做出预测,制定人力资源开发与管理的政策和具体措施。其目的是使适宜数量和质量的健康服务人员,在适宜的时间配置在适宜的工作岗位上,投入适宜的培训费用使他们具有适宜的知识、技能和态度,使健康服务组织和个人均获得最大的效益。

2. 健康服务人力开发与培训 宏观人力资源管理中的人力开发与培训主要是从国家或地区的角度,对全体岗前或在岗人员进行的医学教育与培训管理,例如对于基层全科医生的管理,卫生部于 2011 年提出《国务院关于建立全科医生制度的指导意见》,规范并加快全科医生培养。并组织编写了全科医生规范化培训规划教材,包括《全科医学》《全科医生临床实践》《全科医生基层实践》等六册,初步建立了全科医学毕业后医学教育教材体系。在此基础上,2012 年印发了《全科医生规范化培养标准(试行)》。经过多年努力,基本建立了全科医师的开发和培训体系。

3. 健康服务人力的合理使用 健康服务人力的使用是指对各类健康服务人员的配备、激励、考评和流动的管理过程。其目的是吸引、招聘和配置符合健康服务机构岗位需要的适宜人才,采取各种激励措施,充分调动他们的积极性和创造性,通过测评与考核,不断改进工作业绩,进而提高健康服务水平。

(三)社区健康服务人力资源管理的内容

社区健康服务人力资源管理的职能侧重宏观理解,社区健康服务人力资源管理的内容则侧重微观理解。从微观看社区健康服务人力资源管理内容可根据其管理过程主要分为 8 个具体环节(图 13-1)。

1. 工作分析 工作分析又称职务分析,是指对组织中各项工作职务的特征、规范、要求、流程以及对完成此工作员工的素质、知识、技能要求进行描述的过程,它的结果是产生工作说明书和工作规范。依据工作分析结果和组织环境、相关政策可以进行工作设计,使职务要求与员工的素质特征相一致,达到工作岗位职责分明,提高员工积极性的目的。在具体的工作体系设计中,则需要根据健康服务机构的水平、规模、医疗模式以及病人需求等因素,根据地方财力和外部的健康服务人力资源的供给来综合考虑。工作分析是人力资源管理中的核心内容。

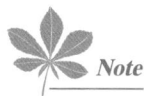

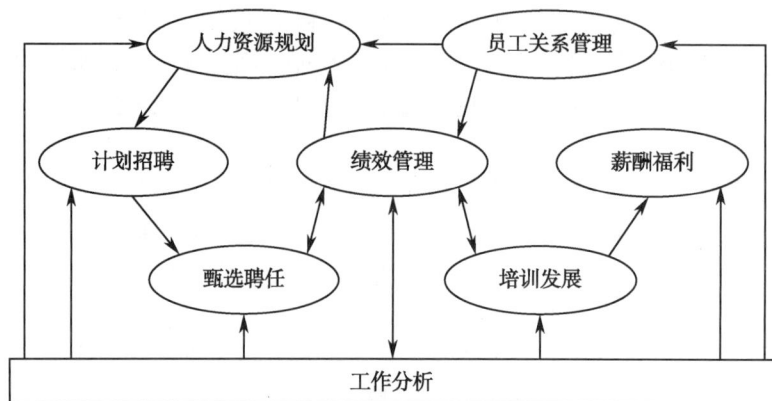

图13-1　社区健康服务人力资源管理过程

2. 人力资源规划　人力规划是根据组织发展战略和目标,结合业务流程的需要,依据组织结构所确定的主体分工体系以及具体工作对人力资源的数量和质量的要求,提出相关的人员需求规划。同时,根据组织内部和外部的相关人力资源的供应情况来分析和评估未来的人力资源的供需关系,并提出有针对性的人员总体规划以及人力资源开发与管理的相关计划的过程。

3. 计划招聘　招聘是指组织为了发展的需要,根据工作情况和人力资源规划确定的所需人力资源的数量与质量要求,按照一定的原则和程序吸收人力资源的过程。社区健康服务人力招聘是社区健康服务机构人力资源补充和吸收的主要途径。在计划招聘中应依据社区健康服务机构发展需要及实际工作需要制订相应招人计划。

4. 甄选聘任　人员甄选工作主要是指根据组织的发展目标和职务体系的设计,针对职务的空缺和未来人才的储备,依据组织对任职者的任职资格和胜任素质的要求,通过合适有效的途径吸引和获取相关候选人,并依据规范的流程和相应的甄选标准,综合运用多种测评和甄选的手段,来考察和分析候选人是否能够符合组织要求、有能力或潜力胜任相关工作的一系列活动。聘任是依据相关职务标准和任职资格以及胜任素质要求,对现有的在职人员和候选人员进行综合考察和评估的活动,使得任职者与职务之间能够保持尽可能的匹配,从而使得合适的人在合适的岗位上,具体的职务平台所构成的责任和权力系统有合适的人能够承担,同时也有意愿承担。

5. 绩效管理　绩效管理是指组织将个人的工作目标和团队的目标以及组织的目标有机相连的过程,通过绩效计划的制定、实施和管理、绩效评价和绩效反馈四个环节来确定员工的工作标准和方向,为员工提供及时的指导与反馈,并依据相关的评估、基于评估基础上的聘任管理、薪酬奖励以及有针对性的培训和开发来促进员工的发展。绩效管理在具体的工作情境下,强化了员工和组织之间的基于职务职责、胜任素质、行为规范、工作产出和工作结果等所建立的双向承诺。

6. 薪酬福利　薪酬福利往往采取的不是单一形式而是组合的,机构支付给员工的物质性的报酬以认可其有价值的服务,包括薪水工资、奖励性的收入支付以及福利。社区健康服务机构支付薪酬福利会依据相关政策和自身的总体激励设计,设计具体的薪酬战略、付酬因素和报酬因素,并综合根据内部环境和外部环境设计具体的薪酬水平、薪酬结构以及具体的支付方式。

7. 培训发展　培训发展包括两层含义:一是员工通过培训、学习活动,个人各方面得到提升与发展;二是通过员工个人提升、发展最终促进组织整体的发展。培训发展具体来说包括人员培训与开发、生涯管理与接任者计划。培训与开发是指针对个人的发展需要以及组织对个人的要求,进行相关的态度培训、技能培训、管理能力开发和观念培养,以提升员工的个人人力资产、优化组织的整体人力资产结构和质量,并通过人员培训与开发来提高组织绩效。生涯管理是指组织基于自身的长期战略发展和对员工个人生涯发展及自身成就需要的重视,有针对性地结合组织需要和员工自身需要以及其现有的职业素质,为员工系统设计生涯发展路径,并为其提供组织层面上的导师引导、组织教练和职业生涯发展中的机会激励,以促进员工个人成长,满足员工的自我成就和自我实现的需要,并为组织的发展持续提供合格员工。而接任者计划则是在人员规划和生涯管理的基础上,针对某类关键岗位有意识培养接任者群体,并建立接任者的人才成长加速器,为其提供更为密集的生涯设计和生涯辅导服务,使得组织后续发展所需要的人才不出现供应上的断层,从而使得组织发展免受人才供应不足或滞后的负面影响。

8. 员工关系管理　员工关系管理包括员工职业关系的建设和管理以及员工个人福利事务的管理和服务,涉及员工入职、试用转正、档案、员工福利、员工参与和民主管理、员工援助、员工奖罚、离职等诸多内容。员工关系强调对员工合理和合法利益的保护,强调公平与效率原则。

上述 8 个环节相互作用,从不同的环节和侧面来实现对组织人力资源的有效管理和领导,在实际工作中,这 8 个环节的工作之间是相互影响和相互支撑的。

第二节　社区健康服务人力资源规划、结构、配置

一、社区健康服务人力资源规划

（一）社区健康服务人力资源规划概念

1. 健康服务人力资源规划　简称健康服务人力规划,是对未来健康服务人力资源的需求量、供给量和供需关系,以及健康服务人力的数量、知识和技能类型进行预测,制订健康服务人力计划的过程。

2. 社区健康服务人力资源规划　是对社区健康服务机构人力资源现状做出评估,依据组织的发展战略、目标和任务并利用科学方法对未来人力资源供给和需求做出预测,制定人力资源开发与管理的政策和具体措施。

（二）社区健康服务人力资源规划步骤和方法

一般来说,在一个规划周期内,社区健康服务人力规划基本可分为十个步骤。但要注意的是,实际规划时由于不同地区面临的健康服务人力问题不同,健康服务人力规划要具体情况具体对待,即依据实际需要采取合适的方式与方法。

1. 社区健康服务人力规划的准备　在制定社区健康服务人力规划之前,首先要考虑制定社区健康服务人力规划的先决条件是否存在。这些先决条件包括国家经济社会发展规划,政府健康服务事业发展规划及战略重点。在实践中,社区健康服务人力资源规划是一个复杂的系统活动,不但需要领导层确定规划的目标与方向,还需要了解利益相关各方的关切与态度,建立良好的协调机制;社区健康服务人力规划不但需要掌握规划的原则、方法和技术,还要掌握各方面的信息,形成规划能力。此阶段的任务是规划小组完成政策和环境的评估。

2. 了解社区健康服务人力及健康服务现状　对社区健康服务人力现状及影响因素进行分析,应包括以下几个方面:①社区人口资料和经济发展资料;②医疗健康服务状况和需要以及主要影响因素;③一定人群健康服务利用资料,包括人口特征及利用的数量、类型、特征和效率,没有得到所希望的健康服务的理由;④社区健康服务人力的现状和历史变化动向,社区健康服务人力的流动趋势和供给规律;⑤社区健康服务人力的管理状况和人事政策。

3. 预测社区健康服务人力需求量　社区健康服务人力需求量预测是从现阶段居民对社区健康服务的实际需求出发,科学合理地测算社区内各类健康服务机构为满足这种需求所需的健康服务人力。健康服务人力预测方法很多,可根据不同的研究目的、时间、范围,选用不同的方法。该内容将在本章的健康服务人力资源配置方法中展开介绍。

4. 估计健康服务人力供给量　健康服务人力供给量是指根据健康服务人力产出、损失和使

用,在一定的时间里,健康服务人力资源真正可获得的量及其特征。人力增加(流入)和人力损失(流出)都会影响人力的供给量。

健康服务人力供给量预测方法是从计算现在健康服务人力供给量开始,加上期望所增加的量,如分配毕业生、调入健康服务人力、被返聘的离退休人员等,再减去预期损失的量,如死亡、离退休和调出等,预测方法有以下几种。

(1)寿命表法:寿命表法计算健康服务人力损耗是使用工作寿命表来完成的。工作寿命表可以计算由于各种原因如非正常死亡、提早退休、调离或病残等离开工作岗位的人力数量,从而为计算损耗提供确切的基础,但是要得到这方面资料比较困难。

(2)队列(定群)研究法:队列研究法是通过对过去毕业生群组的纵向追踪来计算损耗率。这种方法计算损失是随着时间而变化的。如2000年有1 000名护理毕业生,分别追踪2005、2010、2015、2020年还有多少人从事于护理工作,从而计算损耗率。

(3)计算每年的损失率:规划者根据逐年累计的资料,推算由于各种因素引起的每年损失率。在资料不足的情况下可以粗略地推算,假设在过去一个长时间内某地区西医师数量稳定在1 000人,平均医师的工作时间是从25~65岁共40年,1 000名西医师的年龄分布和总的医师的平均年龄分布相一致,那么这1 000名医师中平均每年有25名医师由于各种原因损失。40年以后这1 000名医师几乎没有留下继续工作的,可以算出每年损失率平均为2.5%。

(4)根据变动率预测卫生人力供给量:健康服务人力的供给量受流入和流出两方面的影响,根据历史的流入、流出规律,计算变动率,然后预计将来流入、流出将会有什么变化,对变动率进行调整,得出规划年期间的可能变动率。

$$变动率 = \frac{流入健康服务人力数 - 流出健康服务人力数}{起始年健康服务人力数} \times 100\%$$

5. 估计供需差距与确定规划目标 健康服务人力需求量和供给量预测完毕后,接着是比较健康服务人力需求量和供给量是否平衡,计算健康服务人力在需求和供给数量上的差距。此阶段要注意数量上的差距是否受到一些混杂因素的影响,更要关注一些重要的相关问题以及产生这些问题的根源,如健康服务人员正在做不适宜的工作造成健康服务人力缺乏的假象,健康服务人力在不适应的地方工作等。

解决健康服务人力需要量与供给量之间不平衡的问题可以从供给和需求两方面共同努力。习惯上认为,改变供给量主要从健康服务人员数量和提供服务时间方面着手;改变需求量主要从健康服务人员的产出量及人群对服务利用率方面做出努力。对健康服务人力的供给和需求之间的差距进行充分了解后,要确定此次人力规划的目标。健康服务人力的规划目标,就是到目标年本地健康服务人力应该发展到某种程度,使健康服务人力供需之间达到平衡。健康服务人力规划目标的确定是一项重大决策,一般由规划小组根据健康服务人力供需预测的结果提出目标建议及主要参考依据,至少包括几套备选方案;再由政府健康服务行政部门主要领导参加的健康服务人力规划领导小组,经过研究后作出决策,形成本地健康服务人力规划目标。

6. 分析规划目标的可行性 分析规划目标完成的可行性,主要从经济角度出发来估计。健康服务人力费用占整个健康服务费用的60%~80%,没有可靠的经费作为保障,任何规划目标的制定都将是不能实现的。健康服务事业主要是公益性社会福利事业,其经费来源主要依靠国家投入,一般用健康服务费用占国内生产总值的百分比表示,健康服务人力费用主要是指健康服务人员的工资福利。例如本地健康服务费用占本地国内生产总值(gross domestic product,GDP)的4%,健康服务经费占本地财政支出的9%,如果目标年这个比例保持不变,则健康服务人力需求量同健康服务经费的增长保持一致是合理的;如果目标年度预算健康服务经费下降,健康服务人力预测需求量也应相应下降;如果预测的健康服务经费会增加,即使缺乏足够的理由,也可以预测到目标年健康服务人力将相对增加。

7. 制定详细的健康服务人力发展规划 人力规划要综合考虑长期解决方法和短期解决方法对健康服务人力数量、质量、结构和分布的短期和长期效果,并根据这些效果制定相应的健康服务人力发展政策。规划人员本身不能制定政策,但可提出制定政策的建议。具体的健康服务人力发展规划应主要包括:①规划的政策基础;②健康服务目标;③健康服务人力发展的问题;④可能的解决方法及可行性分析;⑤把解决方法分解成各组成部分;⑥利用日程表网络系统显示活动的程序;⑦各种活动所需的时间和资源;⑧负责承担各项活动的组织;⑨关于监督的类型、评价的频度以及修改规划的准则。

8. 制订规划实施计划 规划人员需要制订详细的规划执行计划,包括将目标分解为通过具体活动能够完成的分目标,列出支持各分目标得以实现的各项具体活动,将各项具体活动的内容、开始时间、结束时间、实施期限、评价指标、经费预算及执行者等详细列出。

9. 执行和监督实施计划 各个健康服务部门执行健康服务人力的具体计划,有关健康服务行政部门开展监督,监督过程中要定期收集有关资料,将定期收集的各类资料与活动计划比较分析,按照过程评价指标对活动的进展进行评价,及时发现问题和差距,评价各项政策、措施的执行情况和发挥的作用,提出修改意见和建议,监督其执行。

10. 评价和修订计划与规划 规划贯穿于人力规划执行的始终,并随着国内外社会环境、政策形势的变化而相应的改变。在人力规划的执行过程中,应该进行严密的监督和评价,及时发现问题及时修改规划。对规划执行情况的评价要根据规划本身的特点和要求而定,一般是每年进行一次,也可以是六个月或三个月一次。健康服务人力规划执行过程中必须重视社会、经济和政策方面的约束因素。健康服务人力规划必须与健康服务规划、教育规划相结合,必须重视健康服务人才培养能力和管理能力,否则健康服务人力规划就会脱离实际,难以发挥应有的作用。

二、社区健康服务人力资源结构

(一)社区健康服务人力资源类型

健康服务人力资源主要包括三类:①传统的医疗健康服务职业人员,如各类医师、护士(师)、技师、药师等;②在健康服务领域工作的其他一些管理和辅助人员,如会计师、人力资源管理师、社会工作者等;③随着健康服务发展而出现的新职业人员,如健康管理师、日间照料师等。随着健康服务业的壮大,新的工种的出现,健康服务人力资源的范围将会有所扩大。

(二)社区健康服务人力资源结构

社区健康服务人力资源结构是指社区健康服务队伍的组成成分,包括年龄结构、性别结构、学历结构、职称结构、专业结构等。分析社区健康服务人力资源结构对于制定社区健康服务人力资源发展规划,开展健康服务人力资源培训,研究健康服务人力政策均有重要意义。

1. 社区健康服务人力能级结构的基本模式

在一定的职位上,选拔相应的人员,将合适的人安排在合适的位置上,以发挥其相应的作用,做到人尽其才,各尽所能,这就是能级结构的理想模式。由于社区健康服务工作的复杂性和综合性,决定了社区健康服务人力资源结构的多层次性。社区健康服务人力能级结构包括决策层、管理层和执行层(图13-2)。

社区健康服务的决策层,应当具有较强的综合能力,能够运用综合性知识解决社区的健康服务问题,关注健康服务资源分配、发展目

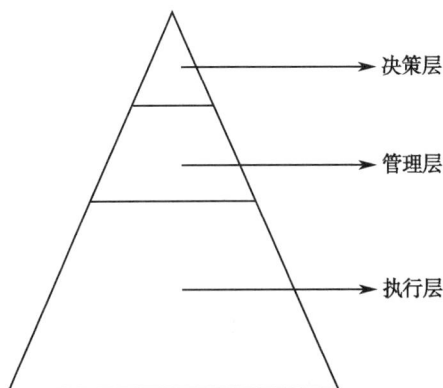

图13-2 社区健康服务人力能级结构的基本模式

标、政策策略和社会效益等问题;社区健康服务的管理层,应当具有某一领域的全面能力,能够运用专业知识及相关知识贯彻社区健康服务工作的方针和政策,解决社区的健康问题,关注本职能范围内的健康服务需求和供给、与社区居民沟通、合理利用健康服务资源、提高健康服务效率等问题;社区服务的执行层,应当具有本专业的专业技能、沟通技能、管理技能,能运用与专业相关的知识和技能直接为社区居民提供服务,解决群体或个体的健康问题,他们关注本专业范围内的医疗处理、疾病控制和提供保健等服务的满意度问题。在社区健康服务人力资源结构中,决策者、管理者和执行者呈金字塔形结构。

2. 社区健康服务人力资源能级结构的合理配置 社区健康服务人力资源能级结构的理想模式就是根据社区健康服务工作需要设置职位,将具有相应能力的人安排到相应的职位上。实际工作中,确定某一职位的职能较容易,而评价某一人的能力却较难,将合适的人安排到合适的岗位上则更难。在具体工作中,一是要多方面、多渠道了解和观察人员的表现,对其稳定的思想和行为作出客观公正的评价;二是要详细描述每个职位对人员能力的具体要求。健康服务人力资源管理的作用,就是实现对工作人员的能力评价和将不同能力的人员推荐到与之相匹配的岗位上,使每个人都能找准自己的岗位,通过发挥不同能级的作用,有效地实现社区健康服务发展目标。

3. 社区健康服务人力的岗位结构及其合理性 岗位是指工作人员履行工作的职位。社区健康服务人力的岗位结构,既体现了该社区能级结构的特点又反映社区健康服务的功能与健康服务人员职责之间的关系,是评价社区健康服务人力资源配置是否合理的重要指标。

(1)社区健康服务人力资源岗位结构的基本模式:根据社区健康服务功能来设置岗位并明确工作任务,按照工作任务来确定人员的配置,以实现社区健康服务目标效率最大化,这就是岗位结构的理想模式。社区健康服务内容多、任务重、范围广,因此要使岗位结构合理,就必须对不同性质、不同层次的社区健康服务工作列出清单并作标准化描述,分析各项任务的难易度、出现频率、风险估计及对执行者的知识、技能、态度提出标准,从而按照任务要求和标准归类并分等次划分工作岗位,按等次所要求的知识、技能、态度和水平招聘岗位人员,从而增加人员使用与岗位任务的一致性和执行任务与实现机构功能目标的一致性。

(2)社区健康服务人力资源岗位结构的合理性:合理性是指功能与岗位、岗位与人员之间的相关性与适宜性。岗位与人员之间配置的相关性和适宜性,取决于社区健康服务机构的功能;健康服务人力的配置依据是社区健康服务岗位。一个社区健康服务机构应设哪些岗位,取决于该机构在整个社区健康服务网络中的地位和功能。社区健康服务机构是社区健康服务网络的中坚机构,医疗、保健、预防、康复多项功能并重,能有计划地在社区中开展医疗、预防、保健、健康教育的工作,能为社区居民提供初级健康服务,能够指导社区健康服务机构的工作,解决居民的常见的健康问题。因此,应在各个岗位上配置有能力独自解决问题的技术骨干,多个岗位的人员的技术应相互配套,在全中心范围内形成一个协同作战的团队,人员配置以全科医生和通科人才为主体。社区健康服务机构各个岗位人员的能力水平,应以其能否完成基本任务作为衡量标准。

三、社区健康服务人力资源配置

健康服务人力的合理需求与配备是提高健康服务资源投资效果的重要方面,是健康服务人力开发研究的重要环节。探索我国健康服务人力在各级健康服务机构优化配置的途径与方法,对于提高健康服务人力资源配置效率,最大限度地调动健康服务工作者的积极性有重要意义。健康服务人力资源配置方法很多,本节主要介绍 WHO 推荐的四种常用方法。

1. 健康需要法 健康需要法(health need approach)是常用的健康服务人力资源配置方法之一。进行健康服务人力配备的一般步骤:①收集患病率、发病率资料,按年龄、性别分组。②对患病资料准确性做出估计,预测目标年度患病率可能发生的变化。③病人利用服务的标准,如初诊、复诊、家庭访视、化验、手术、住院、预防保健服务等。对于不同疾病病人应提出不同的标准,在不同年龄、性别人群中,服务利用标准也不相同。④计算各种服务的时间,一项服务项目由不同人员组合时,应分别计算各种人员参与服务花费的时间。⑤根据总人口、患病率、服务次数、提供服务人数及服务时间计算服务总时间。⑥制定1年1名健康服务人员全时工作提供服务时间,用服务总时间除以全时工作提供服务时间,得出健康服务人力需要量。

健康需要法的人力配备计算公式:未来健康服务人力需求量 $= \dfrac{P \times I \times N \times T}{S}$

式中:P——接受服务的规划人口数。

　　　I——平均每人每年预期发病和患病次数。

　　　N——平均每年需要提供给每名病人服务类型的次数。

　　　T——平均完成1次服务所需要的时间。

　　　S——1名健康服务人员1年直接参与健康服务的总时间。

该方法从人群健康及生物学需要出发提供卫生服务,不考虑社会经济因素对接受服务的制约,符合医学伦理学的原则。专业人员预测卫生人力需要量,往往建立在理想条件的基础上,即在资源不受制约的条件下做出判断。但是专业人员的判断往往与实际情况有很大差距,计算过程中需要大量的资料,且要统一标准,许多影响因素不易控制,因此计算出的健康服务人力需要量只能做出粗略的估计。健康需要法适用于某些类型的健康服务,如公共卫生、妇幼保健等。

2. 健康需求法　健康需求法(heal demand approach)是建立在有效需求,即健康服务的实际利用基础上,常用利用率这一指标来反映人群的健康需求水平及类型。健康服务利用可分为门诊服务利用、住院服务利用及预防保健服务利用等几方面。反映门诊服务利用的指标主要有两周就诊率、两周就诊人次或人均年就诊次数及年患急诊率等,用于说明对门、急诊服务的需求水平。还可分病种计算上述指标,以反映对门、急诊服务的需求类型。反映住院服务利用的指标有住院率、住院天数。评价预防保健服务利用可根据评价内容的不同而选择不同的指标,常用的指标有预防接种覆盖率、儿童体检率、产前检查率及次数、新生儿接生率、产后访视率及次数、住院分娩率等。

采用健康需求法进行健康服务人力配备的一般步骤:①组织家庭健康询问调查,收集有关健康需求资料和卫生服务利用资料;②根据人口数变化和就诊率变化,预测目标年度人口数和就诊数增加百分比;③制定卫生技术人员产出量标准,包括大、中、小医院医师和护士比,医师、护士和病床比,人口与病床比以及每名医师、护士一年内能够提供的服务量;④根据服务需要量和健康服务工作人员产出量计算健康服务人力需求量;⑤计算招生数、流失率、未来人员供应量,分析健康服务人力供需平衡的程度。

健康需求法的人力配备计算公式:未来健康服务技术人员需求量 $= \dfrac{P \times I \times D \times T}{S}$

式中:P——接受服务的规划人口数。

　　　I——平均每人每年预期发病和患病次数。

　　　D——为平均每年每名病人实际可能得到的服务类型的次数。

　　　T——平均完成1次服务所需要的时间。

　　　S——1名健康服务人员1年直接参与健康服务的总时间。

健康需求法得到的健康服务人力配置数量是满足居民健康服务需求所应达到的最低数量标准,所提供的健康服务是社区或居民个人有支付能力的、能够实现的健康服务。

需要明确的是健康需要和健康需求是两个不同的概念。健康需要包括个人认识到的健康需要和卫生专业人员根据流行病学研究与健康普查判定的健康需要。健康需求是指在一定时期内

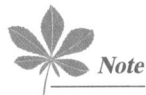

在一定价格水平上人们愿意且有能力购买的卫生服务量。需求分为两类,一类是由需要转化而来的需求,人们的健康需要只有转化为需求,才会具有寻求医疗保健服务的行为,才有可能去利用卫生资源。并不是人们的所有健康需要都能转变为需求,需要能否转化成需求既受需要本身的性质影响还与个体的收入水平、文化水平、职业和卫生服务机构的位置、类型、水平等多种因素有关。另一类是没有需要的需求,包括由健康服务工作人员诱导的不合理需求和个人原因造成的不合理需求。

3. **服务目标法** 服务目标法(health service target approach)是从服务提供的角度确定服务产出量目标的一种常用的人力资源配置方法,只要服务产出量目标确定了,健康人力需要量就可以得出。如 1 名全时工作医师 1 年内提供门诊量为 54 次,有多少门诊量,就需要有多少名门诊医师。服务目标可以从下列方面取得借鉴:经验管理积累的数据、专家调查得出的结论、原卫生部颁布的法则和标准,还可以应用专家咨询法对目前还没有可供借鉴的服务目标提出参考标准。

服务目标法的人力配备计算公式:某类健康服务技术人员需要量 $= \dfrac{HNS \times Pr}{W}$

$$HNS = 目标年人口数 \times 1 年内确定的服务量标准(次/人)$$

式中:HNS——应该完成的卫生服务总量;

Pr——某类人员完成总服务量的百分比;

W——某类人员人均年完成服务总量。

4. **人力人口比值法** 人力人口比值法(ratio of health care staffs and population approach)简便易行,国际上应用较多。该法既可用于健康服务人力需要量预测,又可预测人力供应量。只要掌握了预测人口数及人力人口比值数,就可计算出目标年度健康服务人力数。计算方法是:未来健康服务人力需求量 = 人力/人口比 × 目标年人口数。假设的人力人口比值,可以参考其他国家经验,也可以根据本国正在采用的行之有效的人力人口比值。本方法的缺陷:不能解释健康服务部门的工作状况,健康服务人力在供需之间的相互关系,不能回答提供的结果能否满足社会需求;由于计算过程没有引入服务的概念,难以了解健康服务人力内部结构及提高产出量和改善工作效率等在人力规划中的作用;选用不合适的人力人口比值作为预测标准,可能浪费资源,对人力政策产生不利影响。

第三节　社区健康服务人力招募、培训与使用

一、社区健康服务人力招募

(一)社区健康服务人力招聘

健康服务人力招聘(recruitment of health personnel)是指健康服务机构为了发展的需要,根据工作情况和人力资源规划确定的所需人力资源的数量与质量要求,按照一定的原则和程序吸收人力资源的过程。社区健康服务人力招聘遵守一定的原则和程序。

1. **招聘的原则** 社区健康服务人员的招聘要坚持公开、公平、公正、竞争和全面的原则。

(1)公开原则:指把招录单位、招录专业、招录数量、招录条件以及考核方式、考核内容、考核时间、招录的结果等公开说明。

(2)公平原则:指对所有报考者一视同仁,不得人为制造各种不公平限制,公平、公正地招录优秀人才。

(3)竞争原则:指通过理论考试和技能考核等方式确定优劣。对应招者采取统一的考试、考核程序,统一的评分标准,择优录取。

（4）全面原则：指录用前考试、考核应兼顾德、智、体诸方面，对知识、技能、态度、品质进行全面考察，以选拔到高素质人才。

2. 招聘程序　一般包括招募、选拔、录用、评估四个阶段。招聘程序的关键是制订招聘计划、明确招聘方式、实施招聘计划。

（1）制订招聘计划：包括招聘步骤、招聘小组组成、招聘方式、应聘者资历资格等要求、招聘时间等具体安排。

（2）明确招聘方式：随着科学技术的发展可采用的招聘方式越来越多，如招聘会、网上招聘、广告招聘、校园招聘等。

（3）实施招聘计划：招聘计划、方式一经确定即应该严格按计划执行，如无特殊情况不得擅自修改招聘计划。

（二）社区健康服务人力录用

健康服务人力录用（employment of health personnel）是健康服务机构对应聘者进行测评，制定任用决策并对录用结果进行评价的过程。

1. 录用原则

（1）客观公正原则：录用中进行的任何考试考核均应采用统一、客观、公正的标准，使结果具有有效性和可信度。

（2）补偿性原则：此原则是指在应聘者招录测评中成绩高的项目可以补偿成绩低的项目，知识测试的高分可以补偿技能测试的低分。此原则要求测评分配好各种测评项目权重。该原则适用于对应聘者不强调某项目的最低要求而是注重其综合素质的情况。

（3）多元最低限制原则：此原则要求应聘者的各种测评项目均需超过最低标准。使用该方法时，应聘者依次进行各种测评，只要有一项测评低于最低标准即被淘汰。

2. 录用测试方法

（1）能力测试：常用的能力测试包括一般智力测试、语言能力测试、非语言能力测试、阅读理解能力测试、逻辑推理能力测试等。测试时分别采用不同的测试量表，由被测者填写考官做出评价。招聘社区健康服务人员应特别注重能力测试，如沟通能力、亲和力、应变能力等。

（2）技能测试：包括操作技能和身体技能。操作技能测试身体的协调性与灵敏度，身体技能测试力量与耐力。

（3）人格与兴趣测试：社区健康服务提供者的工作绩效不仅取决于其医疗技术水平，还取决于其心理状态和人际沟通能力等因素。人格测试与兴趣测试可采用问卷及量表的方法进行。

（4）健康状况检查：录用前对应聘者进行全面体检，还可以根据工作需要安排特定的体检项目。如对应聘营养科的人员需注重消化系统检查。

3. 录用步骤

（1）分析背景资料：将面试合格的应聘者的背景资料进行综合分析，以判断其对社区健康服务的了解程度，对社区健康服务工作的兴趣，适应社区健康服务工作的程度。将所有应聘者的背景资料按等级排序。

（2）将测试成绩排队：先按权重后的总分高低次序将应聘者排队，再列出最低限制项目的得分，将最低限制项目合格者按总成绩排序。

（3）综合排序：将背景资料合格的人员按测试成绩排序。

（4）录取：按综合排序由高到低录取。

（5）签约：招录小组与被招录的应聘者一一面谈，双方均满意则签订应聘合同。

二、社区健康服务人力培训

健康服务人力培训是指健康服务组织根据整体规划，有计划地实施帮助健康服务人员有效

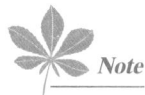

提高能力、更新知识和培养职业精神的活动。它通过有组织的知识传递、技能传递和信念传递，改进健康服务人员知识、技能和态度，使其不断适应工作岗位的要求，它是一种有目标、有步骤的学习。人力培训一般是利用短时间学习，使人员的某项技能、知识达到指定水平，所以在微观层面，在一个健康服务机构内是经常进行的一项人力资源管理工作。

对于健康服务人员来说，终身学习与成长是成为一名合格健康服务工作者必不可少的过程，而健康服务人力的培训是帮助在岗人员不断学习和自我提高的重要形式。短时的健康服务人力培训往往通过具体项目来展开，培训项目是实施健康服务人员在职培训的主要方式。一个完整的培训项目设计包括六个阶段，分别为需求分析、确立目标、制订计划、实施培训、培训评估五个基本环节和一个反馈修订辅助环节构成（图13-3），其中五个环节构成一个循环过程。

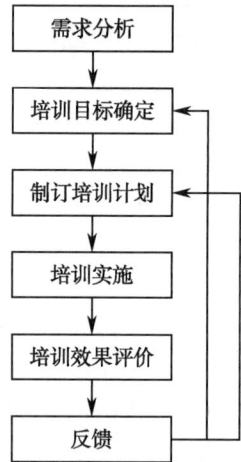

图13-3　社区健康服务人力培训项目设计

（一）社区健康服务人力培训需求分析

为了使社区健康服务人力培训有助于提高社区健康服务质量，必须通过培训和健康服务产出的关系来确定培训需求，这一过程称为培训需求分析，其目的是为了明确培训目标。

1. **岗前培训需求分析**　岗前培训的对象是完成了基础教育初中或高中毕业的青年人，他们将通过医学院校专业化正规训练合格后，走上社区健康服务岗位。对他们实施的培训是定向教育，因此，提供社区健康服务有关知识、技能就是他们的培训需求。以下是按照任务分析方法确定岗前培训需求的具体步骤：

（1）明确社区健康服务的功能。

（2）对社区健康服务机构进行工作描述。

（3）根据工作描述确定技术岗位人员的工作任务。

（4）明确执行各项任务所需的知识、技能点，形成培养目标。

（5）根据培养目标确定培训大纲及内容。

2. **在职培训需求分析**　在职培训的对象是已经走上社区健康服务工作岗位正在从事某一方面工作的人员。为了使他们能运用新知识、新技术，提供高水平的服务，适应不断增长的社区健康服务需求，必须接受各种形式的继续教育。在职培训需求分析的方法与步骤：

（1）组织诊断法：该方法通过对健康服务机构完成目标情况的评价，发现存在问题，进一步明确原因，以确定培训目标。其步骤为：评价哪些工作没有做好？明确哪些系统没有发挥好功能？分析没有发挥好功能的原因是什么？确定需要培训的知识、技能点，即培训目标。

（2）临床审查法：该方法通过对健康服务人员工作的现场监督指导，发现问题，确定解决问题应建立的培训目标。其步骤为：编制工作手册，包括机构所有工作项目、每项工作的目标、标准工作程序、评价标准、操作人员资格等；建立临床审查机制，包括自行审查、同行审查和上级审查，找出不合格的工作点；根据不合格点确定培训目标。

（二）社区健康服务人力培训目标确定

培训目标是指培训活动的目的和预期成果，培训目标应能帮助受训者理解培训的意义和预期结果，从而提高学习动力和学习效果。明确的培训目标可指导培训方案的形成和培训的实施，还为培训的效果评价提供了一个基本标准。国家制定的各类卫生人员培训大纲，可作为设计培训目标的基本依据，如《全科医师培训大纲》等。

一个良好的培训项目目标应包括三方面的内容：①培训对象能从培训目标中明白组织需要

他们做什么；②组织可以接受的绩效水平；③培训对象在什么条件下才能达到指定的学习成果。培训目标可以是针对每一个阶段的分阶段目标，也可以是面向整个培训过程的总体目标，最重要的是让受训者了解受训后所达到的标准，具有可操作性。

（三）社区健康服务人力培训计划

社区健康服务人力培训计划一般应包括实施策略、培训政策、培训对象、培训内容、培训方式、方法和技术、培训师资、委托或选送培训的单位、培训时间、进度、培训的组织管理、支持条件以及由于培训造成的人员工作调整、培训评估等内容。

制订培训计划应遵守以下原则：

1. **突出重点原则**　在普遍培训的基础上突出重点。社区健康服务的人员培训重点应该是一线工作人员，特别是全科医疗人员和机构短缺的人才。培训内容也要突出重点，对初级人员培训重点应是侧重基本理论、基本知识、基本技能的培训，对中、高级人员培训的重点应侧重高新技术、新知识、新理论、科技发展新动态的介绍和研讨。

2. **机构需要与个人需求相结合原则**　按照培训人员的自身素质、技术水平，结合机构对人才的需求确定培训对象。机构需求是第一位的，在满足机构需求的前提下，努力照顾到个人的理想和价值的实现。

3. **系统性、渐进性原则**　人员个体水平的提高和机构整体技术水平的提升都是一个渐进的过程，计划的制订必须考虑在培训期内可能达到的目标，根据人员现状，分层次、分阶段、有步骤地进行。同时，要考虑社区健康服务不是简单的个体劳动，而是团队作业，协同"作战"。

4. **可操作性原则**　一个规划或计划必须具有可操作性，才不至于纸上谈兵。首先，要考虑机构人员的可调整性，人员培训不能影响正常的医疗工作，通过合理调整和安排，确保培训、工作两不误；其次，还要考虑计划是否可行，如培训经费、师资、内容、培训设施与设备能否满足要求等。

5. **整体性原则**　培训要服从机构整体战略目标，重点科室、重点人员（团队）的培训都应建立在提高整体水平的基础上。培训的安排应根据机构发展的需要统筹规划，有序进行。此外，还应考虑与当地经济社会发展规划相适应，与政府对当地各类人力资源的总体规划相协调。

（四）社区健康服务人力培训实施

实施培训是培训计划执行的过程。培训项目应严格按照培训计划设计的内容，组织开展各项培训活动。为保证培训质量，需要制订培训实施计划，包括建立健康服务人力培训组织体系，明确培训管理人员的职责；制定各项培训管理制度，如考勤制度、考核制度、评教制度；制订详细的课程计划与培训日程安排；选择培训师资，明确师资的任务大纲；选择培训教材；保障培训所需要的各种设备、设施及教具。

（五）社区健康服务人力培训效果评价

进行培训效果评价的目的是为了总结经验，提高培训效益，改进今后工作，提高培训管理者的管理水平。社区卫生服务机构可以委托培训部门、上级组织及外部的评估者进行评估。

1. **评估类型**　评估的类型一般有以下两类：全面评估和单项评估。全面评估一般是指在规划、计划结束后或某一培训项目结束后，对培训项目进行的全面评估。单项评估一般是指对培训工作的某个方面、某个环节的评估，如培训计划评估、培训成本评估、教学评估、培训管理评估、教学设计评估等。依据培训的不同阶段，又可将培训评估分为培训前的评估、培训计划评估、培训实施评估、培训结束后的总评估等。

2. **评估方法**　根据评估的目的、内容、对象和参与评估人员的不同，可以采用不同的方法。

（1）调查表法：根据培训要求合理设计综合评估指标，如采用360°绩效评估。

（2）面谈、座谈法：面谈与座谈的对象主要是参加培训的学员和参与培训的工作人员。一般地讲，主持者应预先准备好一系列围绕培训各个方面的问题，动员所有的参加者畅所欲言。

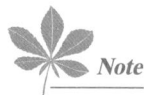

（3）测试法：在培训后，采取开卷或闭卷的方式对学员进行测试，以考试成绩评价学员接受知识的程度与培训的效果。

（4）评估考核法：接受培训后，可以要求学员结合培训主题撰写一篇论文，然后，请专家或授课者对其论文进行评定，也可以在技能培训后，让学员进行该技能操作表演，以通过率评价培训。

（5）对比分析法：培训前根据培训内容对培训对象进行相关的测试，培训后再进行相关内容的测试，然后对两次的测试结果进行对比分析，以评估培训效果。

（6）综合描述法：此法的要点是要有具体明确的培训目标和评价点，评价点要体现培训内容及目标的内在联系，要能体现培训效果。例如，某社区健康服务中心新录用5名毕业生准备安排到职能科室做行政管理工作，进入岗位前送到人才中心（或相关职能处室）培训2个月，培训结束后采用该方法进行评估。首先明确培训内容：经过培训了解行政工作的主要内容；学会计算机的应用；学习计划和调查研究的方法；学习与人沟通；提高写作和语言表达能力；学习统计分析方法。由培训者将上述6个方面的每个方面再分解成5个评价层次，可用A、B、C、D、E分别表示从最好到最差的成绩。培训结束后，由培训教师对6个方面分别打分，然后再综合给出总评等级。这个方法要求评定的标准要细化、合理，带教老师能正确掌握标准，打分客观公正。

（7）统计分析法：该方法通常用于评估培训覆盖率和培训效率。培训覆盖率＝实际参加培训人数÷目标群体人数，其比率越接近1，说明培训的覆盖情况越理想。培训的覆盖效率＝（合格参与者人数÷目标群体）－（不合格参与者人数÷实际参培人数）。培训效率＝获得培训合格证人数÷合格参与者数。

（六）社区健康服务人力培训反馈

培训反馈是整个员工培训系统的辅助环节，通过对培训项目的系统评价，发现培训项目取得的成效和存在的问题，将结果反馈给培训的组织者，使其能够发现并不断修正培训计划中存在的问题，提高培训质量。同时，通过培训评价，也能够对培训目标的设定产生影响，一个目标实现了，就会确定新的目标，使健康服务人力的知识、技能和态度不断接近工作岗位的要求。

三、社区健康服务人力使用

健康服务人力使用（health manpower utilization）是健康服务人力资源管理最复杂和影响最多的阶段。政府对社区健康服务人力资源管理主要反映在建立准入制度、设定配置标准、建立激励机制、完善考核制度及促进人才流动等宏观政策方面，促进对社区健康服务人力资源的职业化、管理的法制化和评价的社会化，以适应社会经济发展对社区各类健康服务人才的要求。

（一）健康服务人力准入制度

1. 确定健康服务人力配置标准　随着国家对事业单位人事制度改革的不断推进，公益性健康服务机构的人力资源管理也处于不断变革当中。目前，国家和各个地区对公益性健康服务机构采取编制管理，即通过分析各级各类健康服务机构承担的使命、任务和工作目标，分析健康服务机构中各类工作岗位的职责及其对各类人员的要求，确定机构编制标准，以此作为宏观调控各类健康服务机构人员数量及结构的管理方式。如《事业单位岗位设置管理实施办法》《关于卫生事业单位岗位设置管理的指导意见》《城市社区卫生服务机构设置和编制标准指导意见》等。但是，随着健康服务需求的不断增长，编制内健康服务人员提供的服务已经远远不能满足病人需求，很多健康服务机构采用聘用、雇佣、合作等方式获取编制外人力资源，使编制外人员数量不断攀升，甚至一些健康服务机构的编制外人员已经达到人员总数的三分之一以上。

2. 确定健康服务人力准入标准　健康服务行业是一个特殊的行业，事关公众身心健康和生命安全。从事健康服务活动的人员是在医疗保健行业执业和工作,在各类健康服务机构中承担各种职务,他们必须具备相应的资格和标准,包括个性特点、教育背景、工作能力及技术水平等,并通过法律法规的方式予以确定。国家建立并实施健康服务行业技术人员的准入制度,如《执业医师法》《护士管理办法》等。

(1) 准入条件和准入方式:①全科医师准入制度。全科医生也称家庭医生,是接受过全科医学专门训练的新型医生,是执行全科医疗的卫生服务提供者,是为个人、家庭和社区提供优质、方便、经济有效的、一体化的医疗保健服务,进行生命、健康与疾病全方位负责式管理的医生。全科医生是综合程度较高的医学人才,主要在基层承担预防保健、常见病多发病诊疗和转诊、病人康复和慢性病管理、健康管理等一体化服务。由于全科医师素质的高低与社区居民的生命健康息息相关,中国对全科医师的准入相当严格。要成为全科医生首先要通过医师资格考试,其法律保障是 1999 年起实施的《中华人民共和国执业医师法》。获得执业医师资格证后,需要向健康服务行政部门申请注册方能在医疗、预防、保健机构从事医师执业活动。执业医师通过 3 年的全科医生规范化培养并取得合格,才有资格成为全科医生,其法律保障是 2011 国务院发布的《国务院关于建立全科医生制度的指导意见》。②社区护士准入制度。卫生部在 2002 年制定的《社区护理管理的指导意见(试行)》中,社区护士的准入条件为:通过国家护士执业资格考试并经注册的护士,即注册护士均可执业社区护士。按 2010 年实施《护士执业资格考试办法》,参加护士执业资格考试成绩合格后,可获得护士职业资格证书并申请护士执业注册,从事护士工作。③医技科室技术人员准入制度。医技科室技术工作人员也需要参加相应的职业准入考试,经考试合格方可从事医技工作。如药师需要参加执业药师资格考试,经全国统一考试合格后,向所在省(区、市)药品监督管理局申请注册,取得《执业药师注册证书》后方可执业。临床医学检验技师要进行工作和晋升也需要参加相应的临床检验技士 / 技师 / 主管技师考试。④行政后勤管理人员准入制度。除医生和护士以外,行政管理人员、财务人员、信息技术人员、后勤工作人员等都是健康服务人力资源的重要组成部分,在各自的专业领域内也有相应的资格认证制度。⑤其他工作人员准入制度。随着健康服务组织的发展,对专业的健康服务管理人才需求增加,健康服务管理人才评价考试应运而生。我国多个省市开始实施卫生管理、公共卫生管理、医院管理初、中级师专业考试。

此外,2005 年 10 月我国出现了健康管理师这个新职业,健康管理师是作为从事对人群或个人健康和疾病的监测、分析、评估以及健康维护和健康促进的专业人员,由劳动和社会保障部正式发布和认可的第四批新职业。2017 年 9 月人力资源社会保障部下发《关于公布国家职业资格目录的通知》,健康管理师正式归入国家卫健委进行认证。目前健康管理师共设有三个等级,从高到低分别为:一级、二级、三级。对于医药卫生专业的在校大学生来说,可以报考健康管理师三级职业资格考试。该证书是学生以后从业健康服务与管理行业的凭证,是健康管理求职、任职、录用的主要依据。

专栏 13-1

三级健康管理师报考条件

具备以下条件之一者可以申报三级健康管理师

1. 具有医药卫生专业大学专科以上学历证书。

2. 具有非医药卫生专业大学专科以上学历证书,连续从事本职业或相关职业工作 2 年以上,经三级健康管理师正规培训达规定标准学时数,并取得结业证书。

3. 具有医药卫生专业中等专科以上学历证书,连续从事本职业或相关职业工作 3 年以上,经三级健康管理师正规培训达规定标准学时数,并取得结业证书。

（2）再认证制度：与欧美国家相比，中国实施健康服务人力资源再认证制度相对较晚，且再认证对象较少。2007年5月实施的《医师定期考核管理办法》是我国第一部医疗健康服务保健从业人员再认证的规范性文件。该办法规定依法取得医师资格，经注册在医疗、预防、保健机构中执业的医师（全科、临床、中医、口腔和公共健康服务医师）均应参加医师定期考核。国家健康服务行政部门主管全国医师定期考核管理工作，县级以上地方人民政府健康服务行政部门主管其负责注册的医师定期考核管理工作，也可委托符合条件的医疗、预防、保健机构或者医疗健康服务行业、学术组织具体承担考核工作。定期考核包括业务水平测评、工作成绩和职业道德评定三个方面，每两年为一周期。2016年1月国家认监委、国家中医药管理局签署了《关于共同推进中医药健康服务完善中医药认证体系的合作协议》，在中医药健康服务领域全面推行认证制度和检验检测体系建设，以提高中医药产品质量和服务水准，规范中医药健康服务市场，全面提升中医药健康服务产业的质量和效益。

3. 推行聘用制度和岗位管理制度　2011年，中共中央、国务院《关于分类推进事业单位改革的指导意见》下发，对事业单位改革作了全面部署；中办、国办印发了《关于进一步深化事业单位人事制度改革的意见》，对下一步人事制度改革工作提出了明确要求。2014年4月25日国务院公布《事业单位人事管理条例》，自2014年7月1日起施行。各个事业单位将全面推行聘用制度、全面实施岗位管理制度、全面实行公开招聘制度、大力推行竞聘上岗制度、健全考核奖惩制度、完善人员退出机制、完善权益保障机制等工作。健康服务行政部门鼓励各类医疗健康服务机构紧跟国家政策，实行按需设岗、公开招聘、竞聘上岗、合同管理。

（二）健康服务人员绩效考评

健康服务人力测评与考核是健康服务人力资源管理中的核心内容之一，它贯穿于健康服务人力资源管理的全过程。健康服务人力的招聘、录用、选拔、培养、奖惩、晋升、辞退及个人职业规划等都需要测评与考核，人力资源规划、培训项目的开发、工作绩效的改进、人力资源的配置等，也需要人力的测评与考核提供依据。

健康服务人力的测评与考核主要属于健康服务机构内部微观人力资源管理的范畴，包括健康服务人力测评与健康服务人力绩效考核两部分内容。健康服务人力测评是指以现代心理学、管理学、行为科学等理论为基础，通过心理测量、面试、情景模拟等多种手段、方法对健康服务人力个体的品德、智力与体力、能力、绩效等素质进行测量、评价的活动过程。健康服务人力绩效考核是指收集、分析、评价和传递有关某一个人在其工作岗位上的工作行为表现和工作结果的信息情况的过程。绩效考核的主要内容包括工作成绩、工作能力与工作态度；考核方法包括排列法、等级法、因素比较法、目标管理法及360°考核法等。

政府主要对测评与考核的过程进行宏观控制。国家通过建立以工作业绩为核心，以品德、知识、能力、服务为主要内容的健康服务人才评价指标体系，以规范绩效考核过程；通过建立全国健康服务专业技术资格考试考评制度，强调对健康服务专业技术人员实践能力的考核，以保证考评效果；通过提倡应用现代人才测评手段，不断改进健康服务人才评价方法，以保证客观、公正地评价健康服务专业技术人员的水平和能力；通过培育、发展和规范健康服务人才评价中介组织，促进健康服务人力考评的社会化。

（三）健康服务人力资源薪酬管理

健康服务机构要能够吸引人、留住人，并使他们能够充分发挥提供健康服务的作用，建立有效的健康服务人力的激励政策无疑是十分重要的。健康服务人力的激励政策包括职称晋升制度、薪酬管理制度、特别岗位人才吸引政策以及其他激励措施如假期、住房、教育、学习进修机会、工作条件改善和配备辅助人员等。对人才激励可以是物质报酬（硬报酬），也可以是精神报酬（软报酬），硬报酬主要指薪酬。

1. 薪酬体系　薪酬是个集合概念，一般情况下，仅指经济性报酬，是指以货币形式或非货币形式表现出来的直接或间接支付给劳动者的劳动报酬。薪酬包括基本薪酬、绩效薪酬、激励薪酬及福利与津贴。

（1）基本薪酬：基本薪酬是根据员工所在职位或所具备完成工作的技能而向员工支付的稳定性报酬。它常以货币形式足额、按时支付。按员工所在职位支付薪酬，实际上执行的是职位薪酬制度。其内在原理是：基于每个职位的劳动强度、复杂程度、责任大小、工作环境以及任职者任职资格的不同而支付薪酬；按员工所完成工作所需技能支付薪酬，实际上属于智能型薪酬制度，这是近年来兴起的以人为基础的薪酬制度类型之一。由于基本薪酬基于员工职位或技能，这样有可能忽略了员工的个体差异，因此基本薪酬要配合其他薪酬形式，加以综合运用。

（2）绩效薪酬：绩效薪酬是对员工超额完成部分或工作绩效突出部分而支付的一种奖励性报酬，旨在鼓励员工提高工作效率和工作质量。绩效报酬与员工的业绩挂钩，通常随着员工的工作业绩变化而调整，可以是短期的，也可以是长期的，常见的绩效薪酬形式有：绩效加薪、一次性奖金以及个人特别绩效奖。

（3）激励薪酬：也称可变薪酬，是指预先将利益分享方案告知员工的方法。单位根据员工目标达成情况给予员工奖励性报酬。从定义看，激励报酬对员工具有未来导向性，而绩效薪酬仅仅反映员工完成的工作情况。激励薪酬与绩效薪酬的最大不同是绩效薪酬通常会加到员工基本薪酬上，是对基本薪酬的永久性增加，而激励薪酬是一次性付给的，对劳动成本没有长期的影响。

（4）福利与津贴：职工福利是指单位为保障员工的基本生活而对员工提供经济上的帮助、生活上的便利以补充员工基本的、经常的、共同的或特殊的生活而采取的福利措施和举办的福利事业的总称。其目的在于保证职工身体健康，便利职工生产和生活，解决职工生活的特殊困难。职工福利不同于工资和奖金。福利包括广义福利与狭义福利。广义的福利泛指在支付工资、奖金之外的所有待遇，包括社会保险在内。狭义的福利是指企业根据劳动者的劳动在工资、奖金，以及社会保险之外的其他待遇。津贴是对员工在非正常情况下工作所支付额外劳动消耗和生活费用以及员工身心健康所给予的补偿，其中与员工生活相关的称为补贴。非正常工作环境包括高温高空作业、矿下水下作业、有毒有害环境下作业等。

2. 薪酬管理

（1）薪酬管理：薪酬管理（performance management）是指组织在国家宏观控制的工资政策允许的范围内，灵活运用各种方法与手段，制定各种激励措施与规章制度，在员工中贯彻按劳分配的过程。薪酬管理的核心是如何科学、合理地确定员工的薪资差别，即制定公平、公开、公正的薪酬制度。

（2）现阶段社区健康服务机构薪酬制度：我国社区健康服务中心按国家要求实行岗位绩效工资制。整体薪酬水平（平均每个健康服务技术人员基本工资和绩效工资之和）按照各个职位系列健康服务技术人员的当地工资指导价乘以相应系数获得。健康服务技术人员和管理人员的绩效工资按照相应方式进行分配。另有岗位津贴、津补贴等薪酬结构。岗位绩效工资分为岗位工资、薪级工资、绩效工资和津贴补贴四个组成部分。岗位工资和薪级工资合称基本工资。基本工资的标准和执行办法由国家出台政策进行统一规定。岗位工资主要体现工作人员所聘岗位的职责和要求。卫生事业单位岗位分为专业技术岗位、管理岗位和工勤技能岗位。专业技术岗位设置 13 个等级，管理岗位设置 8 个等级，工勤技能岗位分为技术工岗位和普通工岗位，技术工岗位设置 5 个等级，普通工岗位不分等级。不同等级的岗位对应不同的工资标准。工作人员按所聘岗位执行相应的岗位工资标准。薪级工资主要体现工作人员的工作表现和资历。对专业技术人员和管理人员设置 65 个薪级，对工人设置 40 个薪级，每个薪级对应一个工资标准。对不同岗位规定不同的起点薪级。卫生事业单位工作人员按照本人套改年限、任职年限和所聘岗位，结合工作表现，套改相应的薪级工资。绩效工资主要体现工作人员的实绩和贡献，是收入分配中活的部分。卫生事业单位在核定的绩效工资总量范围内，按照规范的分配程序和要求，采取灵活多样的分配形式和分配办法,自主确定绩效工资的额度以及地区附加津贴纳入绩效工资总量。事业单位实行绩效工资之后,取消原先年终一次性奖金,将一个月基本工资的额度以地区附加津贴纳入绩效工资。

从 2006 年开始我国基层社区卫生服务机构薪酬分配制度进行了一定程度的探索和实践,到 2009 年 9 月国务院常务会议决定,在城市社区卫生服务机构实施绩效工资制度,至此社区卫生服务机构实施绩效工资进入了实质性阶段。

(3)基本薪酬制度类型:基本薪酬制度包括职位薪酬制度、技能薪酬制度、绩效薪酬制度。①职位薪酬制度。该制度是二战后,以美国为首的西方发达资本主义所使用的主流薪酬制度类型,它通过职位评价确定职位的相对价值,并结合市场薪酬情况,为员工支付薪酬。它基于这样的假设:职位价值刚好与员工的能力匹配。20 世纪 90 年代以来,组织结构出现扁平化的趋势,这样的职位薪酬制度受到了挑战,因为职位晋升通道变得相对有限。现代组织完完全全基于职位的薪酬制度很少,往往还加入员工技能、绩效等因素,所以职位薪酬制度仍是被广泛使用的一种薪酬制度。该制度的优点:薪酬分配相对公平;简明易懂,可操作性强;缺点:激励面不广;灵活性不强。职位薪酬制度主要适用于外部环境相对稳定、内部职位级别相对较多的组织机构,针对的是这类组织机构的过程导向性职位,其典型特点是能力或业绩并不十分明显,如各类管理职位。②技能薪酬制度。该制度是在科技发展日新月异、专业化分工越来越高的大背景下产生,它根据员工所具有的技能而向员工支付薪酬,不同等级的技能,薪酬支付的标准不同。这种技能包括三类:深度技能、广度技能、垂直技能,深度技能强调专才,广度技能强调通才,垂直技能强调管理技能。该制度的优点:提倡持续学习;扩大了员工的技能领域;掌握多种技能的员工可以扩展和丰富自己的工作内容等。局限性:可能会引起员工的不公平感;增加组织的薪酬支出;设计和管理存在难度;还能降低组织效率和限制员工、组织的发展。技能薪酬制度主要适用员工技能与组织绩效相关性较高的机构,如社区健康服务机构中的技术工人、专业管理者、科研人员。③绩效薪酬制度。该制度是基本工资的一种形式,存在薪酬等级且长期稳定,其核心部分是建立科学合理的绩效评估体系,准确区别不同员工绩效,并据此确定员工薪酬。该制度的优点:在强调"双赢"下协调了个人与组织目标;实施员工个人绩效与薪酬挂钩极大提高了员工的工作积极性;实施成本低。缺点:容易造成短视行为;容易造成讨价还价的行为。绩效薪酬制度主要应用于组织中那些工作效果明显、业绩容易量化的职位或员工。

上述几种薪酬制度,或基于职位或基于技能或绩效,往往注重影响员工薪酬的一方面,而难以兼顾其他。事实上,社区健康服务机构在制定薪酬制度、设计薪酬体系时,往往会以一种薪酬单位为准,同时兼顾考虑其他因素,采用组合型薪酬制度。

思考题

1. 健康服务人力资源常用的配置方法有哪些,社区健康服务人力资源配置方法如何选择?

2. 健康服务人力使用是健康服务人力资源管理最复杂的阶段,政府如何对社区健康服务人力资源进行管理?

3. 现有基本薪酬制度主要有哪几种,社区健康服务机构应如何进行薪酬设计?

(吴美珍)

第十四章 社区健康服务资金管理

本章要点

1. **掌握** 社区健康服务资金管理的内涵,社区健康服务资金筹集、拨付使用、监管及优化。
2. **熟悉** 资金概念和类型,资金管理概念、原则及模式。

社区卫生机构承担着辖区基本医疗和基本公共卫生服务的工作,近年来,党中央、国务院将基层医疗卫生作为重点领域优先发展,进一步筑牢城乡居民获得基本医疗卫生服务的健康保障网,政府投资主体不断加强。对此,社区卫生服务机构运行管理中,财务管理工作显得日益重要,而财务管理的核心就是资金管理,资金管理工作贯穿于基层医疗卫生机构管理的全过程。

第一节 社区健康服务资金管理内涵

一、资金的基本内涵

(一)资金的概念

资金(funds)是组织有效运行的保障。当代汉语词典关于资金的词语解释是:①泛指资本,用于发展国民经济的物资或货币;②组织拥有的款项或收益。关于资金的概念则有不同的认知:①中国会计界比较认同的界定,即资金是组织运行中财产物资的货币表现;②从社会再生产层面对资金的理解,即资金是垫支于社会再生产过程媒介价值,周转价值;③从社会主义国家层面对资金的理解,即资金是用于社会主义扩大再生产过程中,通过周转创造价值的物资和货币,其体现以生产资料公有制为基础的社会主义生产关系。从中可以看出共性点,那就是资金是流通中价值的一种货币表现。综上可以看出,所谓资金,就是在简单再生产和扩大再生产过程中先行垫支的货币表现形式的财产物资价值,通过不断运动保存和增加其自身价值。

(二)资金的分类

依据不同的标准可对资金进行不同分类:①按分配的形式,可分为通过财政收支形式而分配的财政资金和通过银行信贷形式而分配的信贷资金;②按用途可分为用于基本建设的资金和用于生产经营活动的资金;③按再生产过程中的周转情况,可分为表现为房屋、机器设备等的固定资金和表现为原材料、在制品、制成品、商品、银行存款等的流动资金。无论是哪一种形式的资金,都必须参与社会再生产过程中,通过不断的运动,保存价值并使原有的价值得到增值。

二、资金管理的概念、原则及模式

(一)资金管理的概念和原则

资金管理起源于西方企业,发展经历了三个阶段,即 19 世纪末至 20 世纪 30 年代的启蒙阶段,20 世纪 40 年代至 70 年代的理论阶段和从 20 世纪 70 年代至今的理论与实践的应用阶段。

在我国，资金管理（funds management）始于国家对国营企业资金来源和使用的管理。改革开放以来，随着社会主义市场经济的逐步建立和完善，尤其是党的十八届三中全会审议通过的《中共中央关于全面深化改革若干重大问题的决定》及十九大中国特色社会主义新时代的进入，各类组织的运行和改革，及组织运行中的项目管理日益注重资金管理，资金管理的理念及实施已渗透到所有组织。由此可见，资金管理是组织通过计划、组织、领导、控制等职能，对资金来源和资金使用过程进行系统专业化的管理。资金管理是组织财务管理的重要组成部分。资金管理包括固定资金管理、流动资金管理和专项资金管理。

🍃 专栏 14-1

专 项 资 金

专项资金（specific funds）是有指定或特殊用途的资金，这一资金一般来源于国家或有关部门或上级部门，使用中都要求专款专用，不允许挪作他用，而且要求进行单独核算。根据专项资金的来源，其可分为专用拨款、专用基金和专项借款三类。

资金管理的主要原则：一是划清各项资金的使用界限，尤其固定资金、流动资金和专项资金一般不能相互流动使用；二是依据资金管理制度，对各项资金的筹集和使用实行有效管理；三是统一集中式管理资金的同时，要适时结合资金的分口、分级管理，建立资金使用的责任制，促使组织内部各部门严格经费管理，有效使用资金；四是加强资金使用中专业管理与群众管理的结合，财务部门与资金使用有关部门的分工协作，共同管好用好资金，防控资金风险。

（二）资金管理模式

国外资金管理模式研究比较完善，并将理论在实践中进行了验证，目前主要有五种资金管理模式，都具有很强的实践指导意义。一是统收统支模式，即企业的一切收支资金都归企业的财务部门集中负责实施，是一种集权式的资金管理模式，这种资金管理模式便于预算管理，实现收支平衡，加速资金周转速度，减少资金沉淀，但是无法调动其他部门的主动性和积极性。二是拨付备用金模式，企业集团给下属单位拨付一定数额的备用金在某一期限内使用，但下属单位没有相应的财务部门，下属单位使用这一款项以后，持有关凭证到集团财务部报销，这种资金管理模式虽给下属单位一定资金使用的分权，但整体现金收付的审批权限仍然在企业集团的内部。三是内部银行模式，即企业集团内部成立不以营利为目的银行，以集团的名义融资，为下属单位提供资金，内部资金采用"存贷分户管理、有偿使用"的原则，对内部资金使用进行有效监控，降低企业资金运行风险。四是结算中心模式，即企业集团成立结算中心对下属单位资金进行统一结算，实行收入和支出相分离的"收支两条线"的方式，从收支两方面加强资金运行的监督和考核，提高资金运行效率和收益。五是财务公司模式，即企业集团成立具有独立法人资格的财务公司，财务公司对集团各子公司的现金要进行管理，但集团各子公司和财务公司的经济利益是保持完全独立的，企业集团成员单位具有独立的财权，可以使用自己的现金。

以上五种资金管理模式，实际集中体现了企业资金管理时，集权与分权的关系处理。具体企业资金模式的选择要与企业的结构、规模及资金风险管理等结合。而企业资金管理的五种模式，有些模式也是适用于其他组织的资金管理。

三、社区健康服务资金管理内涵

社区健康服务（community health service）是基层医疗卫生服务机构向辖区居民提供的基本公共卫生服务和基本医疗服务，因此社区健康服务主要资金来源是财政拨款、医保基金和居民付费（居民自费支付）。

社区健康服务资金管理（funds management of community health service）是指对基层医疗卫生

机构开展基本公共卫生服务和基本医疗服务的资金筹集和使用的管理,具体表现在对政府举办的独立核算的城市社区卫生服务中心(站)、乡镇卫生院、村卫生室等基层医疗卫生机构在开展基本公共卫生服务和基本医疗服务时,资金的来源及不同资金使用进行的系统专业化管理。社区健康服务资金管理是确保基层医疗卫生机构基本公共卫生服务和基本医疗卫生服务工作顺利开展的基础。

财政部和卫生部 2010 年 12 月 28 日颁布,2011 年 7 月 1 日起执行的《基层医疗卫生机构财务制度》是社区健康服务资金管理的主要依据,因为资金管理是财务管理的核心。《基层医疗卫生机构财务制度》中基层医疗卫生机构财务管理的基本原则,实际也适用于社区健康服务资金管理,一是社区健康服务资金管理要遵守国家有关法律、法规和财务规章制度;二是社区健康服务资金的筹集和使用要正确处理社会效益和经济效益的关系,正确处理国家、单位和个人之间的利益关系,保持基层医疗卫生机构的公益性。

根据《基层医疗卫生机构财务制度》第六条规定,一是基层医疗卫生机构实行"统一领导、集中管理"的财务管理体制,财务活动在基层医疗卫生机构负责人领导下,由财务部门集中管理;二是基层医疗卫生机构应根据工作需要,设置财务核算机构或人员,不具备设置条件的,可实行会计委托代理记账;三是有条件的地区,可对基层医疗卫生机构实行财务集中核算,具体办法由地方根据实际情况确定。

专栏 14-2

基层医疗卫生机构的财务管理制度

2011 年 7 月 1 日之前,我国基层医疗卫生机构运行中财务管理遵循的是 1998 年 11 月 17 日财政部、卫生部发布的《医院财务制度》,2010 年 12 月 28 日财政部、卫生部印发了《基层医疗卫生机构财务制度》,并于 2011 年 7 月 1 日起执行,自此《基层医疗卫生机构财务制度》成为基层医疗卫生服务机构财务管理的行为准则,而《医院财务制度》同时废止。

《基层医疗卫生机构财务制度》适用于政府举办的独立核算的城市社区卫生服务中心(站)、乡镇卫生院等基层医疗卫生机构。

第二节 社区健康服务资金筹集

社区健康服务是我国新医改的切入点,是我国卫生事业发展的基础,而政府主导又是社区卫生事业可持续发展的根本保证。社区健康服务主要包括基本公共卫生服务和基本医疗卫生服务,因此,将关于社区健康服务资金筹集分为基本公共卫生服务资金筹集和基本医疗卫生服务资金筹集两块进行介绍。

一、社区健康服务资金筹集

(一)基本公共卫生服务资金筹集

基本公共卫生服务(basic public health services),是指由疾病预防控制机构、城乡基层医疗卫生机构向辖区全体居民提供的公益性公共卫生干预措施,主要起疾病预防控制作用,保证和提高全体居民的健康水平。基本公共卫生服务作为一项向社区居民提供的健康服务,具有消费的非竞争性、非排他性及不可分割性特征,因此基本公共卫生服务属于纯公共产品,纯公共产品一般由政府提供。

新中国成立至改革开放前,政府在医疗卫生事业发展的投入中占主导地位,各级政府非常重视公共卫生事业发展。一方面,大力推进公共卫生体系建设,到 20 世纪 70 年代后期,从上而下建立了比较完善的公共卫生服务组织体系,尤其是比较健全的城乡基层医疗卫生机构的建立,为辖区居民提供直接的公共卫生服务;另一方面,公共卫生服务的经费由各级政府共同承担,由于当时我国实行的是全国统筹的统收统支财政体制,因此,实际上中央政府承担了大部分公共卫生服务的供给责任,并能有效地向下分配大部分的卫生资源。

改革开放之后至 21 世纪初,伴随着我国医药卫生体制改革的实施和推进,计划经济时期的卫生筹资政策逐步被打破,市场经济体制下新的卫生筹资机制尤其是公共卫生服务筹资政策形成,即公共卫生服务的经费来源由计划经济时期的全额拨款改为差额拨款甚至自收自支,越来越靠"创收"来解决,政府在公共卫生服务中的主导地位日渐削弱,业务收入成为公共卫生服务机构资金筹集的重要渠道。同时,作为公共卫生服务直接供给者的城乡基层医疗卫生机构,尤其乡镇卫生院和村卫生室处于瘫痪、半瘫痪状态。

21 世纪初,尤其是 2003 年"非典"之后,政府对公共卫生服务的财政支持力度不断加大,2003-2006 年,国家加强了对覆盖城乡的疾病预防控制体系和突发公共卫生事件救治体系的"两个体系"建设;2009 年先后出台的《关于深化医药卫生体制改革的意见》和《医药卫生体制改革近期重点实施方案(2009-2011 年)》明确了公共卫生服务筹资政策,提出了促进基本公共卫生服务逐步均等化的目标,规定了人均基本公共卫生服务经费标准,加大了城乡基层医疗卫生服务机构建设,从而使基本公共卫生服务得到了保障,落到了实处。2009 年至今,人均基本公共卫生服务经费几乎每年都以 5 元的增速在增长,随着国家对基本公共卫生服务重视力度的加大,2008 年以来,财政部和卫生部先后下发了《城市社区公共卫生服务专项补助资金管理办法》(2008)、《基本公共卫生服务项目补助资金管理办法》(2010)及国家卫生和计划生育委员会印发的《公共卫生服务补助资金管理暂行办法》(2015)。目前,前两个办法已废止,公共卫生资金管理方面统一执行的是暂行办法。

🌿 **专栏14-3**

《公共卫生服务补助资金管理暂行办法》

为规范和加强中央财政公共卫生服务补助资金管理,提高资金使用效益,根据有关法律法规和财政部专项资金管理规定,财政部、卫生计生委、食品药品监管总局和中医药局 2015 年 12 月印发《公共卫生服务补助资金管理暂行办法》,本办法所称补助资金,是指中央财政通过专项转移支付方式安排,用于支持各地实施基本公共卫生服务项目和重大公共卫生服务项目的补助资金。

依据《公共卫生服务补助资金管理暂行办法》(财社〔2015〕255 号)规定,一是本办法所称补助资金,是指中央财政通过专项转移支付方式安排,用于支持各地实施基本公共卫生服务项目和重大公共卫生服务项目的补助资金;二是基本公共卫生服务项目补助资金根据各地实施基本公共卫生服务常住人口数量、国家规定的人均经费标准等,统筹考虑区域财力状况和绩效评价情况确定(图 14-1),对西部、中部地区分别按照 80%、60% 的比例,对东部地区按照 50%~10% 的不同比例予以补助,对中部地区"比照县"比照西部地区按照 80% 的比例补助。

同时,根据《基本公共服务领域中央与地方共同财政事权和支出责任划分改革方案》(2018)和《医疗卫生领域中央与地方财政事权和支出责任划分改革方案》(2018)规定,一是基本公共服务领域共同财政事权范围、支出责任分担方式、国家基础标准由中央确定,明确地方政府职责,充分发挥地方政府区域管理优势和积极性,保障政策落实;二是基本公共卫生服务明确为中央与地方共同财政事权,由中央财政和地方财政共同承担支出责任;三是中央制定基本公共卫生服务人均经费国家基础标准,并根据经济社会发展情况逐步提高,基本公共卫生服务支出责任实行中央分档分担办法:第一档包括内蒙古、广西、重庆、四川、贵州、云南、西藏、陕西、甘肃、青海、宁夏、新疆等 12 个省（自治区、直辖市），中央分担 80%，第二档包括河北、山西、吉林、黑龙江、安徽、江西、河南、湖北、湖南、海南等 10 个省，中央分担 60%，第三档包括辽宁、福建、山东等 3 个省，中央分担 50%，第四档包括天津、江苏、浙江、广东等 4 个省（直辖市）和大连、宁波、厦门、青岛、深圳等 5 个计划单列市，中央分担 30%，第五档包括北京、上海 2 个直辖市，中央分担 10%。

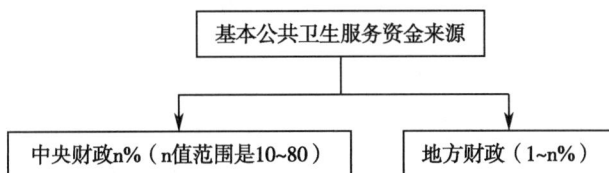

图 14-1　基本公共卫生服务资金来源

专栏 14-4

《基本公共服务领域中央与地方共同财政事权和支出责任划分改革方案》和
《医疗卫生领域中央与地方财政事权和支出责任划分改革方案》

为全面贯彻落实党的十九大精神，进一步提高各级政府提供基本公共服务的能力和水平，国务院办公厅 2018 年 2 月印发《基本公共服务领域中央与地方共同财政事权和支出责任划分改革方案》，自 2019 年 1 月 1 日起实施。《基本公共服务领域中央与地方共同财政事权和支出责任划分改革方案》中界定的基本公共服务包括义务教育、学生资助、基本就业服务、基本养老保险、基本医疗保障、基本卫生计生、基本生活救助和基本住房保障等 8 个领域。其中，基本医疗保障包括城乡居民基本医疗保险补助和医疗救助，基本卫生计生包括基本公共卫生服务和计划生育扶助保障。

为全面贯彻落实党的十九大精神，推动实施健康中国战略，国务院办公厅 2018 年 8 月印发《医疗卫生领域中央与地方财政事权和支出责任划分改革方案》，自 2019 年 1 月 1 日起实施。《医疗卫生领域中央与地方财政事权和支出责任划分改革方案》中界定的医疗卫生领域包括公共卫生、医疗保障、计划生育、能力建设四个方面的中央和地方的财政事权和支出责任，其中能力建设主要包括医疗卫生机构改革和发展建设、卫生健康能力提升、卫生健康管理事务、医疗保障能力建设、中医药事业传承与发展。

（二）基本医疗卫生服务资金筹集

基本医疗服务（basic medical care）是医疗保险制度中对劳动者或社会成员最基本的福利性照顾，其目标是保障劳动者或社会成员基本的生命健康权利，使劳动者或社会成员在防病治病的过程中按照防治要求得到基本的治疗。在我国，解决劳动者或社会成员基本医疗服务的主要形式是基本医疗保险。而基层医疗卫生机构的基本医疗卫生服务是指城乡基层医疗卫生机构为城乡居民提供的常见病、多发病和诊断明确的慢性病的诊疗服务，方便群众就近医疗。

中华人民共和国成立以来，我国医疗卫生政策主要经历了三个时期的调整和发展，相应地城乡基层医疗卫生机构的基本医疗卫生发展也主要经历了三个阶段。

第一阶段是 1949 至 1978 年计划经济时期的基层医疗卫生服务体系的建立。这一阶段，我国各级、各类医疗卫生服务机构都是政府或集体创立并管理的，不以营利为目的，医疗机构的收入与从业人员的收入之间没有联系。在城市，一方面，街道建立街道医院、门诊部等，工矿、机关和学校等单位基本建立医院或医务室，城市基层医疗服务体系比较健全；另一方面，当时城镇的医疗保障体系由劳动保险制度和公费医疗制度构成，这两制度都对家属群体提供一定的医疗保障，加之城镇居民又实行完全就业的劳动政策，使得城镇居民几乎全体纳入到了基本医疗卫生保

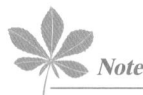

障。在农村，一方面，随着农业合作化运动的推进和人民公社的发展，逐步形成县医院、公社卫生院和大队卫生室三级医疗机构分工合作的农村医疗卫生服务体系，合作医疗体系是中国农村为公社的农民提供预防性的服务、基础医疗和疾病治疗服务的筹措资金和支付系统；另一方面，农村合作医疗体系的资金来源主要是公社合作基金和成员缴费。

第二阶段是 1978 至 2000 年左右，医药卫生体制改革开放时期。这一阶段，医疗机构由过去单一的公有制变为多种所有制并存，既有不以营利为目的的公立医疗机构，也有以营利为目的的民营医疗机构，而且医疗机构收入与从业人员收入之间建立了联系。在改革开放的 20 余年里，城乡基层医疗卫生机构及基本医疗保障体系发生了很大变化，具体表现在：一是政府对公立医疗机构的财政投入不断减少，中央政府将协调管理职能下放给地方政府，而地方政府对医疗机构的财政投入也在降低，扩大了医疗机构的经营自主权，医疗机构运行中商业化、市场化倾向日益严重，基于自身医疗服务能力的限定，城乡基层医疗卫生机构在市场化竞争机制运行中，面临着生存危机，尤其是很多乡镇卫生院和村卫生室处于瘫痪、半瘫痪状态；二是由于中央政府和地方政府在医疗保障体系建设中投入力度不断下降，第一阶段建立的城乡基本医疗保障体系基本解体，自费医疗成为城乡居民主导地位的医疗形式。

第三阶段是 21 世纪至今，新时期医药卫生体制改革时期。这一阶段，先从 2002 年以大病统筹为主的新型农村合作医疗制度试点为起点，接着 2007 年起开展城镇居民基本医疗保险试点，直到 2009 年 3 月《中共中央国务院关于深化医药卫生体制改革的意见》（以下简称《意见》）施行，明确了新时期医药卫生体制改革的指导思想、基本原则和总目标，为后续医药卫生体制深化改革指明了方向。《意见》要求，以人人享有基本医疗卫生服务为根本出发点和落脚点，从改革方案设计、卫生制度建立到服务体系建设都要遵循公益性的原则，要把基本医疗卫生制度作为公共产品向全民提供。《意见》强调坚持政府主导，强化政府在基本医疗卫生制度中的责任，加强政府在制度、规划、筹资、服务、监管等方面的职责，维护公共医疗卫生的公益性，促进公平公正；同时，注重发挥市场机制作用，促进有序竞争机制的形成，提高医疗卫生运行效率和服务水平、质量，满足人民群众多层次、多样化的医疗卫生需求。《意见》指出我国将逐步建立覆盖全民的基本医疗保障制度，首次实现医保的全覆盖，同时要建立基本药物制度，遏制虚高药价。在 2009 新医改方案的指导下，尤其 2014 年以来，国务院出台年度医改工作重点，逐步推进新医改目标的实现；2016 年《国务院关于整合城乡居民基本医疗保险制度的意见》要求各省（区、市）出台整合城乡居民医保的规划部署，城乡整合在国家层面的指导下，各地城乡统筹工作推进力度不断加大；2019 年全国范围内统一的城乡居民医保制度全面启动实施。

综上可以看出，中华人民共和国成立以来，我国基本医疗卫生服务资金的筹集走过了政府责任和集体责任的到位、政府责任和集体责任的缺失及政府责任的主导过程。而且 2000 年以来，我国基本医疗卫生服务资金的筹集越来越注重政府和社会的责任，日益加强政府的主导性及处理好政府、社会和个人之间的关系。

二、当前社区健康服务资金筹集存在的问题

按照《基层医疗卫生机构财务制度》规定，基层医疗卫生机构所有收支应全部纳入预算管理，政府对基层医疗卫生机构实行"核定任务、核定收支、绩效考核补助、超支不补、结余按规定使用"的预算管理办法，而在基层医疗卫生机构财务制度运行中，基层医疗卫生机构财务管理水平较低，财务预算的合理性不高。

（一）基本公共卫生服务资金筹集存在的问题

2009 年新医药卫生体制改革方案实施以来，国家对基本公共卫生服务的投入不断加大，政府的主导性和基本公共卫生服务产品的公共性得到了一定的体现。在肯定成绩的同时，也发现基本公共卫生服务运行中，资金的筹集也存在以下问题：一是 2009 年以来，年人均基本公共卫

生服务的筹资水平中央财政虽然每年以 5 元的增速不断地在提高,但仍低于基本公共卫生服务实际开展中人均年成本,经费投入的不足,严重影响基本公共卫生服务开展的质量;二是基本公共卫生服务资金筹集中,地方政府财政事权和支出责任分担机制不完善,地方各级政府,尤其是市、县级财政基于主客观因素对基本公共卫生服务实施中资金分担机制落实不到位,从而导致基本公共卫生服务在不同省份,甚至同一省份的不同县市实施效果存在一定差异;三是在基本公共卫生服务地方政府财政事权和支出责任方面,中央对省级政府,省级政府对市、县级政府监督不到位,导致地方政府在执行基本公共卫生服务时,自由弹性度过大。

(二)基本医疗卫生服务资金筹集存在的问题

2009 年以来,随着新医改方案的逐步落实,目前我国基层医疗卫生机构资金来源主要包括财政资金、医保基金和居民付费。城乡基层医疗卫生机构运行发展中,在资金的筹集方面存在以下问题:一是按照《基层医疗卫生机构财务制度》规定,基层医疗卫生服务机构的收入来源主要是医疗收入、财政补助收入、上级补助收入及其他收入,但实际运行中,收入来源还是比较单一,主要体现在医疗收入和财政补助收入;二是医疗收入虽然是基层医疗卫生机构收入的第一来源,但限于基层医疗卫生机构服务能力水平及双向转诊机制运行的不完善,基层医疗卫生机构的基本医疗服务业务工作开展的范围较窄,老百姓在基层医疗卫生机构就诊意愿不强,仍习惯性选择上级医院就诊,从而使得基层医疗卫生机构资金来源中医保基金和居民付费所得不高;三是基层医疗卫生机构收入中的财政补助收入占比不高,尤其人员经费补助收入仍然较低,不利于基层医务人员扎根基层,也不利于基层医疗卫生服务机构公益性的体现。

第三节　社区健康服务资金拨付和使用

基层医疗卫生机构的收入是指其开展基本医疗服务和基本公共卫生服务等依法获得的非偿还性资金。依据 2010 年财政部和卫生部印发的《基层医疗卫生机构财务制度》规定,基层医疗卫生机构收入包括医疗收入(医疗保险 + 个人支付)、财政补助收入、上级补助收入和其他收入,而社区健康服务资金的拨付和使用主要指的是中央和地方财政补助资金和医保资金的拨付和使用。

一、社区健康服务资金的拨付和使用

(一)财政补助资金的拨付和使用

《基层医疗卫生机构财务制度》(财社〔2010〕307 号)第六条规定,基层医疗卫生机构实行"统一领导、集中管理"的财务管理体制,财务活动在基层医疗卫生机构负责人领导下,由财务部门集中管理。政府在医药卫生事业的主导作用和各级政府的事权范围是基层医疗卫生服务补助资金实行国库集中支付制度的基础和前提。

《基层医疗卫生机构财务制度》(财社〔2010〕307 号)第八条规定,政府对基层医疗卫生机构实行"核定任务、核定收支、绩效考核补助、超支不补、结余按规定使用"的预算管理办法。一是政府在对基层医疗卫生机构严格界定服务功能,明确使用适宜设备、适宜技术和国家基本药物,核定任务和收支的基础上,采取定项定额或绩效考核等方式核定补助,具体项目和标准由地方财政部门会同主管部门根据政府卫生投入政策的有关规定确定;二是财政部门核定的财政补助等资金预算及其他项目预算执行中一般不予调整,如果国家有关政策或事业计划有较大调整,对预算执行影响较大,确需调整时,要按照规定程序提出调整预算建议,经主管部门审核后报财政部门按规定程序予以调整;三是有条件的地区可探索对基层医疗卫生机构实行收支两条线管理,而基层医疗卫生机构编制收支预算不得编制赤字预算,结余资金应按规定纳入单位预算,在编制年度预算和执行中需追加预算时,按照财政部门的规定统筹安排使用。

对基层医疗卫生机构实行收支两条线管理的地区,财政补助资金通常划分为公共卫生服务补

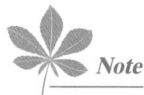

助、基本建设补助、设备购置补助、人员经费补助等。而基本公共卫生服务主要由财政部门、卫生行政部门和疾病预防控制机构及基层医疗卫生服务机构管理和实施。其中,财政部门负责项目经费的筹集、拨付和管理;卫生行政部门负责项目的实施、督导和考核;疾病预防控制机构和社区健康服务机构(即城乡基层医疗卫生机构)负责基本公共卫生服务项目的具体实施。依据《公共卫生服务补助资金管理暂行办法》(财社〔2015〕255号)第十条规定,中央财政按照《预算法》和预算管理有关规定,于每年9月30日前将下一年度补助资金预计数提前下达地方,并在全国人大批准预算后九十日内正式下达补助资金,而省级财政部门在收到中央财政补助资金后,应当在三十日内正式下达到本行政区域县级以上各级财政部门,并抄送财政部驻当地财政监察专员办事处;第十一条规定,地方各级财政、卫生计生、食品药品监管、中医药部门应当结合本地实际,统筹使用上级和本级财政安排的相关资金,确保年度公共卫生工作任务保质保量完成;第十四条规定,各级财政、卫生计生、食品药品监管和中医药部门以及补助资金具体使用单位,要按照财政预算和国库管理有关规定,制定资金管理办法,加强资金管理,规范预算执行管理,在核定服务任务和补助标准、绩效评价补助的基础上,基层医疗卫生机构获得的基本公共卫生服务补助资金,可统筹用于经常性支出,而补助资金原则上应在当年执行完毕,年度未支出的补助资金按财政部结转结余资金管理有关规定管理。

（二）医保资金的拨付和使用

医保支付是基本医保管理和深化医改的重要环节,是医疗收入的主要部分。

《关于开展基本医疗保险付费总额控制的意见》(人社部发〔2012〕70号)指出,一是完善基本医疗保险基金收支预算管理制度,在认真编制基本医疗保险收入预算的基础上进一步强化支出预算,各统筹地区要根据近年本地区医疗保险基金实际支付情况,结合参保人数、年龄结构和疾病谱变化以及政策调整和待遇水平等因素,科学编制年度基金支出预算;二是在合理确定统筹地区总额控制目标的基础上,细化分解总额控制指标到定点医疗机构,即以近三年各定点医疗机构服务提供情况和实际医疗费用发生情况为基础,将统筹地区年度总额控制目标按照定点医疗机构不同级别、类别、定点服务范围、有效服务量以及承担的首诊、转诊任务等因素,并区分门诊、住院等费用进一步细化落实到各定点医疗机构;三是细化分解总额指标时,要按照基本医疗保险对不同类别与级别定点医疗机构的差别支付政策,注重向基层倾斜,使定点基层医疗卫生机构的指标占有合理比重,以适应分级医疗服务体系建设和基层医疗卫生机构与医院双向转诊制度的建立,支持合理有序就医格局的形成;四是按照"结余留用、超支分担"的原则,合理确定基本医疗保险基金和定点医疗机构对结余资金与超支费用的分担办法,充分调动定点医疗机构控制医疗费用的积极性;五是统筹地区医疗保险经办机构要将总额控制指标与具体付费方式和标准相结合,合理预留一定比例的质量保证金和年终清算资金后,将总额控制指标分解到各结算周期(原则上以月为周期),按照定点服务协议的约定按时足额结算,确保定点医疗机构医疗服务正常运行。

国务院办公厅《关于进一步深化基本医疗保险支付方式改革的指导意见》(国办发〔2017〕55号)进一步强调:一是各统筹地区要结合医保基金预算管理完善总额控制办法,提高总额控制指标的科学性、合理性;二是有条件的地区可积极探索将点数法与预算总额管理、按病种付费等相结合,逐步使用区域(或一定范围内)医保基金总额控制代替具体医疗机构总额控制,即采取点数法的地区确定本区域(或一定范围内)医保基金总额控制指标后,不再细化明确各医疗机构的总额控制指标,而是将项目、病种、床日等各种医疗服务的价值以一定点数体现,年底根据各医疗机构所提供服务的总点数以及地区医保基金支出预算指标,得出每个点的实际价值,按照各医疗机构实际点数付费,促进医疗机构之间分工协作、有序竞争和资源合理配置;三是支持分级诊疗模式和家庭医生签约服务制度建设,依托基层医疗卫生机构推行门诊统筹按人头付费,促进基层医疗卫生机构提供优质医疗服务;四是有条件的地区可探索将签约居民的门诊基金按人头支付给基层医疗卫生机构或家庭医生团队,病人向医院转诊的,由基层医疗卫生机构或家庭医生团队支付一定的转诊费用。

二、社区健康服务资金拨付使用中存在的问题

(一)财政补助资金的拨付和使用中存在的问题

2000年以来,尤其新医改以来,政府在社区健康服务发展中财政投入力度不断加大,社区健康服务的公益性日益加强,基本公共卫生服务不断推进,人民健康水平日益提高。财政投入是社区健康服务有效运行的前提,而财政资金具体的拨付形式和使用管理又直接影响到财政资金的安全性、公共财政卫生服务职能的发挥及社区健康服务目标的实现。目前,我国社区健康服务财政补助资金拨付和使用中主要存在以下问题:一是基层医疗卫生机构运行中实行的是收支预算管理模式,但预算管理实施中,却一定程度存在着预算意识和能力不足、预算制度不完善及预算的执行力弱等问题;二是基层医疗卫生机构在探索实行国库集中支付下的收支两条线管理时,存在着地方投入财力薄弱、内部新的考核激励机制不到位等问题;三是针对一些财政专项资金,尤其是基本公共卫生服务资金拨付使用中存在着资金拨付不及时、沉淀资金较多,资金分配不科学、支出不规范及地方财政事权、支出责任欠缺等问题,进而影响到了基本公共卫生服务资金的使用效果及服务本身的质量。

(二)医保资金的拨付和使用中存在的问题

目前,国家医保政策的设计都在向基层医疗卫生机构倾斜,但在倾斜政策运行中,基层医疗卫生机构医保资金的拨付和使用中也面临以下主要问题:一是医保报销政策导致大量病人流向基层,可基层医疗卫生机构现有的服务能力又无法满足病人的一些医疗需求,从而倒逼病人到上级医院就诊,无形中加大了病人医疗费用的个人支付,降低了基层医疗卫生机构医疗收入;二是基层医疗卫生机构医保资金使用中存在着套取医保资金、医保年度控制总额过度使用等现象;三是双向转诊运行中,从上到下的转诊机制不顺畅,也限定了基层医疗卫生机构对医保资金的使用。

第四节　社区健康服务资金监管

依据管理的封闭原理,任何一个系统的管理活动都应构成一个连续封闭的回路。社区健康服务资金管理过程中,必须加强对财政补助资金和医保资金在拨付和使用过程中的监管,及时纠正资金拨付和使用中的偏差,确保资金的有效运行。

一、社区健康服务资金监管

(一)财政补助资金监管

《中共中央国务院关于深化医药卫生体制改革意见》(中发〔2009〕6号)指出,对医药机构运行进行外部监督和内部监督。《基层医疗卫生机构财务制度》(财社〔2010〕307号)规定,基层医疗卫生机构从财政部门和主管部门取得的有指定项目和用途并且要求单独核算的专项资金,应当按照要求定期向财政部门或者主管部门报送专项资金使用情况,项目完成后,应当报送专项资金支出决算和使用效果的书面报告,接受财政部门或者主管部门的检查、验收;基层医疗卫生机构必须接受财政、审计和主管部门的财务监督,并通过事前监督、事中监督和事后监督等监督方式,建立严密的预算管理、收支管理及资产使用管理等内部监督制度。

针对财政补助资金中的基本公共卫生服务专项资金,《公共卫生服务补助资金管理暂行办法》(财社〔2015〕255号)强调,省级财政、卫生计生、食品药品监管、中医药部门负责本地区基本公共卫生服务项目资金监督检查,及时发现和纠正有关问题,确保资金安全,而财政部驻当地财政监察专员办事处按规定对补助资金实施全面预算监管;省级卫生计生、食品药品监管和中医药部门负责项目业务指导和管理,会同财政部门建立健全绩效评价机制,并对项目执行情况开展绩效评价,绩效评价原则上每年一次,也可根据需要,以一定的项目实施期为限,开展中期绩效

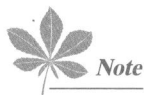

评价,而中央财政补助资金分配与相关项目执行进度、绩效评价、预算监管和监督检查结果适当挂钩。

(二)医保资金监管

《关于开展基本医疗保险付费总额控制的意见》(人社部发〔2012〕70号)指出,统筹地区卫生、人力资源和社会保障等部门要针对实行总额控制后可能出现的推诿拒收病人、降低服务标准、虚报服务量等行为,加强对定点医疗机构医疗行为的监管,对于医疗服务数量或质量不符合要求的定点医疗机构,应按照协议约定适当扣减质量保证金。

《关于进一步深化基本医疗保险支付方式改革的指导意见》(国办发〔2017〕55号)进一步强化医保对医疗行为的监管。该意见强调,一是完善医保服务协议管理,将监管重点从医疗费用控制转向医疗费用和医疗质量双控制;二是根据各级各类医疗机构的功能定位和服务特点,分类完善科学合理的考核评价体系,将考核结果与医保基金支付挂钩;三是医保经办机构要全面推开医保智能监控工作,实现医保费用结算从部分审核向全面审核转变,从事后纠正向事前提示、事中监督转变,从单纯管制向监督、管理、服务相结合转变;四是积极探索将医保监管延伸到医务人员医疗服务行为的有效方式,探索将监管考核结果向社会公布,促进医疗机构强化医务人员管理。

二、社区健康服务资金监管中存在的问题

(一)财政补助资金监管中存在的问题

依据《中共中央国务院关于深化医药卫生体制改革意见》(中发〔2009〕6号)、《基层医疗卫生机构财务制度》(财社〔2010〕307号)及《公共卫生服务补助资金管理暂行办法》(财社〔2015〕255号)等系列规章制度关于财政补助资金运行监管的规定,在监督机制的设计上不断在完善,然而在现有的监督机制运行中,财政补助资金监管中也存在不足之处:一是外部监督制度执行不到位,外部监督制度设计比较全面,而实际执行中存在着财政部门对基层医疗卫生机构收支预算的监管和指导欠缺,卫生行政部门对社区健康服务的业务指导和管理过程较薄弱,二是内部监管制度不健全,有的基层医疗卫生机构负责人财政补助资金监管意识薄弱,不重视预算管理、收支管理及固定资产管理等,相应的内部财务监管制度的建立不到位,尤其是财政补助资金运行中,过程规范监管比较欠缺。

(二)医保资金监管中存在的问题

医保资金的安全性直接关系到医保资金的有效运行,医保资金监管机制的完善是规避医保资金风险的保障。目前,我国基层医疗卫生服务机构医保资金监管主要存在以下问题:一是医保资金主管部门在管理医保资金过程中,相应的法律规章制度建设滞后;二是当前我国针对违规套取医保资金、医保年度控制总额过度使用等违法违规行为的惩罚力度过小;三是实际医保资金监管机制运行中,监管面比较窄,主要侧重的是医保费用,而对与医保经费相关的医疗质量和医疗行为监管较少;四是"三医联动"机制运行中,医保资金主管部门对"双向转诊机制"的自上而下转诊医疗机构的医疗行为监督不到位。

第五节　社区健康服务资金管理的优化

一、社区健康服务资金管理优化原则

社区健康服务资金管理优化的目的是保证社区健康服务资金有效运行,确保一定时期内的社区健康服务目标如期实现。结合新医改精神,当前社区健康服务资金管理的优化在遵循资金管理原则的同时,应坚持以下原则:一是政府主导、社会参与原则,社区健康服务发展中,资金的筹集要坚持政府投入为主,体现基本公共卫生服务和基本医疗卫生服务的公益性,同时充分利用社会力量支持社区健康服务;二是资金分类使用管理原则,划清基本公共卫生服务资金、医保资

金及其他各项资金的使用界限，一般不能交叉使用，尤其是财政补助专项资金和医保资金；三是中央和地方政府财政事权和支出责任明确化原则，尤其加强和督促地方政府在基本公共卫生服务实施中的财政投入和责任到位；四是建章立制、规范运行原则，加强财政专项补助资金和医保资金管理相关法律制度建设，规范相关部门行为，加大违法违章行为的惩罚力度，确保资金规范使用，防范资金风险；五是系统性、封闭性原则，社区健康服务资金管理是一过程，这一过程包括资金筹集、拨付和使用、监管环节，所有环节都要加强管理，尤其在监管中，当发现资金运行中的问题时，及时反馈决策部门或政令发出部门，从而保证社区健康服务资金运行中的不断完善。

二、社区健康服务资金管理优化环节

（一）社区健康服务资金筹集环节优化

依据社区健康服务资金筹集存在的问题，此环节资金管理的优化应注意：一是基本公共卫生服务是一项需长期连续投入才见效的服务，基层医疗卫生服务是城乡居民健康需求的托底服务，强化中央和地方各级政府职责，不断加大中央和地方各级政府财政投入力度，保证充足的补偿资金投入到位，达到基本公共卫生服务实际开展成本，保证社区健康服务可持续发展；二是完善长效性的多元的社区健康服务的补偿机制，在确保财政补偿资金到位，体现基本公共卫生服务和基层医疗服务公益性的前提下，通过医联体机制的有效运行，促使三级医疗、二级医疗等优质资源下沉到基层，更好发挥三级医院、二级医院帮扶、支撑和指导作用，同时建立社会捐赠资源与社区健康服务的有机结合，在政府和社会的共同作用机制下，建立起社区健康服务能力提升与社区健康服务资金筹集之间的辩证关系；三是基层医疗卫生服务机构在实施收支预算管理机制下，加大人员补助经费收入，提高基层医务人员收入待遇和社会保障待遇，使其安心基层工作，削弱其基层医疗卫生服务供给与个人收入之间的关系。

（二）社区健康服务资金拨付和使用环节优化

依据社区健康服务资金拨付和使用存在的问题，此环节资金管理的优化应注意：一是加强财政专项补助资金的及时拨付，保证基本医疗卫生工作的顺利开展；二是提高基层医疗卫生服务机构财务管理水平，科学编制收支预算，强化预算执行，提升预算执行的刚性，确保预算编制与预算执行之间的一致性；三是在严格执行国库集中支付制度前提下，加快基层医疗卫生服务机构内部激励制度的建立，将支出预算管理与基层医务人员工作积极性的调动结合起来；四是在国家系列扶持政策有效运行下，提升基层医疗卫生服务机构服务水平和质量，使国家倾斜基层的医保报销政策能够着陆；五依法加强基层医疗卫生服务机构医保资金的使用管理，确保医保年度控制总额的有效使用，积极防范医保风险。

（三）社区健康服务资金监管环节优化

依据社区健康服务资金监管存在的问题，此环节资金管理的优化应注意：一是加强外部监督检查力度，财政部门、卫生行政部门及医保部门在各自职责范围内，将财政专项补助资金及医保资金纳入检查范围，定期检查和指导，及时发现问题及时整改，同时将资金使用的监管与基层医疗服务质量提升、行为改善结合起来；二是完善内部监督制度，基层医疗卫生服务机构结合实际，建立一套切实可行，操作性强的内部资金管控制度，加强部门之间的协调沟通，监督财政专项补助资金及医保资金的规范使用。

思考题

1. 谈谈你对中华人民共和国成立以来，我国基层医疗卫生服务资金筹集的认识。
2. 基层医疗卫生机构医保资金的拨付和使用中存在的问题。

（马国芳）

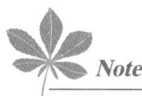

本章要点

1. **掌握** 社区健康信息,社区健康信息管理的概念;社区健康信息系统的构成。
2. **熟悉** 社区健康信息管理的内容;社区电子(居民)健康档案管理系统、公共卫生信息系统的主要内容。
3. **了解** 社区健康数据如何采集、储存与共享;社区健康信息化的进展。

健康信息化的时代已经到来,人们的各种健康信息在不断地产生,并被有效地利用。作为社区健康管理者,有效管理社区健康系统,利用健康数据为居民服务,会使卫生工作事半功倍。本章将从社区健康信息管理的概念、社区健康信息系统的构成、社区健康信息的分析与利用等方面对信息管理进行阐述,以便社区管理者了解和掌握这个无形的利器。

第一节 概　　述

一、社区健康信息管理相关概念

(一)健康信息与社区健康信息

在当今社会中,信息化伴随着人们的衣食住行、一言一行。当人们早晨打开手机,手机就自动记录着人们当天的基础活动情况、身体特征指标;当人们进入医院,就要利用个人挂号信息,预约医生与检查;当劳累一天回到家里,会有便携设备提醒用药、记录血压等。互联网和各种信息化技术给人们生活带来了极大的便利,也在无时无刻地记录着人们的健康信息。随着人们对信息化的不断认识与利用,以及人们对身心健康的渴求,采集和利用健康信息来辅助疾病预防、治疗服务成为近年来研究者关注的重点,发展非常迅速,智能医生、智慧社区的概念也逐步进入人们的视野。人们面对的将是一个浩瀚的健康信息大海,亟待去认识和开发。

但是,人们接触的这么多纷繁复杂的信息里,哪些信息属于健康信息呢?什么是健康信息(health information)呢?健康信息就是卫生信息,从广义的角度,健康信息是指与医药卫生工作相关的任何形态的信息,包括各种社会经济信息、科学技术信息、文化教育信息以及人群健康信息等,如手机中的运动应用软件采集的就是与健康相关的信息。从狭义的角度来看,健康信息专指为了保护和促进人类健康,有效提高劳动者素质而收集、处理、存储、传播、分配和开发利用的各种信息,即各种医药卫生工作过程中产生的指令、情报、数据、信号、消息及知识的总称,包括公共卫生信息、临床医疗信息、药品信息、卫生事务信息、卫生管理信息、医药市场信息、大众健康信息、医学教育与研究信息等。例如各种医院平台采集的信息、公共卫生报告系统采集的信息等,均是在卫生领域工作中要注重采集和使用的健康信息。狭义角度的健康信息概念是卫生管理者进行信息管理的主要阵地。

健康信息是承载人们健康信号的重要资源,它具有信息的一般特征,如价值性、共享性、时效性等,同时,它又具有如下特殊的性质和特点:专业性和专用性、公益性和不对称性。专业性和专用性指的是健康信息具有强烈的专业特点,特别是信息服务的技术、手段和过程均有严格的专业操作程序,质量标准、规范化的专业知识要求,非专业人员难以理解和掌握。而且,健康信息是对人而非物的服务,服务水平和效果关系到广大人民群众的健康状况和生命安全,具有专用性特点。公益性是指健康信息具有社会公益性,我国医疗卫生服务的基本制度决定了健康信息是全社会的公共资源,具有社会公益性。不对称性主要表现在卫生信息的供方与需方的信息不对称,在医疗领域尤其明显。在医疗市场上,参与医疗市场主体的信息供方(医疗机构及医务人员)通常拥有比较完全的医疗专业知识和信息,而需方(病人及家属)则处于相对的信息劣势。

社区卫生服务机构是与居民联系最紧密的卫生机构,为居民提供及时、连续的服务,完整有效的健康信息数据势必会给全科医生进行诊疗提供有力支撑。因此,社区卫生服务机构需要掌握社区居民的全面信息,提供"六位一体"的全面服务。在社区所收集的社区健康信息是整个健康信息中最基础、最全面的信息,是各种健康档案系统,公共卫生信息系统的网底。社区健康信息(community-based health information)是指与社区卫生相关的各类信息,包括社区基本信息、与社区居民健康和卫生服务相关的信息。社区健康信息由此分为两大类:一类是社区基本信息,包括为社区卫生服务做支撑的背景信息、社区资源信息;第二类为与社区健康相关的信息,即与社区居民健康和卫生服务相关的信息,为社区健康信息的主要来源,包括社区医疗信息、社区预防信息、社区保健信息、康复信息、计划生育信息、健康教育信息以及其他信息。社区医疗信息就是为居民提供基本医疗服务的各种信息,如一般常见病、多发病的诊疗信息,家庭出诊、护理信息,转诊信息等。社区预防信息包括儿童计划免疫,传染病预防,常见病、多发病及慢性病预防信息。社区保健信息是针对居民各个关键阶段开展保健所获得的信息,信息主要包括儿童保健、孕产妇保健、妇女保健、老年人保健信息。其他信息包括卫生监督信息、突发公共卫生事件等信息。社区健康信息可以服务于社区卫生计划、决策、控制和评价的各个管理过程,同时还可以根据信息进行及时预测,为规划社区卫生发展战略与目标、进行卫生资源的分配提供可靠依据。

（二）健康信息管理与社区健康信息管理

健康信息管理(health information management)是信息管理的一个分支。国外的健康信息管理的概念是在病案管理基础上发展起来的。1996年,以美国为代表的西方国家率先将病案管理改为健康信息管理。美国病案管理协会为健康信息管理所下的定义是:"有效地收集、分析并传播高质量的与疾病预防和治疗有关的经济、计划、研究和政策分析,调节及评估有关资料,以支持个人、组织和社会的决策"。这个定义其实已经不仅仅局限于卫生领域,而是更具有"大健康"的理念,把有关预防和治疗的所有健康分析、相关资料的信息均纳入了信息管理的范围,因此是更广泛意义上的健康信息管理。

国内学者围绕健康信息管理的内涵进行了不同的阐述,普遍认为可以从广义和狭义的角度进行概况。从广义来看,健康信息管理指对涉及卫生行业领域的信息活动和各种要素(包括信息、人、技术与设备等)进行合理的组织与控制,以实现信息及有关资源的合理配置,从而有效地满足卫生事业信息需求的过程。从狭义理解,健康信息管理指卫生行业收集、整理、存储并提供信息服务的工作。

近年来,社区卫生服务机构的信息化进展很快,社区信息化的发展不仅是为了保障日益增多的社区医疗、卫生、保健服务等功能实现,也是为了满足居民日益提高的健康服务需求。社区健康信息同样需要随着不断发展进行科学合理的规划与组织。因此,社区健康信息管理越发重要。从广义角度出发,社区健康信息管理(community-based health information management)的概念是指通过制定完善的信息管理制度,对涉及基层医疗卫生服务机构的信息活动和各种要素(包括信

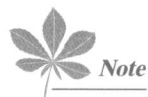

息、人、技术与设备等)进行合理的计划、组织与控制,以实现信息及有关资源的合理配置,从而有效地满足卫生事业信息需求的过程。从狭义角度出发,是指基层医疗卫生服务机构收集、整理、存储并提供信息服务的工作。

二、社区健康信息管理的内容

（一）制定相关政策法规与措施,保障信息化规范安全发展

为了规范信息行业,保证健康信息化目标的顺利实现,国家相关部门陆续制定了一系列法律、法规,为我国健康信息管理走上法制化指明了方向。我国有关健康信息的法规分为5种:卫生信息流通与传递法、卫生信息公开法、卫生信息保密法、卫生文书档案管理法和卫生信息管理法。如《突发公共卫生事件应急条例》对信息报告系统做出了规定;《医疗事故处理条例》建立了相应的信息公开内容,有一些卫生信息不能随意公开,必须保密,符合《中华人民共和国保密法》要求;在《中华人民共和国职业病防治法》中也涉及卫生信息保密的规定;《电子病历系统功能规范（试行）》涉及证据及其文书的规范,说明医药卫生活动中的文书档案管理是非常重要的内容。除此之外,原卫生部、原国家卫生和计划生育委员会、现国家卫生健康委不断出台有关社区的健康信息管理法规、政策文件,例如《卫生系统医院软件标准规范》《远程医疗会诊咨询管理办法》《互联网医疗卫生信息服务管理办法》《健康档案基本架构与数据标准（试行）》《基于健康档案的区域卫生信息平台建设指南（试行）》等。我国制定的卫生信息管理方面的规范性政策法规不但促进了健康信息政策体系逐步完善,也为信息资源的有效管理和共享、信息安全与保护、信息技术应用等铺平了道路,保障健康信息化沿着规范、安全、标准的方向发展。

在利用健康信息过程中,强化网络和信息风险意识,筑牢网络信息安全防线是健康信息利用的前提。信息安全需要通过完善法律法规,强化监督管理。2017年1月实施的《"十三五"全国人口健康信息化发展规划》(以下简称:"十三五"健康信息化规划)提出个人隐私保护、关键信息基础设施安全防护、网络可信体系建设等重点领域法律法规的立法和修订工作。

（二）制定合理规划,保障信息化快速发展

根据卫生发展规划的要求,居民健康的需要,省、市、区（县）需制定配备社区健康信息收集、整理、利用所需资源的管理规划。规划必须符合国家同期的卫生发展规划,必须以现有的社区健康信息资源供给能力为基础,根本目的在于为居民健康服务。根据社区健康信息的现状分析、未来资源的供需预测与平衡,把社会健康信息系统的建立与发展纳入当地中长期卫生发展目标、计划和政策措施。

我国"十二五"期间印发了《关于加快推进人口健康信息化建设的指导意见》,健康信息化建设总体框架和重点任务目标基本完成,特别是信息化基础设施建设不断加强,初步建立了全员人口信息、电子健康档案、电子病历等数据库,全国有27个省（区、市）建立了省级人口健康信息平台,44家原国家卫生和计划生育委员会管辖下的医院分别与国家平台实现联通。公共卫生信息体系基本建立,业务涵盖艾滋病、结核病等22个疾病监测的传染病疫情网络直报系统、卫生监督信息报告系统、妇幼卫生监测等健康服务信息系统。基层医疗卫生机构信息化建设得到加强,以电子病历为核心的医院信息化建设快速发展。

我国"十三五"健康信息化规划中提到的重点工程之一就是"基层信息化能力提升工程",经过"十三五"建设,将基本实现城乡居民拥有规范化的电子健康档案和功能完备的健康卡,推动实现人人享有基本医疗卫生服务的医改目标。

（三）合理组织社区健康信息资源,保障信息化基础建设

在一定的社会条件下,在认识社区健康信息资源的发展规律基础上,省、市、区（县）通过多种形式优化配置资源,建立、维持与变革组织结构,建立和完善健康信息系统,保障社区信息化

基础建设。同时,充分利用社区健康信息,获得最大社会效益和经济效益。在"十三五"健康信息化规划中,原国家卫生计生委提出的首要保障措施就是"加强组织领导,强化工作合力",建议将信息化发展纳入重要议事日程,加强领导、精心组织、统筹谋划、协同推进。各级卫生计生部门要成立专项工作领导小组,结合实际,细化目标,抓好落实,有序推动人口健康信息化建设和健康医疗大数据应用发展,确保规划目标如期实现。

2017年3月29日,全国基层卫生信息化工作会议在贵阳举行。这是国家卫生计生委基层卫生司第一次召开基层卫生信息化工作会议。国家卫生计生委基层卫生司李滔司长在会上指出,信息化是推进基层医疗卫生发展的重要手段和支撑。此次会议明确了"十三五"期间基层卫生信息化的工作思路,并布置了2017年基层卫生信息化工作"实施图"。提出了利用国家与地方、基层的资源优势,加强基层卫生信息平台建设,实现"三通",即国家与地方基层信息平台的纵向贯通,基层机构各业务信息系统间的横向贯通,以及国家新农合信息平台与各省份信息平台及定点医疗机构的互联互通。

另外,在国家基层卫生信息化指引下,由中国家医网、中国家医APP、中国家医微信服务号组成的"中国家医平台"已经搭建完成。该平台将为基层医疗卫生机构开放,搭建线上展示平台,自建自管,通过网站与家医手机APP联动,为居民提供信息服务和签约便利。中国家医平台1.0版本定位于公共信息服务,2.0版本则着眼于数据共享和功能服务。中国家医平台正在力争打造成由政府主导、各地参与、社会共管共治的国家级权威统一的基层医疗卫生服务平台,通过汇聚96万家基层医疗机构以及百万基层医生,为亿万群众服务。

（四）分析和利用社区健康信息,保障信息化深化发展

社区健康信息的分析是根据特定的需求,采用定性和定量的研究方法,对卫生信息进行鉴别、评价、分析、综合等系列加工,形成新的、增值的卫生信息产品,最终为不同层次的科学决策服务。在分析基础上,挖掘健康信息价值为医疗卫生领域服务。在2017年3月的全国基层卫生信息化工作会议上,国家卫生和计划生育委员会明确了基层卫生信息化的思路,提出了深化应用社区健康信息的思路,进一步推动家医签约服务平台的落地,鼓励远程诊疗系统,临床决策支持系统以及人工智能等技术在基层的应用。在应用中,提出要注意创新发展,研究制定"互联网+基层卫生服务"规范及基层健康信息惠民示范标准等,探索健康信息惠民服务新模式。目前,健康信息背后的价值,正在发挥越来越大的决策作用。在医疗领域,循证医学通过寻找客观的临床科学研究产生的最佳证据,能够提高医疗质量的安全性;在公共卫生领域,通过对相关信息的挖掘,能够得到疾病谱,预测疫情,发布预警;在科研领域,通过对医学科研文献的检索与分析,能够得到各个领域的发展趋势,并找到研究的突破点。

（五）评价社区健康信息化,保障其长远发展

为了更好地促进社区健康信息化的长足发展,第三方评估是促进基层建设的重要方式,随着信息化建设的逐步发展,由外部专家给予更长远、更广阔的改进建议是提高健康信息化建设的一剂良药。2017年全国基层卫生信息化工作会议上提出:研究开展基层区域卫生信息化综合评估,以评促建,促进基层信息化水平上一个新台阶。

第二节　社区健康信息系统的建立与信息管理

社区健康信息的收集与整理最终由社区健康信息系统来完成,社区健康信息系统类似于一个个"信息岛",通过各个岛屿的信息捕获、整理,通过开放性的体系结构,把相关信息汇集到各个"信息大陆",如区域卫生信息系统,它可以对收集的信息进行分析,用于公共卫生决策和预警。社区健康信息系统可以包括多个类型的"信息岛",如电子（居民）健康档案管理系统、基本医疗服务系统等,这些系统在社区卫生服务中心（站）发挥重要的终端作用,成为连接居民与信

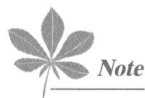

息决策者之间的重要纽带。由此来看，社区健康信息系统（community-based health information system，CHIS）是以居民健康档案信息系统为核心，以基于电子病历的社区医生工作站系统为枢纽，以全科诊疗、收费管理、药房（品）管理等为主要的功能模块，满足居民健康档案管理、经济管理、监督管理和公共卫生信息服务管理等基本需求的计算机网络系统。经相关研究调查，截至 2016 年，在全国社区卫生服务机构已经使用的信息系统中，90% 的系统包含（部分或全部）健康档案管理功能和基本公共卫生功能，80% 的系统含有健康信息服务功能和机构运营管理功能，76% 有基本医疗服务功能，69% 有监管接口功能。但实现双向转诊功能的信息系统不足 20%，实行临床路径、网上检查诊疗、结果查询、预约挂号的比例更低。

一、社区健康信息系统的建立

（一）电子（居民）健康档案管理系统

1. 电子（居民）健康档案编制　电子（居民）健康档案（electronic health records，EHR）是人们在健康相关活动中直接形成的、具有保存备查价值的电子化历史记录，它是以健康为中心，以生命为主线，是一个人从出生到死亡整个过程中的健康状况的发展变化情况以及所接受的各项卫生服务记录的总和，也是一个连续、综合、个体化的健康信息记录的资料库。

在社区卫生服务的要求下，电子健康档案应包括个人健康档案、家庭健康档案和社区健康档案。个人健康档案包括以问题为中心的个人健康问题记录，以预防为导向的周期性健康检查记录，以及长期用药记录、检查记录、住院记录、转会诊记录。其中个人健康问题记录是对健康问题的描述及问题进展记录，是重要的诊断依据，将按照问题表序号逐一以"S-O-A-P"（subjective-objective-assessment-plan）的形式进行描述。S 代表病人的主观资料，由病人提供的主诉、症状、病史、家族史等组成；O 代表客观资料，是医生诊疗过程中观察到的病人的资料，包括体检所见的体征、实验室检查等，以及病人的态度、行为等。A 代表评估，是 SOAP 中最重要也是最困难的一部分。完整的评估应包括诊断、鉴别诊断、与其他问题的关系、健康问题的轻重程度及预后等。P 代表与问题相关的计划，包括诊断计划、治疗计划、病人指导等。家庭健康档案与居民个人的健康息息相关，理想中的居民健康档案应该与家庭健康档案具有逻辑联系。家庭健康档案包括家庭基本资料、家系图谱、家庭生活周期、家庭卫生保健、家庭主要问题等，并与家庭各成员的健康档案相联系，是全科医生实施以家庭为单位保健的重要参考资料。社区健康档案是对整个社区的健康相关情况进行记录，包括社区自然资源、居住环境、经济状况、人口数量和机构、整体健康状况、交通通讯和卫生资源与利用等。

2. 电子（居民）健康档案建立　一份好的居民健康档案，只是一个基础，合理填写每一个档案内容，完善档案具体数据和文字，才是给"档案骨架"充实"血肉"，才能使档案成为重要信息来源。个人档案的信息项目包括上述档案编制中提到的三类内容，每个内容均需具体化，如个人健康档案就需要包括档案号、身份证号、出生年月、民族、学历、职业、婚姻、费用支付类型、吸烟情况、饮酒情况、户主、家庭其他成员与户主关系等内容。另外，为了使电子健康档案可以有效存储，并可以在网络、计算机应用软件间进行转换与升级，电子健康档案要符合相关卫生服务基本数据集标准、公用数据元标准、使用数据元分类代码标准。这样建立的电子档案才能有一个统一的、标准化的信息分类框架，使不同信息（数据元）根据其不同的特性，能够分别定位和存储在相应的层级结构中，方便信息利用者快速理解，不同业务领域之间进行无歧义信息交换和共享。

（二）基本医疗服务系统

社区卫生服务中心全科医生的重要职责就是为辖区居民提供基本医疗服务，解决居民基本的健康问题。建立电子（居民）健康档案也是为了了解居民个人、家庭、社区的既往情况，帮助他们解决健康及相关问题。当一位辖区内的老年人李大妈来到社区卫生服务中心，按照预约时间找到全科医生张大夫的时候，张大夫需要快速了解李大妈的病史，既往的检查结果，治疗效果，以便快速对李大妈的病情进行管理。这时候张大夫需要医生工作平台为他提供强大的信息支持，这个医生工作平台就是基本医疗服务系统。它主要包括门诊服务信息化管理、家庭诊疗服务信息化管理、体检服务信息化管理、药房信息化管理等。在张大夫接诊过程中，全科医疗服务临床检查所需要的常用记录表都能够方便地调用，同时为了支持科研或者深度探寻健康问题，可以根据需要设定特殊的检查记录表格，对病人指征或者指标数据进行统计分析，揭示或研究健康问题的发生和变化规律。

（三）公共卫生信息系统

社区公共卫生工作是社区卫生服务的一项重要职能，社区公共卫生信息系统是利用计算机软硬件技术、网络通信技术等现代化的手段，建立传染病预防与控制、突发公共卫生事件管理、慢性病预防与控制、预防保健等工作的信息系统。公共卫生信息工作任务是面向社会、公众，与其他相关单位，如学校、幼儿园、厂矿单位等进行信息链接，收集信息；与疾控部门、卫生行政部门等进行链接，报告疾控信息，共同形成一个公共卫生信息网络系统，利用各种资源，协调各个环节，完成疾病预防与控制。我国已经建立的公共卫生信息系统有：疾病预防控制管理信息系统、疫情和突发事件监测系统、医疗救治信息系统、卫生监督信息系统、妇幼保健信息系统等。其中疾病预防控制管理信息系统包括死因监测系统、慢性病监测系统等；疫情和突发事件监测系统包括传染病监测信息系统、突发公共卫生事件应急信息系统等；妇幼保健信息系统包括预防接种信息管理、孕产妇保健管理等。

（四）行政管理分系统

行政管理分系统是用于支持社区卫生服务中心内部的资源管理，通过管理信息化来实现对社区卫生服务中心的人流，物流，财流的综合管理，为管理者的决策提供信息支持，提高管理效率，管理水平。具体内容包括三个主要方面：一是人员管理，即对本单位在职职工基本信息、人力资源结构的统计与分析，每个部门员工的工作量、考勤等的统计；二是医疗设备管理，提供设备的整体状况、效率、效益分析等信息咨询，为制订采买计划和决策提供依据；三是财务管理，进行各部门的成本、效益结算与报表，并在此基础上进行有关的分析和计划。目前，一些发展较快的社区卫生服务中心并不满足于这些基本功能，拓展了不少新的功能，如上海闵行区建立了较完善的绩效考核系统，实行"双卡制"，通过改良传统的公共卫生经费按人头支付的方式，改变为按职工工作绩效，包括数量、质量和满意度来分配经费，大大促进了医务人员的工作积极性，提高了辖区慢性病病人的规范管理率。

（五）其他新技术建设

1. 互联网/物联网技术 计算机网络技术是当今世界发展最为迅速的高新技术之一，它不断改变人们传统的生活方式，也给医疗卫生领域带来日新月异的变化。物联网是通过射频识别、红外感应器、全球定位系统、激光扫描等信息传感设备，按约定的协议，把任何物品与互联网相连接进行信息交换和通信，以实现对物品的智能化识别，定位，跟踪，监控和管理的一种网络。物联网发展相对较快的应用包括智能监控、公共安全，智能医疗等。在智能医疗领域，国内不少科技公司提出了领先的医疗信息化解决方案，如医疗物联网平台、远程无线监护平台、远程无线健康监护平台——远程动态血压监护系统、医疗物联网平台——智能婴儿管理系统等产品，在不远的将来，互联网/物联网技术将为智能医疗的发展打开更广阔的空间。

2. 人工智能医生技术 目前，人工智能的研究已经不仅仅局限于科幻电影之中，它已经被广泛探索、应用在生活与工作之中，在医疗技术中也有较多应用。它的原理是应用符合逻辑的方法模拟人的问题求解、推理、学习等方面的能力，实现诸如故障诊断、定理证明、模糊判断、专家系统等功能。利用机器学习理论、模式识别理论、人工神经网络、数据挖掘等理论计算、分析海量信息，做出快速的决策，甚至像"医生"一样思考。2019年2月，国际知名医学科研期刊《自

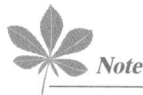

然医学》在线刊登了基于中文文本型电子病历,利用自然语言处理技术做临床智能诊断的研究成果,文章题为《使用人工智能评估和准确诊断儿科疾病》。该课题研发了"辅诊熊"人工智能诊断平台,该平台通过自动学习来自56.7万名儿童病人的136万份高质量电子文本病历中的诊断逻辑,应用于诊断多种儿科常见疾病,准确度与经验丰富的儿科医师相当。这项成果意味着人工智能系统已经可以进一步读懂、分析复杂的病历文本数据了,甚至可以思考。

随着信息技术、通信技术、人工智能的快速发展,医疗领域正在引进、发展、应用这些技术,并逐步帮助医务人员、相关管理人员进行着复杂烦琐的工作,在一定程度上,减轻了医疗卫生工作者的工作负担。目前,一些医院正在尝试使用达芬奇机器人完成复杂的外科手术,达芬奇外科手术系统是一种高级机器人平台,其设计的理念是通过使用微创的方法,实施复杂的外科手术。不久的将来也许可以替代医生工作,弥补医务人员不足的局面。

二、社区健康数据的采集、储存与共享

(一)数据的采集

目前,我国各地在建立健康档案,收集健康信息过程中普遍采用纸质档案和手工二次录入的方式进行基本信息数据采集,针对慢性病病人再进行后期随访记录。这种模式没有实现多渠道信息采集和基本信息采集的智能化,造成了耗时、耗工且出错率高的局面,更主要的是居民在建档之后难以实时地查看自己的健康信息记录,没有实现健康自我管理,也没有实现医护人员和终端用户的共同创造。随着网络、通信技术的发展和无线医疗技术的逐步成熟,健康数据信息的采集将由手工操作转向智能化的录入。目前我国上海地区的电子健康档案系统正在探索通过无线网络实现智能终端和服务器之间的数据无线传输,为用户和医护人员之间的实时交流搭建了平台。

(二)数据的储存与维护

目前常用的数据存储方式主要有三种:以服务器为中心的直接连接存储(direct attached storage,DAS),以数据为中心的附网存储(network attachment storage,NAS),以网络为中心的存储区域存储(storage area network,SAN)。DAS为直接连接在计算机接口下的数据存储设备,它完全以本机为中心,其本身不带有任何存储操作系统。NAS类似于文件服务器(file server),专门为网络用户提供独立的存储空间,对存储对象的管理可以做到文件级,依用户需求可以设置对文件或目录不同的存储权限。SAN是一个以数据块为基本操作方式的网络存储技术,其传输距离大,传输速度快,是独立于用户网络的一个专门用于连接存储设备和服务器系统的网络,SAN上的服务器不需要通过局域网而直接访问存储设备,所以SAN的设备独立性、数据带宽、数据共享性、可管理性、可扩展性、可靠性和安全性比NAS更高。因此,电子健康档案系统的数据存储采用SAN方式。

以电子健康档案管理系统为例,该系统的数据维护功能主要包括档案管理维护和数据字典维护两大功能。档案管理的功能包括档案建立(录入)、编辑、查重与合并、迁移等。电子档案利用导入和人工录入两种方法建立,目前在社区卫生服务机构中,健康档案数据主要来源于社区医务人员手工录入建档数据。对于其他来源的居民信息,系统通过数据交换管理提供了可配置的数据导入功能,将已有诊疗记录的居民基本信息直接导入,自动填入到健康档案中,减少医生的重复手工录入,这个功能也支持未来其他来源的病人信息导入,如建立双向转诊之后,或者与其他医院建立医联体之后,为了方便医疗体内部居民的转接,可以在医院与社区卫生服务中心之间共享病人信息,通过此功能实现病人信息的直接导入。

(三)数据的传输与共享

社区健康信息系统提供数据交换功能,即提供数据的导入及导出服务。作为一个数据资源库系统,电子健康档案中心可以从卫生业务系统、医院信息系统以及政府其他人口相关部门的

信息系统中获得数据,或将基础信息导出提供给这些系统。由于不同信息系统中的数据结构不同,因此需要通过数据交换管理定义导入导出的数据结构,导出数据的过滤条件,数据交换模块还能够根据结构映射关系进行数据格式的转化加工。因此,社区健康信息系统的数据共享标准应支持临床诊疗与卫生知识的获取、共享信息知识库,同时可以与其他重要机构的信息系统、相关机构的健康信息系统进行接口。社区健康信息系统的外部接口主要包括:与区域卫生信息平台衔接、与医疗保险结算系统衔接、与远程医疗接口衔接、与相关医疗机构进行分级诊疗衔接等。

1. **与区域卫生信息平台的信息传输与共享** 社区健康信息系统可以按照管理层次,由低到高分为社区卫生服务中心信息系统、区(县)社区卫生信息系统和市社区卫生信息系统。社区卫生信息系统不是一个封闭的系统,与其他卫生机构、相关机构存在着高度的数据共享。从提高数据管理水平的角度,应该把这些共享的信息放到一个平台上,从而减少数据存储的冗余和不一致性,促进信息更新的实时性,提高整个卫生管理的水平,这个平台就是区域卫生信息平台。我国的区域卫生信息平台通常指基于电子健康档案的市级卫生信息平台,区域卫生信息平台的逻辑架构见图15-1。区域卫生信息平台通过采集辖区内各医疗卫生机构系统内部产生的数据,进行业务管理和辅助决策;通过提供专家门诊预约、专家远程咨询会诊、跨医院转诊、双向转诊等功能,在各医疗机构之间实现业务协同;通过整合和共享医疗机构信息,促进区域内医疗机构与妇幼保健、疾病控制等公共卫生机构间的信息共享,实现医疗业务互动。

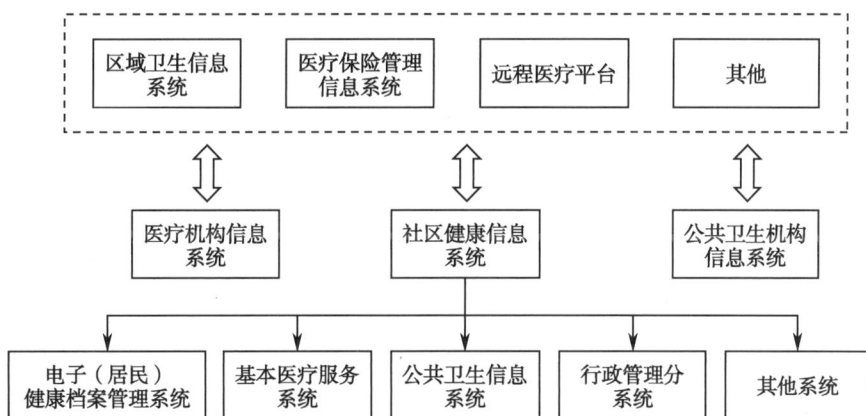

图15-1 社区健康信息系统数据的传输与共享示意图

2. **与医疗保险管理信息系统的信息传输与共享** 社区健康信息系统在满足居民的基本医疗服务的同时,也需要与医疗保险管理信息系统相连接,方便病人完成医疗服务费用的实时结算。我国的医疗保险管理信息系统是为了提高对医疗保险制度的管理效率而建立和发展起来的,城镇医疗保险管理信息系统发展较快,其中的医疗服务管理信息子系统可以完成定点社区卫生服务机构的服务质量监控、基金支付审核等重要功能。

3. **与远程医疗平台的信息传输与共享** 远程医疗指的是利用通信和信息技术来实现异地疾病诊断、治疗和健康护理等多种医学功能的医疗模式。利用远程医疗系统、可以不受空间距离的限制,使条件好的医疗机构为异地的病人进行服务。随着技术的发展和普及,远程医疗的形式也逐渐多样化了,出现了家庭监护、电子病历、微创手术工作站等多种形式,远程医疗的应用范围逐渐扩大,尤其是面向家庭、个人的远程医疗监护系统,已经成为远程医疗领域的热点。目前已经出现通过家庭部件,如与电视机连接的视频部件,以及可以测量血压、心音、体温、体重、血糖等的接口形成的家庭远程医疗系统。随着移动医疗技术的不断发展,这种社区医疗模式在人们的日常生活中将会起到举足轻重的作用。

第三节 社区健康信息分析

一、社区健康信息分析概念与步骤

近年来,信息大数据和云计算的快速发展表示信息化已成为社会发展基本趋势,特别是健康医疗信息化应用即将占据我国信息化的主战场,地位更加重要。面对医疗信息化带来的海量数据,大数据分析成为信息利用的重要技术,也是创建智慧社区的关键环节。在利用大数据进行分析方面,美国硅谷早有成功案例。几年前,美国的一个公司就利用了数据挖掘技术综合分析了斯坦福大学全体员工的就诊记录和体检记录,并据此预测所有人每年的医疗费用。项目成立的初衷是希望利用个人的医疗信息预测其医疗费用,为保险公司做参考,但是另一项更有意义的结果是,项目组通过数据分析为每名员工制订了个性化的健身计划,有效地帮助员工改善了健康状况。这项成果成为该公司新的业务单元,并受到从斯坦福大学到思科、苹果等大公司的欢迎。由此可见,信息分析成为健康行业不断深化发展,促进信息应用的有效手段。社区健康信息分析是指对社区卫生服务机构中有关信息活动的各种因素(包括信息、技术、人员、机构等)进行提炼、加工、鉴别和筛选,经分析研究得出有助于解决问题的新信息,为卫生事业相关的活动提供决策服务的科学劳动过程。信息分析的主要内容就是研究信息的挖掘与抽取,对信息进行分析、加工,提供信息咨询服务以及充分利用获得的信息系统,如决策支持系统、群体决策支持系统、计算机支持协同工作等。

社区健康信息分析的步骤类似于进行一项课题研究,可以分为选题、制订研究计划、收集信息、信息整理鉴别与分析、撰写分析报告 5 个步骤。这些步骤既相互独立,又相互联系。选题一般要经过提出课题分析,课题初步调查和撰写开题报告等多个步骤,好的选题是课题成败的关键,也能够反应研究水平。然后,根据选题就要制订研究计划,详细的研究计划是完成课题内容的重要桥梁。计划的内容要阐述课题目的,制订调查计划,选定研究方法,预计成果形式,以及明确人员分工和完成的时间。收集信息阶段可以分为收集文献信息和非文献信息两种。文献信息可以分为图书、期刊、报纸、会议文献、政府出版物等;非文献信息包括实物信息、口头信息。获得信息之后,就需要进行信息的整理。根据数据的特征,提炼关键主题,进行分门别类的整理,比如按照承载信息的载体分类整理,或者按照使用方向分类整理。在整理过程当中,要对内容进行汇总,观点进行归纳和总结。同时,要注意鉴别和剔除质量低劣,内容不可靠或重复的资料。分析的过程是对整理鉴别之后的信息进行系统的分析,从而可以形成新的增值信息产品。最后,根据分析的结果形成一定的观点,并用文字的形式记录下来,也就是要撰写分析报告,这是一个分析工作的最后一道工序。

二、社区健康信息分析方法

社区健康信息分析方法不断推陈出新,现代信息分析方法和手段也愈加自动化、智能化。从计算机辅助信息分析,向基于数据仓库的信息分析方法、基于数据挖掘和知识发现的信息分析方法演变。近年来,计算机技术的发展也使系统建模和仿真成为可能,中国国防科技信息中心的研究人员创建了适合信息分析的分布式、跨平台、可交互、可视化的局域网模拟视景仿真系统,提供了先进的信息分析环境与平台。目前,常用的信息分析方法有三种:①信息计量学方法。这是一门采用定量学方法来描述和研究情报(信息)的现象、过程和规律的学科,包括信息计量学的三大经典定律,即洛特卡定律、布拉德福定律和齐普夫定律及引文分析法。②聚类分析法。这是在划分的分类体系未知的情况下,将数据对象分成不同种类,但是在分类前需要提前在训练样本中找到这个分类属性。③关联规则挖掘方法。这个方法用来从大量数据中挖掘出描述数据项之间相互联系的有价值的知识。

三、社区健康信息分析应用举例

（一）症状监测

按照美国疾病控制与预防中心（centers for disease control and prevention，CDC）给出的定义，症状监测是对临床确诊前的健康相关数据和疾病可能暴发的信号进行监测，以利于做出进一步公共卫生反应。这个定义体现了症状监测与疾病监测的区别：它是以监测诊断前的非特异性的症状和现象为基础的，强调的是一种传染病在实验室确诊之前，病人可能表现出的行为方式、症状、体征或实验室结果的异常。例如：实验室检测结果、急诊主诉、救护车应答日志、处方药及非处方药销售情况、学校缺课或工厂缺勤等情况。在对类流感样疾病监测中，监测发热（体温大于37.8℃）、伴有咳嗽或咽喉痛等症状，以方便查明流行性感冒的周期性以及每年流行的特征。症状监测已经成为一项常规开展的工作，构建一个完整有效的症状监测系统是提高症状监测准确性的必要途径。该系统的要素主要包括：①症状群定义和数据来源；②症状监测数据采集方法；③症状监测数据分析和信号识别方法；④对异常信号的调查。这时候，社区作为辖区居民健康的守护者，今后应该加强信息系统中症状监测的功能，以便及早确定数据信号、识别有效信号、对异常信号进行核实，便于更早发现特殊症状的端倪，及早采取上报和控制措施。

1997 年，美国国防部在军队医疗部门建立早期监测传染病疫情暴发的监测系统原型，即社区疾病流行早期报告电子监测系统（electronic surveillance system for the early notification of community-based epidemics，ESSENCE）。该系统服务于美国军方，收集现役军人及其家属就诊信息，采用 ICD-9 编码疾病诊断，处理疾病情况及其他信息，并于 2002 年纳入对药品零售监测。在美国国防高级研究计划局的资助下，约翰 - 霍普金斯大学与几个州的卫生当局合作，开发了ESSENCE Ⅱ检测系统，主要应用于首都地区的疾病监测，是已知的唯一一个覆盖军事和民用卫生保健信息的疾病暴发监测系统。

（二）公共卫生监测与监督

与症状监测所不同的是，公共卫生监测主要对重点关注的疾病、事件进行监测，目的是为了描述疾病的模式、检测出流行病、发现孤立的罕见病、确定危险因素、评价预防和控制措施、计划人群未来的需求。也就是通过长期、连续和系统的收集、核对、分析疾病动态分布和影响因素的资料，并将信息及时反馈给需要这些信息的人员和机构，为控制疾病进行决策、拟定方案、实施有效措施、效果评价和调整有关政策服务。最重要的是通过早期监测发现疾病的流行及时采取控制措施。例如在监测可能发生突发公共卫生事件的时候，全面及时的监测和灵敏、准确的预警是早期发现突发公共卫生事件并阻止其发展的重要基础。

由于受到我国行政区划的影响，公共卫生传染病疫情和突发公共卫生事件的管理按照条块分割后的不同区域进行管理，社区是条块分割后的最后管理辖区，负责收集基础性的信息，并进行及时的公共卫生信息监测与监督。社区或街道要对本辖区内可能发生的突发公共卫生事件相关情况进行监测分析，包括监测信息采集，监测信息核实，危险因素的汇总与消除，突发公共卫生事件的上报等。特别是对一些重大活动也要进行及时的管理和监测，并按照相关预警规定，对监测评估后研判出可能发生的危险事件尽早向上级汇报、请示，按照有关批示进行早期预警，应急处置。当突发事件被控制后，地市级卫生行政部门根据预案或本级政府命令响应终止。在这个过程中，国家、省级、地市级三级突发公共事件应急指挥体系在应急指挥平台的信息支持下，实现了应急管理的统一协调指挥、卫生应急数据汇报及时准确、信息资源共享、指挥决策高效的优势。在应急事件结束之后，在地市级人民政府的领导下，需要组织有关人员对突发事件的卫生应急处理情况和当地的卫生状况进行评估。评估内容主要包括整体事件概况，现场调查处理概况，病人的救治情况，所采取措施的效果评价，应急处理过程中存在的问题，取得的经验及改进建议等。

第四节　我国社区健康信息化的进展与展望

一、社区健康信息化的进展

我国社区健康信息化的发展伴随着整体卫生信息化的建设而不断发展起来,其发展可以分为三个阶段。

第一个阶段开始于20世纪80年代,这是卫生信息化起步的阶段。这阶段的信息化以大型医疗机构的信息化为重点,突出医院信息系统以及远程医疗等工程建设。1996年开始国家提出"金卫"工程设想,1999年7月国家财政部正式同意从中央财政中安排1亿元专款用于国家卫生信息网建设,同时要求各级财政配套进行地方卫生信息网建设。当时,基层卫生服务信息系统多是简易版管理信息系统,系统功能单一,以财务管理、行政统计为主,应用范围仅限于机构内部。此阶段,由于重视程度不够等多种原因造成卫生信息化发展较为迟缓。

2003年,严重急性呼吸综合征(SARS)的暴发流行促进了国家对卫生信息化基础设施建设的重视,我国卫生信息化进入第二个发展阶段(2003—2009年)。在此阶段,我国加大了在卫生应急指挥、卫生统计、妇幼卫生保健、新农合管理等公共卫生方面的建设投入,加强了管理水平。卫生部提出了《2003—2010年全国卫生信息化发展纲要》,接着,2003年底,制定了《国家公共卫生信息系统建设方案(草案)》,计划在三年内建成四个大型信息系统。至此,我国的公共卫生信息化进入了一个快速、有序的发展时期。伴随公共卫生信息网络的快速展开,基层卫生服务的信息化建设作为公共卫生信息网络的原始数据来源,得到大范围的普及和发展。随着社区卫生服务的进一步发展,"六位一体"功能定位的明确,基层卫生信息系统的功能有了新的定位,与医院信息系统之间有了明确区分,在一些城市社区卫生服务中心,陆续开展机构内部的硬件、软件和网络建设,以及开展了以"双向转诊""服务协同"为目的的小范围互联。

第三阶段是在2009年5月卫生部发布了《基于健康档案的区域卫生信息平台建设指南(试行)》之后为标志,各地开始探索以电子健康档案共享为导向的社区卫生服务机构信息系统的互联互通。一些信息化基础较好的城市开始建立市级或区级层面统一的社区卫生服务机构信息系统,推进居民健康档案的电子化和信息共享。2012年国家发展改革委和卫生部联合发布了《基层医疗卫生机构管理信息系统建设项目指导意见》(以下简称《指导意见》)。《指导意见》规范和指导了基层医疗卫生机构管理信息系统建设项目的实施,对我国基层卫生信息系统建设的模式与目标提出了总体的要求,即以提升基层医疗卫生服务能力、控制成本和费用、实施绩效考核的要求为目标,要求卫生信息应用系统统一部署在县级或以上区域,配备必要的软、硬件和网络运行环境,为区域内各政府办基层医疗卫生机构、相关部门提供应用和数据存储服务。

目前,全国绝大部分社区卫生服务机构、乡镇卫生院具有上级部门配发的信息系统,这些系统主要覆盖了疫情与传染病上报、计划免疫管理、精神卫生管理、妇幼保健管理以及慢性病管理等业务领域。配发部门涉及国家、省、市、区(县)各类层级。除了部分省市,大部分基层各个医疗卫生系统之间没有实现连通。2010年之后,各地开始探索区域集中式的基层卫生管理系统,部分地区以省级统一规划并组织建设。一些发展较快的省市,如浙江、福建、安徽、四川、陕西、甘肃等省份已经试点建设了统一的基层医疗卫生机构管理信息系统,实现了6.5万个公立的社区、乡镇卫生院的信息化建设。我国东部和中部地区发展较快,东部地区省级平台建设率是40%,中部地区为38%,而西部地区发展较慢,仅为8%。

二、社区健康信息化发展的展望

我国各地区的社区健康信息化发展非常不平衡,城市社区健康信息系统发展较快,农村基层卫生信息系统由于资金、人才以及基础设施薄弱的影响，近年发展相对较慢，绝大部分地区尚停留在第一、二阶段。在发展较快的城市地区，如上海、北京、浙江等地建立起了较为完备的硬件和网络，研发了功能完善的社区健康信息系统，系统功能包括电子健康档案系统、健康体检、慢性病管理、孕产妇保健、儿童保健、计划免疫、肿瘤早发现、体检管理、老年人管理、双向转诊、远程会诊、药品管理以及统计分析、绩效考核等多个模块。在区域信息化的不断发展和促进下，社区健康信息系统通过互联网技术，智能医疗体现出前所未有的强大功能。例如：杭州市江干区8个社区卫生服务中心（站点）配备了相应的终端设备，为持有市民卡的居民开通了智慧医疗结算功能，实现"边诊疗边付费"服务，即诊间结算，提高服务效率。宁波市鄞州区和上海市长宁区均在健康信息的智能提醒功能方面有一定进展，包括合理用药、无线输液、危机值管理、诊疗规范等功能。上海市长宁区建立的"医健通"平台甚至可以支持居民在家进行健康自测，通过互联网技术将血压、血糖、心电、脉搏、血氧饱和度等指标无线发送到"医健通"平台，自动生成健康测评报告。以电子健康档案数据为基础的社区健康数据分析利用也在不断深入。如：在电子健康档案方面，医生能够快速查阅病人在不同医疗机构就诊时的历次诊断信息；在健康信息服务方面，居民甚至可以登录到区域电子健康档案系统的查询中心，查阅自己的健康记录以及历次就诊信息、实验室检查信息、体检信息和用药信息；在基本公共卫生服务方面，卫生相关部门、全科医生可以通过分析居民健康档案，对多项指标异常的居民及时进行健康干预和实时追踪；在医疗服务方面，当碰到社区无法处理的疑难杂症时，社区医生可通过工作站网络预约到上级医院的专家门诊。社区健康信息系统的飞速发展，也为智慧社区养老平台提供了方便快捷的健康服务。智慧社区养老平台包含老年人陪伴、健康、生活、娱乐、安全等多项服务，其中健康平台可以与社区卫生服务系统相连接，老人通过佩戴智能腕表、携带智能拐杖等智能家居养老产品，进行血压、心率监测。一旦发生意外情况，养老平台会通过特定设备自动报警，迅速通知到子女或社区人员，使老人得到及时的救援。社区健康信息化的不断发展为社区卫生服务智能化提供了无限可能。

虽然我国社区健康信息化发展很快，但与国外发达国家相比，仍然存在不小差距。国外多数发达国家建立了全国公民唯一的社会医疗保障号体系，社区居民从一出生就赋予了这样一个号码，可以动态跟踪每个人不同时期的健康信息，类似于我国的身份证，这样大大方便了计算机管理信息，方便分析疾病的潜因与来源，也使居民始终处于网络化的社区健康信息系统的保护之下。例如加拿大组织了14个联邦和省、区域的卫生部门，成立一个非盈利的机构Infoway，统一规划和协调全国的电子健康基础设施的搭建，使绝大多数加拿大居民受益。Infoway在这一过程中既是赞助者，又是投资者；既是干预者，又是开发者。到目前为止，已经投资了十几亿加元，基于省级的面向服务的信息管理参考架构已经建立并在逐步进行实施。

按照原国家卫生计生委的"十三五"健康信息化规划的要求，"基层信息化能力提升工程"将稳步进行。在"十三五"时期，将"围绕支持公共卫生、基本医疗、基本药物配备使用等基本医疗卫生服务业务，规范基层医疗卫生机构内部管理、医疗卫生监督考核及远程医疗服务保障互联互通等重要功能，不断加强基层人口健康信息化建设，继续加大投入，提高人员素质，夯实发展基础，努力提升基层服务质量和效率。完善基层信息管理系统，加强基层标准化应用和安全管理，延伸放大医疗卫生机构服务能力，促进'重心下移、资源下沉'。坚持以家庭医生签约服务为基础，推进居民电子健康档案和居民健康卡的广泛使用，基本实现城乡居民拥有规范化的电子健康档案和功能完备的健康卡，推动实现人人享有基本医疗卫生服务的医改目标。"展望未来，我国社区健康信息化在整体水平上会有更大的提高与飞越，发展快速的城市也会给出更多的惊喜。

方庄社区卫生服务中心（以下简称"中心"）位于北京市丰台区芳群路，自1999年成为全国首家挂牌成立的社区卫生服务中心以来，承担着方庄社区9万居民的基本医疗和公共卫生服务工作。中心努力打造医、教、研一体协同发展的学院型社区卫生服务中心。中心通过多年探索和实践，依据家庭医生的角色定位，以医学信息技术为支撑，构建了智慧家庭医生优化协同模式

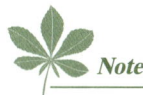

（intelligence family doctors optimized coordination，IFOC），以此为基础探索社区居家养老模式，进一步为健康管理的信息化奠定基础。智慧家庭医生优化协同模式是指以人为中心、信息技术为支撑的基于智慧健康照护的家庭医生协同一体化服务，这一新模式是社区全科医生与辖区户籍居民自愿签订协议后，围绕居民个人及家庭健康需求组织服务，以人工智能、电子数据和互联网为支撑，为签约居民提供医病、养病、康复、居家护理等协同一体化的健康照护新模式。服务内涵具体有："一固定、三协同、五智慧"，即医患固定；医护协同、医医协同、医社协同；智慧诊疗、智慧档案、智慧 APP、智慧上门、智慧绩效。

从社区健康管理的角度出发，中心主要针对慢性病管理，将我国慢性病规范管理相关指南和专家共识作为知识库嵌入系统中，建立智能化慢性病管理平台，通过系统进行监测和定期评价，对慢性病病人进行科学评估并提供个性化健康指导。在管理过程中不仅可以动态观察病人的整体健康状况，还可以根据其具体健康问题进行分级分层显示，提示医护团队关注重点病人。而通过系统发现的健康问题，均将在预约复诊或电话随访中进行解决，并在系统中生成动态的健康管理档案。就诊过程中，医生为病人开具健康教育处方，由团队护士负责对病人进行个性化健康教育，并根据病人健康问题预约合适的健康教育课程或小组健康促进活动。对签约慢性病病人实施 1 年的健康管理后，系统会通过自动分析为病人生成一份"心脑血管疾病深度评估报告"，分析其各项健康指标情况，并生成下一年度的药物、非药物干预建议以及慢性病管理计划，同时以图形化的形式展现出来，使其更简明易懂。

在该模式下，中心的医生、护士、居民病人及其家属均参与到社区健康管理中，融合对数据及信息的应用，对居民病人的健康起到了良好的作用。为确保签约病人得到精细化的健康管理，中心采取"医患固定"的模式，一名病人只能签约一个医护团队，建立以全科医生为核心的"医护绑定"管理团队，每个团队由 1 名医生和 1 名护士组成，负责 800~1 000 名签约居民连续性的健康管理。医生主要负责常见病、多发病的诊疗，护士协助医生做好随访、评估、健康教育等工作。对于辖区患慢性病的老年人，签订"社区居家老年人家庭卫生服务协议书"后，每年为其提供至少 1 次的健康管理服务，包括生活方式和健康状况评估、体格检查、实验室检查、健康指导。另外，每年为其提供至少 4 次的随访服务。

针对社区的空巢老人，启动"连心通"工程，整合社区资源为签约空巢老年人提供服务，服务内容为慢性病管理服务。目前，中心已为 399 名签约空巢老年人建立了健康档案，空巢老年人可以通过佩戴电子定位和呼叫腕表，将医疗服务需求通过"连心通"平台，派单到中心，中心医护人员将在 24h 内完成派单并反馈至平台，严重时中心可对接医疗机构。

该模式还充分发挥了老年人参与自身健康管理的潜能，老年人及其家属可以根据自身实际情况，通过电视、门户网站、手机居家了解自身的健康情况，通过医患互动环节，大大缩短了医疗机构与老年人之间的空间距离；通过系统评估，使得病人的健康教育更具个性化、针对性，达到老年人特别是老年慢性病人群的自我健康管理，实现了由公共管理向个人健康管理的转变，提升了老年人医疗服务的获得感与参与度，也激发了老年人的积极性。研究显示，在基于 IFOC 模式提供社区居家养老医疗服务的过程中，85% 以上的病人对家庭医生服务团队的上门医疗护理服务感到非常满意。

中心在信息的应用上实行"三网融合"，即互联网、物联网、华歌有线电视网的有效融合。对于需连续观察的签约病人，借用远程自测设备，居民在家中完成血压和血糖的测量，数据通过 WIFI 和蓝牙实时传输到居民健康档案中，同时给签约医生发送提醒信息。远程监测不仅为诊断和调整治疗方案提供参考，也使病人自我健康管理更加便捷。通过平台的网格化管理，可以精准定位居民健康状况（具体到某楼某门某户），辅助进行居家养老上门服务、精准急救服务等。利用手机 APP，病人可查看个人健康档案和慢性病随访规划，通过系统健康数据的分析、反馈及时接收重要临床提示、预警和家庭医生建议等，同时实现与家庭医生的实时交流。病人还可以在线预约、在线咨询、健康管理、检查检验结果查询等,增进医患互动,密切医患联系。

　　中心通过物联网为病人提供药品配送一体化服务,直接将药物配送到家,配送流程在居民手机 APP 上可实时查看、全程追溯,还可通过手机对病人进行用药指导服务和服药提醒,实现互联网与物联网的融合,真正实现协同服务一体化。为满足不同年龄、不同层次居民及老年病人家属获取健康资讯、健康档案的需求,在社区卫生服务机构门户网站增加"居民健康信息平台"窗口,开放网络查询渠道。建立基于有线电视的居民健康自助管理平台,利用有线电视高清交互网络,结合家庭医生签约服务模式开展社区签约病人健康信息自助查询服务。

思考题

　　1. 什么是社区健康信息管理? 它主要包括哪些内容?

　　2. 简述一下社区健康信息化发展的三个阶段。

　　3. 社区健康信息系统主要包括哪些系统?

　　4. 什么是社区健康信息分析? 社区健康信息分析的步骤是什么?

（关丽征）

本章要点

1. **掌握** 社区健康服务绩效管理的概念;社区健康服务绩效管理的基本内容;社区健康服务绩效评估程序。

2. **熟悉** 社区健康服务绩效管理的目的和原则;基本公共卫生服务绩效管理和基本医疗服务绩效管理。

3. **了解** 社区健康服务绩效评估方式和方法;基本公共卫生服务绩效考核指标。

科学合理的社区健康服务绩效管理对实现社区健康服务机构的目标和提高社区健康服务机构员工的业绩具有深远的影响。本章从社区健康服务绩效管理的相关概念、社区健康服务绩效管理基本内容、社区健康服务绩效评估方式这三个方面进行介绍。

第一节 社区健康服务绩效管理概述

一、社区健康服务绩效管理概念

(一)绩效及绩效管理

1. 绩效 绩效(performance)是业绩和效率的统称,包括活动过程效率和活动结果,就是成绩与效果。绩效包括广义和狭义两个概念,广义的绩效分组织绩效和个人绩效两个层次,狭义的绩效指的是员工个人工作绩效,体现个人工作业绩和薪酬之间的联系性,员工可以在很大程度上对自己的业绩或者薪资进行控制或者预测。

从管理学的内容和实践角度来看,对于绩效的认识和实践是不断发展的,从最初强调数量到同时关注质量,再强调满足大众需要;从强调即期绩效到发展至强调未来绩效,不论是对组织还是对个人来说,都应该用系统和发展的眼光来认识和理解绩效的概念。

2. 绩效管理 绩效管理(performance management,PM)是指在特定的组织环境中,以追求服务能力及质量持续改进为核心,对组织内部各部门员工的绩效进行管理,最终实现组织战略目标的过程。

绩效管理是组织系统整合组织资源达到其目标的行为,绩效管理区别于其他纯粹管理之处在于它强调系统的整合,它包括了全方位控制、监测、评估组织所有方面的绩效。因此,绩效管理是一个完整的过程,是由收集绩效信息、确定绩效目标、划分考核指标、根据考核结果改进绩效等流程构成的行为体系,是持续提高管理绩效、不断促进有效管理的过程。绩效管理也是衡量、影响、评价员工工作表现的正式系统,作为一种导向和控制方法,它也是一种激励措施。

20 世纪 70 年代,美国管理学家 Aubrey Daniels 提出了"绩效管理"这一概念。国外绩效管理理论于 20 世纪 90 年代传入中国,其完善的体系、科学的流程和持续改进的良性循环对我国绩效管理产生了深远影响。绩效管理思想在中国最早可以追溯到《尚书·尧典》中"纳于大麓，暴风骤雨弗迷"，这是尧将帝位禅让给舜之前对其进行绩效的评估和考核。现代绩效管理正是对传统绩效管理进行不断完善和发展的基础上逐步形成和发展起来的，但其仍存在不足和局限性，需要继续探索、不断完善。绩效管理并不是一个新概念，它在人类社会分工和合作的过程中逐渐形成，在手工作坊和企业产生之后，绩效管理的主要体现是绩效评估。绩效管理作为一种管理思想和方法，伴随管理学理论的发展而发展，是组织与员工对其任务、职责、工作标准进行沟通和协商的机制，也是组织通过绩效的实施和管理，提供及时有效的行为、态度控制及反馈的过程。

（二）社区健康服务绩效管理

社区健康服务绩效管理（community health service performance management）是一种系统的以数据为导向对社区健康服务人员进行管理的方法，即将社区健康服务人员所投入的劳动，按照一定的标准，对所规定职责的履行程度进行考察和审核，根据考核结果对人员报酬的标准、计算方法、发放水平、奖金所占比例和利润分成等绩效要素确定和调整的管理过程，以期更好保障社区居民实现健康服务，获取最大的健康效益。

社区健康服务绩效实际是以有效保障社区居民享有基本健康服务为中心，反映社区健康服务人员在一定时间内利用各种社会资源有效提高社区居民的健康程度的过程。社区健康服务机构绩效管理的对象是员工，机构绩效管理的成败很大程度上取决于工作人员对绩效管理政策的认可程度以及执行效果。

二、社区健康服务绩效管理目的

绩效管理的目的是提高组织员工的绩效，开发团队和个体的潜能，使组织不断获得成功。社区健康服务绩效管理的目的是提高社区健康服务机构员工的绩效，开发社区健康服务团队和个体的潜能，充分利用社区健康服务机构所拥有的资源，确保社区健康服务机构目标的实现。具体体现在以下几个方面：

（一）提高社区健康服务机构员工总体绩效

社区健康服务绩效管理是一个持续改进、不断上升的循环过程，绩效管理的总目标是通过整合现有资源、制定绩效目标，运用信息沟通、协调、绩效反馈等手段，实现社区健康服务机构与员工总体绩效的持续改进。通过将员工个人目标与组织战略目标相结合，不断开发员工潜力，提高工作效率，从而使组织获得更高绩效、个人获得更好的发展。

（二）开发社区健康服务机构员工潜能

绩效管理是一种开发团队与个体潜能、提高组织成员绩效，使组织不断获得成功的管理方法，具有战略性意义。社区健康服务绩效管理主要通过对社区健康服务机构战略分析，建立其发展的长期目标和短期目标，并将目标逐级分解、不断沟通和达成共识，对员工绩效进行定期评价，激励员工绩效的持续改进并最终实现社区健康服务机构发展目标。通过开展员工绩效评估，使员工能了解自己的工作表现，帮助员工搞清楚应该做什么和为什么这样做，使员工有机会参与部门管理，发表自己的意见，可以提高其工作热情和创新精神，并增强其服务能力与服务水平。

（三）保证社区健康服务机构目标实现

通过建立社区健康服务绩效管理运行机制，多部门协作制定合理的绩效管理目标，建立有效、协作的考评方式方法与途径，建立及时、全面的信息反馈渠道，建立公开、公平的绩效激励机制等，最终建立全面、系统、高效的社区健康服务绩效管理体系。通过实施绩效管理将社区健康服务机构员工的个人目标、工作目标和社区健康发展的总目标紧紧联系在一起，保证社区健康服务机构目标的实现。

三、社区健康服务绩效管理原则

（一）职、权、责一致原则

社区健康服务机构在绩效管理过程中，应将所在职位、赋予的权力、承担的责任和获得的利益结合在一起开展绩效管理。

（二）量化考核原则

通过系统量化的方法，对社区健康服务机构员工在工作过程中的业务指标等进行量化，作出公正、客观的评价。

（三）公平原则

在实际考核过程中，应结合社区健康服务机构员工的职责内容，合理设置考核权重，客观全面地进行评估。起到激励先进、鞭策后进、兼顾公平的考核目的。

（四）有效沟通的原则

绩效沟通是绩效管理的关键，在绩效管理的每个环节都发挥着重要作用，管理者不仅要注重考核的最终结果，还要注重从思想认识、沟通技巧、绩效管理全过程跟踪入手，把握绩效沟通过程的关键点，做有效沟通的管理者。

（五）全员参与原则

社区健康服务机构立足于辖区居民，坚持以人为本、受益于民，绩效管理要求社区健康服务机构各级人员及居民都要参与到绩效管理中，以推动绩效管理的成效。

（六）公开原则

绩效结果应及时对外公开，保障考核结果的透明性，一方面可以让被考评者更加直观地了解自己的长处和不足，在今后更加努力奋进；另一方面，可以进行民主监督，及时发现错误和偏差，确保绩效管理的客观性和准确性。

第二节　社区健康服务绩效管理基本内容

一、机构管理

（一）人力资源管理

社区健康服务机构人力资源管理是指根据机构发展要求，运用现代科学理论与方法，对社区卫生人力资源进行有效开发、合理配置、充分利用，并通过培训、考核、激励等一系列管理措施，发掘员工的潜能，充分调动员工的积极性与创造性，最终实现社区健康服务机构发展与员工工作需求的双向目标。人力资源配置是指社区健康服务机构根据服务功能、任务、规模及发展目标的要求，对各类岗位人员的数量、质量、结构进行合理配置的过程。卫生人力资源管理主要包括卫生人员的数量管理和质量管理两部分内容。

1. **数量管理**　卫生人力资源的数量管理是指按服务功能、服务人口和居民卫生需要，对全科医生、社区护士、预防保健医师及中医药人员等卫生技术人员进行合理配置。2006 年《城市社区卫生服务机构设置和编制标准指导意见》中规定，原则上社区卫生服务中心按每万名居民配备 2～3 名全科医师，1 名公共卫生医师，全科医师与护士的比例按 1∶1 的标准配备。

2. **质量管理**　卫生人力资源的质量管理是指为提高各类卫生技术人员的专业知识、技能、经验，以及职业操守的遵从能力等所进行的一系列管理活动。包括人员聘用制度、岗位考核制度、人员岗位调整方案、人才培养计划、人员岗位培训及进修实施情况等。在绩效管理中，要对聘用人员的业务水平、工作绩效、职业道德和居民满意度等进行考核。

（二）财务管理

财务管理指对社区健康服务机构有关资金的筹集、分配、使用等财务活动进行的计划、组织、控制、指挥、协调、考核等工作的总结，是机构组织资金活动、处理同各方面财务关系的一项经济管理工作。

财务管理考核内容主要包括：资金筹集、资金运用、资金分配、成本费用的管理等方面。具体的考核内容包括财务法律法规及财务会计准则执行情况，财务人员岗位责任制度；年度财务预算和财务决算；各项财务分析和会计核算、成本核算、物资核算工作；医疗服务价格和药品价格；现金管理制度等。

（三）机构环境

机构环境包括外部环境、内部环境。

1. 外部环境分析　外部环境分析是将影响社区健康服务机构运行的外部信息进行归类，确定和分析影响社区健康服务机构运行的主要因素。外部环境的要素包括所有可能影响社区健康服务机构行为的显示与潜在的因素，如国际国内的政治、经济、社会环境、技术环境、卫生事业行业环境等。

2. 内部环境评估　内部环境评估着重评价社区健康服务机构内部的资源状况、医疗业务状况、医学教育及学科发展状况和经营业绩的变化等。按照区域卫生规划，监督检查社区健康服务机构设置可行性、选址和建筑设计合理性。

（四）药品管理

药品管理是指以服务病人为中心，对临床用药全过程进行有效的组织实施和管理，主要包括药学部门管理和临床用药管理及相关的管理工作。药品管理主要包括药品采购管理、药品库存管理、药品供应管理。主要考核药品采购渠道是否严格按照卫生行政部门规定的渠道采购，验明药品相关合格证书，并对药品进行进货检查验收；根据社区卫生服务基本用药目录和社区居民用药需求，检查常用药品的储备；药品库存管理制度；零差率药品的采购渠道、销售价格以及管理方式；毒麻药品和一类精神药品的安全贮存设施等。

（五）文化建设

文化是指在长期医疗服务过程中逐步形成的价值观和医疗精神，以及以此为核心而生成的道德规范、行为准则、理想信念等，并在此基础上生成的医院服务意识、服务理念、经营战略等。文化建设的理念包括人本理念、服务理念、诚信理念等。

文化建设是社区健康服务绩效管理的内容之一。在文化建设中，将医德教育和医德医风建设纳入目标管理的重要内容，并作为衡量和评价科室工作的重要标准。绩效管理工作中，重点评估社区健康服务机构的医德医风管理制度。制定医务人员医德医风考核办法，建立医德医风档案，年底进行考核评价；建立医德医风自我评价、社会评价、科室考核和上级考核制度；医务人员医德考核结果，应作为应聘、晋升评优的重要条件。

（六）信息管理

信息管理就是把管理过程作为信息的收集、处理的过程，通过信息为管理服务即按照机构信息的特点，科学地处理信息，建立管理信息系统和情报资料工作系统，开发信息资源，使信息为医疗和管理服务。社区健康服务机构应根据国家规定，收集辖区卫生信息，开展社区卫生诊断，建立和管理居民健康档案，并向有关部门提出改进社区公共卫生的建议。

信息管理考核的内容包括：社区健康服务机构公共卫生、基本医疗、科研及培训信息的收集、整理、统计、分析情况；信息管理计划，登记、统计制度、统计台账、统计汇编的制定；信息工作制度的建立，按要求上报卫生行政部门和相关部门各种统计数据和信息，不得拒报、迟报、虚报、瞒报、伪造或篡改；根据统计指标，分析工作效率、工作质量；考核网络信息系统，信息管理的人员培训；计算机操作规范、计算机保养、维护及数据备份的执行情况。

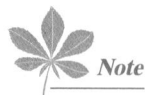

二、基本公共卫生服务

（一）基本概念

1. **公共卫生服务** 公共卫生服务是为保障社会公众健康，以政府为主导的有关机构、团体和个人有组织地向社会提供疾病预防与控制、妇幼保健、健康教育与健康促进、卫生监督等公共服务的行为和措施。

2. **基本公共卫生服务** 基本公共卫生服务指的是政府针对当前城乡重点人群的主要健康问题，主要以儿童、孕产妇、老年人、慢性疾病病人为重点人群，由城乡基本医疗卫生机构面向社会全体居民提供的一种公益性、预防性的公共卫生干预措施，从而预防、控制疾病的发生。

3. **基本公共卫生服务绩效管理** 基本公共卫生服务绩效管理是指在特定的组织环境中，以追求基本公共卫生服务能力及质量持续改进为核心，对组织内部各部门员工的基本公共卫生服务绩效进行管理，最终实现组织战略目标的过程。

（二）基本公共卫生服务绩效管理

1. **居民健康档案考核**

（1）居民健康档案基本内容：第三版健康档案管理服务规范规定，居民健康档案的表单目录包括①居民健康档案封面；②个人基本信息表，个人基本情况包括姓名、性别等基础信息和既往史、家族史等基本健康信息；③健康体检表，健康体检包括一般健康体检、生活方式、健康状况及其疾病用药情况、健康评价等；④重点人群健康管理记录表，包括国家基本公共卫生服务项目要求的 0～6 岁儿童、孕产妇、老年人，慢性病、严重精神障碍和肺结核病人等各类重点人群的健康管理记录；⑤其他医疗卫生服务记录表，包括上述记录之外的其他接诊、转诊、会诊记录等。

（2）居民健康档案绩效管理：对居民健康档案的绩效管理由考核建档率到考核合格率，再到使用率，体现了"稳定存量、优化结构、提高质量"的居民健康档案管理基本思路。考核标准主要包括①健康档案建档率 = 建档人数 / 辖区内常住居民数 ×100%；②健康档案合格率 = 抽查填写合格的档案份数 / 抽查档案总份数 ×100%；③健康档案使用率 = 抽查档案中有动态记录的档案份数 / 抽查档案总份数 ×100%。注：有动态记录的档案是指 1 年内有符合各项服务规范要求的相关服务记录的健康档案。

2. **健康教育考核**

（1）健康教育服务内容：健康教育服务主要内容包括①宣传普及《中国公民健康素养——基本知识与技能（2015 年版）》配合有关部门开展公民健康素养促进行动；②对青少年、妇女、老年人、残疾人、0～6 岁儿童家长等人群进行健康教育；③开展合理膳食、控制体重、适当运动、心理平衡、改善睡眠、限盐、控烟、限酒、科学就医、合理用药、戒毒等健康生活方式和可干预危险因素的健康教育；④开展心脑血管、呼吸系统、内分泌系统、肿瘤、精神疾病等重点慢性非传染性疾病和结核病、肝炎、艾滋病等重点传染性疾病的健康教育；⑤开展食品卫生、职业卫生、放射卫生、环境卫生、饮水卫生、学校卫生和计划生育等公共卫生问题的健康教育；⑥开展突发公共卫生事件应急处置、防火减灾、家庭急救等健康教育；⑦宣传普及医疗卫生法律法规及相关政策。

（2）健康教育绩效管理：对社区进行健康教育绩效管理包括四个方面①建立健康教育阵地，例如健康专栏、报栏、健康画廊、育园等。②定期发放健康教育资料，组织健康促进活动。每年发放健康教育资料、组织健康促进活动达 8 次以上。③居民健康活动参与率。居民健康活动参与率 = 区内居民每周参加 1 次及以上健康活动人数 / 区内总人口数 ×100%。④单位开展健康教育工作率。单位开展健康教育工作率 = 参与健康社区建设并按要求开展健康教育工作的单位数 / 社区单位总数 ×100%。

3. 妇幼保健考核

（1）妇幼保健健康管理服务内容

1）0～6 岁儿童健康管理服务内容：①新生儿家庭访视。新生儿住院后一周内，应进行家庭访视，了解出生时情况、预防接种情况。②新生儿满月健康管理。③婴幼儿健康管理。婴幼儿应该按计划免疫程序完成基础免疫，定期进行体格检查。为了满足生长发育的需要，应首先保证能量供给，其次是蛋白质。婴幼儿应尽早进行户外活动。④学龄前儿童健康管理。学龄前期儿童应注意营养膳食以及身体活动。⑤健康问题处理。

2）孕产妇健康管理服务内容：孕产妇健康管理主要从孕 12 周前开始至产后 42 天。服务内容包括①孕早期健康管理。孕 12 周前为孕妇建立《孕产妇保健手册》，并进行第 1 次产前随访。②孕中期健康管理。孕 16～20 周、21～24 周各进行 1 次随访，对孕妇的健康状况和胎儿的生长发育情况进行评估和指导。③孕晚期健康管理。督促孕产妇在孕 28～36 周、37～40 周去有助产资质的医疗卫生机构各进行 1 次随访。开展孕产妇自我监护方法、促进自然分娩、母乳喂养以及孕期并发症、合并症防治指导。对随访中发现的高危产妇，应根据就诊医疗卫生机构的建议督促其酌情增加随访次数。④产后访视。乡镇卫生院、村卫生室和社区卫生服务中心（站）在收到分娩医院转来的产妇分娩信息后，应于 3～7 天内到产妇家中进行产后访视，进行产褥期健康管理，加强母乳喂养和新生儿护理指导，同时进行新生儿访视。⑤产后 42 天健康检查。乡镇卫生院、社区卫生服务中心为正常产妇做产后健康体检。

（2）妇幼保健绩效管理

1）0～6 岁儿童健康管理考核：考核指标应包括①新生儿访视率。新生儿访视率＝年度区内接受 1 次及以上访视的新生儿人数 / 年度区内活产数 ×100%。②儿童计划免疫接种率。儿童计划免疫接种率＝按照国家免疫规划疫苗免疫程序接种的儿童数 / 应接种儿童数 ×100%。③儿童健康管理率：儿童健康管理率＝年度区内接受 1 次及以上随访的 0～6 岁儿童人数 / 年度区内应管理的 0～6 岁儿童人数 ×100%。④儿童系统管理率。儿童系统管理率＝年度区内相应频次要求管理的 0～6 岁儿童人数 / 年度区内应管理的 0～6 岁儿童人数 ×100%。

2）孕产妇健康管理绩效考核：考核指标主要包括①早孕建册率。早孕建册率＝区内孕 12 周之前建册人数 / 区内该时间段内活产数 ×100%。②孕妇健康管理率：孕妇健康管理率＝区内按照规范要求在孕期接受 5 次及以上产前随访服务人数 / 区内该时间段内活产数 ×100%。③产后访视率。产后访视率＝区内产后 28 天内接受过产后访视的产妇人数 / 区内该时间段内活产数 ×100%。

4. 慢性病管理考核

（1）慢性病管理主要内容

1）高血压健康管理的主要内容：①高血压筛查。a. 对辖区内 35 岁及以上常住居民，每年在其第一次到乡镇卫生院、村卫生室、社区卫生服务中心（站）就诊时，为其测量血压。b. 对第一次发现收缩压≥140mmHg 和 / 或舒张压≥90mmHg 的居民，在祛除可能引起血压升高的因素后预约其复查，非同日 3 次血压高于正常，可初步诊断为高血压。c. 建议高危人群每半年至少测量 1 次血压，并接受医务人员的生活方式指导。②高血压随访评估。对原发性高血压病人，每年要提供至少 4 次面对面的随访。③高血压病人分类干预。a. 对血压控制满意（收缩压 <140mmHg 且舒张压 <90mmHg）、无药物不良反应、无新发并发症或原有并发症无加重的病人，预约下一次随访时间。b. 对第一次出现血压控制不满意，即收缩压≥140mmHg 和 / 或舒张压≥90mmHg，或出现药物不良反应的病人，结合其服药依从性，必要时增加现用药物剂量、更换或增加不同类的降压药，2 周内随访。c. 对连续两次出现血压控制不满意或药物不良反应难以控制以及出现新的并发症或原有并发症加重的病人，建议其转诊到上级医院，2 周内主动随访转诊情况。d. 对所有病人进行有针对性的健康教育，与病人一起制订生活方式改进目标并在下一次随访时评估进展。

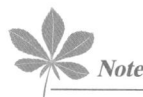

④高血压病人体检和随访。对原发性高血压病人,每年进行1次较全面的健康体检,可与随访相结合。

2)糖尿病健康管理的主要内容:①筛查。对工作中发现的2型糖尿病高危人群进行有针对性的健康教育,建议其每年至少测量1次空腹血糖,并接受医务人员的健康指导。②随访评估。对确诊的2型糖尿病病人,每年提供4次免费的空腹血糖检测,至少进行4次面对面随访。③分类干预。a.对血糖控制满意(空腹血糖值<7.0mmol/L),无药物不良反应、无新发并发症或原有并发症无加重的病人,预约进行下一次随访。b.对第一次出现空腹血糖控制不满意(空腹血糖值≥7.0mmol/L)或药物不良反应的病人,结合其服药依从情况进行指导,必要时增加现有药物剂量、更换或增加不同类的降糖药物,2周内随访。c.对连续两次出现空腹血糖控制不满意或药物不良反应难以控制以及出现新的并发症或原有并发症加重的病人,建议其转诊到上级医院,2周内主动随访转诊情况。d.对所有的病人进行针对性的健康教育,与病人一起制订生活方式改进目标并在下一次随访时评估进展。④健康体检。对确诊的2型糖尿病病人,每年进行1次较全面的健康体检,体检可与随访相结合。

(2)慢性病管理绩效管理:高血压(糖尿病)健康管理考核指标包括:①高血压(糖尿病)病人健康管理率=年内已管理高血压(糖尿病)人数/年内区内高血压(糖尿病)病人总人数×100%。[注:辖区高血压(糖尿病)患病总人数估算:辖区常住成年人口数×成年人高血压(糖尿病)患病率。]②高血压(糖尿病)病人规范管理率=按照规范要求进行高血压(糖尿病)病人管理的人数/年内管理高血压(糖尿病)病人人数×100%。③管理人群血压(血糖)控制率=最近一次随访血压(血糖)达标人数/已管理的高血压(糖尿病)人数×100%。

5. 老年人健康管理考核

(1)老年人健康管理主要内容:《国家基本公共卫生服务规范》要求每年为老年人提供1次健康管理服务,包括生活方式和健康状况评估、体格检查、辅助检查和健康指导等。

(2)老年人健康管理绩效管理:考核指标包括①老年人健康管理率=区内接受健康管理的老年人数/区内65岁及以上常住居民数×100%。②健康体检表完整率=抽查填写完整的健康体检表数/抽查的健康体检表总数×100%。

三、基本医疗服务

(一)基本概念

1. 医疗服务 可分为狭义和广义,狭义的医疗服务只局限于诊疗的范围,是医务人员利用医学技术治疗疾病,广义的医疗服务是医务人员利用医学技术增进人类健康的过程,包括预防、诊疗、康复、保健、医疗咨询。随着现代医学发展以及人们医疗需求的变化,医疗服务的概念内涵不断扩充,逐步形成综合医疗的概念,增加了健康检查、急救处理、消灭和控制疾病等内容。

2. 基本医疗服务 基本医疗服务的概念目前尚未形成统一的看法和观念。我国原卫生部前部长陈竺曾指出:基本医疗服务包括在正确的操作规则指导下,使用基本药物、利用恰当的技术,对急慢性疾病提供相关服务。基本医疗服务是为能够满足社会成员最基本的医疗需求,通过使用最普遍的技术、药物和设备等针对日常生活中常见和多发性疾病所提供的诊断和治疗,其主要责任由政府承担,具有应当被广泛享有并普及的特征。

(二)基本医疗服务内容

基本医疗服务包括一般常见病和多发病诊疗,护理和诊断明确的慢性病治疗,社区现场应急救护,家庭出诊、家庭护理、家庭病床等家庭医疗服务,转诊服务,康复医疗服务,定期的体检和疾病筛检服务,中医药(民族医药)服务,政府卫生行政部门批准的其他适宜医疗服务。

(三)基本医疗服务绩效管理

基本医疗服务的绩效考核从医疗服务数量与效率、医疗服务质量与安全、医疗费用、规范用药四个方面开展。

1. 医疗服务数量与效率　通过以下指标进行考核：年门急诊人次数、年住院人次数、医师年均担负门急诊人次数、医师年均担负住院床日数、病床使用率、出院病人平均住院日、中医门诊人次百分比。社区医疗机构医疗服务数量与效率应该达到相关规定的要求。

（1）年门急诊人次数：是指门诊人次与急诊人次的和。基层医疗机构提供各种类型的门诊服务，包括普通门诊、专家门诊、急诊、义诊等。年门急诊人次数需要达到本省（区、市）规定的相关要求。可以通过查阅门诊登记记录，现场计算，进行考核。

（2）年住院人次数：是指调查前一年的住院人次数。年住院人次数应该达到本省（区、市）规定的相关要求。可以通过查阅住院登记记录进行考核。

（3）医师年均担负门急诊人次数：是指一年内的诊疗人次数/一年内平均医师总人数得到的结果。医师年均担负门急诊人次数应该达到本省（区、市）规定的相关要求。可以通过查阅住院登记记录进行考核。

（4）医师年均担负住院床日数：是指一年内病人实际占用总床日数除以平均医师人数得到的结果。医师年均担负住院床日数应该达到本省（区、市）规定的相关要求。可以通过查阅住院登记记录进行考核。

（5）病床使用率：是用实际占用总床日数/实际开放总床日数×100%计算。病床使用率应该达到本省（区、市）规定的相关要求。可以通过查阅病床使用记录，现场计算，进行考核。

（6）出院病人平均住院日：是指出院者占用总床日数除以出院人数得到的结果。出院病人平均住院日应该达到本省（区、市）规定的相关要求。可以通过查阅住院登记记录进行考核。

（7）中医门诊人次百分比：是用中医药门诊人次数/年度门诊总人次数×100%计算。中医门诊人次百分比应该达到本省（区、市）规定的相关要求。可以通过查阅病床使用记录，现场计算，进行考核。

2. 医疗服务质量与安全　通过以下指标进行考核：抗菌药物处方百分比、门诊静脉给药处方百分比、医疗文书书写合格率、医疗废物管理、出入院诊断符合率、手卫生执行合格率、卫技人员三基考核合格率、常规器械消毒灭菌合格率、医院感染率、医疗纠纷处理率。社区医疗机构应提高医疗服务质量与安全。

（1）抗菌药物处方百分比：门诊处方书写内容及格式应符合规定，合理使用抗生素、激素、注射剂等，无重复用药、配伍禁忌等。抗菌药物处方百分比是指：抗菌药物处方（住院病历）数占抽查门诊处方（住院病历）总数的比例。抗菌药物处方百分比应该达到本省（区、市）规定的相关要求，可以通过随机抽查前一年内100张门诊处方（每月8张左右）或30份住院病历（每月2份左右），进行考核。

（2）门诊静脉给药处方百分比：是用门诊静脉给药处方（住院病历）数/抽查门诊处方（住院病历）总数×100%计算，门诊静脉给药处方百分比应该达到本省（区、市）规定的相关要求，可以通过随机抽查前一年内100张门诊处方（每月8张左右）或30份住院病历（每月2份左右），进行考核。

（3）医疗文书书写合格率：门诊处方书写应该符合《处方管理办法》，住院病历书写符合《病历书写基本规范》中的相关规定。医疗文书书写合格率是用书写合格的门诊处方（住院病历）数/抽查门诊处方（住院病历）总数×100%计算，医疗文书书写合格率应该达到本省（区、市）规定的相关要求，可以通过随机抽查前一年内100张门诊处方（每月8张左右）或30份住院病历（每月2份左右），进行考核。

（4）医疗废物管理率：医疗机构应该对医疗废物分类管理、医疗废物包装符合要求、登记完整。医疗废物管理率使用考核合格的医疗废物数/接受考核的医疗废物总数×100%计算，医疗废物管理率应该达到本省（区、市）规定的相关要求。

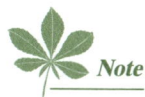

（5）出入院诊断符合率：基层医疗机构应该对入院病人进行正确诊断，并进行有效诊治。出入院诊断符合率是用入院与出院诊断符合的病历数 / 年度病历总数 ×100% 计算。出入院诊断符合率应该达到本省（区、市）规定的相关要求。随机抽查前一年内 30 份出院病历（每月 2 份左右），进行考核。

（6）手卫生执行合格率：基层医疗机构人员应该具备手卫生知识，应提高手卫生知识的依从性、正确性、知晓率。手卫生执行合格率是用考核合格的人员数 / 接受考核的基层医疗机构人员总数 ×100% 计算。手卫生执行合格率应该达到本省（区、市）规定的相关要求。对其现场考核。

（7）卫技人员三基考核合格率：基层医疗机构人员应该具备相关业务知识和技能，主要指"三基"（基础理论、基本知识、基本技能）。卫技人员三基考核合格率用考核合格的人员数 / 接受考核的基层医疗机构人员总数 ×100% 计算。卫技人员三基考核合格率应该达到本省（区、市）规定的相关要求。对其现场考核。

（8）常规器械消毒灭菌合格率：用考核合格的常规器械 / 接受考核的常规器械总数 ×100% 计算。常规器械消毒灭菌合格率应该达到本省（区、市）规定的相关要求对其现场考核。

（9）医院感染：医院感染是指住院病人在医院内获得的感染，包括在住院期间发生的感染和在医院内获得出院后发生的感染，但不包括入院前已开始或者入院时已处于潜伏期的感染。医院工作人员在医院内获得的感染也属医院感染。医院感染率用院内感染例数 / 出院人数 ×100% 计算。医院感染率应该达到本省（区、市）规定的相关要求。核查医院感染发生次数。

（10）医疗纠纷处理率：医疗机构人员应严格遵守医疗卫生管理法律、行政法规、部门规章和诊疗护理规范、常规，保证医疗服务质量。医疗纠纷处理率用已处理的医疗纠纷 / 已发生的医疗纠纷 ×100% 计算。应该避免医疗纠纷的发生。核查医疗事故发生次数。

3. **医疗费用**　通过以下指标进行考核：次均门诊费用增长率、次均住院费用增长率、医疗总收入增长率、参保病人个人支出比例。社区医疗机构要控制医疗费用不合理过快增长，次均门诊费用增长幅度要控制在合理范围内。

（1）次均门诊费用增长率：用（当年度次均门诊医疗费用－上年度次均门诊医疗费用）/ 上年度次均门诊医疗费用 ×100% 计算。次均门诊费用增长率应该达到本省（区、市）规定的相关要求。通过查阅医疗机构财务报表进行考核。

（2）次均住院费用增长率：用（当年度次均住院医疗费用－上年度次均住院医疗费用）/ 上年度次均住院医疗费用 ×100% 计算。次均住院费用增长率应该达到本省（区、市）规定的相关要求。通过查阅医疗机构财务报表进行考核。

（3）医疗总收入增长率：医疗总收入为门诊收入与住院收入的总和。医疗总收入增长率应该达到本省（区、市）规定的相关要求。通过查阅医疗机构财务报表进行考核。

（4）参保病人个人支出比例：用参保病人个人支付医疗费用 / 参保病人就医医疗费用 ×100% 计算。参保病人个人支出比例应该达到本省（区、市）规定的相关要求。通过查阅医疗机构财务报表进行考核。

4. **规范用药**　通过以下指标进行考核：处方合理用药比例、门诊及住院基本药物使用比例、基本药物零差率销售执行率。社区医疗机构应合理使用药物，对基本药物实行零差率销售。

（1）处方合理用药比例：用门诊处方及住院病历中使用基本药物数 / 抽查门诊处方及住院病历使用药物总数 ×100% 计算。处方合理用药比例应该达到本省（区、市）规定的相关要求。通过随机抽查前一年 100 张门诊处方（每月 8 张左右）考核。

（2）门诊及住院基本药物使用比例：用门诊处方及住院病历中使用基本药物数 / 抽查门诊处方及住院病历使用药物总数 ×100% 计算。门诊及住院基本药物使用比例应该达到本省（区、市）规定的相关要求。通过随机抽查前一年 30 份住院病历（每月 2 份左右）考核。

（3）基本药物零差率销售执行率：用实行零差率销售的基本药物数 / 基本药物种类总数 ×100%

计算。基本药物零差率销售执行率应达到 100%。可以通过查阅基层医疗机构相关药品购销资料考核。

第三节 社区健康服务绩效评估方式

一、评估程序

绩效评估程序是绩效评估制度的重要组成部分，是由多种指标、方法和技术组成的系统，反映了评估工作的先后顺序。社区健康服务绩效评估程序主要包括以下六个环节。

（一）明确评估目的

评估目的引领评估活动的方向，只有明确并清楚地表达社区健康服务绩效评估目的，才能突出绩效评估工作的针对性，使评估工作真正起到应有的激励和约束作用。同时，需要清楚地表明评估需要达到的效果。

（二）确定评估对象

评估对象是评估行为实施的受体，应根据社区健康服务绩效评估目的合理地选择评估对象。

（三）制订评估具体方案

评估具体方案的制订主要包括三方面内容：

1. 制订评估计划 评估计划是对评估活动的一种预测性安排，体现评估主体对评估活动的预期目标与行动打算，它包括评估目标、评估标准、评估人员、评估对象、评估费用、评估影响等。

2. 确立评估指标体系 在制订社区健康服务绩效评估计划之后，要认真分析社区健康服务的特点，选取合适的评估指标，并使评估指标之间形成有机的逻辑关系，形成一个完整的绩效评估体系。

3. 确定评估指标标准值 基于评估指标确立的标准值是开展绩效评估工作的基本准绳。从社区具体情况出发，根据评估内容的性质、分类，按照不同健康服务项目，综合采用历史经验、政策标准、数理统计分析和专家评估等方法和手段确立评估标准值。

（四）收集、整理评估信息资料

收集、整理评估信息资料是指广泛收集整理要接受评估的社区健康服务绩效的各方面信息资料。绩效评估使用的信息资料包括工作计划与方案、工作报表、解决实际问题的数量、实际取得的工作结果等。信息资料是评估工作的依据，资料的准确性、全面性对于绩效的有效评估关系重大。

（五）实施评估并编制评估报告

评估人员运用科学的方法对社区健康服务绩效进行评估，并在评估基础上形成评估报告。评估报告是评估工作组完成对社区健康服务绩效评估后，向评估组织机构提交的说明评估目的、评估程序、评估标准、评估依据、评估结论以及评估结果分析等基本情况的文本文件，主要由内容提要、正文和附录组成。由于评估报告的目的在于传达各社区健康服务绩效的资讯，协助管理者深入了解社区健康服务绩效管理情况，因此其行文应力求言简意赅，重事实分析、重激励功能。

（六）绩效评估结果反馈

社区健康服务绩效评估的过程是个持续的、周期性的过程，应通过评估-反馈-再评估的循环来达到健康服务绩效管理的目的。

二、评估方式与方法

（一）评估方式

评估方式采取日常考核与年终考核相结合、内部考核与外部考核相结合、定性考核与定量考核相结合、综合考核与专业考核相结合方式，通过现场查看、现场访谈、资料查阅与问卷调查等

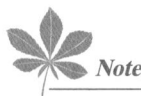

方法进行考核。

（二）评估方法

社区健康服务管理绩效评估一般运用定性方法、定量方法、定性与定量相结合的方法。

1. 定性方法　定性方法是指抽象概括的方法，用于一些无法简单用数字量化的事物的评价。定性方法运用评估主体实地考察、听取汇报、查阅材料、听取反馈等手段，收集各种评估对象的信息，经过分析、筛选、研讨，在评估主体内部达成共识，对社区健康服务绩效的综合情况作出基本的估价和结论。

定性方法可以在较短的时间内搜集到评估所需的第一手资料，同时能较快地得出评估的结果。主要适用于对社区健康服务在发展、方向、目标、态势和管理状况、效率等方面的评价。优点是简单、高效、评估成本低，不足为受评估主体的主观影响大，因缺乏具体的实证资料，无法顾及细节上的差异和统计资料的佐证。

2. 定量方法　定量方法是指数量分析方法，要求将社区健康服务绩效分解成各个环节的成效，用数字给以量化，然后使各环节的成效成为一种可以比较的统一指标，再根据各环节间的相关度，将这些统一指标按照不同的内容按一定的规则组合起来，通过计算，最后形成一个结果，再把数据的结果换算或转化成相应等级的评估结论。

指标体系评估法是常用的定量方法，主要步骤为：①根据社区健康服务内容和要求，按不同类别，列出考核社区健康服务绩效的第一级指标；②根据影响一级指标的各要素，生成第二级指标，为评估的准确起见，每个二级指标还可由若干个第三级指标来反映；③指标确定后，根据每项指标的重要程度确定其权重大小，确定具体指标的评分标准；④运用访谈、问卷调查、抽样检查、资料审核等方法对社区健康服务实绩进行考评；⑤将考评结果和评分标准对比以确定社区健康服务绩效在各指标上的得分；⑥将该社区健康服务绩效在各指标上的得分数加和形成总得分，并根据总得分的多少评估社区健康服务绩效。

3. 定性和定量相结合的方法　由于社区健康服务绩效评估的复杂性、多样性，在实际工作中，对其绩效评估往往运用定性和定量相结合的方法。对于那些宏观的问题和难以量化指标的评估，运用定性方法。定量方法主要运用在便于用数据测量事物好差程度的场合。常用的定量方法是指标体系评估法，它通过三级指标体系，并根据每项指标的重要程度确定其权重大小和评分标准。定量方法还包括问卷调查的数据统计、抽样调查的结果分析，资料审核的好差判分等。总之运用定性和定量相结合的方法，更能全面地对社区健康服务绩效给予准确的评价。

（三）案例：某省2018年度基本公共卫生服务项目执行绩效考核

1. 考核依据　考核主要依据《某省2018年度基本公共卫生服务项目实施方案》《国家基本公共卫生服务规范（第三版）》等相关文件的要求开展。

2. 考核内容　项目执行按照《国家基本公共卫生服务规范（第三版）》以及《某省2018年度基本公共卫生服务项目实施方案》要求，开展基本公共卫生服务工作（表16-1）。

3. 考核对象　承担基本公共卫生服务项目的基层医疗卫生机构（城市社区卫生服务中心、站，乡镇卫生院、村卫生室）以及其他承担基本公共卫生服务项目工作的有关机构。

4. 组织考核队伍　根据考核覆盖范围，组成考核组。明确考核人员遴选及准入退出标准，建立相对稳定的考核队伍，包括从事公共卫生、中医药、基层医疗卫生等专业，具有基本公共卫生服务项目相关管理、服务工作经验，责任心强、认真负责、具有协作精神的人员。2018年度考核专家在省级绩效考核专家库中抽取，适度补充新入选专家。

5. 实施现场考核　考核评分采用相应工具表，对各考核指标进行评分。考核组现场查阅和收集项目执行的有关文件、数据和其他相关资料。随机抽取各类健康管理档案，使用统一制作的相应工具表，核查服务数量和服务质量。

表16-1 某省2018年度基本公共卫生服务项目执行绩效考核现场指标评分体系

一级指标	二级指标	三级指标	指标说明	数据资料来源	评分标准	得分
项目执行 100分	1.1 居民健康档案管理 6分	1.1.1 电子健康档案建档率（2分）	电子建档率＝建立电子健康档案人数／辖区内常住居民数×100%，建立电子健康档案人数与档案真实性挂钩	机构提供的报表、信息化系统显示的数字	电子建档率≥75% 得2分；电子建档率<75%，得分＝建档率/75%×2分	
		1.1.2 档案真实规范（2分）	基层医疗卫生机构按照《国家基本公共卫生服务规范（第三版）》要求，真实、规范建立居民健康档案	随机抽查10份不失访的居民健康档案。①核查档案信息是否真实；②在真实的档案中，核查档案填写是否规范	有1例不真实扣2分；有1例不合格扣0.5分，扣完为止。出现不真实情况的，同比扣减电子健康档案已建档数量	
		1.1.3 居民健康档案动态使用率（2分）	对辖区内的已建档人群，按照国家规范要求，及时更新健康档案信息，推动档案的使用的情况。重点考核重点人群健康档案动态管理、维护和更新。抽查的健康档案动态使用率＝抽查档案中有动态记录的档案份数／抽查档案总数×100%	基层医疗卫生机构、其他相关机构提供机构的居民健康档案、诊疗记录等，以抽查档案的动态记录使用率计算	抽查的健康档案动态使用率≥50%，得2分；<50%，得分＝动态使用率/50%×2分	
	1.2 健康教育 5分	1.2.1 健康教育计划和总结（1分）	县级制订统一一年度区域健康教育宣传工作计划，工作计划包括服务政策宣传、公民健康素养基本知识与技能及其他重点健康问题等内容，合理确定县、乡、村级任务分工，要求及基层医疗卫生机构根据区域健康教育工作计划制订相应的健康教育计划，有完整的健康教育活动记录和总结评价	县级卫生计生行政部门、基层医疗卫生机构健康教育宣传工作开展情况、相关记录、资料等	县级未统一制订年度区域项目健康教育工作计划的该项不得分（5分）；县、乡、村级工作内容、要求及经费标准不明确的酌情扣分；县级未对区域健康教育活动进行总结的扣0.5分；有健康教育计划、有活动记录和总结评价：计划0.5分；有活动记录和总结评价0.5分	

续表

一级指标	二级指标	三级指标	指标说明	数据资料来源	评分标准	得分
		1.2.2 健康教育活动（4分）	①每年发放不少于12种健康教育印刷材料；②每年播放不少于6种健康教育音像材料；③每年组织不少于9次面向公众的健康教育咨询活动；④按要求设置、更新健康教育宣传栏；⑤按要求举办健康教育讲座	基层医疗卫生机构健康教育场地、宣传栏和健康教育工作开展情况、相关记录、资料等，并入户抽查健康教育工作开展情况和健康传播资料发放情况	发放不少于12种健康教育印刷材料：缺一种，扣0.2分；播放不少于6种健康教育音像材料：缺一种，扣0.2分；组织不少于9次健教咨询活动：缺一次，扣0.2分；健康教育宣传栏社区卫生服务中心（乡镇卫生院）每两月更新一次，站（村卫生室）每两月更新一次：缺一期，扣0.4分；健康教育讲座社区卫生服务中心（乡镇卫生院）每月举办一次，站（村卫生室）每两月举办一次：缺一次，扣0.2分	
	1.3 预防接种 8.5分	1.3.1 建证率（2.5分）	建证率=年度辖区内建立预防接种证人数/年度辖区内应建立预防接种证人数×100%	基层医疗卫生机构提供的建证记录及人口基数	建证率≥95%，得2.5分；建证率<95%，不得分	
		1.3.2 某种疫苗接种率（6分）	某种疫苗接种率=年度辖区内某种疫苗年度应接种人数/某种疫苗实际接种人数×100%	基层医疗卫生机构提供的疫苗接种记录及人口基数；疫苗接种记录	疫苗接种率≥90%，得6分；疫苗接种率<90%，本项不得分	
	1.4 0~6岁儿童健康管理 10.5分	1.4.1 新生儿访视率（4分）	新生儿访视率=辖区内按照规范要求接受1次及以上访视的新生儿数/辖区内按照规范要求接受访视的新生儿人数×100%	根据统计数据核实新生儿访视率；随机抽查新生儿档案10份，核查新生儿出院后1周内家庭访视情况	新生儿访视率≥85%，得2分；新生儿访视合格率≥85%，得2分；新生儿访视率、新生儿访视抽查合格率<85%，得分=实际访视率/85%×2分；出现不真实情况的，同比扣减新生儿访视已管理人数。未面对面访视视为未管理，同比扣减新生儿已管理人数	
		1.4.2 7岁以下儿童健康管档案规范、真实性（3分）	考核所提供的服务是否符合《国家基本公共卫生服务规范（第三版）》及省级方案要求	随机抽查7岁以下儿童健康管理档案10份，核查7岁以下儿童健康档案真实、规范情况	有1例不真实扣1.5分，有1例不合格扣0.6分，扣完为止。出现不真实情况的，同比扣减儿童已管理人数	

续表

一级指标	二级指标	三级指标	指标说明	数据资料来源	评分标准	得分
		1.4.3 7岁以下儿童健康管理率（3.5分）	7岁以下儿童健康管理率=年度辖区内接受1次及以上随访的7岁以下儿童数/年度辖区内应管理的7岁以下儿童数×100%；与7岁以下儿童档案真实性挂钩。年内应管儿童数按总人口的8.18%估算	机构提供的报表，信息化系统显示的数字	健康管理率≥85%，得3.5分；健康管理率<85%，得分=7岁以下儿童健康管理率/85%×3.5分	
	1.5 孕产妇健康管理 10.5分	1.5.1 早孕建册率（3.5分）	早孕建册率=辖区内孕13周之前建册并进行第一次产前检查的产妇人数/辖区内孕产妇数，产妇人数按总人口的1.35%估算；与早孕建册档案真实性挂钩	根据统计数据核实早孕建册率	早孕建册率≥85%，得3.5分；早孕建册率<85%，得分=早孕建册率/85%×3.5分	
		1.5.2 产后访视率（4分）	产后访视率=辖区内产后28天内接受过产后访视的产妇人数/辖区内产妇总人数×100%；与产后访视档案真实性挂钩	根据统计数据核实早孕建册率	产后访视率≥85%，得4分；产后访视率<85%，得分=产后访视率/85%×4分。未面对面访视为未管理，同比扣减孕产妇已管理人数	
		1.5.3 孕产妇健康档案规范、真实性（3分）	考核所提供的服务是否符合《国家基本公共卫生服务规范（第三版）》及省级方案要求	随机抽查10份已完成管理流程的孕产妇健康管理档案，核查孕产妇健康档案的规范、真实性	有1例不真实扣1.5分；有1例不合格扣0.6分，扣完为止。出现不真实情况的，同比扣减孕产妇早孕建册、产后访视已管理人数	
	1.6 65岁及以上老年人健康管理 8.5分	1.6.1 老年人健康管理率（3.5分）	老年人健康管理率=辖区内已管理的老年人数/应管理的老年人总数×100%（老年人总数=辖区内常住人口数×9.81%）	根据统计数据核实老年人管理率	管理率≥67%，得3.5分；管理率<67%，得分=管理率/67%×3.5分	
		1.6.2 老年人体检表合格率、体检表合格率、真实性（5分）	老年人体检表合格率=抽查老年人健康体检表合格数/抽查的老年人健康体检表数×100%	随机抽查10份老年人健康体检表，核查健康体检表格合格率及真实性	体检表合格率≥70%，得5分；体检表合格率<70%，得分=体检表合格率/70%×5分；出现不真实情况的，同比扣减老年人已管理人数	

Note

续表

一级指标	二级指标	三级指标	指标说明	数据资料来源	评分标准	得分
	1.7 高血压患者健康管理 12分	1.7.1 高血压患者健康管理人数（3.5分）	高血压患者健康管理人数达到项目任务要求；与高血压患者健康档案真实性挂钩	根据统计数据核实管理人数；随机抽查10份高血压患者健康管理档案，核查患者档案的规范、真实性；核查管理的高血压患者血压控制情况	管理人数达到项目任务要求，得3.5分；管理人数不足的，得分=已管理人数/计划管理人数×3.5分。一年四次及以上电话随访，无一次面对面随访视为未管理，同比扣减高血压患者已管理人数	
		1.7.2 高血压患者规范管理率（5分）	按照《国家基本公共卫生服务规范（第三版）》要求进行管理。高血压规范管理内容包括：随访评估、分类干预、健康体检等。规范管理率=抽查规范的档案数/抽查档案总数×100%		高血压患者规范管理率≥60%，得5分；规范管理率<60%，得分=规范管理率/60%×5分；出现不真实情况的，同比扣减高血压患者已管理人数	
		1.7.3 高血压患者血压控制率（3.5分）	高血压患者血压控制率=抽查的高血压患者血压控制满意人数/抽查的高血压病人数×100%		控制率≥50%，得3.5分；控制率<50%，得分=控制率/50%×3.5分	
	1.8 糖尿病患者健康管理 12分	1.8.1 2型糖尿病患者健康管理人数（5分）	糖尿病患者健康管理人数达到项目任务要求	根据统计数据核实管理人数；随机抽查10份糖尿病患者健康管理档案，核查患者档案的规范、真实性；核查管理的糖尿病患者血糖控制情况	管理人数达到项目任务要求，得3.5分；管理人数不足的，得分=已管理人数/计划管理人数×3.5分。一年四次及以上电话随访，无一次面对面随访视为未管理，同比扣减糖尿病患者已管理人数	
		1.8.2 糖尿病患者规范管理率（5分）	按照《国家基本公共卫生服务规范（第三版）》要求进行管理。糖尿病规范管理内容包括：随访评估、分类干预、健康体检等。规范管理率=抽查规范的档案数/抽查档案总数×100%		糖尿病患者规范管理率≥60%，得5分；规范管理率<60%，得分=规范管理率/60%×5分；出现不真实情况的，同比扣减糖尿病患者已管理人数	
		1.8.3 糖尿病患者血糖控制率（3.5分）	糖尿病患者血糖控制率=抽查的糖尿病患者血糖控制满意人数/抽查的糖尿病病人数×100%		控制率≥50%，得3.5分；控制率<50%，得分=控制率/50%×3.5分	

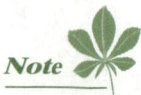

Note

续表

一级指标	二级指标	三级指标	指标说明	数据资料来源	评分标准	得分
	1.9 严重精神障碍患者管理 6分	1.9.1 严重精神障碍患者筛查登记率（2分）	严重精神障碍患者筛查登记率＝所有登记在册的确诊严重精神障碍患者数/辖区总人口×100%	根据统计数据核实登记管理率	登记管理率≥4‰，得2分；登记管理率<4‰，得分＝管理率/4‰×2分	
		1.9.2 严重精神障碍患者规律服药率（2分）	严重精神障碍患者规律服药率＝国家严重精神障碍信息系统显示的规律服药患者数/已登记在册的患者总数×100%	根据统计数据核实规律服药率	规律服药率≥50%，得2分；规律服药率<50%，得分＝规律服药率/50%×2分	
		1.9.3 严重精神障碍患者规范管理率（2分）	按照《国家基本公共卫生服务规范（第三版）》要求进行管理。严重精神障碍患者规范管理内容包括：患者信息管理、随访评估、分类干预、健康体检等。规范管理率＝抽查规范的档案数/抽查档案总数×100%	随机抽查10份重性精神疾病患者健康管理档案，核查患者规范管理情况	严重精神障碍患者规范管理率≥75%，得2分；规范管理率<75%，得分＝规范管理率/75%×2分	
	1.10 传染病与突发公共卫生事件 4分	1.10.1 传染病报告管理（2分）	报告及时率＝报告及时的传染病人数/登记传染病人数×100%	查看基层医疗卫生机构提供的传染病报告登记、网报系统及相关材料	报告及时率达到99%以上，得2分；未达到99%，不得分	
		1.10.2 突发公共卫生事件应急处置（2分）	协助专业卫生机构进行突发公共卫生事件应急处置，有工作内容和相关记录	查看基层医疗卫生机构提供的突发公共卫生事件应急处置相关文件、记录和材料	有突发公共卫生事件应急预案或措施：1分；有突发公共卫生事件应急处置组织机构、人员培训、演练记录：1分	
	1.11 卫生计生监督协管 4分	1.11.1 卫生计生监督协管（4分）	乡镇（街道）卫计办统筹安排辖区机构及人员，协助专业卫生计生监督机构进行卫生监督巡查、卫生监督协管信息报告，填写相关登记表	查看乡镇（街道）卫计办或基层医疗卫生监督机构提供的卫生计生监督协管相关文件；查阅全省卫生监督协管信息报告系统及纸质材料	有卫生计生监督协管相关制度、文件：1分；开展饮用水、学校卫生、非法行医和非法采血、计划生育监督每季度不少于1次，全年不少于4次：1分；有卫生计生监督协管巡查登记表：1分；有卫生计生监督协管信息报告登记表：1分	

续表

一级指标	二级指标	三级指标	指标说明	数据资料来源	评分标准	得分
	1.12 中医药健康管理服务 4分	1.12.1 老年人中医药健康管理服务率（2分）	每年为65岁及以上老年人提供1次中医药健康管理服务，内容包括中医体质辨识和中医药保健指导。老年人中医药健康管理服务率＝接受中医药健康管理服务65岁及以上居民数／年内辖区内65岁及以上常住居民数×100%	提供辖区内已接受中医药健康管理服务的65岁及以上老年人数；查看老年人中医药健康管理服务记录表、中医药保健指导处方，记录表等	老年人中医药健康管理服务率≥45%，得2分；服务率＜45%，得分＝服务率/45%×2分	
		1.12.2 儿童中医药健康管理服务率（2分）	每年对0～36个月儿童家长进行2次儿童中医药健康指导。0～36个月儿童中医药健康管理服务率＝年度辖区内接受中医药健康管理服务的0～36个月儿童数／年度辖区内的0～36个月儿童数×100%；辖区内0～36月龄儿童按总人口5.38%估算	提供辖区内已接受中医药健康管理服务的0～36个月儿童数；查看儿童中医药健康管理服务记录表，对儿童家长进行回访	儿童中医药健康管理服务率≥45%，得2分；服务率＜45%，得分＝服务率/45%×2分	
	1.13 结核病（耐多药）患者健康管理 4分	1.13.1 肺结核患者管理率（2分）	对上级专业机构通知到本单位的肺结核患者进行随访管理。肺结核患者管理率＝已管理的肺结核患者数／辖区同期内经上级定点医疗机构确诊并到基层医疗卫生机构管理的肺结核患者数×100%	由基层医疗卫生机构或结核病防治门诊（疾控机构/结核定点医院）提供辖区内结核病患者转诊登记本、通知单及相关管理记录	肺结核患者管理率≥99%，得2分；肺结核患者管理率＜99%，得分＝肺结核患者管理率/99%×2分	
		1.13.2 肺结核患者规则服药率（2分）	医务人员督导肺结核患者规则服药：在整个疗程中，患者在规定的服药时间，实际服药次数占应服药次数的90%以上。肺结核患者规则服药率＝按照要求规则服药的肺结核患者人数／同期辖区内已完成治疗的肺结核患者人数×100%	随机抽查在治结核病患者，核查随访管理及服药管理情况	肺结核患者规则服药率≥90%，得2分；肺结核患者规则服药率＜90%，得分＝肺结核患者规则服药率/90%×2分	
	1.14 项目签约服务 5分	1.14.1 实施签约服务情况（5分）	基层医疗卫生机构，采取由家庭医生或以其为核心的团队，通过签约，与服务对象进行签约服务，为服务对象提供综合、连续的健康管理服务	基层提供的关于签约服务的相关材料；团队建设、签约服务、相关服务记录表等	有家庭医生团队建设：1分；有签约服务相关材料，签约服务人数达方案要求，重点人群签约率达60%以上得2分，全人群签约率达30%以上得2分，低于方案要求不计分；重点人群实际签约率/60%×2分；全人群实际签约率/30%×2分，两项得分相加	

6. **加强考核质控** 省卫健委对考核过程全程监督。认真开展考核前培训，使考核人员明确职责和任务，熟悉考核工作要求，统一考核标准。制作和使用统一的考核工具表，设立核心专家组，统一解答相关技术问题。各考核组设考核质控员，对考核数据、考核材料的完整性、客观性进行复核。

思考题

1. 社区健康服务绩效管理的基本内容包括什么？
2. 社区健康服务绩效评估程序是什么？
3. 社区健康服务绩效评估方法有哪些？
4. 基本公共卫生服务绩效管理的基本内容是什么？
5. 基本医疗服务绩效管理的基本内容是什么？

（李 伟）

| 第十七章 | 社区健康服务与管理的经济学评价

❀ **本章要点**

1. **掌握** 卫生经济学评价的概念;卫生经济学评价的步骤。
2. **熟悉** 成本、效益、效果、效用的测量;成本效果分析、成本效用分析、成本效益分析判别标准。
3. **了解** 有形成本与无形成本;卫生经济学评价应用于社区健康服务与管理的作用。

卫生资源供给有限性和需求无限性之间的矛盾是决策者在分配和利用资源时面临的现实问题,而卫生经济学评价能够为其科学决策提供依据,有利于卫生资源的优化配置。随着生活方式和健康理念的转变,健康模式不再是单一的疾病治疗,已经成为对全健康生命周期的健康资源进行管理的过程。在此背景之下,社区健康服务与管理作为一种新兴的健康服务理念和服务方式,受到了世界各国的普遍关注。将卫生经济学评价应用于社区健康管理服务与管理可以节约医疗资源,有效控制医疗成本,带动相关健康产业发展,有助于健康中国目标的实现。

第一节 卫生经济学评价概述

一、卫生经济学评价的概念

经济学的主要任务是在资源稀缺的前提下研究资源如何分配、生产什么、如何生产和为谁生产的问题。卫生经济学作为经济学的分支学科,是利用经济学的理论和方法,分析卫生服务供求关系及行为,研究资源配置方式,进而揭示卫生领域经济现象和规律的一门学科。卫生体系中的可及性、质量和可负担性等问题,无不与卫生资源有关,社区健康服务与管理亦是如此。

20世纪80年代末期以来,卫生总费用逐年上涨并成为妨碍各国卫生事业发展的不利因素之一。各国政府开始关注卫生服务体系各项资源的投入和产出,以遏制卫生费用的恶性膨胀。如何计算卫生项目的投入成本以及如何衡量相应的卫生产出价值是卫生政策制定者和决策者面临的重要问题。作为经济学评价的一个重要分支,卫生经济学评价(health economic evaluation, HEA)主要运用经济学评价的理论和方法研究卫生领域资源的投入和产出。具体讲就是应用技术经济分析与评价方法,对卫生干预措施的制定、实施或产生的结果,从卫生资源的投入(卫生成本)和产出(效果、效益或效用)两个方面进行科学的比较和分析,对备选方案进行评价和选优。卫生经济学评价快速发展并得到相关领域研究者、政策制定者和决策者以及各个国家政府部门的高度重视。

从评价的完整性来看,卫生经济学评价可以分为全面评价和部分评价。全面评价具有两个特征:首先,评价时既考虑被评价项目的投入(成本)又考虑项目的产出(效果、效益或效用),因此具有综合性;第二,评价的核心关注点是选择,即对备选方案的比较优选过程,可以说没有比较就没有经济学评价的结果。如果只进行成本或产出评价则属于部分经济学评价。

二、卫生经济学评价应用于社区健康服务与管理的作用

（一）为社区健康服务与管理的决策提供依据

卫生经济学评价作为一种科学决策工具，在筛选卫生技术、制定医保报销目录、制定医药价格、大型医疗设备规划等方面均有重要作用。在一些国家，卫生经济学评价已经被认为是解决医疗费用上涨、合理选择医疗服务及制定卫生政策的有效工具。例如，在慢性病健康管理方面，卫生经济学评价可为医务工作者提供科学的信息和决策依据，对卫生技术的开发、应用、推广与淘汰实行政策干预，从而合理配置卫生资源。当前，中国医疗卫生体制改革进入关键时期，在疾病负担依然较重、医疗费用上涨、群众期望值升高的大背景下，健康管理作为医疗卫生领域工作的一个重要方面，对于实现"健康中国 2030"的发展目标具有深远影响，将卫生经济学评价应用于健康管理能够为决策者提供科学依据，以此制定适合我国国情的、有利于人民健康的公共政策，为健康中国战略的落实和推行助力，促进我国健康管理工作的科学发展。

（二）促进社区健康服务与管理的健康发展

社区健康服务与管理是指综合运用管理学理论和方法，计划、组织、领导、控制和协调社区卫生资源的开发、分配和利用，对社区健康服务过程进行科学有效管理，以达成社区健康服务既定目标与责任的动态创造性活动，其目的是解决社区主要健康问题，满足社区居民基本健康服务需求，提高社区居民整体健康水平。适宜的健康管理模式可以提高服务对象的满意度，改进健康服务的公平、效率和可及性，抑制医药费用的不合理增长，从而有效减轻居民疾病经济负担，切实提高社区居民健康水平，有利于社区基层卫生服务更好地适应社会公众需求。社区健康服务与管理需要大量成本，在卫生资源相对稀缺情况下，运用卫生经济学中的各种评价方法对社区健康服务与管理进行评估，能更好地根据评估结果优化卫生资源的配置，让社区居民的健康服务需求得到满足。开展卫生经济学评价工作能够促进卫生管理部门对社区健康服务与管理的科学管理，在保障和提高健康管理水平的同时可以提高健康管理的经济性，促进社区健康服务与管理的健康发展。

（三）有利于人群整体健康结果的改善与提高

受伦理学生命至上观念的影响，世界各国对卫生技术评价的传统指标曾一度仅限于安全性和有效性两大方面，医疗必需和社会责任也曾一度成为卫生决策的理论依据。然而，卫生资源毕竟是稀缺的，世界各国对医疗支出的经济承受力毕竟有限，这意味着医疗资源并不能充分满足所有的医疗需求。因此，在卫生资源有限的情况下，采用上述评价指标和决策依据的结果常常是一些人过分消费资源，而另一些人却得不到最为必需又基本的资源。即一部分人的医疗需求得到较好的满足，而另一部分人的医疗需求却得不到基本的满足，从而导致医疗卫生保健的公平性与可及性的实现程度较低。因此，传统的评价指标和决策依据并不能较好地满足人群整体的医疗需求，也无法使健康至上真正落到实处。只有同时全面考虑安全性、有效性和经济性，才能使所做的评价与决策真正符合伦理学要求，同时有利于人类的生存、繁衍和社会的不断进步。我国是发展中国家，卫生资源有限，同时我国又是人口大国，人口老龄化严重，心脑血管等慢性病多发，随着人口老龄化发展、慢性病人数增多，人们迫切需要一系列完备、方便的健康管理服务。卫生经济学评价有助于有限的医疗资源更好地满足人们的健康需求，提高医疗卫生保健的公平性与可及性的实现程度，使人群整体的健康效果得到最大程度的改善和提高。

三、卫生经济学评价方法的步骤

（一）明确研究目的和评价角度

进行卫生经济学评价之前需要明确所要评价或解决的问题以及通过评价所要达到的预期目

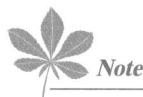

的。卫生经济学评价的服务对象呈现多样性,包括卫生政府决策部门、医疗保险公司、医院、企业以及病人等。不同服务对象即不同利益主体所追求的目标通常存在差异。例如政府部门优先考虑的是医疗技术的安全性、效果、准入标准、社会的公平以及伦理道德等;医疗保险部门优先考虑的是医疗保险基金的收支平衡;从医院的角度来看,医院管理者更关注医疗机构的经营状况,如引进一台新的大型医疗设备是否会给医院带来收入等;医药企业考虑的则是医疗技术潜在的市场规模、未来市场的份额以及对企业经营的影响等;从病人的角度考虑更多的是他们所需要支付的医疗费用以及治疗方案对他们身体状况改善的程度。针对不同的服务对象,识别和计量成本和产出的原则和标准也存在差异,从而导致即使对同一事物进行评价所得结论也可能存在差异。因此,进行经济学评价必须明确服务对象、评价目的、评价的角度,才能选择合适的评价方案和具体的评价指标。

（二）明确备选方案

围绕所要解决的问题以及所要达成的预期目标,找出所有与评价相关的干预方案组成备选方案。备选方案的确定需要注意以下问题:要包括所有可供选择的措施或项目;必须是可行方案（指方案要合情、合理、技术上可行等）;方案要完备且具有可比性。

（三）选择适宜的评价指标和评价方法

评价时所用的评价方法和评价指标应与所要解决的特定问题相一致。不同的评价方法和指标类型具有不同的特点和适用条件,因此所要解决的问题不同,所选用的评价方法和指标类型也应随之而异。常用评价方法中成本-效益分析法、成本-效果分析法和成本-效用分析法分别适用于产出以货币、临床效果指标和效用计量的不同方案,最小成本分析仅适用于产出相同或相当的干预方案间的比较。

（四）识别并计量成本和产出

正确地识别成本和产出以及科学合理地计量成本和产出是进行卫生经济学评价的基础和前提。成本和产出的识别要基于所确定的评价角度,即使同一干预方案,因采用的评价角度不同对其所进行的成本和产出的识别结果也可能不同。成本和产出的数据及指标等有关资料的收集往往在卫生经济学研究设计的基础上实施和完成,因此卫生经济学评价研究设计的科学性和合理性直接关系到成本和产出数据的科学合理与否。

（五）比较成本和产出

运用所选择的评价指标和方法求算卫生经济评价指标值,并依据具体情况对所得结果加以必要的论述和分析,在备选方案中选出经济性好的方案,为决策提供依据和参考。

（六）进行不确定性分析

卫生经济学评价特点之一是预测性强,无论是成本还是产出,由于影响其数据大小的因素是多方面的,且这些因素未来的变化均具有不同程度的不确定性,加上研究条件及病人的个体差异,以及卫生经济学研究设计是否科学、合理,样本数据本身的代表性、真实性和可靠性等,这些因素都可能导致样本数据与总体实际情况之间存在偏差,从而可能导致评价结论偏倚或错误,最终导致相关决策的失误。不确定分析帮助人们了解各种影响因素可能的变化,以及发生变化时对备选方案经济性的影响程度,帮助人们提高决策的科学性,尽可能地降低决策失误的风险。

（七）结果报告

根据评价者观察的视角以及评估的目的与目标,分析投入与产出的结果并结合可行性分析和政策分析给出最优方案与建议。

Note

第二节　卫生经济学评价的成本识别与计量

一、成本的定义

卫生经济学评价中的成本指实施某项卫生服务规划或方案所消耗的资源或者代价,通常以货币支出的形式予以计量。卫生经济学评价中成本的概念不同于日常生活中的费用,也不同于价格。费用是指实施预防、诊断或治疗项目所发生的实际支出,价格则是用于计量成本的货币尺度。

二、成本的分类

(一)医疗成本和非医疗成本

医疗成本(medical cost)是指实施某预防、诊断或治疗等干预项目所消耗的医疗产品或服务。例如:预防接种的疫苗成本、医疗过程中的药品成本、化验成本、手术成本以及防治疾病过程中直接消耗的卫生材料和低值易耗品的成本等。非医疗成本(non-medical cost)是指实施预防、诊断或治疗等干预项目所消耗的医疗资源以外的其他资源。如病人为到达医疗机构所需负担的交通成本、家人陪护所需的租房成本、病人本人及其家人的误工损失等。

(二)直接成本与间接成本

经济学评价中的直接成本与间接成本是一种常见的分类方式,常见的划分标准如下。

1. 按照是否需要分摊而进行划分　直接成本(direct cost)是指实施预防、诊断或治疗项目所发生的无须进行分摊可直接计入该项目的成本。如药品成本、一次性注射器的成本等医疗成本,以及病人及其陪同家属因专程为诊治疾病而发生的交通成本等非医疗成本,都是所采取的干预项目的直接成本。间接成本(indirect cost)是指不能直接计入而需要按一定标准分摊后计入的各种相关项目的成本。具体来说,间接成本就是被两个或两个以上项目所共享的一种资源消耗。如医院的行政管理成本、辅助科室成本、固定资产折旧等。

2. 按照成本与医疗服务的相关性进行划分　直接成本指与获得或提供医疗服务直接相关的成本。如:药品耗费、防治疾病过程中所消耗的医疗产品或服务。间接成本指与获得或提供医疗服务间接相关的成本。如:病人及其陪同家属因诊治疾病而发生的交通成本等。显然,这种划分标准与医疗成本和非医疗成本的划分标准重叠,因此导致实际中常见医疗成本与直接成本、非医疗成本与间接成本相混淆问题。

直接成本与间接成本的划分不是绝对的,而是随着所研究问题的系统边界的变化可互相转化的。随着系统边界的扩大,间接成本通常可转化为直接成本。例如,在某传染病防治机构,其所投入的全部产品或服务的成本都是传染病的直接成本,包括管理人员的工资、固定资产折旧和办公费等;而在综合医院中,管理人员的工资、固定资产的折旧等是需要被多个科室所分摊的成本,属于间接成本。

(三)有形成本与无形成本

按照是否伴随资源耗费,可将成本分为有形成本和无形成本。有形成本(tangible cost)是指在实施或接受医疗干预项目过程中所消耗的产品或服务的成本,其特点是伴随着资源的耗费而发生。无形成本(intangible cost)也叫隐性成本,是指因疾病引起的或因实施医疗干预项目而引起的病人及其亲朋的行动或行为不便、肉体或精神上的痛苦、忧虑或紧张等,以及由医疗干预项目引发的医院声誉受损或社会不安定等。此类成本的特点是其发生并不伴随资源的耗费。无形成本是真实存在的,也是进行方案选择时需要考虑的。

在上述不同的成本分类中,经济学评价中实际应用较多的是直接医疗成本、直接非医疗成

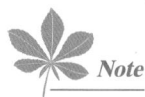

本、间接成本和无形成本的概念。其中,直接医疗成本、直接非医疗成本的概念是建立在医疗成本与非医疗成本划分的基础上,并融合了是否与医疗成本与非医疗成本直接相关的标准而划分的;间接成本通常指误工、亡故等成本。

此外,经济学评价中还常用到固定成本、变动成本、边际成本、平均成本等。

固定成本(fixed cost)是指不随着产出量的变动而变动的成本。包括折旧费、人员工资等,固定成本越高、服务人次越少,单位服务量所分摊的固定成本越多,资源利用率越低,例如在社区健康服务与管理实施过程中配备社区医疗服务质量管理系统,相关医疗仪器设备设施及其相关计算机设备等就是其固定成本。

变动成本(variable cost)是指随着产出量的变动而变动的成本,包括了药品成本、注射成本等随着病人的变化而变化的成本。

边际成本(marginal cost)是指增加或减少一个服务量单位所引起的变动的成本数额。

平均成本(average cost)指单位产出或服务消耗的资源,即总成本除以总服务量。

三、成本的识别

(一)成本识别原则

成本的识别指罗列并识别备选方案所消耗的资源项目,是经济学评价中成本测算的第一步,也是科学合理计量成本的前提和基础。成本是相对于目标而来的,在实施预防、诊断或治疗过程中,凡是对目标构成负贡献的就是该项目的成本。因此,明确目标是识别成本的基础和前提。由于经济学评价的服务对象呈现多样性,如政府管理决策部门、医疗机构、保险公司以及病人等,他们的关注目标往往不同,评价中所处的角度就不同,从而导致成本的边界和内容不同。

(二)成本边界划分

根据经济学理论,应该站在优化全社会资源分配角度(即社会角度)对成本进行识别。从社会角度进行经济学评价时,所追求的目标是以有限的资源实现国民健康结果的最大化,成本边界是整个国家。社会角度的成本包括医疗保险成本、病人支付成本、其他费用支出以及由于疾病导致的间接成本,即凡是由此引起的本国资源的减少就是成本。如果成本由国外组织或人员负担则不需要纳入。以社会角度进行成本界定是一种理想的模式,其过程较为复杂。

此外,常见的成本界定还包括医疗机构角度、保险公司(医保部门)角度、病人角度等。医疗机构目标是在符合医德条件下的自身利益最大化,医院角度下的成本就是所有减少自身收益和增加自身支出费用的总和;医疗保险机构的目标是收取保险费最大化和自身支出费用最小化,医疗保险机构的角度就是所有增加公司支出的就是成本;病人的目标是个人支出费用的最小化,病人的角度就是凡是增加个人支出费用或降低健康水平的就是成本。

四、成本的计量

成本的计量是在识别成本的基础上进行的,合理正确地计量成本是卫生经济学评价结果可靠的保障。

成本计量主要可通过以下 5 个步骤完成:①识别所消耗的资源和代价;②计数每一种资源或代价的单位量;③赋予单位资源或代价货币价值;④考虑成本贴现问题;⑤不确定性及敏感性分析。

步骤①的内容主要在成本识别阶段完成,步骤⑤主要在卫生经济学评价的不确定性分析部分进行。因此成本计量阶段所要进行的主要内容是:计数每一种资源或代价的单位量、赋予资源或代价以货币价值,以及对已经通过前述内容实现了货币化计量的成本进行贴现(当时间周期超过一年时)。某一资源消耗单位数量与该资源单位价格的乘积就是该资源的货币价值即成本。例如某健康管理项目需要护理人员的服务合计 200 个小时,该护理人员的服务的价格每个小时

20 元,则该护理人员的服务的货币价值即成本共 4 000 元。

五、成本的贴现

（一）贴现的概念

卫生项目的计划、组织、实施、管理以及目标的实现不是一蹴而就的,尤其是健康管理项目,通常需要延续很长的一段时间。由于资金具有时间价值,当某个项目的作用或影响超过一年时,计量该干预项目的成本需要进行贴现。贴现(discounting)指把将来某一时点发生的资金额转化成现在时点或相对于该将来时点的任何较早时点的等值金额的换算过程。进行贴现计算时需要使用反映资金时间价值的参数,即贴现率。

成本发生的时点通常并不恰好在某年的年初或年末,但折现的计算要求成本发生的时点必须在某年的年初或年末。因此在折现计算时,通常可以假定每年发生的成本均在年末或者年初发生。成本发生的时点不同,折现所得值就不同。特定年份的成本折现计算方法是把当年的成本和当年的折现因子相乘（公式 17-1）。假设 Pv＝现值,T＝年份,Y_n＝第 n 年的成本,r＝年折现率,假设所发生的成本均在每一年的年初发生,则：

$$Pv = \sum_{n=0}^{T-1} Y_n (1+r)^{-n} \tag{17-1}$$

（二）贴现率的选择

贴现率是卫生经济学评价中的重要参数,科学合理地选择贴现率非常重要。当前,一些国家已经根据卫生经济学评价指南的形式明确给出了贴现率的取值（表 17-1）。

表 17-1　部分国家经济学评价中关于贴现率使用规定

国家	规定的出处	成本贴现率 /%	敏感度分析时使用的贴现率 /%
加拿大	安大略省药品经济分析指南	5	0、3
法国	药物经济学研究指南	2.5、5	——
西班牙	卫生技术经济学分析方法学标准	6（非官方）	6（如未采用标准值）
意大利	国家经济学评价指南	5	0~8
德国	经济学评价指南	2.5~5	——
韩国	药物经济学评价指南	5	0、3、7.5
中国	中国药物经济学评价指南	一年期的国家指导利率或国债利率	0~8

第三节　卫生经济学评价的健康产出

健康产出（以下称产出）即健康结果,是卫生经济学评价研究中与成本相对应的另一个最基本的要素,产出与成本都是相对于目标而言的。两者的区别在于成本是对目标的负贡献,而产出是对目标的正贡献,通常指相对疾病在实施预防、诊断或治疗的过程中采用干预手段产生的结果,对产出进行识别、计量和比较是经济学评价的基础内容。成本往往用货币表示,产出分为效益(benefit)、效果(effectiveness)和效用(utility)三类指标。

一、效益

（一）效益的定义及分类

效益是健康产出的货币表现,即用货币表示医疗卫生服务的有用结果。也可以表述为以货

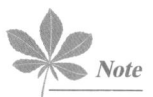

币计量和反映的干预方案的收益。

效益分为直接效益（direct benefit）、间接效益（indirect benefit）和无形效益（intangible benefit）。直接效益指实施某诊断或干预方案所导致的健康的恢复或改善、生命的延长，以及卫生资源消耗的减少或节约。间接效益指实施某诊断或干预方案所导致的生命、健康、卫生资源之外的成本节约或损失的减少，如因某疾病的有效治疗而减少的误工时间或休学损失等。无形效益是指实施某诊治或干预方案所导致行动不便、肉体或精神上痛苦、忧虑或紧张等的减少以及由于医疗干预引起的相关机构（如医院、社区卫生服务中心等）声誉的提高等。

（二）效益的计量

在卫生经济学评价中，由于直接效益通常有明确的货币交换发生，因此直接效益值相对较易计算，可通过"价格×数量"来进行衡量。例如，某新型糖尿病健康管理方式相比常规方式平均能减少病人 20 天住院时间，如果该类病人住院一天的平均费用为 150 元，则可以直观的计算出增加 3 000 元的直接效益。

间接效益和无形效益由于没有实际的货币交换发生，缺乏明确的市场价格，因此需要以一定方法进行测量。目前，人力资本法（human capital approach，HCA）和意愿支付法（willingness to pay，WTP）是用于计量的最常用的两种方法。

1. 人力资本法　人力资本法是较早应用于卫生服务项目效益评估的一种方法。人力资本法的基本思路是将人视为经济资本，把旨在维护人力资源健康的卫生项目投入看作是对人力资本的投资，该投资的产出就是因实施该项目而获得的病人的健康时间的产出。健康时间的产出通过该期间的工资实现货币化计量，通常用病人在健康产出时间内恢复或增加的工资收益的现值来计量项目的健康产出效益。

人力资本法的优点主要表现为：具有较强的客观性；所需数据，如收入指标等容易采集；比较容易进行定量分析，且数值相对稳定。也有学者认为人力资本法仅仅以项目产出的健康时间内的工资收入来计量生产力，不足以客观反映实际产出，另外，现实中劳动力市场存在诸如性别差异、种族歧视等因素，会影响市场工资水平，进而影响价值估算的准确性和客观性。

2. 意愿支付法　意愿支付法指运用条件价值评估法，在一定假设情境下，调查并收集病人或付费方对获得诊治或医药干预项目的健康产出或者避免和减少发生某些不利结果的支付意愿，依此实现对健康产出的货币化计量。

意愿支付法通常采用调查的方式，通过构建假想或模拟的市场交易来对非市场物品或服务（如卫生保健项目）的价值进行评估。在健康效益的调查中，最常见的是假设获得某个治疗方案相应能够减少不良事件的风险或延长个人生命的概率。在此假设情境下，让被调查者陈述他们为该治疗服务最多愿意支付多少费用（最大的意愿支付值）。最大意愿支付值的估计可以通过开放性（open-ended）提问或封闭式（closed-ended）提问来引导受访者作答。采用意愿支付法测量健康效益时，要特别说明研究中的假设、提问方式、测量效益的范围、问题的语言表述等。与人力资本法相比，意愿支付法优点在于其效益的测量不仅限于生产力方面的变化和差异，而是更加综合和全面。其缺点在于获得的支付意愿数据主观性较强。

二、效果

（一）效果的定义

效果是卫生经济学评价健康产出的表示方式之一。是指健康干预项目实施后所取得的一切结果，既包括好的效果，又包括不好的效果。卫生经济学评价中使用的效果是指有益产出或有用结果，具有满足人们需要的属性，如某些传染病的发病率和死亡率下降，一些疾病的治愈率和好转率提高，以及人均期望寿命的增加等。

（二）效果的分类

1. **中间指标**　中间指标（intermediate outcome）一般是指预防和临床治疗的短期效果指标，通常表示病人在完成特定的治疗周期之后呈现的治疗结果，可揭示病人对干预方案的反应。例如：生理生化指标恢复正常（血压、血糖、血脂）、疾病进展程度（肿瘤分期）等属于中间指标。中间指标的获取通常耗时较短，且简便、经济，可节约长期随访成本。

2. **终点指标**　终点指标（end points）是指反映干预方案的长期效果指标，主要包括发病率、患病率、治愈率、死亡率、病死率、人均期望寿命、药品不良反应发生率等。观察终点指标的临床试验所需样本量大、研究耗时长、费用高、试验难度较大。但终点指标能直接反映病人最终是否得益。因此经济学评价研究通常优先采用终点指标。

（三）效果的计量

效果的计量需要注意以下几方面的内容：①应当根据研究的目的、内容和对象确定计量效果的数据来源。②不同的疾病有不同的临床症状和体征，相应的有多种途径以及各种物理、生化检验的项目和指标反映干预效果。效果的计量应根据效果指标识别的要求以及与相关的干预方案的干预目的要求选择适宜的效果计量指标。③根据不同的研究目的、研究类型、效果指标，选择相应的效果计量工具。

部分常用的效果指标及其计算公式如下。

1. **发病率**　即一定时期（年、季、月）某人群中发生某疾病新病例的频率。

$$发病率 =（某时间某疾病的新病例数 / 同期年平均人口数）\times 100\%$$

2. **患病率**　即某一时点某人群中患有某疾病的频率，常用于慢性病的统计分析。

$$患病率 =（某时点某疾病的病例数 / 某时点调查人数）\times 100\%$$

3. **治愈率**　即接受治疗的病人中治愈的频率。

$$治愈率 =（治愈病人数 / 接受治疗的病人数）\times 100\%$$

4. **某疾病好转率**　即一定观察期间，在某疾病接受治疗的病人中好转的频率。

$$某疾病好转率 =（观察期间某疾病好转的人数 / 同期该疾病治疗总人数）\times 100\%$$

5. **死亡率**　表示某年某地每千人口死亡人数

$$死亡率 =（某年死亡总人数 / 同年平均人口数）\times 1\,000\%$$

三、效用

（一）效用的定义

效用是微观经济学中最常用的概念之一。在卫生领域中，效用表示病人在接受医疗卫生服务或药物治疗后对健康改善和提高的满意程度，它反映了人们对一个健康状态的选择和偏好。基于偏好的效用值则体现人们对一个健康状态所期望获得的程度，代表病人个体的主观感受。一般死亡（即功能完全丧失）的效用值为 0，完全健康者的效用值为 1。病人的健康状况往往介于 0 到 1 之间，但也会有一些病人的健康状况测量值小于 0，表示比死亡还糟糕的健康状态，比如癌症病人长期卧床并伴有严重疼痛。

（二）效用的测量

1. **直接测量法**　效用值的直接测量常用方法有以下三种：刻度法（rating scale）、标准博弈法（standard gamble，SG）和时间权衡法（time trade-off，TTO）。

（1）刻度法：是测量效用值最直观的方法。这种方法要求病人首先将不同的健康结果按照偏好排序，然后将所有健康结果排列在一个刻度尺上，使得不同健康结果之间的间距或者空间对应着病人认为的两者之间的偏好差距。刻度法测量效用值直观，易操作，在临床上应用广泛，但该方法重测信度不高，与标准博弈法和时间权衡法相比，更容易产生测量偏倚。

（2）标准博弈法：标准博弈法是测量基数效用值的经典方法。该方法被广泛应用于决策分

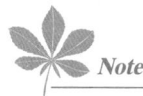

析领域。倾向于测量死亡状态的原理如图 17-1 所示。面对疾病，病人通常有两种选择（A 和 B），A 选择（积极治疗）有两种可能的结局，即完全康复且再健康生存 t 年（概率为 p），或是立即死亡（概率为 $1-p$）；B 选择（不治疗）结果是保持某种慢性疾病状态 i，生存 x 年（$x<t$）后死亡。不断改变 p 值，直至病人在治疗和不治疗两种选择中难以抉择，此时的 p 值即为 i 状态的效用值。例如某疾病状态下的病人面临是否接受某新药治疗，接受新药治疗最好结果是继续存活 10 年（t），最差结果是副作用导致立即死亡，如果继续采用原方案治疗可维持 5 年（x）。

图 17-1　标准博弈法

当新药治疗有效率为 30%（p）时，病人宁愿选择不手术而生存 5 年，假设当成功的概率为 75% 时，病人愿意接受新方案，此时病人就在手术和不手术两种选择中保持中立，该疾病状态的效用值即为 0.75。

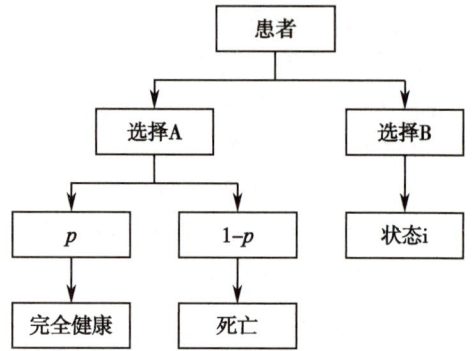

由于概率是一种比较抽象的概念，调查对象对概率的比较和动态变化常难以理解，因此在实际操作中可以使用一些视觉辅助工具，如概率轮（probability wheel），它包括两个不同颜色的转盘，两部分的相对大小可以调节，两种颜色的比例和相应结局的概率相当。通过转动概率轮，两种不同颜色的比例随之改变，对应的各种结局的概率也相应变化，借此可以帮助调查对象理解概率的变化并选择所偏好的结局。

（3）时间权衡法：时间权衡法通过让病人比较在健康状态下和疾病状态下的生存时间，通过时间权衡计算出某健康状态的效用值。如图 17-2 所示，受试者需要对健康状态和疾病状态下的生存时间进行比较、权衡并做出选择：①在不比死亡更差的健康状态 i 下持续生存时间 t，随后死亡；②在完全健康状态下生存时间 $x<t$，随后死亡。当 x 时间长度不断改变，直至病人在两种选择中难以抉择，此时即可定义状态 i 的效用值为 x/t。

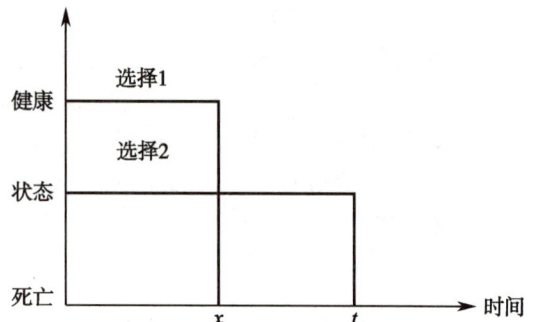

图 17-2　时间权衡法

由于三种直接测量法的理论基础不同，因此，三种方法的特点也不同。刻度评分法是基于心理测量学理论提出的，尽管该方法测量过程简单，但在测量时易产生偏倚，夸大疾病的影响，得出较低的效用值。标准博弈法则是基于期望效用理论提出的，是度量序数偏好的经典方法。该方法不足之处在于操作烦琐，概率的概念不易理解，可能造成结果的误偏。时间权衡法是基于价值理论提出的，与质量调整生命年的概念更为相符，容易实施，但该法假设寿命期限内的效用值是呈线性的，然而经验证明，对于大多数人来说寿命期限内的效用值应呈凹形。比较而言，经济学家推荐标准博弈法和时间权衡法。

2. 间接测量法　间接测量法是通过量表中的问题和效用值转换表来间接得到受试者的效用值的方法，主要包括量表法和映射法。量表根据所使用量表特性分为通用量表和疾病专用量表两种。

（1）通用型量表

1）欧洲五维健康量表（EuroQol 5-dimension，EQ-5D）：EQ-5D 是由欧洲生命质量组织于 1990 年提出的一个标准化的生命质量测量工具，包括 EQ-5D-3L 和 EQ-5D-5L 两版。EQ-5D 由问卷和效用值换算表两部分构成，其中，EQ-5D 问卷又分为 EQ-5D 健康描述系统和 EQ 视觉

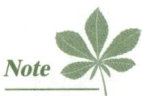

模拟量表（EQ-VAS）两部分。EQ-5D 健康描述系统包含五个维度：行动能力（mobility）、自我照顾（self-care）、日常活动能力（usual activities）、疼痛或不舒服（pain/discomfort）和焦虑或抑郁（anxiety/depression）。

EQ-5D-3L 中每个维度分为三个水平：没有任何困难、有些困难和极度困难。EQ-5D-5L 中每个维度分为五个水平：没有任何困难、有轻微困难、有中等困难、有严重困难和有极度严重困难。EQ-VAS 是一个垂直视觉刻度尺，刻度尺顶端为 100 分，代表"心目中最好的健康状况"；刻度尺底端为 0 分，代表"心目中最差的健康状况"。研究者可根据受试者在 EQ-5D 健康描述系统中做出的选择，通过效用值积分体系计算效用值。英国、日本及美国等早已开发了本国的 EQ-5D 效用值积分体系，中国学者也基于我国的人群偏好开发了 EQ-5D 效用值积分体系。

2）健康效用指数（health utilities index，HUI）：HUI 是加拿大建立的多维健康状态分级系统，分为 HUI1、HUI2 和 HUI3 三个版本，每个版本都包含一个健康状况分级体系和一个效用值评分方程。HUI1 已经不再使用，HUI2 包含 7 个维度：感知、行动、情感、认知、自我照顾、疼痛和生育，每一个维度分为 3 至 5 级；HUI3 包含 8 个维度：视力、听觉、语言、行动、机敏、情绪、认知和疼痛，每一个维度分为 5 至 6 个等级。研究者根据 HUI 健康状况分级体系描述的病人健康状态使用效用值评分方程计算效用值。

3）6 维健康调查短表（short form 6-dimension，SF-6D）：SF-6D 是基于普遍流行的健康相关生命质量问卷 SF-36 而建立的，分为 6 维度健康状态分级系统和效用值换算表两部分。6 个维度分别为：躯体功能、角色限制、社会功能、疼痛、精神健康和活力，每个维度分为 4 至 6 个等级。研究者根据 6 维度健康状态分级系统结果，使用效用值积分体系计算效用值。现有的 SF-6D 效用值积分体系主要包括英国、日本和中国香港等版本。

4）健康指数量表（quality of well being，QWB）：QWB 根据四个方面的特征对病人的健康状况进行分类：行动能力（mobility）、身体活动（physical activity）、社交活动（social activity）及问题与症状（symptom-problem complex）。它包括 71 个项目，需要约 20min 完成，要求调查对象在一个设定死亡和最佳健康状况的量表中的各种状况下评估某一天的活动。评分函数的结果应该在偏好量表的 0.0（死亡）到 1.0（完全健康）之间。QWB 有两种不同的形式，最初的量表设计需要有专门的测量者对受试者进行访谈，而后发展的 QWB-SA 则可以由受试者自行完成。

（2）疾病专用量表：普适性效用值量表虽然覆盖了影响健康相关生命质量的主要方面，应用范围较广，但测量结果对于某些疾病的症状改变不敏感，未能包含其关键的临床表现。因此，疾病特异性效用值量表逐渐得到应用，如：鼻炎效用指数（rhinitis symptom utility index，RSUI）、良性前列腺增生的国际前列腺症状得分量表（international prostate symptom score，IPSS）等。疾病特异性效用量表优点在于测量出的效用值灵敏度高，容易被临床医生和病人所接受，然而建立一个特异性效用值测量量表需要大量的研究，所以目前疾病特异性效用值量表数量较少。

（3）映射法：在临床医生习惯使用疾病特异性生命质量量表，如癌症治疗功能评价量表（functional assessment of cancer therapy，FACT）、糖尿病生命质量量表（diabetes quality of life，DQOL）等。这类量表虽然可用于测量健康相关生命质量，但不能直接得出效用值，无法用于成本 - 效用分析。映射法是通过非效用值测量量表对普适性效用值测量量表进行映射，建立效用值转换模型，进而运用模型来预测效用值。其基本流程是：首先，运用统计方法建立回归模型，自变量为非效用值测量量表的某一类指数，因变量为普适性效用值测量量表中的指数；然后对所建立的模型进行拟合度的检验；最后，运用模型来预测非效用值测量量表的效用值。

映射法虽然可以使疾病特异性生命质量量表用于效用值的测量，解决了普适性效用值测量量表对临床指标不敏感等问题，但映射法也存在不足，通过映射法得到的效用值转换模型过于具体且针对性强，不利于模型的外推。

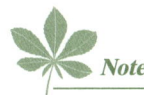

第四节　卫生经济学评价方法

一、成本 - 效益分析

（一）定义

成本 - 效益分析（cost-benefit analysis，CBA）是对备选方案的成本和产出均以货币形态予以计量和描述，并对货币化了的成本和产出进行比较的经济学评价方法。

（二）分析指标

1. **效益成本比**　效益成本比是指干预方案带来的总效益和总成本之比值，考虑了贴现的计算公式如下：

$$B/C = \sum_{t=1}^{n} B_t(1+r)^{-t} / \sum_{t=1}^{n} C_t(1+r)^{-t} \tag{17-2}$$

式中，B/C 表示效益成本比，B_t 表示第 t 年年末发生的效益，C_t 表示第 t 年年末发生的成本，n 表示干预的年数，r 表示贴现率。

2. **净效益**　净效益是指某干预项目产生的总效益与总成本（贴现后）之间的差值。其表达公式如下：

$$NB = \sum_{t=1}^{n} B_t(1+r)^{-t} - \sum_{t=1}^{n} C_t(1+r)^{-t} = \sum_{t=1}^{n} (B_t - C_t)^{-t}(1+r)^{-t} \tag{17-3}$$

式中，NB 代表净效益；B_t 表示第 t 年年末发生的效益，C_t 表示第 t 年年末发生的成本，n 表示干预的年数，r 表示贴现率。

3. **增量分析（incremental analysis）**　增量分析的思想来源于经济学中的边际分析，其基本思路是从一个干预方案转化到另一个干预方案，计算需要增加的成本和能多获得的产出，然后计算其比值，即增量成本产出比。经济学评价的产出可分为效益、效果和效用三类，增量成本产出比相应分为增量成本效益比、增量成本效果比和增量成本效用比。评价增量成本产出比是否接受，需要引进一个阈值，如果增量成本产出比小于阈值，则方案可取，反之则不可取。成本效益分析时如用成本额较低的方案与成本额较高的方案进行比较，若增量成本能带来满意的增量效益，比如△B/△C≥1（注：等价于△C/△B≤1），则成本额高方案的经济性优于成本额低的方案。

（三）判别标准

1. 经济学评价中，对净现值和效益成本比的应用并无强制性规定，具体工作中的选择根据研究需要确定。根本上讲两个指标是一致的，都反映了投入和产出的相对意义，即净现值大于 0 表明效益成本比大于 1。

2. 对单一方案而言，若 B/C≥1 或净现值大于 0，则表明实施该方案是经济的，即该方案从经济性角度是可以接受；反之，则方案不经济。计算效益成本比时，在某些情况下，会设定一个最小效益成本比，只有效益成本比超过这个比率的方案才是可行的。同样，计算净效益有时会设定一个最小净效益标准，只有超过这个最小净效益标准的项目才是可行的。

3. 对多个方案进行选择时，方案之间的关系不同，所适用的选择方法不尽相同。因此，需要首先判定干预方案之间的相互关系再选择适合方法进行判断。

常见的多个干预方案的关系有互斥方案和独立方案，其中互斥方案最为常见。独立关系是指各干预方案之间互不干涉、互不影响，其中任一方案被采纳与否都不会影响其他方案是否被采纳。互斥关系是指各干预方案之间互不相容、互相排斥，从中选取某一方案就必须放弃选择其他方案。

如果方案之间的关系是独立关系，只需要对每个方案自身进行比较，判定标准和单一方案经济性标准相同（即 B/C≥1 或 NPV≥0）。

多个互斥方案比较时,通常效益成本比(B/C)大的方案更优,值得注意的是效益成本比是相对值,有时相对值最大并不能保证其总量最优,即 B/C 最大的方案不一定最优。当用净现值法时,通常净效益最大的方案是最优的方案。但是净现值由于成本项已经被减除,只能反映净收益的大小,无法反映投入成本的规模效率,比如多个项目的净收益相等但是成本差别特别大,显然经济性是不同的,但此时单纯考虑净现值大小则无法准确判定项目优劣。

多个互斥方案比较时采取增量分析,增量分析法的具体分析过程采用剔除法,即对所有备选方案分别进行两两方案比较,依次剔除次优方案,保留最优方案与剩余的未被比较的方案进行两两比较,最终保留下来的方案就是备选方案中经济性最好的方案。成本效益分析,成本效果分析及成本效用分析的多方案比较均适用此方法。

（四）适用条件与范围

成本 - 效益分析方法的适用条件是备选方案的成本和产出能够并适合于用货币予以计量。成本 - 效益分析适用范围较广:①既可对单一方案的经济性做出判断,也可对多个备选方案的经济性进行评价与比较;②既可以对同一疾病的不同备选方案的经济性进行比较,也可以对不同疾病的备选方案的经济性进行比较;③既可以对结果相近或类似的方案进行比选,也可以对结果完全不同的方案进行比较;④还可以用于医疗领域项目与非医疗领域项目之间的经济性比较。

值得注意的是,医药领域内很多干预方案难以实现货币形态计量,或者虽可以实现货币化计量,但货币化的健康状况、生命价值、减少的痛苦、增加的快乐等通常令人们在情感上难以接受,或上述情况兼而有之。因此,成本效益 - 分析对涉及非经济因素较多的医疗领域的干预方案进行经济评价时面临着较多的问题。此外,有研究者认为由成本 - 效益分析获得的评价结论通常具有一定的倾向性,即倾向于高收入者,成本 - 效益分析方法也因此受到争议。然而,即便如此,成本 - 效益分析仍不失为一种十分重要评价方法,与成本 - 效果分析、成本 - 效用分析相比,成本 - 效益分析方法不仅具有广泛的可比性、适用性,还具有内生的判定方案经济性的"金标准"(B/C≥1),这是成本 - 效果分析和成本 - 效用分析所没有的。

二、成本 - 效果分析

（一）定义

成本 - 效果分析(cost-effectiveness analysis,CEA)是将干预方案的成本以货币的形态计量,产出以效果指标来表示,并对干预方案的成本和效果进行比较,进而判定干预方案经济性的一种评价方法。

（二）分析指标

1. **成本效果比**　成本 - 效果分析采用的经济评价指标成本 - 效果比(cost-effectiveness ratio,CER)是将成本作为分子,效果作为分母,计算两者的比值 CER=C/E,由此可获得单位效果所需的成本。如每延长一个生命年、挽回一例死亡、诊断出一个新病例等所花费的成本。

2. **增量成本效果比**　增量成本 - 效果比(incremental cost-effectiveness ratio,ICER)指两种备选方案之间的增量成本除以增量健康产出,表示增加一个单位的健康产出所消耗的增量成本,可用于评价两个或两个以上备选方案之间的相对经济性。当增量成本 - 效果比不超过某一特定值(阈值)时,表明构成该增量成本的两个方案中成本额较高的方案相对经济性更好。

$$\text{ICER} = \frac{\Delta C}{\Delta E} = \frac{C_1 - C_0}{E_1 - E_0} \tag{17-4}$$

（三）判别标准

1. 对单一方案而言,成本 - 效果分析所用的经济评价指标为成本效果比(C/E)。由于 C/E 指标缺乏判定方案经济性的内生标准(类似于 B/C 中的"1")。因此,无法直接依据 C/E 的值判定单

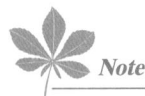

一方案的经济性,需要给定判断干预项目是否具有经济性的外生评价标准,通常简称为"阈值",单一方案的 C/E 的值小于或等于阈值时,方案经济;反之则方案不经济。

2. 多方案的经济性判定与选择与成本 - 效益分析类似,即备选方案为一组独立方案时,仅需判断每一个方案的经济性即可,判别准则与单一方案经济性的判别相同;备选方案为一组互斥方案时,需用增量分析法对方案的经济性进行判定和选择。基本流程参考成本效益分析。

（四）适用条件与范围

成本 - 效果分析的适用条件是备选方案的产出能以相同或同类指标予以反映和计量。如果目标不同,活动的性质和效果就不同,这样的效果指标就难以比较,而且即使比较也不能说明问题。此外,成本 - 效果阈值是决定成本 - 效果分析能否得以广泛应用的重要适用条件。在绝大多数情况下,成本 - 效果阈值的缺失将导致成本 - 效果分析无法实现对方案经济性的判定和方案的选择。

由于效果指标直接来源于临床的各种测量结果,采用成本 - 效果分析具有一定的局限性。成本 - 效果分析难以判定单一方案的绝对意义上的经济性(除非已设定合理阈值);同时,受到效果单位的限制,不能进行不同临床效果之间的比较,只能用于相同疾病或相同健康产出相关干预方案之间的比较。

三、成本 - 效用分析

（一）定义

成本 - 效用分析(cost utility analysis, CUA)是将干预方案的成本以货币形式计量,产出以效用指标来表示,对干预方案的成本和效用进行比较,进而判定干预方案经济性的一种评价方法。

（二）分析指标

1. 成本效用比　成本 - 效用分析的经济评价指标之一为成本 - 效用比(cost utility ratio, CUR)。CUR 反映干预方案单位效用的成本,其公式表述如下:

$$CUR = \frac{C}{U} \tag{17-5}$$

2. 增量成本效用比　增量成本效用比(incremental cost-utility ratio, ICUR)是指两种备选方案之间的增量成本除以增量效用,表示增加一个单位的效用产出所消耗的增量成本,可用于评价两个或两个以上治疗备选方案之间的相对经济性。当增量成本 - 效用比不超过某一特定值(阈值)时,可以选择此方案。

增量成本效用比的公式如下:

$$ICUR = \frac{\Delta C}{\Delta U} = \frac{C_1 - C_0}{U_1 - U_0} \tag{17-6}$$

在获得特定健康状态的效用值后,将其与生命长度整合得到一个可用于经济学评价的综合产出指标,最常用的指标为质量调整生命年(quality-adjusted life year, QALY)。QALY 是指用健康效用值调整病人实际生命年数从而获得相当于病人完全健康状态下的生存年数。比如某病人患病状态持续了 5 年,期间的健康效用值为 0.6,则其相当于完全健康状态下的生存了 3 年(5×0.6=3 QALYs)。

（三）判别标准

（1）单一方案的经济性判定:成本 - 效用分析所用的经济评价指标为 C/U,即成本与效用之比。与成本 - 效果分析类似,C/U 指标缺乏判定经济性的内生标准(类似于 B/C 中的"1")。因此,无法依据 C/U 的值判定单一方案的经济性,需要给定判断干预项目是否具有经济性的外生评价标准——成本 - 效用阈值,即获得单位效用所耗费成本的可接受的最高额度。当干预方案的 C/U 值小于或等于阈值时,方案经济;反之,则方案不经济。

（2）多方案的经济性判定与选择：备选方案为一组独立方案时，仅需对其中每个方案自身的经济性进行判定。多方案的判别准则也与单一方案经济性的判别准则相同。备选方案为一组互斥方案时，需运用增量分析法对方案的经济性进行判定和方案的选择。具体方法和步骤与成本-效益分析或成本-效果分析类似。

（四）成本-效用阈值

美国经济学家 Weinstein 和 Zeckhauser 于 1973 年提出成本-效用阈值这一概念，其本质是成本-效用分析的外生性评价标准，即 ICUR 的一个临界值。成本-效用阈值是每获得一个 QALY 或延长一年的生命所需支付的最高成本，可以作为判断项目是否具有经济性的一个标准。

由于各国国情存在差异，关于成本效用阈值的规定和做法也不尽相同。例如英国国家卫生与临床优化研究院（National Institute for Health and Care Excellence，NICE）2008 年指南中规定 ICUR 低于£20 000/QALY 认为有经济性；ICUR 在£20 000～£30 000/QALY 之间的则需要结合其他因素进行决策，如分析不确定性及技术的创新性等；若高于£30 000/QALY，除需要考虑以上因素外还要有额外更具有说服力的理由才能获得支持。而澳大利亚、加拿大、新西兰等国家没有公布明确阈值，在决策过程中对 ICUR 的判断主要根据经验并结合其他因素。

根据世界卫生组织推荐如果 ICUR<人均 GDP，则增加的成本完全值得；如果人均 GDP<ICUR<3 倍人均 GDP，增加的成本可以接受；如果 ICUR>3 倍人均 GDP，则增加的成本不值得。

（五）适用条件与范围

成本-效用分析方法既适用于医疗领域内针对同种疾病的不同干预方案或具有相同健康效果产出指标的干预方案之间的经济性评价和比选，也适用于对不同疾病的不同干预方案或具有不同健康效果产出指标的干预方案之间的经济性评价和比选。

综上可见，与成本-效果分析的适用范围相比，成本-效用分析的适用范围更为宽广，但仍不及成本-效益分析。与成本-效果分析相类似的是，在没有成本效用阈值的情况下，成本-效用分析的适用情况会变得相对狭小。

四、最小成本分析

最小成本分析（cost minimization analysis，CMA）指在备选方案的产出（效益、效果或效用）相同或相当的情况下，仅需要对备选方案成本进行比较，其中成本最小的方案即为经济性最优方案。

最小成本分析法优点在于计算简便、评价结论易于理解，特别是对多个方案开展评价时，可以直接依据成本核算的结果大小排序选择最优方案。但是由于其前提条件的限制，实际评价中能够直接使用最小成本分析的情况并不多。

第五节 应 用 案 例

本节内容将以一篇典型的经济性评价文章，即"加拿大脑血管疾病二级预防的家庭血压远程监护与病例管理的成本效果分析"（PADWAL R S，SO H，WOOD P W，et al. Cost-effectiveness of home blood pressure telemonitoring and case management in the secondary prevention of cerebrovascular disease in Canada. J Clin Hypertens，2018）来介绍经济学评价在健康管理中的应用。

一、背景资料

在全球范围内，脑血管疾病（cerebrovascular disease，CVD）是导致残疾、痴呆和死亡的主要原因之一。脑血管疾病病人有较高的复发风险，而血压（blood pressure，BP）不易控制是其复发的主要原因。有效控制和治疗脑血管病病人的血压升高，可降低其发生由脑卒中和心血管疾病

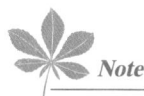

致死的风险。高血压防控指南也强烈建议病人进行家庭血压监测,因为其相对办公场所血压测量具有更佳的预后功能,并且在改善病人活动能力等方面效果更好。

家庭血压远程监测能将血压测量结果远程传输到特定网站,不但实现远程监测过程的自动化,并且消除了自我报告结果的偏倚。家庭血压远程监护的使用,特别是与病例管理相结合,能在临床上有效控制病人血压,改进高血压的管理效果。但在加拿大临床实践中极少采用这种干预措施,其潜在障碍是成本产出的不确定性,已有针对这种干预措施的经济评估结果呈现不一致性且存在多方面不足。基于此,加拿大阿尔伯塔大学的研究人员于2018年对加拿大的脑血管疾病实施家庭血压远程监护实施了成本效用分析,并对该健康管理措施的经济性进行了评价。

二、研究方法

本研究在进行成本效用分析时使用马尔科夫模型,将家庭血压远程监护与药剂师病例管理这一方式与常规护理进行比较。研究角度为加拿大医疗保健支付者。健康状态包括以往轻度脑卒中/短暂性脑缺血发作(transient ischemic attack,TIA)、新发脑卒中、心肌梗死(myocardial infarction,MI)、不稳定型心绞痛(unstable angina pectoris,UA)、脑卒中后、心肌梗死后、不稳定型心绞痛后和死亡,模型构建如图17-3。部分基线资料源自于 Prevention(Canadian Preventing Recurrent Vascular Events and Neurological Worsening through Intensive Organized Case Management)随机对照试验,该实验招募了279名近期患有轻微脑血管疾病的病人。状态转移概率及不同健康状态的健康效用值数据(表17-2)源自于已公开发表文献。加拿大生命表用于确定年龄别和性别的总体死亡率。成本数据来自于四个部分,即阿尔伯塔省健康服务中心(Alberta Health Services)数据库、艾伯塔省卫生数据、已公开数据和专家意见(表17-3)。根据加拿大高血压临床实践指南的建议,家庭血压远程监测假设在最初3个月每月一次(每个月指定一周,该周每天四次),然后改为每季度(每个季度指定一周,该周每天四次),模型模拟持续20年时间,每个马尔科夫周期为一年。期间要求病例负责人检查血压测量结果。假设常规护理包括医生办公室血压测量和家庭医生的随访。货币计量单位为美元。对成本和产出同时贴现,贴现率为1.5%。为了检验结果的稳定性,本研究对关键参数进行了不确定分析,首先进行了单因素敏感度分析。此外,研究还进行了1 000次模拟的概率分析,相关数据的设定见表17-2和表17-3。

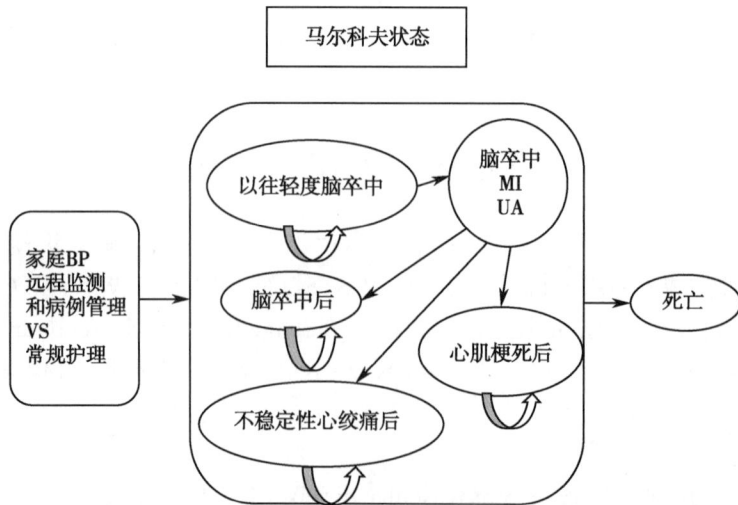

图17-3 马尔科夫模型概述

表 17-2　模型中使用的概率及效用参数

参数	数值	概率分布类型
脑卒中		
60～69 岁	0.034 8	
70～79 岁	0.058 9	
80～89 岁	0.071 3	
心肌梗死和不稳定型心绞痛		
60～69 岁	0.013 9	
70～79 岁	0.023 2	
80～89 岁	0.023 2	
死亡概率		
致命性脑卒中和心肌梗死	0.23	Beta
健康效用值		
初始状态	0.84	Beta
复发性脑卒中	0.420	
不稳定性心绞痛	0.709	
心肌梗死	0.725	
基本情况		
家庭血压远程监测与药剂师病例管理 VS 常规护理的效果	增加的收缩压降低 9.7mmHg	Normal
远程监测与病例管理年龄相关的 12 个月脑卒中的相对风险	0.67	
与远程监测和病例管理相关的 12 个月心肌梗死和不稳定型心绞痛的年龄相关风险	0.80	
敏感性分析——较低效果假设		
家庭血压远程监护和药剂师病例管理与常规护理的效果	增加的收缩压降低 4.9 mmHg	Normal
远程监测和病例管理年龄相关的 12 个月脑卒中的相对风险	0.82	
与远程监测和病例管理相关的 12 个月心肌梗死和不稳定型心绞痛的年龄相关风险	0.89	
敏感性分析——较高效果假设		
家庭血压远程监测和药剂师案件管理与常规护理的效果	增加的收缩压降低 15 mmHg	Normal
远程监测和病例管理年龄相关的 12 个月脑卒中的相对风险	0.54	
与远程监测和病例管理相关的 12 个月心肌梗死和不稳定型心绞痛的年龄相关风险	0.72	

表 17-3 模型成本指标

参数	成本说明	成本/$	概率分布类型
远程监控每位病人的初始成本——前 3 个月			
总成本		305	Triangular（±50%）
a. 药剂师：1 人亲自初步咨询（1h），3 次远程随访（每次 30min）	药剂师工资：$56.37/h 总成本（2.5h）= $141		
b. 医师：1 个多学科讨论，与药剂师一起回顾案例	艾伯塔省卫生账单代码 03.01NM = $17		
c. 血压设备成本	$350 分摊 3 年 = $117/年		
d. 数据成本	$10/月 = $30（3 个月）		
远程监控每位病人的后续费用——年度			
总成本		327	Triangular（±50%）
a. 远程药剂师随访包括 4 次季度远程访问 = 总时间 1h	$56.37/h		
b. 药剂师医师会议每 6 个月检查一次病人	每 6 个月 03.01NM 账单代码 = $34		
c. 数据成本	$120/年		
d. 血压设备的更换周期（每 3 年）	$117/年		
每位病人的常规护理初始费用——前 3 个月			
总成本		186	Triangular:2-4 GP F/U visits
a. 首次访问 GP（30min）	艾伯塔省卫生计费代码 03.03A + CMGP02 = $73.89		
b. 三次随访	艾伯塔省卫生编码 03.03A×3 = $112		
常规护理 - 每位病人随后的年度费用			
2 次 GP 访问，每次 30min	艾伯塔省卫生计费代码（03.03A + CMGP02）×2 = $148	148	Triangular: 1-9 GP visits
额外每年药物费用			
在远程监护中增加使用药物	增加的 0.4 种药物是基于每年成本 $38.53	15	
急性病的成本			
脑卒中	$79 925（2015）	82 457	Gamma
心肌梗死	$11 511（2015）	11 876	
不稳定型心绞痛	$3 764（2015）	3 883	
长期疾病的成本			
脑卒中	$12 126（2015）	1 2510	Gamma
心肌梗死	$3 367（2015）	3 474	
不稳定型心绞痛	$3 764（2015）	3 883	

三、研究结果

(一)基本情况

分析结果表明每个病人的远程监护和药剂师病例管理的总成本为 $21 640 并可以获得 8.83 个 QALY,在常规护理方案中,每个病人的总成本是 $23 020 且可获得 8 个 QALY。与常规护理方案相比,远程监测与药剂师病例管理增加了 0.83 个 QALY 并且节省了 $1 929。可见干预措施既改善了病人健康结果又节省了医疗成本(表 17-4)。

(二)不确定性分析

1. 敏感度分析 敏感性分析显示即使家庭血压远程监护和病例管理的收缩压降低效果从 9.7mmHg 下降到 4.9mmHg,分析结果显示该方案仍然具有干预优势,其干预结果仍然具有经济性。当成本增加 50% 时该方案仍然具有经济性,而当成本增加 1 倍或 2 倍时,每获得一个 QALY 的成本为分别为 $1 204 和 $4 744,经济性呈下降趋势。当假设复发性脑卒中有更高的效用值时 (0.71 VS 0.42)该方案仍然具有经济性。假设干预 5 年后血压无差异,则每 QALY 增量成本 - 效用比(ICUR)为 879 美元;而假设 10 年后血压无差异时,远程监护仍具有经济性。综上,敏感度分析显示结果具有较强的稳定性。

表 17-4 成本效用分析结果

参数	增量成本 /$	增量效果 /QALY	成本 /QALY ($/QALY)
基础病例(收缩压降低 9.7mmHg)	1 929	0.826	优势
SBP 减少 4.89mmHg	237	0.424	优势
SBP 减少 15mmHg	3 656	1.218	优势
将中心成本添加到 20% 的病人	1 879	0.826	优势
对未受控制的病人进行两次额外就诊(15%),其他人随后就诊	2 369	0.826	优势
将远程监控成本提高 50%	467	0.826	优势
双倍远程监控费用	994	0.826	1 204
三倍远程监控成本	3 917	0.826	4 744
将常规护理费用提高 50%	2 509	0.826	优势
双倍的常规护理费用	3 089	0.826	优势
随后的 GP 在常规护理中每 6 周访问一次	5 657	0.826	优势
复发后卒中与健康相关的生活质量提高至 0.71(而不是 0.42)	1 929	0.752	优势
基线风险降低 50%	1 013	0.623	优势
基线风险增加 50%	1 905	0.861	优势
5 年后策略之间的血压没有差异	346	0.393	879
10 年后策略之间的血压没有差异	1 090	0.649	优势

2. 概率分析 概率灵敏度分析结果呈现形式为增量成本效用可接受曲线(图 17-4)。当将家庭远程监护与常规护理进行比较时,在支付意愿是 0 的情况下,家庭远程监护是 73% 的模拟中首选的治疗方法,并且 99% 的 ICUR 低于每个 QALY $10 000 的 WTP 阈值。

增量成本效用可接受性曲线

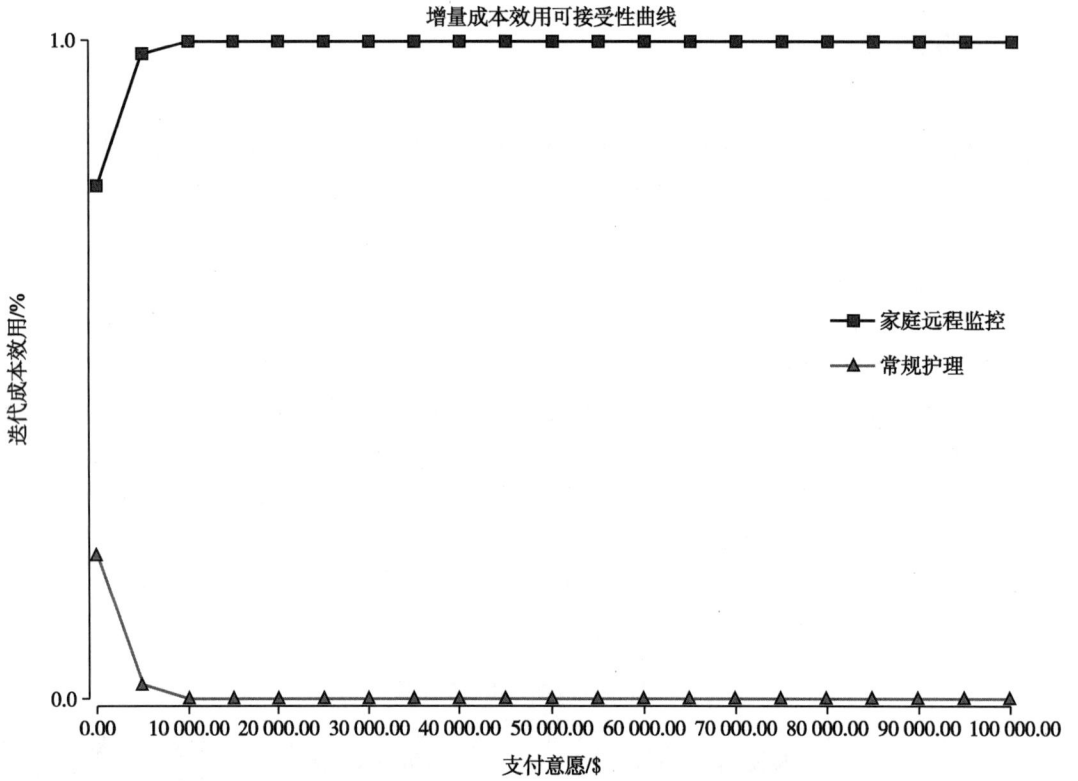

图 17-4 增量成本效用可接受曲线

该研究表明，在加拿大，对患有脑血管疾病的病人实施远程血压监护和病例管理具有较高的成本效用。未来的工作应侧重于确定实施这种干预的方式，同时解决实施中的挑战和障碍。此外，应对远程监测和病例管理可能改善健康和降低成本的其他高风险群体进行类似的经济评估。

🍂 **思考题**

1. 卫生经济学评价的基本步骤是什么？
2. 成本效用分析时效用值的测量方法有哪些？
3. 经济学评价时增量分析的基本思路是什么？

（黄卫东）

Note

推 荐 阅 读

[1] 闫蓓,郝莉鹏,高玉堂,等. 社区新发乳腺癌患者综合社会支持健康管理应用以及效果评估. 中华肿瘤防治杂志,2018,25(01):1-7.

[2] 商田歌,叶冀华,邓燕群,等. 妊娠糖尿病的社区三级预防与护理. 中国现代药物应用,2017,11(2):160-162.

[3] 洪倩. 社区健康风险干预与管理. 北京:人民卫生出版社,2015.

[4] 郭清. 健康管理学. 北京:人民卫生出版社,2015.

[5] CHRISTAKIS N A,FOWLER J H.The spread of obesity in a large social network over 32 years. New England Journal of Medicine,2007,357(4):370-379.

[6] ISRAEL B A.social networks and social support: implications for natural helper and community level interventions. Health Education & Behavior,1985,12(1):65-80.

[7] BORGES J B,CARVALHO S M,SILVA M A.Quality of service provided to heart surgery patients of the unified health system-SUS.Brazilian Journal of Cardiovascular Surgery,2012,25(2):172-182.

[8] GONZÁLEZVALENTÍN A,PADÍNLÓPEZ S,De R E. Patient satisfaction with nursing care in a regional university hospital in southern spain.Journal of Nursing Care Quality,1900,20(1):63-72.

[9] BAKAR C,AKGÜN H S,ASSAF A F A. The role of expectations in patient assessments of hospital care. International Journal of Health Care Quality Assurance,2008,21(4):343.

[10] 崔华欠,周光清,付晶,等. 基于 PDCA 循环质量管理理论的社区健康管理模式构建研究. 中国全科医学,2016,19(29):3598-3600.

[11] 周光清,崔华欠,付晶,等. 基于 PDCA 理论的城市社区健康管理模式研究. 中国卫生事业管理,2016,33(11):812-814.

[12] 李敏,吴艳玲,袁涛,等. 运用 ServQual 量表评价医院医疗服务质量. 中国医院管理,2014,34(2):40-43.

[13] 何素彩. "医养护一体化"社区老年医疗服务质量评估研究. 老龄科学研究,2015(11):63-72.

[14] 章晓懿,梅强. 影响社区居家养老服务质量的因素研究:差异的视角. 上海交通大学学报(社会科学版),2011,19(6):23-30.

[15] 宋凤轩,丁越,尤扬. 基于 SERVQUAL 模型的城镇社区养老服务质量测评与提升对策. 经济研究参考,2014(52):34-39.

[16] 王敏怡,刘华章,林国桢,等. 社区医疗机构女性乳腺癌知信行现状及其相关因素研究. 中国慢性病预防与控制,2018,26(05):329-333.

[17] 乔晓芳,魏俊妮,黄万锋,等. 社区儿童家长疫苗及安全接种知信行调查及影响因素分析. 中国妇幼保健,2017,32(19):4785-4787.

[18] 王溧. 知信行模式干预对社区老年高血压患者的影响分析及体会. 实用临床护理学电子杂志,2017,2(39):152-153.

[19] 吴凌云,徐秀萍,王秀丽,等. 衢州市社区老年糖尿病患者预防心血管疾病健康信念调查. 中国慢性病预防与控制,2017,25(07):530-532.

[20] 胡晓艳,邓文芳,闫洁. 健康教育对社区妇女乳房自我检查态度和行为的影响. 全科护理,2016,14(20):2153-2154,2159.

[21] 刘甜,刘杏,李胜玲,等. 基于跨理论模型的社区家庭访视护理对老年高血压患者服药遵从行为的影响. 中华护理杂志,2016,51(05):629-634.

[22] 尹航. 基于跨理论模型的社区延续护理干预对哮喘病人生活质量的影响. 护理研究,2018,32(21):3430-

3434.

[23] 廖龙宾. 高血压的三级预防及社区综合干预效果分析. 现代诊断与治疗, 2015, 26(16): 3711-3712.

[24] 覃永毅. 社区高血压的三级预防. 中国社区医师, 2013, 15(4): 390.

[25] 梁勇, 张柠. 国外医疗服务体系对完善我国分级诊疗体系的启示与借鉴. 中国医院, 2015(8): 50-52.

[26] 李滔, 王秀峰, 赵坤. 英国卫生体制对我国医改的启示. 中国全科医学, 2015(34): 4157-4161.

[27] 耿爱生. 养老模式的变革取向: "医养结合"及其实现. 贵州社会科学, 2015(9): 101-107.

[28] 宋澜, 王超. 从覆盖到发展: 医养结合养老模式三步走战略. 求实, 2016(9): 62-69.

[29] 成秋娴, 冯泽永, 冯婧, 等. 我国发展社区医养结合的必要性、可行性、困境及建议. 中国卫生事业管理, 2016, 33(5): 334-336.

[30] 张晓杰. 医养结合养老创新的逻辑、瓶颈与政策选择. 西北人口, 2016, 37(1): 105-111.

[31] 国务院办公厅. 国务院办公厅关于推进分级诊疗制度建设的指导意见: 国办发〔2015〕70 号. (2015-09-08) [2015-09-11]. http://www.gov.cn/zhengce/content/2015-09/11/content_10158.htm.

[32] 王长青. 卫生管理学. 北京: 中国中医药出版社, 2017.

[33] 吴燕, 王君燕, 黄晓霞, 等. 家庭医生责任制下不同公共卫生服务模式的效果研究. 中国全科医学, 2015, 18(28): 3405-3409.

[34] 邱胜, 刘俊荣, 伍世骏. 美国家庭医生式服务的历史演变及启示. 中国全科医学, 2015, 18(22): 2623-2627.

[35] 李国艳, 冯莹, 柳森. 关于推进社区家庭医生式服务模式的实践与思考. 社区医学杂志, 2015, 13(03): 30-32.

[36] 吴姝德, 刘智勇, 洪阳, 等. 我国全科医生制度试点中签约服务包比较研究. 中国卫生经济, 2014, 33(11): 5-7.

[37] 武留信, 曾强. 中华健康管理学. 北京: 人民卫生出版社, 2016.

[38] 孙长颢. 营养与食品卫生学. 8 版. 北京: 人民卫生出版社, 2017.

[39] 高永清, 五小南. 营养与食品卫生学. 2 版. 北京: 科学出版社, 2017.

[40] 中国营养学会. 中国居民膳食指南 2016. 北京: 科学出版社, 2016.

[41] 孙雪萍. 营养配餐与设计. 北京: 人民卫生出版社, 2016.

[42] 杨凤池. 咨询心理学. 2 版. 北京: 人民卫生出版社, 2017.

[43] 杨艳杰, 曹枫林. 护理心理学. 4 版. 北京: 人民卫生出版社, 2017.

[44] 郭念锋. 心理咨询师(基础知识). 北京: 民族出版社, 2015.

[45] 国家卫生健康委人才交流服务中心. 康管理师基础知识. 2 版. 北京: 人民卫生出版社, 2019.

[46] 曾渝. 康管理学. 北京: 人民卫生出版社, 2013.

[47] 孙广仁, 郑洪新. 中医基础理论. 北京: 中国中医药出版社, 2018.

[48] 谢宁. 中医学基础. 北京: 中国中医药出版社, 2017.

[49] 陈佩仪. 中医护理学基础. 北京: 人民卫生出版社, 2017.

[50] 北京医院, 国家老年医学中心, 中国老年保健医学研究会老龄健康服务与标准化分会, 中国老年保健医学杂志编辑委员会. 居家(养护)老年人跌倒干预指南. 中国老年保健医学杂志, 2018, 16(3): 32-33.

[51] 中国老年保健医学研究会老龄健康服务与标准化分会, 中国老年保健医学杂志编辑委员会. 居家(养护)失智老人评估、康复和照护专家建议. 中国老年保健医学杂志, 2018, 16(3): 34-39.

[52] 李春玉, 姜丽萍. 社区护理学. 4 版. 北京: 人民卫生出版社, 2017.

[53] 国家卫生计生委. 国家基本公共卫生服务规. 3 版. 中国医院建筑与装备, 2017(18): 18.

[54] 中华医学会妇产科学分会产科学组. 孕前和孕期保健指南(2018). 中华妇产科杂志, 2018, 1(53): 7-13.

[55] 化前珍, 胡秀英. 老年护理学. 北京: 人民卫生出版社, 2017.

[56] 尤黎明, 吴瑛. 内科护理学. 6 版. 北京: 人民卫生出版社, 2017.

[57] 卢祖洵, 姜润生. 社会医学. 北京: 人民卫生出版社, 2013.

[58] GOMEZ-MEJIA L R. Structure and process of diversification, compensation strategy, and firm performance. Strategic Management Journal, 1992, 13(5): 381-397.

[59] 加里·德斯勒. 人力资源管理. 6 版. 北京: 中国人民大学出版社, 1999.

[60] 李唯一. 中国工资制度. 北京: 中国劳动出版社, 1991.

[61] 张勘. 社区卫生服务人力资源管理. 南京: 东南大学出版社, 2009.

[62] 李鲁, 郭岩. 卫生事业管理. 2 版. 北京: 中国人民大学出版社, 2012.

Note

[63] 张明龙. 工资制度改革的回顾与展望. 唯实, 2000, (5): 30-33.

[64] 龚勋, 姚岚, 陈起鸿, 等. 社区卫生服务中心个人绩效考核存在的问题及对策. 中国卫生资源, 2008, 11 (1): 39-41.

[65] 刘树琪. 健康服务与管理. 北京: 人民卫生出版社, 2015.

[66] 郭清, 王大辉. 管理学基础案例与实训教程. 杭州: 浙江大学出版社, 2016.

[67] 程薇. 卫生财务管理. 北京: 人民卫生出版社, 2013.

[68] 张越, 闫昕, 高星, 等. 我国基层卫生信息化建设成效与问题分析. 中国医药导报, 2016, 13 (22): 153-156.

[69] 郝岩, 王丽, 刘新颖, 等. 方庄社区卫生服务中心基于 IFOC 模式的社区居家养老医疗服务模式研究. 中国全科医学, 2018, 21 (34): 4212-4216.

[70] 王丽, 常利杰, 吴浩, 等. 北京方庄医护"一对一"绑定式社区护士参与慢病健康管理模式的效果研究. 中国全科医学, 2016, 19 (30): 3722-3725.

[71] 冯占春, 吕军. 管理学基础. 北京: 人民卫生出版社, 2015.

[72] 张鹭鹭, 王羽. 医院管理学. 北京: 人民卫生出版社, 2013.

[73] 李鲁. 社会医学. 北京: 人民卫生出版社, 2012.

[74] 喻雪双, 何文翀, 屈伟, 等. 分级诊疗背景下基层医疗卫生机构基本医疗服务绩效考核指标体系探讨. 成都: 现代预防医学, 2018, 45 (03): 467-470, 495.

[75] 刘国恩, 董朝晖, 吴久鸿, 等. 中国药物经济学评价指南及导读 (2015 版). 北京: 科学出版社, 2015.

[76] 孙利华. 药物经济学. 北京: 中国医药科技出版社, 2015.

[77] 孙利华. 药物经济学. 北京: 人民卫生出版社, 2014.

[78] 吴久鸿. 药物经济学. 北京: 高等教育出版社, 2017.

[79] 高丽敏, 刘国祥. 卫生经济学. 北京: 科学出版社, 2016.

[80] 徐涵, 黄卫东, 刘国祥. 成本 - 效用分析中效用值的测量方法. 中国卫生经济, 2016, 35 (1): 28-30.

[81] DRUMMOND M F, SCULPHER M, TORRANCE G.Methods for the economic evaluation of health care programmes, 3ed.New York: Oxford University Press, 2005.

[82] 世界卫生组织. 关于身体活动有益健康的全球倡议. 日内瓦: 世界卫生组织, 2010.

[83] 世界卫生组织. 世卫组织饮食、身体活动与健康全球战略: 国家监测和评价 实施情况的框架, 日内瓦: 世界卫生组织, 2009.

中英文名词对照索引

Note

Note

Z